U0339537

吸烟成瘾

——遗传、机制与防治

李明定　编著

人民卫生出版社

图书在版编目（CIP）数据

吸烟成瘾：遗传、机制与防治 / 李明定编著 .—
北京：人民卫生出版社，2019
ISBN 978-7-117-27508-8

Ⅰ.①吸… Ⅱ.①李… Ⅲ.①戒烟-研究 Ⅳ.
① R163.2

中国版本图书馆 CIP 数据核字（2019）第 000387 号

人卫智网	www.ipmph.com	医学教育、学术、考试、健康，
		购书智慧智能综合服务平台
人卫官网	www.pmph.com	人卫官方资讯发布平台

吸烟成瘾——遗传、机制与防治

编　　著：李明定
出版发行：人民卫生出版社（中继线 010-59780011）
地　　址：北京市朝阳区潘家园南里 19 号
邮　　编：100021
E - mail：pmph @ pmph.com
购书热线：010-59787592　010-59787584　010-65264830
印　　刷：中农印务有限公司
经　　销：新华书店
开　　本：787 × 1092　1/16　印张：21
字　　数：419 千字
版　　次：2019 年 8 月第 1 版　2019 年 8 月第 1 版第 1 次印刷
标准书号：ISBN 978-7-117-27508-8
定　　价：199.00 元

打击盗版举报电话：010-59787491　E-mail：WQ @ pmph.com
（凡属印装质量问题请与本社市场营销中心联系退换）

前　言

　　众所周知，吸烟有害身体健康，它是众多癌症的重要致病因素之一，特别是肺癌。据世界卫生组织（WHO）统计，目前全球有超过 10 亿男性和 2.5 亿女性是烟民，因吸烟致死的烟民每年达 600 万之多。导致烟民吸烟成瘾的罪魁祸首是烟草的主要成分之一——尼古丁。它进入人体，与大脑中的烟碱乙酰胆碱受体（nAChRs）结合后产生兴奋作用，长期持续的刺激作用便会成瘾。所以，有效预防吸烟成瘾和精准戒烟已成为实施公众健康战略预防控制疾病的重大任务之一。

　　为完成这一艰巨任务，各国政府和科研工作者都在一直不懈地努力着，一方面是各国政府通过立法措施，采取行政干预加大控烟力度，促使烟民戒烟或者减少吸烟；另一方面是科研人员和医务工作者运用科研和临床手段对吸烟成瘾与干预治疗进行深入分析与探索，以揭示影响吸烟成瘾和戒烟成败的关键因素，从而更有效地帮助烟民成功戒烟。经过几十年的不懈努力，尤其是近年来开展的精准诊治，加快了理论研究与临床医疗实践的有机融合，大大推动了这一领域的科研进展。现在我们已基本掌握了吸烟成瘾这一复杂行为背后的众多遗传影响因子以及分子致病机制，这是我们编著出版本书的最基本信息。本书囊括了该领域几乎所有的相关科研成果，目的是让广大医学科研工作者更好地从总体上系统了解该领域研究的历程和趋势，精准地掌握这一领域最新科研进展。需要特别指出的是，虽然本书是针对预防、控制、治疗吸烟成瘾这一重大慢性病而撰写的科研专著，但书中所涉及的各种研究方法和理论基础均可被推广应用到人类其他的慢性病研究中，为开辟其他重大疾病的有效预防和精准治疗的新方法提供有益启示和重要参考，对人类医学基础研究和临床实践具有普遍的指导价值和重要的借鉴价值。

本书详细地探讨了尼古丁和多种 nAChRs 亚型的特性及其生物学功能，并从临床医学的角度（如流行病学、精准治疗等）对吸烟成瘾行为进行了全面阐述。在写作过程中，我们尽可能地照顾到不同层次、不同专业的读者的兴趣需求，对各章节结构做了精心的设计和安排，力求全书在整体上系统、全面，具有条理性。全书分为四大模块（流行病学研究、遗传学研究、药理学研究和精准治疗）共二十一章：第一章概述了吸烟及其相关疾病的流行病学特征；第二章介绍了吸烟成瘾的遗传学研究所涉及的基本概念和技术；第三章论述了吸烟是一种遗传性疾病；第四章展示了多种吸烟相关行为的全基因组连锁分析结果；第五至九章汇总了当前广泛研究的吸烟成瘾候选基因的最新进展，包括 *CHRNA5/A3/B4* 基因簇、*CHRNB3/A6* 基因簇、*ANKK1/DRD2* 基因簇、γ- 氨基丁酸和 5- 羟色胺系统基因；第十章归纳了数十年来通过全基因组连锁分析和关联研究方法所发现的一致性结果；第十一章列举了在吸烟成瘾中存在的遗传上位性效应；第十二至十三章总结了迄今为止基于 RNA 和蛋白质水平发现的在成瘾群体中富集的分子调控通路和基因；第十四章说明了 microRNA 参与调控尼古丁成瘾的具体机制；第十五至十七章讨论了尼古丁与饮食、体重、炎症发生、免疫系统变化以及癌症发展的关系；第十八章描绘了 nAChRs 不同亚基的编码基因在脊椎动物和无脊椎动物中的进化关系；第十九章从心理学和遗传学的角度探讨了尼古丁成瘾的各种治疗手段和方法；第二十章阐述了目前电子烟的使用现状及其发展趋势；第二十一章深入剖析并列举了吸烟成瘾和其他精神类疾病在基础研究以及临床治疗上所面临的机遇和挑战。

本书汇集了自 1998 年以来我们团队分别在美国田纳西大学、德克萨斯大学、弗吉尼亚大学以及中国浙江大学所取得的一系列重要研究成果。该书以中文和英文两种语言同时出版。中文版由人民卫生出版社出版，英文版由斯普林格出版社出版，其版权将归各出版社拥有。在此，我要衷心感谢对完成本书作出重大贡献的研究人员，包括 Rong Cheng，Bhagirathi Dash，Justin Kane，Ozlen Konu，George Lou，Chamindi Seneviratne，Andrew van der Vaart，Jackie Yang，以及马云龙、王麦秋、王举、刘武艺、刘强、苏锟楷、李晶晶、杨忠丽、陈佳丽、范容丽、赵忻艺、赵俊生、胡童远、闻丽、姜轲冉、姚英豪、袁文佶、徐怡、徐梦详、崔雯妍、韩海军、杜文娟等。

本书的顺利完成还离不开其他科研团队及其研究者的帮助，感谢他们多年来与我们团队密切合作以及对我们科研的大力支持与肯定。他们分别是李兰娟院士（浙江大学）、郑树森院士（浙江大学）、朱军教授（浙江大学）、Sulie L Chang 教授（西东大学）、Robert Elston 教授（凯斯西储大学）、Joel Gelernter 教授（耶鲁大学）、David Goldman 教授（美国国立卫生研究院国家酒精滥用和酒精中毒研究所）、Harold Gordon 博士（美国国立卫生研究院国家药物滥用研究所）、Bankole Johnson 教授（马里兰大学）、Caryn Lerman 院士（宾夕法尼亚大学）、Joni Rutter 主任（美国国立卫生研究院国家药物滥用研究所）、Thomas Payne 教授（密西西比大学医学中心）以及 Jonathan Pollock 主任（美国国立卫生研究院国家药物滥用研究所）。还要感谢我在明尼苏达大学读研究生时相识并有着长达 30 年友谊的老朋友及老师 David Bronson 博士和 Judith Bronson 女士。正是因为他们拥有着深厚的专业功底和出色的英文编辑能力，才使得我们团队的研究成果能够更加清晰地呈现在各位读者面前。

此外，还要特别感谢我的妻子兼同事 Jennie Ma 教授和我们的三个女儿 Maria、Sophia、Andria，以及父母亲和兄弟姐妹，感谢他们多年来给予我的无微不至的关爱以及对我工作和生活的大力支持。如果没有他们的肯定和帮助，恐怕我难以取得今天的成果。最后，谨向所有帮助和鼓励我完成这本书的同事、领导、朋友以及出版社的领导、编辑致以深深的敬意和诚挚的感谢。由于时间紧，水平有限，书中难免存在错误和疏漏，恳请各位读者批评指正，我将不胜感激。

李明定

2018 年 9 月

目 录

第一章 吸烟行为的普遍性及其相关疾病 ……………………………… 1

第二章 物质成瘾遗传学：基本概念及分子生物学检测技术
简述 …………………………………………………………… 10

第三章 遗传和环境效应对吸烟成瘾的影响 ………………………… 18

第四章 全基因组连锁分析鉴定吸烟成瘾的易感位点 …………… 28

第五章 15 号染色体上的 *CHRNA5/A3/B4* 基因簇突变对吸烟和
肺癌的影响 …………………………………………………… 40

第六章 8 号染色体上的 *CHRNB3/A6* 基因簇突变对尼古丁成瘾
的影响 ………………………………………………………… 56

第七章 γ–氨基丁酸信号通路中的遗传变异对吸烟成瘾的
贡献 …………………………………………………………… 75

第八章 *DRD2/ANKK1* 基因的遗传多态性位点对尼古丁成瘾以
及其他成瘾类疾病的作用 ……………………………… 85

第九章 5–羟色胺转运体和受体基因变异体对吸烟成瘾的影响 ……116

第十章 连锁分析和关联分析在寻找尼古丁成瘾易感基因上
发现的比较—结果的汇聚性 …………………………… 126

第十一章 "基因–基因"和"基因–环境"相互作用对吸烟成瘾
的贡献 ……………………………………………………… 149

第十二章 与吸烟行为的起始与发展、尼古丁依赖和戒烟过程
相关生物学通路的鉴定 ………………………………… 163

第十三章　神经蛋白质组学及其在尼古丁和其他药物滥用研究中的应用·············177

第十四章　MicroRNA 对于成瘾和其他精神疾病的调控作用·······························203

第十五章　吸烟、进食和体重···220

第十六章　α7 受体介导的尼古丁的先天免疫通路调节作用·······························238

第十七章　DNA 甲基化在吸烟导致癌症中的作用··253

第十八章　烟碱乙酰胆碱受体亚基间的进化关系···267

第十九章　吸烟成瘾的管理、药物治疗和精准医疗·······································286

第二十章　电子烟背景、生物学基础及潜在健康担忧····································296

第二十一章　成瘾及其他精神病学研究面临的机遇与挑战·······························304

附录　中英文对照···309

名词索引···319

第一章

吸烟行为的普遍性及其相关疾病

吸烟是许多严重疾病的首要风险因子，尤其对于肺癌来说，其产生的影响更为显著。全世界每年大约有 600 万人直接或间接地死于吸烟，给个人和社会都带来了巨大的经济损失和社会危害。因此，我们必须提高公众对吸烟危害的深刻认知，并且开展一系列有效的措施来降低吸烟率。在过去的几十年中，大量的流行病学研究揭示了吸烟与许多疾病之间的关系。在本章中，我们将全面介绍吸烟在全球的流行病学进展，并对与吸烟相关的疾病进行综合阐述，其中主要包括癌症以及精神类疾病等。

一、引言

对于公众健康来说，吸烟行为具有长期性以及反复成瘾性的特点。据世界卫生组织的数据统计[1]，吸烟导致全球每年有 600 万人口的死亡，其中超过 500 万人口是直接死于吸烟，另有超过 60 万人口是由于二手烟或者被动暴露在吸烟环境中而死亡。如果对吸烟行为不加以控制，至 2030 年，每年吸烟导致的死亡预计会超过 800 万人[2]。

吸烟主要的致命危害是其引起的一系列严重疾病，比如癌症和精神疾病等（表 1-1）。有超过 25% 的癌症死亡病例可以归结于吸烟，特别值得注意的是，有 80% 的肺癌患者其致病原因是吸烟[3]。此外，还有众多研究显示，吸烟可能导致大多数精神分裂症患者的发病以及孕妇早产引起的胎儿死亡[4, 5]。

在世界各地吸烟相关的疾病都消耗着极高的医疗保健成本。预计在全球范围内，每年有超过 5000 亿美元的经济损耗是由吸烟所引起。美国每年有大约 1700 亿美元的财政支出用于公共与个人的医疗保健护理[6]，而英国国家卫生署针对吸烟的直接财政支出预计在 27 亿至 52 亿英镑，约占整个卫生署年度预算的 5%[6-8]。一些发展中国家在过去的数十年间由

1

吸烟所引起的财政消耗也是与日俱增。例如，2008 年中国由吸烟直接导致的医疗保健消耗以及间接导致的经济消耗分别为 62 亿美元与 227 亿美元，与 2000 年的数据相比，两项的支出分别飙升了 154% 与 376%[9]。

采用立法的方式来预防和控制吸烟并推动戒烟对各国的烟草消费控制发挥了极大的作用[10-12]。虽然戒烟能够为个人以及社会带来众多益处，但是在全世界范围内，戒烟成功率仍然维持在一个较低的趋势。导致戒烟失败的因素很多，包括精神病学、遗传学、药理学以及社会因素[13]，其中最重要的因素是尼古丁依赖（nicotine dependence，ND）或吸烟成瘾，这也是导致吸烟行为持续的最主要的因素之一[14]。越来越多的证据表明，每天起床后吸第一根烟的时间是定义尼古丁依赖的一个最显著的行为指征[15-18]，它显示了烟草复吸的可能性、戒断症状、尼古丁摄入、烟草相关致癌物质的摄入以及致癌风险[19]。此外，许多以双胞胎和家系为对象的研究都一致表明吸烟成瘾具有可遗传性，其在男性和女性吸烟者中的平均遗传力分别为 59% 与 46%（详见第三章）。

鉴于吸烟对个人及社会产生的严重影响，许多学者针对吸烟的流行病学模式及其导致的相关疾病进行了深入研究。为了控制吸烟日益加剧的趋势并推动现有戒烟方法的实施，相关部门应当实施一系列有效的法规和制度体系、加强宣传与控制政策。同时，应根据每个国家的具体国情，提出一系列有针对性的戒烟措施，从整体上减少烟草的消耗需求。在接下来的部分，本书将简要回顾吸烟在全世界范围的流行病学特点并总结其对人类健康所带来的严重影响。

二、全球性的吸烟现状

据估计，目前全世界约有 10 亿烟民[20]，男女性吸烟者分别约占其总人口的 30% 和 7%[21]。另外，世界各种族人口中的吸烟比例的差异较大。众多研究表明，一系列因素对吸烟流行性和其趋势存在有重大影响，其中包括个人的受教育程度、生活习惯、国家经济发展情况以及烟草控制政策。在发达国家，比如美国与英国，烟草价格偏低导致了吸烟的流行程度在 20 世纪初一度飙升，其男性人口与女性人口的吸烟比例分别达到了 37% 与 25%。西欧国家与美国认识到吸烟的危害性，并出台了一系列控烟法律和措施，使其吸烟率得到了大幅度的下降。在 1990 至 2009 年间，西欧国家的烟草消耗下降了 26%[22]。在美国，吸烟的人口比例从 2005 年的 20.9% 下降至了 2015 年的 15.1%[23]。吸烟持续年数、吸烟量和戒烟年数与乳腺癌及所有原因导致的死亡之间的关联详见表 1-1。

表 1–1　吸烟持续年数、吸烟量和戒烟年数与乳腺癌及所有原因导致的死亡之间的关联

诊断前吸烟相关变量	患者数量（%）（N=20691）	死因			
		乳腺癌		所有死因	
		死亡数（n=2894）	风险比[*]（95%置信区间）	死亡数（n=6778）	风险比[*]（95%置信区间）
吸烟持续年数					
不吸烟者	10399（50）	1448	1（参照）	3234	1（参照）
曾吸烟者					
吸烟年数 <15	2376（11）	275	0.92（0.81~1.05）	480	0.95（0.86~1.04）
15 ≤吸烟年数 <30	2132（10）	238	0.82（0.71~0.94）	562	0.95（0.87~1.04）
吸烟年数≥ 30	1725（8）	242	1.10（0.95~1.27）	868	1.39（1.29~1.50）
当前吸烟者					
吸烟年数 <15	187（1）	130	1.12（0.93~1.35）	218	1.21（1.05~1.40）
15 ≤吸烟年数 <30	1104（5）	180	1.10（0.94~1.29）	379	1.49（1.33~1.66）
吸烟年数≥ 30	2768（13）	381	1.39（1.23~1.56）	1037	1.92（1.78~2.06）
戒烟年数					
不吸烟者	10399（50）	1448	1（参照）	3234	1（参照）
戒烟年数≥ 25	1660（8）	175	0.93（0.79~1.09）	459	0.97（0.87~1.07）
15 ≤戒烟年数 <25	1713（8）	189	0.84（0.72~0.98）	457	1.00（0.90~1.10）
10 ≤戒烟年数 <15	939（5）	104	0.82（0.67~1.00）	272	1.05（0.92~1.19）
5 ≤戒烟年数 <10	1122（5）	152	0.97（0.82~1.15）	392	1.26（1.13~1.40）
戒烟年数 <5	799（4）	135	1.20（1.00~1.44）	330	1.52（1.35~1.71）
当前吸烟者	4059（20）	691	1.25（1.13~1.38）	1634	1.68（1.58~1.80）

[*]风险比因诊断年龄、研究时段、居住地以及诊断阶段而形成分层，且表中风险比已经针对受教育程度、BMI、首次分娩年龄、绝经状态、绝经后激素治疗的使用、乳房 X 线照相术、酒精摄入量和乳腺癌一级家族病史进行了校正。表中数据引用自 Passarelli 等[1]的一项研究

　　与之形成强烈对比的是，中低收入国家的吸烟率急剧上升[24]。1990 至 2009 年，非洲以及一些中东地区国家的烟草消耗则上升了 57%[22]。纵观全球，超过 80% 的吸烟者居住在较贫穷的国家，如中东地区、东南亚地区以及非洲[16]。在中国，2016 年的烟草消耗与1998 年相比增长了近两倍[25]。作为全球烟草消耗最多的国家，中国的吸烟率一直居高不下（图 1–1）。中国的烟草消耗占全球的 30%，并且有 2/3 的男性在吸烟[26-28]。中国公众对吸烟的危害性认识普遍不足，并给吸烟赋予众多正面的形象[11, 29]。社会舆论对吸烟行为也采取

较为包容的态度。

全球各区域的男性与女性吸烟率也不尽相同[21]，全球男性的吸烟率约为女性的 4 倍[30]。在发展中国家，男性的吸烟率比女性高。比如在中国，男女吸烟比例约为 22∶1[27]。在中东、东南亚以及西亚，男性的吸烟率约为 40%，女性的吸烟率仅为 4%[30]。造成这一现象的主要原因是社会对女性吸烟行为的接受程度较低[31,32]。而这一差别在发达国家中较小[30]，例如在美国，女性的吸烟率为 13.6%，与男性 16.7% 的吸烟率较为接近[23]。另外，中国、印度与印度尼西亚作为全球最大的三个烟草消耗国家，2015 年男性吸烟者占全球男性烟民的 51.4%；与此同时，美国、中国与印度作为女性吸烟者人数最多的三个国家，女性吸烟者仅占全球女性烟民的 27.3%[33]，说明女性吸烟者与男性吸烟者相比，不具有地理上的特异性。

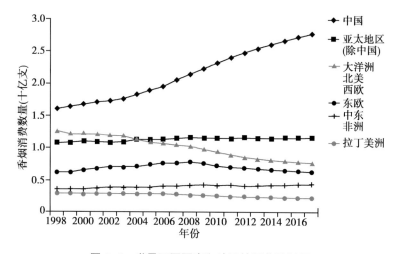

图 1-1 世界不同国家和地区的烟草消耗量

三、由吸烟导致的癌症

从生物学角度来说，烟草燃烧的烟雾中含有高浓度的致癌物质。至今，已在其中确定了超过 60 种的致癌物质[34]，其中包括多环芳烃（polycyclic aromatic hydrocarbons，PAHs），烟草特异性亚硝胺（tobacco-specific nitrosamine，TN），尤其是 N- 亚硝基去甲烟碱（N-nitrosonornicotine，NNN），4- 甲基亚硝胺基 -1-3- 吡啶基 -1- 丁酮［4-（methyl-N-nitrosamino）-1-（3-pyridyl）-1-butanone，NNK］，以及芳香胺等具有高度致癌性的物质[35]。另外，尼古丁本身是导致吸烟持久性的主要成瘾物质，并且对于癌症的致病原来说，尼古丁成瘾还具有遗传毒性[36]。从分子生物学的角度来说，基于吸烟的致癌物质大多通过引起基因突变和表观遗传学的重编，以此来适应 DNA 加合物形成的代谢活化需求[34]。例如，一些表观遗传学研究表明吸烟可导致众多 DNA 位点的甲基化，而这些位点能够在众多与癌症发生相关的重要基因生物信号通路中进行富集。而异常的 DNA 甲基化位点会增加 DNA 受损与突变的风险，从而激发并促进癌症的发生进程[37-40]。关于吸烟如何导致 DNA 甲基化而引起癌症发生的相关详细描述，详见本书第十七章。

目前已有诸多证据表明吸烟可以导致肺癌、口腔癌、唇癌、喉癌、膀胱癌、肾癌、乳腺癌、卵巢癌、胰腺癌、胃癌、肝癌以及子宫癌等[41]。对于肺癌来说，吸烟是一种极为显著的致癌行为。在发达国家，约有 87% 的肺癌是由吸烟所引起[42]。这可以从 1930 年至 1996 年间的欧裔美国人和非裔美国人中的肺癌死亡率的变化模型与吸烟者的历史性变化周期得到证明[43]。基于我们发表的一个持续 20 年近 80 万人的大数据研究显示（CPS-I，N=786 387；CPS-II，N=711 363）[44-48]，非吸烟者中的癌症死亡率在过去二十年保持稳定，而吸烟者的死亡率剧烈上升（图 1-2）。此外，吸烟者患癌的风险与其吸烟的年数以及每天吸烟的量呈显著的正相关（表 1-1）。比如，一项持续了 20 年的研究显示，具有 45 年烟龄的吸烟者与 15 年烟龄的吸烟者相比，前者的肺癌年度发病率为后者的 100 倍[49]。

值得一提的是，戒烟后患癌的风险会呈现显著下降趋势，尤其是对于仅有短暂吸烟史的烟民来说（表 1-1）。在吸烟早期戒烟的人，其终身患癌风险低于持续吸烟的人[50]。例如，与吸烟者的肺癌致死率相比，早期戒烟者的致死率显示为递减[51, 52]。此外，有确凿的证据表明减少吸烟量能够预防超过三成的癌症致死数[53]。值得关注的是，在初诊为吸烟相关的癌症患者中，许多患者仍会继续保持吸烟行为。比如，在确诊后，有 23% 至 35% 的头部和颈部的癌症患者会继续吸烟，有 13% 至 20% 的肺癌患者会继续吸烟[54, 55]。

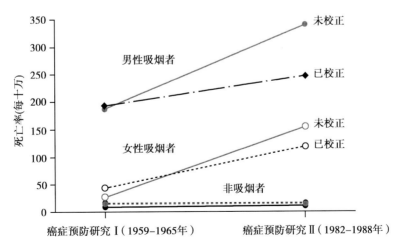

图 1-2　校正与非校正的男女抽烟中患肺癌的死亡率

数据来自于癌症预防研究项目 I（CPS-I；1959-1965）和项目（CPS-II；1982-1988）

四、与吸烟有关的精神疾病

吸烟者通常会表现出大脑异常，并伴有各类精神类疾病，包括抑郁症以及精神分裂症。但是吸烟者常常认为烟草具有抗焦虑与抗抑郁的效果。虽然有一种主流观点认为吸烟可以减少神经精神疾病所造成的持续的消极影响，但是现在的很多研究表明两者间的关联可能恰恰相反，即吸烟可能增强了其患精神疾病的风险。例如，传统上，人们认为吸烟可以预防阿尔茨海默病的发生，但是反对者认为吸烟正是阿尔茨海默病与血管性痴呆症的主要诱导因子[56]。此外，Boden 以及他的合作者认为吸烟行为增加了抑郁的风险[57]。因此，目前我们依旧不能对吸烟与精神疾病之间的因果关系作出明确的判断。

在此，我们以精神分裂症为例探讨了吸烟引起的疾病。精神分裂症患者中的吸烟人数显著多于普通人群[58, 59]。在发达国家中，约有 76% 的男性精神分裂病患者同时也是吸烟者[60]。有许多研究证明精神分裂症患者的发病以及早死可归因于吸烟相关的疾病[4, 5]。鉴于并发症对公共健康造成的危害，对吸烟与精神疾病联系的生物学研究已刻不容缓。针对两者之间的关系目前存在三种较为信服的理论[61]：①吸烟行为可能导致精神分裂症的初发；②精神分裂症会导致吸烟行为的持续；③两种表型由共同的环境与遗传因素所导致。要证明这些理论，我们需要进行更多的遗传学以及心理学研究。

五、结语

吸烟会导致多种疾病的发生发展，同时引起全球每年近 600 万人口的死亡。全球约有 10 亿烟民，但是吸烟率在各国存在较大的差异。目前发达国家的吸烟率已趋于稳定并有所下降，而发展中国家却在逐年递增。另外，发达国家男、女性吸烟率趋同，而发展中国家的男性吸烟率远远大于女性。近来有相当数量的研究将吸烟成瘾等造成吸烟流行的影响因素作为研究对象，试图帮助吸烟者戒烟。另外，还有很多研究致力于阐明吸烟相关的癌症以及精神类疾病的生物学机制。例如，肺癌以及精神分裂症均与吸烟行为高度相关。越来越多的证据表明，戒烟可以降低癌症以及其他疾病的发病与致死，说明预防吸烟行为以及戒烟是预防控制吸烟相关疾病发生的有效方式。所以，为了降低吸烟率，我们还需要作出更多的努力。提高烟草产品的消费税，在公共场所限制吸烟以及在烟草包装上显示健康风险警告等均被认为是控制吸烟行为的有效措施。

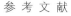

参 考 文 献

1. WHO. WHO report on the global tobacco epidemic, 2013 : enforcing bans on tobacco advertising, promotion and sponsorship. Geneva : World Health Organization, 2013.
2. Eriksen M, Mackay J, Ross H. The tobacco atlas : American Cancer Society, 2013.

3. CDC. Racial/Ethnic disparities and geographic differences in lung cancer incidence—38 States and the District of Columbia,1998–2006. MMWR Morb Mortal Wkly Rep,2010,59(44):1434–1438.

4. Brady KT,Killeen T,Jarrell P. Depression in alcoholic schizophrenic patients. Am J Psychiatry,1993,150(8): 1255–1256.

5. Crump C,Winkleby MA,Sundquist K,et al. Comorbidities and mortality in persons with schizophrenia:a Swedish national cohort study. Am J Psychiatry,2013,170(3):324–333.

6. Ekpu VU,Brown AK. The Economic Impact of Smoking and of Reducing Smoking Prevalence:Review of Evidence. Tobacco Use Insights,2015,8:1–35.

7. Allender S,Balakrishnan R,Scarborough P,et al. The burden of smoking-related ill health in the UK. Tobacco Control,2009,18(4):262–267.

8. Callum C,Boyle S,Sandford A. Estimating the cost of smoking to the NHS in England and the impact of declining prevalence. Health Economics,Policy and Law,2011,6(4):489–508.

9. Yang L,Sung HY,Mao Z,et al. Economic costs attributable to smoking in China:update and an 8-year comparison,2000–2008. Tob Control,2011,20(4):266–272.

10. Koplan J,Eriksen M. Smoking cessation for Chinese men and prevention for women. Lancet,2015,386(10002): 1422–1423.

11. Yang G,Wang Y,Wu Y,et al. The road to effective tobacco control in China. Lancet,2015,385(9972):1019–1028.

12. Zhu C,Young-soo S,Beaglehole R. Tobacco control in China:small steps towards a giant leap. Lancet,2012, 379(9818):779–780.

13. Li MD,Burmeister M. New insights into the genetics of addiction. Nat Rev Genet,2009,10(4):225–231.

14. Gunby P. Surgeon General emphasizes nicotine addiction in annual report on tobacco use,consequences. JAMA,1988,259(19):2811.

15. Baker TB,Piper ME,McCarthy DE,et al. Time to first cigarette in the morning as an index of ability to quit smoking:implications for nicotine dependence. Nicotine Tob Res,2007,9(Suppl 4):S555–S570.

16. Branstetter SA,Mercincavage M,Muscat JE. Predictors of the Nicotine Dependence Behavior Time to the First Cigarette in a Multiracial Cohort. Nicotine Tob Res,2014:ntu236.

17. Branstetter SA,Muscat JE. Time to first cigarette and serum cotinine levels in adolescent smokers:National Health and Nutrition Examination Survey,2007–2010. Nicotine Tob Res,2012:nts189.

18. Mercincavage M,Branstetter SA,Muscat JE,et al. Time to first cigarette predicts cessation outcomes in adolescent smokers. Nicotine Tob Res,2013,15(12):1996–2004.

19. Fagerstrom K. Time to first cigarette,the best single indicator of tobacco dependence?Monaldi Arch Chest Dis, 2003,59(1):91–94.

20. Mackay J,Erikson M,Ross H. The tobacco atlas. New York,NY:The American Cancer Society. Inc,2013.

21. Gowing LR,Ali RL,Allsop S,et al. Global statistics on addictive behaviours:2014 status report. Addiction, 2015,110(6):904–919.

22. Brathwaite R,Addo J,Smeeth L,et al. A systematic review of tobacco smoking prevalence and description of tobacco control strategies in Sub-Saharan African countries,2007 to 2014. PLoS One,2015,10(7):e0132401.

23. Jamal A,King BA,Neff LJ,et al. Current cigarette smoking among adults—United States,2005–2015. MMWR Morb Mortal Wkly Rep,2016,65(44):1205–1211.

24. Benowitz NL. Clinical pharmacology of nicotine:implications for understanding,preventing,and treating tobacco addiction. Clin Pharmacol Ther,2008,83(4):531–541.

25. Gilmore AB,Fooks G,Drope J,et al. Exposing and addressing tobacco industry conduct in low-income and

middle-income countries. Lancet,2015,385(9972):1029-1043.

26. Chen Z,Peto R,Zhou M,et al. Contrasting male and female trends in tobacco-attributed mortality in China: evidence from successive nationwide prospective cohort studies. Lancet,2015,386(10002):1447-1456.

27. Li Q,Hsia J,Yang G. Prevalence of smoking in China in 2010. N Engl J Med,2011,364(25):2469-2470.

28. Yang G. Marketing 'less harmful,low-tar'cigarettes is a key strategy of the industry to counter tobacco control in China. Tob Control,2014,23(2):167-172.

29. Zhang J,OU JX,BAI CX. Tobacco smoking in China:prevalence,disease burden,challenges and future strategies. Respirology,2011,16(8):1165-1172.

30. West R. Tobacco smoking:Health impact,prevalence,correlates and interventions. Psychol Health,2017,32(8): 1018-1036.

31. Giovino GA,Mirza SA,Samet JM,et al. Tobacco use in 3 billion individuals from 16 countries:an analysis of nationally representative cross-sectional household surveys. Lancet,2012,380(9842):668-679.

32. Jung-Choi K-H,Khang Y-H,Cho H-J. Hidden female smokers in Asia:a comparison of self-reported with cotinine-verified smoking prevalence rates in representative national data from an Asian population. Tobacco Control,2012,21(6):536-542.

33. Ali R,Hay S. Smoking prevalence and attributable disease burden in 195 countries and territories,1990-2015 : a systematic analysis from the Global Burden of Disease Study 2015. Lancet,2017,390(10103):1644.

34. Hecht SS. Tobacco carcinogens,their biomarkers and tobacco-induced cancer. Nat Rev Cancer,2003,3(10): 733-744.

35. Pfeifer GP,Denissenko MF,Olivier M,et al. Tobacco smoke carcinogens,DNA damage and p53 mutations in smoking-associated cancers. Oncogene,2002,21(48):7435-7451.

36. Grando SA. Connections of nicotine to cancer. Nat Rev Cancer,2014,14(6):419-429.

37. Alberg AJ,Shopland DR,Cummings KM. The 2014 Surgeon General's report:commemorating the 50th Anniversary of the 1964 Report of the Advisory Committee to the US Surgeon General and updating the evidence on the health consequences of cigarette smoking. Am J Epidemiol,2014,179(4):403-412.

38. Bernard W. Stewart CPW. World Cancer Report. World Health Organization,2014.

39. Ma Y,Li MD. Establishment of a Strong Link Between Smoking and Cancer Pathogenesis through DNA Methylation Analysis. Sci Rep,2017,7(1):1811.

40. Yang J,Li MD. Converging findings from linkage and association analyses on susceptibility genes for smoking and other addictions. Mol Psychiatry,2016,21(8):992-1008.

41. Vineis P,Alavanja M,Buffler P,et al. Tobacco and cancer:recent epidemiological evidence. J Natl Cancer Inst, 2004,96(2):99-106.

42. Zon RT,Goss E,Vogel VG,et al. American Society of Clinical Oncology policy statement:the role of the oncologist in cancer prevention and risk assessment. J Clin Oncol,2009,27(6):986-993.

43. Organization WH,Cancer IAfRo. Tobacco smoke and involuntary smoking:World Health Organization,2004.

44. Thun MJ,Lally CA,Flannery JT,et al. Cigarette smoking and changes in the histopathology of lung cancer. J Natl Cancer Inst,1997,89(21):1580-1586.

45. Stellman SD,Garfinkel L. Lung cancer risk is proportional to cigarette tar yield:evidence from a prospective study. Prev med,1989,18(4):518-525.

46. Garfinkel L,Stellman SD. Smoking and lung cancer in women:findings in a prospective study. Cancer Res, 1988,48(23):6951-6955.

47. Stellman SD,Garfinkel L. Proportions of cancer deaths attributable to cigarette smoking in women. Women Health,1989,15(2):19-28.

48. Thun MJ, Heath CW, Jr. Changes in mortality from smoking in two American Cancer Society prospective studies since 1959. Prev med, 1997, 26(4): 422-426.

49. Doll R, Peto R. Cigarette smoking and bronchial carcinoma: dose and time relationships among regular smokers and lifelong non-smokers. J Epidemiol Community Health, 1978, 32(4): 303-313.

50. Peto R, Darby S, Deo H, et al. Smoking, smoking cessation, and lung cancer in the UK since 1950: combination of national statistics with two case-control studies. BMJ, 2000, 321(7257): 323-329.

51. Peto R, Lopez AD, Boreham J, et al. Mortality from tobacco in developed countries: indirect estimation from national vital statistics. Lancet, 1992, 339(8804): 1268-1278.

52. Doll R, Peto R, Boreham J, et al. Mortality in relation to smoking: 50 years' observations on male British doctors. BMJ, 2004, 328(7455): 1519.

53. Jemal A, Thun MJ, Ries LA, et al. Annual report to the nation on the status of cancer, 1975-2005, featuring trends in lung cancer, tobacco use, and tobacco control. J Natl Cancer Inst, 2008, 100(23): 1672-1694.

54. Gritz ER, Fingeret MC, Vidrine DJ, et al. Successes and failures of the teachable moment: smoking cessation in cancer patients. Cancer, 2006, 106(1): 17-27.

55. Nayan S, Gupta MK, Sommer DD. Evaluating smoking cessation interventions and cessation rates in cancer patients: a systematic review and meta-analysis. ISRN oncology, 2011, 2011: 849023.

56. Ferri CP, West R, Moriyama TS, et al. Tobacco use and dementia: evidence from the 1066 dementia population-based surveys in Latin America, China and India. Int J Geriatr Psychiatry, 2011, 26(11): 1177-1185.

57. Boden JM, Fergusson DM, Horwood LJ. Cigarette smoking and depression: tests of causal linkages using a longitudinal birth cohort. Br J Psychiatry, 2010, 196(6): 440-446.

58. de Leon J, Diaz FJ. A meta-analysis of worldwide studies demonstrates an association between schizophrenia and tobacco smoking behaviors. Schizophr Res, 2005, 76(2-3): 135-157.

59. Kelly C, McCreadie R. Cigarette smoking and schizophrenia. Advances in Psychiatric Treatment, 2000, 6(5): 327-331.

60. Huang W, Shen F, Zhang J, et al. Effect of Repetitive Transcranial Magnetic Stimulation on Cigarette Smoking in Patients with Schizophrenia. Shanghai Archives of Psychiatry, 2016, 28(6): 309-317.

61. Gage SH, Munafò MR. Smoking as a causal risk factor for schizophrenia. Lancet Psychiatry, 2015, 2(9): 778-779.

第二章

物质成瘾遗传学：基本概念及分子生物学
检测技术简述

与其他医学领域一样，各种分子生物学技术和分析方法已被广泛应用于成瘾和其他精神类疾病的研究。为了更好地理解这本书中有关成瘾遗传学的内容和进展，本章着重地介绍流行病学研究中的实验设计、遗传差异的类型、分子生物学技术以及常用的统计学方法，其内容包括家系、双胞胎和收养研究实验设计，点突变、插入、缺失、串联重复序列、数目可变的串联重复序列（VNTRs）、单核苷酸多态性（SNPs）以及拷贝数变异（CNVs）等不同类型遗传差异的检测。在分子技术部分，主要叙述多种遗传差异的检测方法。统计遗传学部分则着重介绍全基因组连锁分析和关联分析等。

一、引言

众所周知，成瘾遗传学和其他人类疾病遗传学一样，属于前沿领域，需要借鉴基因组学和生物信息学领域的开创性研究工具和技术。基因组学方法的快速发展，如高通量测序和生物学标记技术等，大大提高了我们对大多数精神类疾病发病机制的理解。这些发展远远超出了我们几年前的预期。

成瘾遗传学研究的首要任务是确定导致成瘾性疾病发展的易感基因和参与的分子机制，并由此找到更有效的预防和治疗方法。这些复杂的研究目标即决定了物质成瘾不是一个单一的学科，而是一个多学科的整合，包括分子生物学、遗传学、成瘾学、神经学、药理学、生物统计学和生物信息学等不同领域。随着对疾病机制理解的不断加深，我们越来越清楚地认识到真正起作用的是遗传和环境因素。据我们所知，绝大多数常见的成瘾疾病如尼古丁依赖（nicotine dependence，ND）都属于人类复杂性疾病，受遗传因素和环境因素的共同影响，并包括基因与基因间的相互作用和基因与环境间的相互作用。毫无疑问，更好地了解遗传的作用有利于成瘾的机制研究。然而，基因并不能决定一切。不仅遗传因素会影响这些复杂成瘾性疾病的发展，环境因素也是如此。在成瘾遗传学中，我们首先要做的就是确定导致成瘾的易感基因和变异，以及研究它们在不同发育阶段如何通过表达或与环境因素的相互作用来影响每一个生命个体。为了更好地了解成瘾遗传学领域的最新进展，在本章中，我们不仅介绍遗传学研究中所涉及的技术，还解释如何利用这些技术进行成瘾遗传学研究。

二、基本概念和生物学技术

1. 研究设计和遗传力

遗传力（heritability）是表型差异中可遗传部分的度量，可以用人群中个体之间的遗传差异来解释。遗传力大小反映了遗传因素对表型变异的相对贡献。双胞胎和收养研究则是人类遗传学中最常见的估算方法。

家系研究（family studies）：家系研究旨在回答该疾病是否具有家族性遗传的特征，家系研究通常比较患病个体（病例）的一级亲属与健康个体或他们的亲属（对照）的发病率。虽然病例亲属中具有较高的患病风险表明该疾病是家族性的，但并不意味着该疾病是可遗传的，因为家系设计本身并不能确定患病相似性是由遗传因素还是环境因素所致。

双胞胎研究（twin studies）：多年来，双胞胎研究一直受公众追捧，为研究人员提供了"自然实验"的机会和平台。Sir Frances Galton 早在 19 世纪就开创了经典双胞胎研究。尽管 Galton 利用双胞胎研究人类行为中遗传和环境因素的作用，但他并不清楚同卵（monozygotic，MZ）和异卵（dizygotic，DZ）双胞胎之间的差异。前者指来自相同的卵，因此共享所有的等位基因，具有 100% 的遗传相似性；而异卵双胞胎则来源于不同的受精卵，其遗传相似性与正常的全同胞相比并无多大差异。

经典的双胞胎研究利用了同卵和异卵双胞胎相同的遗传组成和环境条件。在传统的家系研究设计中，很难区分共享遗传因素和共享环境因素；而双胞胎研究则能将它们分为遗传因素、共享环境因素或特异环境因素。迄今为止，经典的双胞胎研究在估测遗传和环境因素对表型变异的相对贡献上仍然有效。

尽管经典的双胞胎研究是估算遗传力的标准设计，但是已经有一些新颖的扩展设计，可用于更好地研究多表型性状。在行为遗传学时代，特别是在研究复杂性状时，经典双胞胎研究的扩展有利于研究多基因和多表型的疾病和性状。这些扩展之一是在统计建模方法中应用多变量分析，即对多项相关性状进行同时分析。这种分析包括评估多种表型以及多种基因的影响。另一项扩展是基因表达研究。这些研究集中在同卵双胞胎的组织，血液等样本间的比较，从而为表型不一致的同卵双胞胎中 mRNA 和蛋白的表达差异提供了准确的评估模式。

收养研究（adoption studies）：收养研究是遗传流行病学研究的另一个有效设计，是基于后代与养父母和亲生父母之间行为一致性的比较。后代与亲生父母的相似性表明其受遗传影响；而后代与养父母的相似性则表明其受环境影响。虽然收养实验设计具有重要的研究意义，但合适的病例很难收集。

2. 遗传差异的类型

突变是个体基因组 DNA 序列的永久性改变。即使突变的结果往往是不利的，但突变对进化至关重要，因为突变可丰富遗传变异，从而为生物的进化提供机会。新的突变可以通过减数分裂或紫外线辐射或化学物质的处理而诱导产生。根据改变碱基的数目，突变可分为以下几个类型。

点突变（point mutation）即单碱基置换，指一个碱基被另一个碱基替换（例如 A 到 G）。基因编码区内的点突变可以分为三种类型：无义突变、错义突变以及沉默突变。无义突变是单碱基改变而产生提前终止密码子的变异，此类变异极可能导致编码的蛋白质功能缺失；错义突变，单碱基改变后导致密码子编码不同的氨基酸，可能改变或不改变编码的蛋白质的生物学功能；沉默突变是指单碱基改变后密码子仍编码相同氨基酸的变异，因此不引起蛋白质变化。如镰状细胞性贫血是由 β 基因中一个碱基发生错义突变，从编码谷氨酸的密码子 GAG 突变成编码缬氨酸的密码子 GTG，而地中海贫血则是由无义突变引起的，从编码赖氨酸的密码子 AAG 突变为终止密码子 UAG。

插入和缺失（insertions and deletions，indels）是添加或删除一个或多个核苷酸的突变。单个或两个碱基的缺失可能引起移码突变，从而改变密码子的阅读框，使得该突变下游的编码序列不能翻译为蛋白质，或翻译成完全不同的蛋白质。

当突变改变特定核酸内切酶识别位点的 DNA 序列时，将会被酶切成不同长度的 DNA 片段，这些突变被称为限制性片段长度多态性（restriction fragment length polymorphisms，RFLP）。因为核酸内切酶的酶切位点仅存在于特定核苷酸上，因此利用 RFLP 分析可鉴定致病突变是否存在。在 RFLP 技术中，将 DNA 样品用限制性核酸内切酶酶切成小片段，然后根据片段大小，利用凝胶电泳进行分离。该检测技术是法医实验室使用的第一代 DNA 分析技术，目前仍然是用于亲子鉴定的方法之一。此外，RFLP 分析还广泛应用于早期遗传比对研究和遗传疾病分析。然而，这种技术目前已被高通量的检测方法所取代，因为高通量的检测方法可以同时处理数千个样品。

微卫星，简单重复序列（simple sequence repeats，SSR）或串联重复序列，重复长度为 1 至 6 个碱基对（basepairs，bp）的 DNA 序列。微卫星通常由简单的单、双或三核苷酸串联重复［A_n，（CA）$_n$，（GAC）$_n$］的 10 至 20 个核苷酸片段组成，可重复多次。微卫星可用作分子标记物来确定亲子关系，也可用于群体遗传研究和重组拼接。微卫星的变异可影响疾病的发生，例如亨廷顿病与 *huntingtin* 基因中的 CAG 重复扩增相关，其中在病例中发现 37 至 95 个重复，而在健康对照中则为 7 至 29 个重复[1]。

小卫星可变数目串联重复序列（variable numbers of tandem repeats，VNTRs）长度为 10~50bp 的重复序列，比微卫星稍长。VNTR 与人类疾病相关，其中一个典型例子是 *DRD4*（dopamine receptor D4）基因上的 VNTR。位于 *DRD4* 基因 3 号外显子上的 VNTR 多态性能够调控 *DRD4* 基因的表达，从而影响注意力缺陷多动障碍（attention deficit hyperactivity disorder，ADHD），个性特征和多种成瘾相关表型，譬如饮酒的冲动、主观高度、酒精依赖性、阿片样物质滥用和依赖性以及甲状腺功能紊乱等。另一个例子是多巴胺转运（dopamine transporter）蛋白 3'- 非翻译区的 VNTR，该 VNTR 不仅参与基因表达的调控，而且与精神分裂症患者脑功能的改变紧密相关[2]。

单核苷酸多态性（single nucleotide polymorphisms，SNPs）是指在物种个体间存在单个核苷酸碱基（A，C，G，T）的序列差异。SNP 是目前基因组中最常见的遗传变异类型，占人类遗传变异的 90% 左右。在 30 亿个人类基因组碱基中，平均每 100 至 300 个碱基就有一个 SNP。因此，在人类基因组中估计有 1000 万到 3000 万个 SNP。大多数 SNP 是双等位的，最常见的是 A/G（或 T/C）变化，估计占所有变异的 63% 左右，同时也检测到小部分具有三个等位位点的 SNP。

拷贝数变异（copy number variation，CNV）是从参考基因组发现的数量可变的 1 kb（kilobase，kb）至 5Mb（megabases，Mb）的 DNA 片段。这些 CNV 可能是遗传的或由新突变引起的[3]，其中重复和缺失是最常见的染色体结构变异，占所检测到的人类基因组变异的 12%~15%。α- 珠蛋白基因座（alpha-globin gene locus）上的 CNV 是 α- 地中海贫血的致病原因之一，该基因座包含三个 α- 珠蛋白基因（alpha-globin gene）[4]。近来，研究发现 CNV 与几种常见的神经和精神疾病相关[5]，如成瘾、自闭症、精神分裂症、癫痫、帕金森病、肌萎缩性侧索硬化和常染色体显性阿尔茨海默病等。

表观遗传学（Epigenetics）研究是研究与基因组功能相关的化学修饰，并不涉及核苷酸序列的变化，例如，DNA 甲基化和染色质的组蛋白修饰（乙酰化，磷酸化，泛素化），这些变化均可导致转录的差异调节[6]。DNA 甲基化指向胞嘧啶 5 位的核苷酸上添加甲基，该过程通常发生在 CpG 二核苷酸的上下游。DNA 甲基化是正常细胞发育所必需的，并且在几个关键过程中起重要作用，包括基因组印迹，X 染色体失活，抑制重复元件和癌症等。

DNA 甲基化可以通过两种方式来影响基因的转录水平。首先，大量的甲基化从物理上阻碍了转录因子与基因的结合，从而使其表达沉默。其二，甲基化的 DNA 与甲基化 CpG 结合域蛋白（methyl-CpG-binding domain proteins，MBDs）相结合，然后招募组蛋白脱乙酰酶和其他可以修饰组蛋白的染色质重塑蛋白。组蛋白脱乙酰化使染色质失活，从而导致基因沉默，而组蛋白乙酰化则导致基因表达。几种疾病，如 Rett 综合征，脆性 X 综合征，强直性营养不良，罕见形式的 Angelman 综合征和 Prader-Willi 综合征都受表观遗传学机制[7]调控。此外，临床和动物研究表明，几种药物通过表观遗传学机制发挥其治疗作用，如肼屈嗪（hydralazine）、普鲁卡因胺（procainamide）、甲氨蝶呤（methotrexate）、丙戊酸（valproic acid）、哌甲酯（methylphenidate），选择性 5- 羟色胺再摄取抑制剂和抗抑郁药等[8]。

3. 用于精神类疾病遗传学研究的分子技术

尽管在分子遗传学研究中已经开发了许多技术，但在成瘾遗传学中使用的方法大都集中在 DNA 水平。以下是成瘾遗传学研究中常用技术的简述。

DNA 及其来源：DNA 可以从人和动物组织或培养的细胞中获取。常用的人体组织包括尸检样品、白细胞和血小板。无论来源如何，DNA 可通过以下常见步骤来分离：机械或化学裂解细胞膜和核膜，释放 DNA；酶解细胞裂解物中的其他蛋白质和 RNA；DNA 沉降。将得到的 DNA 重悬于稳定溶液中，-80℃ 至 4℃ 储存备用。

DNA 扩增：即产生 DNA 序列的多个相同拷贝。最常用的方法是聚合酶链式反应（polymerase chain reaction，PCR）。PCR 反应利用少量 DNA 模板，在两段人工合成的含有 20 至 30 个核苷酸即与靶序列两端碱基互补（G = C 和 A = T）的单链 DNA 序列（称为引物）介导下进行。扩增时，含有模板 DNA，引物，DNA 聚合酶和 DNA 核苷酸的 PCR 混合物经一定数量的循环，产生大量与模板 DNA 序列相同的目的片段。每个循环由变性、退火和延伸组成。变性使双链 DNA 分离成单链 DNA；退火则将正向和反向引物连接到模板的 5' 和 3' 末端，并且通过加入核苷酸，使延伸沿着模板由 5' 至 3' 方向进行。扩增产物又被称为"扩增子"。PCR 方法具有操作容易、特异性高等优点，该方法已经成为分子遗传学研究众多技术应用中不可或缺的工具之一，如 DNA 测序，基因分型和突变分析等，这些技术都需要先进行 PCR 扩增。然而，一般长度大于 5000 bp 的序列则较难以扩增。

限制性核酸内切酶和 RFLP：如上所述，限制性核酸内切酶是在特定核苷酸序列位点酶切双链 DNA 的细菌酶。酶切产生的 DNA 片段称为"限制性片段"。由于给定的限制性核酸内切酶只在特定序列上切割 DNA，潜在酶切位点处的点突变将阻止 DNA 链的切割。因此，可以根据限制性片段的长度来鉴定特异性限制核酸内切酶的潜在酶切位点的多态性，即 RFLP。在 RFLP 技术中，目的 DNA 在其最适温度下用特异的限制性核酸内切酶酶切一段时间，然后将反应混合物进行凝胶电泳分离。限制性片段根据其长度不同，在凝胶上移动的速度也不同，从而能够鉴定限制性核酸内切酶作用位点处是否存在突变。

SSR 检测：SSR 标记通常利用微卫星 3' 和 5' 端侧翼的特异性引物序列进行体外 PCR 扩增来鉴定。所得产物通过琼脂糖或聚丙烯酰胺凝胶电泳或毛细管电泳达到分离和可视化；电泳时，具有更多重复核苷酸序列的扩增子比具有较少重复的序列跑得慢。因此，研究人员可以根据扩增产物在凝胶中的位置来确定重复序列的大小和数量。

SNP 检测：通过测序一个群体的 DNA 样品和使用不同生物信息学工具将其与参考序列进行比对来检测变异，从而发现新型 SNP。用于鉴定新型 SNP 的两个主要测序策略为：靶基因区域的位点特异性扩增（locus-specific amplification，LSA）和基因组中随机选择区域的测序。与随机测序方法相比，LSA 方法有以下几个缺点，要求测序区域序列已知，并合成该区域的测序引物，若测序时扩增产物有两种基因型则还需要鉴定该 SNP 位点是否是杂合子。各种 LSA 和随机测序技术目前已经商业化。迄今为止，确定的大多数人类 SNP 的列表可以在美国国家生物技术信息中心（National Center for Biotechnology Information，NCBI）（http：//www.ncbi.nlm.nih.gov/snp）的 SNP 数据库（SNP database，dbSNP）中找到。该库包含了世界各地研究人员提交的百万非冗余 SNP。dbSNP 数据库最大的贡献者之一是国际 HapMap 项目，该项目评估了非洲、亚洲和欧洲血统人群中的众多 SNP。由于 dbSNP 和其他免费资源的快速增加大大地减少了科研人员寻找新的 SNP 的需求。

单个样本中已知 SNP 的检测：根据是否可以同时研究大量 SNP，SNP 基因分型平台被分为高通量和低通量两种类型，高通量分型平台可以同时处理样本中数亿个 SNP，而低通量则用于分型少量 SNP。另外，SNP 也可以用等位基因特异性杂交、基于酶的技术和 DNA 测序技术进行分型。用于全基因组关联分析的商业化高通量 Affymetrix 人类 SNP 基因芯片是使用等位基因特异性杂交技术的一个例子，可同时分型几百万个 SNP。上述的 RFLP 和商业化的 TaqMan SNP 基因分型测定都利用了基于酶的技术，这些技术广泛用于中小规模疾病的关联研究。无论使用何种技术，可靠的 SNP 测定必须能识别特异的基因组位点，准确区分 SNP 的两个核苷酸，使用最少量的 DNA 模板，具有成本效益和简单的质量控制措施。

4. 精神病遗传学研究的统计方法

成瘾遗传学中常见的两种方法是连锁分析和关联分析，用于寻找感兴趣疾病的易感基因座或基因。

连锁分析（linkage analysis）：遗传连锁是在相同染色体上两个基因座彼此物理接近的趋势，以便于在谱系中共分离。研究者们已经开发了多种方法来评估定性或定量表型与一组遗传基因座之间的连锁。基于模型的连锁分析方法涉及在给定的家系图中，比较已知遗传模型下的标记与性状影响位点之间存在特定距离（以重组分数来计算）的可能性。使用该模型的基本假定是标记和性状影响位点之间不存在连锁。相比之下，无模型方法不需要假定疾病的遗传模式，并且该方法基于在共享标记等位基因和表型上的相似性与亲属对（例如同胞对）之间的相关性。一般来说，无模型的遗传连锁分析方法往往比基于模型的方法更有效，但统计效能较弱。另一方面，如果遗传模式被错误地假定，基于模型的方法可能导致假连锁。因此，选择连锁研究的方法取决于数据集的性质，包括性状的类型，可用的家庭类型以及潜在的遗传模式的假定。通常，对于不具备明显孟德尔遗传模式的复杂性状，无模型的同胞对连锁分析是常用选择之一，这是因为：①与远亲对相比，招募大量年龄和环境相匹配的同胞对比较容易；②对遗传模式，外显率，流行率或疾病等位基因频率等参数无需假设。

关联分析（association analysis）：关联或连锁不平衡（linkage disequilibrium，LD）表示为两个连锁遗传基因座处的等位基因非随机关联的趋势。关联分析利用了整个人群历史上累积的重组事件，其数量远远大于几代人家系中产生的重组事件，因此这种技术比连锁分析更有效[9]。文献中通常提到两种类型的关联研究。第一种是基于人群的病例 – 对照关联研究，它将一组不相关的受影响个体中的等位基因频率与另一组独立对照中的等位基因频率进行比较。病例和对照人群应在种族、年龄和性别上相匹配。然而，可能由于人群分层、人群混合或病例与对照之间未考虑到的其他差异，较易导致假关联。第二种是基于家系的关联研究，该方法可大大地减少了可能由人群分层而引起的关联，因为仅在存在连锁的情况下才能检测到关联的存在，但该连锁不需要很密切，即不需要保证较高的 LD 值，而且这种检验统计量被定义为存在于连锁的条件下的关联。关联研究可以是候选基因或全基因组水平。

基于候选基因的关联研究通常用来检验分子功能已知的基因与感兴趣表型的关系，目前已经普遍应用于成瘾遗传研究。位置候选基因可是存在连锁峰下区域中的任何基因。因为任何候选基因研究都取决于疾病生物学机制或先前的连锁发现，因此不可能也不足以覆盖所有相关基因或区域。最近，研究者们在成瘾遗传学中开始使用全基因组关联（genome-wide association，GWA）研究。GWA 研究的主要优点是，它允许在整个基因组中使用高密度 SNP 阵列进行"不可知"比较，从而避免了哪些基因或区域可能存在风险变异的猜想。因此，GWA 研究对鉴定具有相对较小影响力的风险基因座具有非常大的潜力。GWA 研究的主要局限性是较低的统计效能，因为该方法选择了严格的全基因组学意义上的阈值，并需要进行多次测试。

参 考 文 献

1. Masuda N, Goto J, Murayama N, et al. Analysis of triplet repeats in the huntingtin gene in Japanese families affected with Huntington's disease. J Med Genet 1995 ; 32 (9): 701−5.

2. Prata DP, Mechelli A, Picchioni MM, et al. Altered effect of dopamine transporter 3'UTR VNTR genotype on prefrontal and striatal function in schizophrenia. Arch Gen Psychiatry, 2009, 66 (11): 1162−1172.

3. Feuk L, Carson AR, Scherer SW. Structural variation in the human genome. Nat Rev Genet, 2006, 7 (2): 85−97.

4. Goossens M, Dozy AM, Embury SH, et al. Triplicated alpha−globin loci in humans. Proc Natl Acad Sci U S A, 1980, 77 (1): 518−521.

5. Merikangas AK, Corvin AP, Gallagher L. Copy−number variants in neurodevelopmental disorders : promises and challenges. Trends Genet, 2009, 25 (12): 536−544.

6. Liu L, Li Y, Tollefsbol TO. Gene−environment interactions and epigenetic basis of human diseases. Curr Issues Mol Biol, 2008, 10 (1−2): 25−36.

7. Tsankova N, Renthal W, Kumar A, et al. Epigenetic regulation in psychiatric disorders. Nat Rev Neurosci, 2007, 8 (5): 355−367.

8. Csoka AB, Szyf M. Epigenetic side−effects of common pharmaceuticals : a potential new field in medicine and pharmacology. Med Hypotheses, 2009, 73 (5): 770−780.

9. Risch N, Merikangas K. The future of genetic studies of complex human diseases. Science, 1996, 273 (5281): 1516−1517.

第三章

遗传和环境效应对吸烟成瘾的影响

大量的双生子研究证实，遗传和环境在起始吸烟（smoking initiation，SI）和吸烟成瘾（ND）方面几乎起着同等重要的作用。然而，由于使用了不同的统计分析模型，受试者的年龄、性别、种族、样本量大小以及吸烟相关行为的度量手段不同，各研究之间对于 SI 和 ND 的遗传力（h^2）、共享环境（c^2）和特有环境（e^2）效应的估计存在着较大差异。鉴于此，我们综合分析了 9 个与 SI 相关的研究后发现，在成年男性中，h^2、c^2 和 e^2 的估计值（平均数 ± 标准差）分别是（0.37 ± 0.04）（0.49 ± 0.04）以及（0.17 ± 0.03）；而在成年女性中，相关参数分别是（0.55 ± 0.04）（0.24 ± 0.06）以及（0.16 ± 0.01）。同时，我们又对 12 个与 ND 相关的研究进行荟萃分析后发现，在成年男性中，h^2、c^2 和 e^2 的估计值（平均数 ± 标准差）分别是（0.59 ± 0.02）（0.08 ± 0.04）以及（0.37 ± 0.03）；而在成年女性中，相关参数分别是（0.46 ± 0.12）（0.28 ± 0.08）以及（0.24 ± 0.07）。由此可见，相比于成年男性，在女性中遗传对 SI 的影响更大；相反，其对 ND 的影响则比较小。这一现象同样适用于共享环境效应，而特有环境效应对 SI 和 ND 的影响均不存在明显的性别差异。综上所述，遗传和环境对 SI 和 ND 均有影响，但其影响的程度在男性和女性之间存在显著差异。

一、吸烟成瘾的遗传流行病学研究

众多家系研究、双生子和寄养子的研究表明，遗传在吸烟成瘾中起着至关重要的作用。其中，双生子研究作为一种常规的实验设计方法，已被广泛应用于探索遗传和环境因素对相关表型的贡献大小（详见第二章）。这类研究通常是比较同卵双生子（具有完全相同的遗传组成；MZ）与异卵双生子（具有 50% 相同的遗传组成；DZ）的行为一致性；当双方在某一事件中展现出相同的行为时，则认为它们是一致的。基于该假设，如果同卵双生

18

子比异卵双生子拥有更高的行为一致率，该行为则被认为受到遗传因素的影响。此外，双生子研究还能估计环境因素对研究表型的影响程度，包括共享环境和特有环境。与大多数复杂疾病不同的是，成瘾的遗传易感性必须在某些特定的前提条件下（如成瘾物质的获得和使用）才能表现出来。

多年的研究表明，成瘾是一种复杂的疾病，受到遗传和环境因素的共同影响，大多数成瘾性疾病均有中度至高度的遗传力[1-3]，尽管在个体之间略有不同。多个大样本的双生子研究表明，遗传对吸烟成瘾的风险具有重要影响[2]。对这些研究进行荟萃分析发现，遗传和环境在吸烟相关行为中均表现出重要的作用[2]，但是，在不同的吸烟阶段，两者的影响程度不同，并存在着性别差异。一般来说，在成年女性中，遗传因子对 SI 的作用大于 SP；而在成年男性中的情况则正好相反[2]。

一项对寄养子及其直系亲属和收养家庭的吸烟行为调查结果同样支持了上述结论，并证明遗传因素确实在吸烟成瘾中发挥着重大作用[4]。与双生子研究相比，寄养子研究设计可以最大限度地减少遗传和环境因素对吸烟行为的混杂效应。然而，由于经济和社会技术的发展，在发达国家中越来越少的儿童被合法收养，导致这类研究的开展变得越来越困难。

与此同时，双生子研究结果显示，多种物质成瘾行为之间存在着大量的遗传易感性重叠。例如，研究发现尼古丁和酒精成瘾有约 60% 以上的遗传易感位点或区间是一致的[3]。值得强调的是，遗传力的估计来自于各个特定的研究样本，因而其大小会受到各种因素的影响，如受试者性别、年龄、受教育程度、社会经济地位和文化构成等[3]。

二、影响吸烟起始的参数估计

在过去几十年中，科学家为解析吸烟行为开展了大量的双生子研究，结果显示，该行为受遗传因素影响很大。然而，如图 3-1 和表 3-1 所示，各研究对影响吸烟起始的三大参数估计值存在着较大的变动范围，即 h^2：0.11~0.78；c^2：0.00~0.59；e^2：0.07~0.36。为了统一上述分析结果，我们分别计算了这 3 个参数在成年男性、成年女性和男、女合并样本中的加权平均数。值得注意的是，无论采用哪一种加权分析策略（联合原始、估算方差；基于估算方差；基于各研究的样本量大小），成年女性的加权平均 h^2（0.53~0.56；$N_{队列}$=9）显著高于成年男性（0.37；$N_{队列}$=8；$P<0.01$）。当合并所有样本且校正受试者性别时，我们得出了影响 SI 的加权平均 h^2 为 0.46~0.50，同时该值不受加权方法的影响。表 3-2 给出了参数估计的 95% 置信区间。同样地，我们又分别对成年男性、成年女性和男、女合并样本的 c^2 和 e^2 进行了荟萃分析，结果发现男性的加权平均 c^2（0.49）明显高于女性（0.24~0.33；$P<0.05$ 或 0.01）；见表 3-2，而参数 e^2 在两者之间（成年男性：0.14~0.18；成年女性：0.15~0.16）并无显著差异（$P>0.05$）。

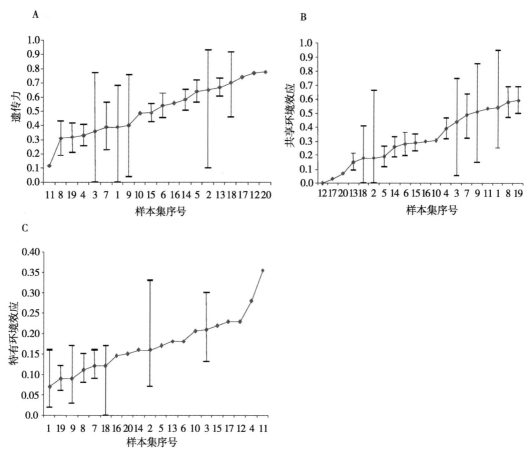

图 3-1 环境和遗传对吸烟起始的影响

在不同队列中,吸烟起始年龄被遗传力大小(A)、环境 – 遗传相互作用(B)及单一的环境因素(C)的影响

表 3-1 成年人群体中关于吸烟起始的代表性研究

样本	国家	性别	同卵双生子（对）	异卵双生子（对）	遗传力（h^2）	共享环境效应（c^2）	特有环境效应（e^2）	参考文献
1	澳大利亚	男	567	352	0.33（0.15）	0.39（0.14）	0.28	4
2	美国	男	305	354	0.64（0.16）	0.19（0.15）	0.17	4
3	美国	男	478	232	0.54（0.19）	0.28（0.18）	0.18	4
4	美国	男	2204	1793	0.39（0.23~0.56）	0.49（0.32~0.64）	0.12（0.09~0.16）	5
5	芬兰	男	1496	3440	0.31（0.19~0.43）	0.58（0.47~0.69）	0.11（0.08~0.15）	6
6	澳大利亚	男	567	350	0.40（0.04~0.76）	0.51（0.15~0.85）	0.09（0.03~0.17）	6
7	澳大利亚	男	274	206	0.49	0.31	0.21	7

续表

样本	国家	性别	同卵双生子（对）	异卵双生子（对）	遗传力（h^2）	共享环境效应（c^2）	特有环境效应（e^2）	参考文献
8	澳大利亚	男	293	146	0.11	0.53	0.36	7
9	美国	女	255	179	0.77	0	0.23	8
10	澳大利亚	女	1232	751	0.67（0.11）	0.15（0.10）	0.18	4
11	美国	女	459	383	0.58（0.14）	0.26（0.13）	0.16	4
12	美国	女	1397	799	0.49（0.10）	0.29（0.09）	0.22	4
13	澳大利亚	女	570	351	0.56	0.30	0.14	7
14	澳大利亚	女	663	400	0.74	0.03	0.23	7
15	澳大利亚	女	1232	747	0.70（0.46~0.92）	0.18（0~0.41）	0.12（0~0.17）	6
16	芬兰	女	1842	3703	0.32（0.21~0.42）	0.59（0.50~0.69）	0.09（0.06~0.12）	6
17	美国	女	497	354	0.78	0.07	0.15	9

在 h^2、c^2 和 e^2 三列中，每个估计值下面括号中给出的范围值是指 95% 的置信区间，而单个值表示标准误

表 3-2 男性、女性和混合人群吸烟起始的平均参数估计

参数/加权方法	成年男性 [a]（N=8）	成年女性（N=9）	总计（N=17）
遗传力（h^2）			
联合原始、估算方差加权	0.37 ± 0.04 [**]（0.29~0.45）	0.55 ± 0.04（0.47~0.64）	0.50 ± 0.04（0.41~0.59）
基于估算方差加权	0.37 ± 0.04 [**]（0.29~0.45）	0.56 ± 0.04（0.48~0.65）	0.50 ± 0.04（0.42~0.59）
基于各研究的样本量大小加权	0.37 ± 0.03 [**]（0.30~0.44）	0.53 ± 0.06（0.42~0.64）	0.46 ± 0.04（0.39~0.53）
共享环境效应（c^2）			
联合原始、估算方差加权	0.49 ± 0.04 [**]（0.42~0.57）	0.24 ± 0.06（0.12~0.35）	0.33 ± 0.05（0.24~0.42）
基于估算方差加权	0.49 ± 0.04 [**]（0.41~0.56）	0.24 ± 0.05（0.13~0.36）	0.33 ± 0.05（0.24~0.42）
基于各研究的样本量大小加权	0.49 ± 0.04 [*]（0.41~0.56）	0.33 ± 0.07（0.19~0.46）	0.40 ± 0.04（0.32~0.48）
特有环境效应（e^2）			
联合原始、估算方差加权	0.17 ± 0.03（0.11~0.24）	0.16 ± 0.01（0.13~0.19）	0.17 ± 0.02（0.13~0.20）
基于估算方差加权	0.18 ± 0.03（0.12~0.24）	0.16 ± 0.02（0.13~0.19）	0.17 ± 0.02（0.13~0.20）
基于各研究的样本量大小加权	0.14 ± 0.02（0.10~0.19）	0.15 ± 0.02（0.11~0.18）	0.14 ± 0.01（0.12~0.17）

[a] 本列中的星号表示成年男性和女性之间在相应参数和加权方法方面存在显著性差异（t 检验）。[*] 表示 5% 的水平显著；[**] 表示在 1% 的水平显著。所有参数估计值均以平均值 ± 标准误给出；括号内的值表示 95% 的置信区间

此外，我们利用配对样本 t 检验的方法分别比较了成年男性和女性的 h^2 与 c^2、h^2 与 e^2 以及 c^2 与 e^2。结果显示，在成年女性中 h^2 显著高于 c^2（$P<0.001$）和 e^2（$P<0.01$），c^2 显著高于 e^2（$P<0.001$）；而在成年男性样本中并不存在类似的差异（$P>0.05$）。这些结果表明，女性在决定起始吸烟时的加性遗传效应大于共享环境和特有环境的影响，同时共享环境在决定起始吸烟时可能比特有环境发挥更重要的作用。

三、影响吸烟成瘾的参数估算

与 SI 的结果类似，各研究对影响 SP 的三大参数估计值也存在着较大的变动范围，即 h^2：0.04~0.86；c^2：0.00~0.57；e^2：0.14~0.51。关于这些研究的详细数据，请参阅表 3-3 和图 3-2。同样，我们利用上述三种加权方法分别计算了这 3 个参数在成年男性、成年女性和男、女合并样本中的加权平均数。如表 3-4 所示，成年男性的加权平均 h^2 在 0.55~0.59 范围内变动（$N_{队列}=11$），而该参数在成年女性中为 0.46（$N_{队列}=6$）。基于女性样本在分析过程中存在较大的标准误，两者间的 h^2 并不存在统计学上的显著差异。当合并所有样本且

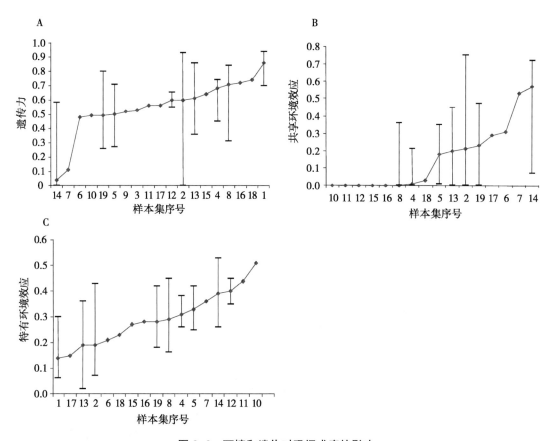

图 3-2　环境和遗传对吸烟成瘾的影响

在不同队列中，吸烟成瘾被遗传力大小（A）、环境 – 遗传相互作用（B）及单一的环境因素（C）的影响

校正受试者性别时，荟萃分析得出了影响 SP 的加权平均 h^2 在 0.52~0.59 之间。同时，我们又分别对成年男性、成年女性和男、女合并样本的 c^2 和 e^2 进行了荟萃分析发现，女性的加权平均 c^2（0.26~0.28）显著高于男性（0.07~0.08；$P<0.05$），见表 3-4。

表 3-3 成年吸烟者吸烟成瘾或与其相关行为的代表性研究

样本	吸烟量表	国家	性别	同卵双生子（对）	异卵双生子（对）	遗传力（h^2）	共享环境效应（c^2）	特有环境效应（e^2）	参考文献
1	数量	美国	男	2390	2570	0.53[a]	–	–	10
2	持续性	美国	男	2204	1793	0.68（0.45~0.74）	0.01（0~0.21）	0.31（0.26~0.38）	5
3	持续性	芬兰	男	1496	3440	0.50（0.27~0.71）	0.18（0.01~0.35）	0.33（0.25~0.42）	6
4	持续性	澳大利亚	男	274	206	0.48	0.31	0.21	11
5	持续性	澳大利亚	男	293	146	0.11	0.53	0.36	11
6	持续性	澳大利亚	男	567	350	0.71（0.31~0.84）	0（0~0.36）	0.29（0.16~0.45）	6
7	数量	美国	男	163	166	0.52[a]	–	–	12
8	数量	美国	男	2220	2373	0.49	0	0.51	13
9	数量	美国	男	173	183	0.56	0	0.44	14
10	依赖性	美国	男	1722	1484	0.60（0.55~0.65）	0	0.40（0.35~0.45）	15
11	常规使用	瑞典	男	127	191	0.61（0.36~0.86）	0.20（0~0.45）	0.19（0.02~0.36）	16
12	持续性	澳大利亚	女	1232	747	0.04（0~0.58）	0.57（0.07~0.72）	0.39（0.26~0.53）	6
13[b]	常规使用	瑞典	女	83[c]	–	0.64	0	0.27	16
14	依赖性	美国	女	497	354	0.72	0	0.28	9
15	持续性	澳大利亚	女	570	351	0.56	0.29	0.15	11
16	持续性	澳大利亚	女	663	400	0.74	0.03	0.23	11
17	持续性	芬兰	女	1842	3703	0.49（0.16~0.80）	0.23（0~0.47）	0.28（0.18~0.42）	6

[a] 表示未经调整的遗传力估计；[b] 中参数估计自出生于 1940—1958 年的妇女；[c] 表示在原始研究中同时包括同卵双生子和异卵双生子的数目。在 h^2、c^2 和 e^2 三列中，每个括号中给出的范围值是估计值的 95% 置信区间

表 3-4　男性、女性和混合样本中烟草依赖或其相关行为的平均参数估计值

参数 / 加权方法	成年男性 [a]	成年女性	总计 [b]
遗传力（h^2）	（N=11）	（N=6）	（N=17）
联合原始、估算方差加权	0.59 ± 0.02（0.54~0.63）	0.46 ± 0.12（0.22~0.69）	0.59 ± 0.02（0.54~0.63）
基于估算方差加权	0.55 ± 0.04（0.47~0.63）	0.46 ± 0.12（0.23~0.69）	0.52 ± 0.05（0.42~0.62）
基于各研究的样本量大小加权	0.55 ± 0.03（0.49~0.61）	0.46 ± 0.09（0.28~0.63）	0.52 ± 0.03（0.45~0.59）
共享环境效应（c^2）	（N=9）	（N=6）	（N=15）
联合原始、估算方差加权	0.08 ± 0.04[*]（0~0.16）	0.28 ± 0.08（0.12~0.45）	0.14 ± 0.04[**]（0.06~0.22）
基于估算方差加权	0.07 ± 0.04[*]（0~0.15）	0.26 ± 0.09（0.09~0.43）	0.13 ± 0.04[**]（0.05~0.22）
基于各研究的样本量大小加权	0.07 ± 0.03[*]（0.03~0.13）	0.26 ± 0.07（0.12~0.40）	0.13 ± 0.04[**]（0.06~0.21）
特有环境效应（e^2）	（N=9）	（N=6）	（N=15）
联合原始、估算方差加权	0.37 ± 0.03（0.31~0.44）	0.24 ± 0.07（0.11~0.38）	0.38 ± 0.02[**]（0.34~0.41）
基于估算方差加权	0.37 ± 0.03（0.30~0.43）	0.28 ± 0.04（0.20~0.37）	0.35 ± 0.02[**]（0.31~0.38）
基于各研究的样本量大小加权	0.38 ± 0.03[*]（0.32~0.44）	0.28 ± 0.03（0.23~0.34）	0.35 ± 0.02[**]（0.30~0.39）

[a] 本列中的星号表示在相应的参数和加权方法方面，成年男性和女性之间存在着显著性差异（t 检验）；[b] 本列中的星号表示在相应的参数和加权方法方面，吸烟起始和吸烟成瘾之间存在着显著性差异（t 检验）；[*] 表示达到 5% 的水平显著，[**] 表示达到 1% 的水平显著。所有参数估计值均以平均值 ± 标准误给出，括号内的值表示 95% 的置信区间

此外，我们利用配对样本 t 检验的方法分别比较了成年男性和女性的 h^2 与 c^2、h^2 与 e^2 以及 c^2 与 e^2。结果显示，在成年男性中，e^2 显著高于 c^2，h^2 显著高于 e^2；而在成年女性样本中并不存在类似的差异。同时，加权平均 h^2 和 e^2 在两组内均未发现显著差异。上述结果表明，遗传和环境因素在决定成年男、女性吸烟成瘾时有着不同的作用。

四、遗传和环境对男女吸烟成瘾影响的比较

利用合并方差法，我们发现成年女性的 SI 平均遗传力比成年男性高 48.6%（两者相差 0.18）；相反，成年男性的 SP 加权平均遗传力比成年女性高 28.3%（两者相差 0.13）。这一结果表明，遗传因素对 SI 的影响具有性别差异。同时，对已发表的双生子研究进行荟萃分析，我们发现环境因素对男性和女性吸烟行为的影响程度也是不同的（图 3-3）。结果显示，成年男性的 SI 加权平均 c^2 几乎比成年女性高 2 倍（两者相差 0.25）；相反，成年女性的 SP 加权平均 c^2 比成年男性高 2.5 倍左右（两者相差 0.20）。但是，特有环境对任一表型的效应值 e^2 不存在明显的性别差异。此外，在成年男性中 SI 的加权平均 c^2（0.49）远远大

于 SP（0.08）；而在成年女性中共享环境对 SI 和 SP 的影响程度则大致相同。以上证据再次指出，遗传和环境因素在两种吸烟相关行为中的总体贡献率具有性别特异性。

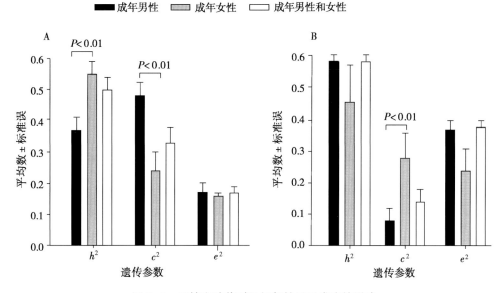

图 3-3　环境和遗传对吸烟起始以及成瘾的影响
在男性、女性以及男女混合样本中，吸烟起始（A）、成瘾（B）被遗传力大小、
环境 – 遗传相互作用以及单一的环境因素的影响

已有数据均支持遗传效应的性别介导作用，该假说认为遗传因素对男性和女性的吸烟行为产生的影响不同。例如，女性起始吸烟的遗传效应显著高于男性，而男性在吸烟成瘾中受到的遗传影响则高于女性。同时，现有的对年轻吸烟者的纵向研究发现，与男性相比，女性在吸烟行为上具有以下特征，即吸烟习惯更容易发生改变[17]，吸烟率较高[18]，起始吸烟年龄偏小[19]以及后续烟草吸食量的增长速度缓慢等。已有研究者在总结了关于人类和动物研究[20]结果的基础上指出，机体对尼古丁刺激的反应程度以及自我给药行为的可能性均存在性别差异，我们需要收集更多的试验证据来支持这一结论。因此未来仍需要对双生子进行纵向研究，旨在探讨不同吸烟阶段受到的遗传影响是否相同，且该影响是否受性别调控。为了更好地实现这一目标，我们需要纳入足够数量的非同性异卵双生子样本，从而能够直接检测性别对遗传和环境效应的影响。

五、遗传和环境效应的统计比较

迄今为止，已有多个双生子研究报道了遗传和环境因素对起始吸烟和吸烟成瘾的重要作用。基于纳入各研究的受试者年龄、性别、吸烟行为的检测手段以及统计分析模型等潜在因素的差异，直接比较这些研究获得的相关参数并不可取。关键问题在于如何对上述研究进行合并分析，从而准确地估计遗传和环境因素对吸烟行为的贡献。1986 年，Hughes 利用三个双生子研究得出，影响吸烟的算术平均遗传力为 0.53（0.28~0.84）[21]。然而，在这个早期报道中，样本量大小和方差均未被作为加权参数考虑进来。1999 年，Sullivan 和 Kendler 发表了一篇综述，他们将更多的队列包括进来，特别是关于起始吸烟的双生子研究[22]。他们得到起始吸烟的平均遗传力为 0.56，吸烟成瘾为 0.67，分别比我们报道的相应数值高 18% 和 13.6%[2]。与此相反，我们分析得到的 SI 和 SP 的共享环境效应加权平均值至少比 Sullivan 和 Kendler 的高 37.5%，两者在 SI 中相差 0.09，在 SP 中相差 0.12。同时，特有环境效应的估计值在两篇报道中也存在着细微区别，两者在 SI 中相差 0.03，在 SP 中相差 0.07。导致这些差异产生的主要原因可能是本研究纳入了更多的队列样本和使用了与前者不同的统计方法。鉴于三种加权方法对较大样本量的分析最后得出相似的结果，我们有理由认为这些参数估计值（h^2、c^2 和 e^2）能够更加真实地反映出它们对吸烟相关表型的贡献情况。

六、结论与展望

通过对起始吸烟和吸烟成瘾的双生子研究进行荟萃分析，我们发现遗传在这两种吸烟相关表型中均起着关键作用。更为重要的是，该研究表明遗传因素对上述表型的贡献程度在男性和女性之间存在较大的差异。具体表现为，在成年女性中，遗传因素对起始吸烟的影响更大，而对吸烟成瘾的影响则较小。不仅如此，共享环境因素对 SI 和 SP 的效应也存在着明显的性别差异。这些重要发现表明了遗传因素对吸烟起始和成瘾方面的突出贡献，同时也暗示我们需要对男、女性采取不同的预防和治疗策略。

致谢

本章改编自笔者团队在 *Addiction* 上发表的文章（Li et al，2003，98：23-31）。

······························· 参 考 文 献 ·······························

1. Agrawal A，Lynskey MT. The genetic epidemiology of cannabis use，abuse and dependence. Addiction，2006，101 (6):801-812.

2. Li MD，Cheng R，Ma JZ，et al. A meta-analysis of estimated genetic and environmental effects on smoking behavior in male and female adult twins. Addiction，2003，98(1):23-31.

3. Li MD，Burmeister M. New insights into the genetics of addiction. Nat Rev Genet，2009，10(4):225-231.

4. Heath AC，Cates R，Martin NG，et al. Genetic contribution to risk of smoking initiation:comparisons across birth cohorts and across cultures. J Subst Abuse，1993，5(3):221-246.

5. True WR，Heath AC，Scherrer JF，et al. Genetic and environmental contributions to smoking. Addiction，1997，92 (10):1277-1287.

6. Heath AC，Madden PA，Martin NG. Statistical methods in genetic research on smoking. Stat Methods Med Res，

1998,7(2):165-186.

7. Heath AC,Martin NG. Genetic models for the natural history of smoking:evidence for a genetic influence on smoking persistence. Addict Behav,1993,18(1):19-34.

8. Edwards KL,Austin MA,Jarvik GP. Evidence for genetic influences on smoking in adult women twins. Clin Genet,1995,47(5):236-244.

9. Kendler KS,Neale MC,Sullivan P,et al. A population-based twin study in women of smoking initiation and nicotine dependence. Psychol Med,1999,29(2):299-308.

10. Carmelli D,Swan GE,Robinette D,et al. Heritability of substance use in the NAS-NRC Twin Registry. Acta Genet Med Gemellol(Roma),1990,39(1):91-98.

11. Heath AC,Kirk KM,Meyer JM,et al. Genetic and social determinants of initiation and age at onset of smoking in Australian twins. Behav Genet,1999,29(6):395-407.

12. Swan GE,Carmelli D,Rosenman RH,et al. Smoking and alcohol consumption in adult male twins:genetic heritability and shared environmental influences. J Subst Abuse,1990,2(1):39-50.

13. Swan GE,Carmelli D,Cardon LR. Heavy consumption of cigarettes,alcohol and coffee in male twins. J Stud Alcohol,1997,58(2):182-190.

14. Swan GE,Carmelli D,Cardon LR. The consumption of tobacco,alcohol,and coffee in Caucasian male twins:a multivariate genetic analysis. J Subst Abuse,1996,8(1):19-31.

15. True WR,Xian H,Scherrer JF,et al. Common genetic vulnerability for nicotine and alcohol dependence in men. Archives of general psychiatry,1999,56(7):655-661.

16. Kendler KS,Thornton LM,Pedersen NL. Tobacco consumption in Swedish twins reared apart and reared together. Archives of general psychiatry,2000,57(9):886-892.

17. Duncan SC,Duncan TE. Modeling Incomplete Longitudinal Substance Use Data Using Latent Variable Growth Curve Methodology. Multivariate Behav Res,1994,29(4):313-338.

18. Kandel DB,Yamaguchi K,Chen K. Stages of progression in drug involvement from adolescence to adulthood: further evidence for the gateway theory. J Stud Alcohol,1992,53(5):447-457.

19. White HR,Pandina RJ,Chen PH. Developmental trajectories of cigarette use from early adolescence into young adulthood. Drug Alcohol Depend,2002,65(2):167-178.

20. Perkins KA,Donny E,Caggiula AR. Sex differences in nicotine effects and self-administration:review of human and animal evidence. Nicotine Tob Res,1999,1(4):301-315.

21. Hughes JR. Genetics of smoking:a brief review. Behavior Therapy,1986,17:335-345.

22. Sullivan PF,Kendler KS. The genetic epidemiology of smoking. Nicotine Tob Res,1999,1 Suppl 2:S51-57; discussion S69-70.

第四章

全基因组连锁分析鉴定吸烟成瘾的易感位点

为了寻找与尼古丁依赖相关的易感位点，科学家们已经在 20 多个独立的人群样本中进行了全基因组连锁分析。这些研究所使用的尼古丁依赖评估方法包括有日吸烟量（smoking quantity，SQ），吸烟强度指数评估（heaviness of smoking index，HSI），Fagerström 尼古丁依赖检验量表（Fagerström Test for Nicotine Dependence，FTND），吸烟史，社交性吸烟，以及 24 小时内最多吸烟量（MaxCigs24）。在这些研究中，我们发现 14 个染色体区域达到了"建议性显著"或"显著"的连锁水平，并且至少在两个独立样本中得到了验证。这 14 个染色体区域分别位于 3-7、9-11、17、20 和 22 号染色体。其中，位于 9 号（9q21.33-q33）、10 号、11 号和 17 号染色体的区域目前已经得到了有力的证据支持。这些得到重复验证的染色体区域应该成为将来吸烟成瘾研究中的重点。

一、引言

正如本书第三章所述，一些欧美的科学家所开展的大样本量双生子研究均充分地揭示了遗传因素对吸烟成瘾起着重要作用，为证明遗传因素对吸烟成瘾的影响提供了最早且充分的证据。这些研究显示吸烟成瘾的平均遗传力为 0.53（范围为 0.28~0.84）[1]。笔者团队也对 17 个双生子研究进行了萃取分析（meta-analysis），以评估尼古丁依赖的遗传力，结果显示男性吸烟人群的平均遗传力为 0.59，而女性吸烟人群为 0.46，全部吸烟人群为 0.56[2]。另一项研究对 493 个三代家系的吸烟行为进行了遗传分离分析，揭示了存在至少一个和尼古丁依赖家族聚集性相关联的主效位点[3]。以上研究均有力证明尼古丁依赖是一个复杂疾病，它不仅受多基因和坏境因素的影响，而且也受基因 - 基因和基因 - 环境相互作用的影响（详细内容参考第 11 章关于基因相互作用的介绍）。另外，遗传和环境因素对吸烟成瘾不同阶段的影响也存在着性别差异。对于女性来说，遗传因素对早期吸烟阶段有着较大的影响；而男性则正好相反，遗传因素在吸烟依赖阶段起着更大的作用[2]。

为了寻找与尼古丁依赖相关的易感遗传位点，全球的科学家们在过去的二十余年内做了大量工作，发表了20余篇关于吸烟行为的全基因组连锁分析的文章[4-26]。他们在全基因组水平上发现了多个与吸烟成瘾连锁的易感染色体区域，然而只有极少的连锁区域在独立样本中得到验证。导致这种情况的一个主要因素可能是由于样本间的遗传异质性，尤其是在样本量较小或者样本来源于不同的种族时则更难被验证。此外，遗传效应的大小、遗传标记的密度、表型评定的标准以及统计方法的选择等，都可能是造成全基因组连锁分析找到的区域很难得到验证的原因。尽管有些结果无法令人满意，但是目前仍有许多导致吸烟成瘾的易感位点被证实。本章的主要目的就是对这方面的研究进展进行阐述。

二、寻找吸烟成瘾易感位点所采用的设计和分析方法

目前，寻找与复杂性状相关的易感位点和易感基因有两种常见的方法，一是全基因组连锁分析（genome-wide linkage analysis），二是关联分析（关于这些方法的详述，请见第二章）。遗传连锁是指同一条染色体上相互靠近的两个位点在同一家系内呈现共同分离的倾向；连锁分析就是通过寻找与染色体位置已知的遗传标记共同分离的证据来确定易感基因在染色体上的具体位置。目前，已有众多统计方法用来计算质量性状或数量性状与已知遗传标记的连锁关系。根据所研究性状符合的特定遗传模型类型，其分析方法可分为参数和非参数连锁分析。参数连锁分析是基于最大似然比检验的参数连锁分析方法，是一种计算给定家系中已知遗传模型的遗传标记与性状存在假设遗传距离（通过重组率计算），与零假设时遗传标记与性状没有连锁关系的似然比。与此相反，非参数连锁分析是一种在分析前不需要确定所研究疾病遗传模式的分析方法，该方法是基于遗传标记共有的等位基因与配对亲属（例如同胞配对）表型之间的相似性存在着关联。非参数连锁分析相比较于参数连锁分析，使用更普遍，但是其结果不如参数连锁分析置信度高。另一方面，如果假定了错误的遗传模型，参数连锁分析的置信度则会大大的下降，从而极大可能得到虚假的连锁关系证据。因此，连锁分析的方法选择通常需要根据样本的性质来决定，它包括有性状类型、家系类型以及遗传模式的相关知识。对于复杂性状，一般不进行孟德尔遗传模型的分析，而是倾向于同胞配对的非参数连锁分析，其原因如下：①收集大量的同胞配对样本相对来说更为容易，而且同胞配对比远亲配对在年龄和环境方面更为相似；②不需要考虑遗传模型、外显率、患病率以及疾病等位基因频率等。早期的连锁分析往往只能找到染色体区域上低密度遗传标记与感兴趣性状的连锁关系，而现在由于我们使用大量的遗传标记，所以关联分析能够进行高分辨率的精密定位，从而更精确地定位出影响性状的遗传位点。

三、在连锁分析中对吸烟行为的定量标准

如何评估尼古丁依赖，在不同的报道中采用了不同的度量法。目前常用的度量方法包括有社交性吸烟，经常性或长期性吸烟，日吸烟量（smoking quantity，SQ），24 小时内最多吸烟量（MaxCigs24），吸烟强度指数（heaviness of smoking index，HSI），Fagerström 耐受力问卷调查（Fagerström Tolerance Questionnaire，FTQ），Fagerström 尼古丁依赖检验量表（Fagerström Test for Nicotine Dependence，FTND），以及《精神障碍诊断与统计手册》（*Diagnostic and Statistical Manual of Mental Disorders*，DSM）第四版标准。

四、已提议的"建议性显著"或"显著"的候选吸烟成瘾易感位点

到目前为止，全世界的科学家们共报道了 20 余篇关于尼古丁依赖的全基因组连锁分析的文章。图 4-1 全面地总结了目前发现的"建议性显著"或"显著"的候选吸烟成瘾连锁区域。为了使这些从不同的研究报道中找到的易感位点具有可比性，我们将报道数据中连锁区域内的每个遗传标记或者配对遗传标记在遗传图谱上的定位与最新版本人类遗传图谱数据库（www.ncbi.nlm.nih.gov/mapview/static/humansearch.html#marsh）进行了比较。表 4-1 列举了 8 个具有"显著"意义的与尼古丁依赖表型相关的染色体区域。其中位于 1 号和 5 号染色体上的区域是通过至少 1000 次模拟全基因组扫描的置换分析而得到的经验性全基因组显著的区域[11, 23]。而其他 6 个染色体区域则是根据理论阈值进行的新一轮连锁分析而检测得到的[12-14, 19, 20]。其中位于 5、10、11、20 和 22 号染色体上的区域已经被独立的样本所验证，尽管这些验证结果的 LOD（logarithm of odds，LOD）值或 *P* 值并没有达到"显著"连锁水平。而位于 1、12、16 号染色体上的区域还没有被独立的样本所验证。

值得注意的是，位于 1 号染色体上 151.9~175.6 cM（基于 Marshfield 遗传图谱）位置的显著染色体区域虽然只在 2 个独立人群样本中得到了有限的证据支持[7, 24]，但在一个 C57BL/6J 和 C3H/HeJ F2 杂交小鼠关于尼古丁摄入量连锁分析的研究中，该染色体区域则得到了有力的证据支持[27]。该研究在小鼠中检测到了 4 个显著数量性状基因座，其中 LOD 值最大的位点位于小鼠 1 号染色体 96 cM 处[27]，其 LOD 值为 15.7，该位点在人类基因组中对应的位置正好在 1 号染色体 169 cM 处。至于 12、22 号染色体上尼古丁依赖的"显著"连锁区域，仅仅只在 MSTF（Mid-South Tobacco Family Study）的非裔美国人（African-American，AA）和欧裔美国人（European-American，EA）样本[13]以及 NAG（Nicotine Addiction Genetics Project，尼古丁成瘾遗传学研究项目）的澳大利亚和芬兰人群样本中[19]

被发现。考虑到这些染色体区域中的候选基因已知生物学功能及其与尼古丁依赖或其他药物成瘾相关机制，例如 N- 甲基 D- 天冬氨酸谷氨酸亲离子受体（ionotropic N-methyl D-aspartate glutamate receptor，*NMDA*）亚基 2B 型、神经营养蛋白 3 型（neurotrophin 3）、12 号染色体上的 GABA-A 受体 - 关联蛋白 - 类蛋白 1 型（GABA-A receptor-associated protein-like protein 1）以及 22 号染色体上的 β- 肾上腺素受体激酶 2 型（β-adrenergic receptor kinase 2），更多的连锁分析或基于位点的关联分析是必需的。

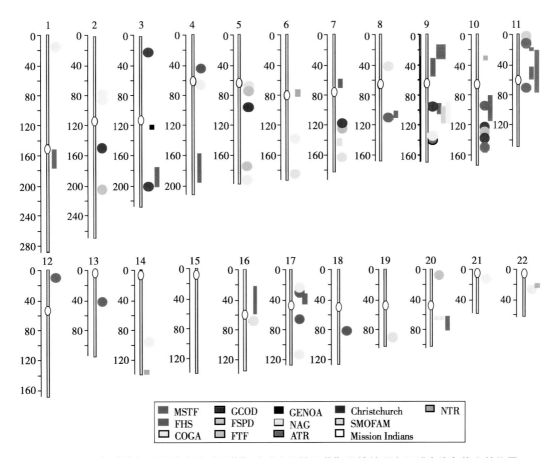

图 4-1 已报道的与吸烟成瘾呈"显著"或"建议性显著"连锁的所有区域在染色体上的位置

下列样本用于这些研究：COGA（Collaborative Studies on the Genetics of Alcoholism）；FHS（Framingham Heart Study）；MSTF（Mid-South Tobacco Family Study）；NAG（Nicotine Addiction Genetics Project）；FTF（Finnish Twin Families）；Mission Indians（Mission Indians in Southwest California）；GENOA（Genetic Epidemiology Network of Arteriopathy Study）；SMOFAM（Smoking in Families Study）；NTR（Netherlands Twin Register Study）；GCOD（Genetics of Cocaine or Opioid Dependence Study）；Christchurch（Christchurch sample of New Zealand）；ATR（Australian Twin Registry Study）；FSPD（Family Study of Panic Disorder）

表 4-1 单个样本中已报道的染色体上"显著"的吸烟成瘾连锁区域

染色体	样本	显著的染色体位点或区间（cM）	遗传标记位点或区域	最大 LOD 值	基因组位置	染色体带	最小 P	吸烟表型	参考文献
1	FHS	151.9–175.6	D1S534–D1S1677	–	119578203–163660041	1p12–q23.3	全基因组水平 P=0.001	SQ	23
5	AA/GCOD	95.4	D5S428	3.04	85310624–85510963	5q14.3	全基因组水平 P=0.037	FTND	11
10	AA/MSTF	93.9	D10S1432	4.17	74559213–74759591	10q22.1	–	SQ	14
11	FHS	58.4–76.1	D11S1985–D11S2371	–	58396239–73605374	11q12.1–q13.4	0.000001	SQ	12
12	MSTF 的欧裔和非裔美国人混合样本	6.4–26.2	D12S372–D12S391	4.44	3487133–12550226	12p13.2–p13.32	–	SQ	13
16	SMOFAM	67.6	D16S145	4.0	–	–	–	短期戒烟（曾经戒烟1个月以上但又未超过1年）	20
20	芬兰/NAG	61.8–66.2	D20S119–D20S178	4.22	43548850–46652337	20q13.12–q13.13	–	MaxCigs24	19
22	NAG 的芬兰和澳大利亚混合样本	21.5–27.5	D22S315–D22S1144	5.21	25915840–27783302	22q12.1	–	MaxCigs24	19

五、"建议性显著"或"显著"的吸烟成瘾易感位点在独立研究中的验证

考虑到发现了大量的染色体区域与不同吸烟成瘾相关表型显著关联，而这些关联结果大都没有在独立研究中得到验证，在本章节中，我们主要关注的是至少在两个独立样本中得到验证而且达到"建议性显著"连锁水平或在一个独立样本中得到验证而且达到"显著"连锁水平的染色体区域。我们的连锁显著水平的判断是严格按照 Lander 和 Kruglyak 制定的标准[28]，即：LOD>3.6 或 $P<2.2 \times 10^{-5}$ 称为"显著"连锁；LOD>2.2 且 LOD<3.6，或 $P<7.4 \times 10^{-4}$ 则称为"建议性显著"连锁。对于使用计算机模拟计算方法进行的全基因组经验性研究的得到 P，则"显著"连锁的标准降为 $P \leq 0.05$，"高度显著"连锁的标准为 $P \leq 0.001$。

根据这个标准，共有 14 个连锁区域被确定，它们分别位于 11 条不同的染色体上（表 4-2、图 4-2）。仔细分析这些结果，我们发现有以下几个明显特点。首先，除了 5 号和 9 号染色体上存在有两个连锁区域（区域 1 和 2），其他的染色体只含有一个连锁区域。其次，9 号（90.3-127.9 cM，基于 Marshfield 遗传图谱）、10 号、11 号和 17 号染色体上的连锁区域与其他区域相比得到了更多的独立验证。例如，位于 9 号染色体 90.3-127.9 cM 的连锁区域已经在 4 个独立样本中得到了验证。这 4 个独立样本分别来源于 FHS（Framingham Heart Study）[12]、COGA（Collaborative Studies on the Genetics of Alcoholism）[7]、GCOD（Genetics of Cocaine or Opioid Dependence Study）的欧裔样本[11]以及 MSTF 的非裔样本[14]。在该连锁区域内，γ- 氨基丁酸 B 型受体亚基 2 型（γ-aminobutyric acid type B receptor subunit 2，*BABAB2*）、神经营养蛋白酪氨酸激酶受体 2 型（neurotrophic tyrosine kinase receptor 2，*NTRK2*）、Src 同源 2 域 - 含转化蛋白 C3（Src homology 2 domain-containing transforming protein C3，*SHC3*）等三个基因已经在我们的家系关联分析中得到验证[29-31]。10 号染色体 62-158 cM 处的基因组区域也已经在 5 个独立人群样本中被发现与吸烟成瘾表型连锁，这 5 个人群分别来源于 Christchurch（Christchurch sample of New Zealand）[32, 33]、FTF（Finnish Twin Families）[15]、GCOD 的欧裔样本[11]、MSTF 的非裔样本[14]和欧裔样本[13]。我们的团队在 FHS 样本[12, 23]、MSTF 的非裔样本[14]和欧裔样本[13]中都检测到了 11 号染色体上的一个区域与吸烟成瘾呈显著的连锁关系。同时，Gelernter[10]对 FSPD（Family Study of Panic Disorder）样本的研究、Loukola[15]对 FTF 样本的研究以及 Morley[16]对 ATR（Australian Twin Registry Study）样本的研究都发现了 11 号染色体上的该区域与吸烟成瘾相关联。考虑到 β- 抑制蛋白 1 型（β-arrestin 1）基因位于该染色体区域，β- 抑制蛋白是由阿片受体介导的促进受体脱敏和内化信号转导的重要调节因子[34-36]，因此我们想知道 β- 抑制蛋白 1

型和 2 型基因（β- 抑制蛋白 2 型基因位于 17 号染色体的吸烟成瘾连锁区域；详情见下文）是否与吸烟成瘾相关。我们的研究结果显示，β- 抑制蛋白 1 型和 2 型这两个基因与欧洲吸烟人群的吸烟成瘾显著相关[37]。此外，我们还发现从 HSI 和 FTND 表型中去除吸烟数量（SQ）成分后，这两个基因在非裔和欧裔样本中与吸烟成瘾的关联强度更高，这表明 β- 抑制蛋白 1 型和 2 型基因对抽烟的渴望度起着重要的调节作用[37]。

17 号染色体 10.5–56.3 cM 处的吸烟成瘾连锁区域是在三个独立样本中被发现的，它们分别是 FHS[12, 23]、COGA[6]、以及 MSTF 的欧裔样本[13]。我们使用吸烟数量表型（smoking quantity，SQ）对 FHS 样本进行全基因组连锁扫描来鉴定该连锁区域，之后，我们对该区域内的候选基因进行了关联分析，9 号和 11 号染色体上的连锁区域同样如此。在基于家系的关联分析中，研究显示 GABA-A 受体相关蛋白（GABA-A receptor-associated protein，*GABARAP*）[38]、Discs 大同源物 4（Discs，large homolog 4，*DLG4*）或突触后密度蛋白 –95[38]、蛋白磷酸酶调控亚基 B1 型（protein phosphatase regulatory subunit B1，*PPP1R1B*）或多巴胺、cAMP 调控相关的 32kD 磷蛋白（dopamine-and cAMP-regulated phosphoprotein 32-Kd，DARPP32）[39] 以及 β- 抑制蛋白 2 型（β-arrestin 2）[37] 等基因或蛋白与吸烟成瘾显著关联，至少在 MSTF 的欧裔和非裔中的其中一个人群样本中得到了验证。

第三个特点是，如表 4-2 和图 4-2 所示，这 14 个连锁区域中的 4 个区域是有证据表明与吸烟成瘾具有"显著"的连锁关系。这四个连锁区域分别位于 5 号、10 号、11 号和 20 号染色体。5 号染色体上的连锁区域是在 GCOD 的非裔样本中基于 FTND 表型的全基因组连锁分析鉴定得到，*P* 值为 0.037[11]；10 号染色体上的连锁区域是在 MSTF 的非裔样本中基于 SQ 表型的连锁分析鉴定得到，最大 LOD 值为 4.17[14]；11 号染色体上的连锁区域是在 FHS 样本中基于 SQ 表型的连锁分析鉴定得到，*P* 值为 0.000001[12]；20 号染色体上的连锁区域是在 NAG 的芬兰人家系样本中基于 24 小时内最多吸烟量表型（MaxCigs24）的连锁分析鉴定得到，最大 LOD 值为 4.22[19]。最后，尽管这 14 个易感位点被研究报道与吸烟成瘾相关，但我们还不能认定这些在不同人群中鉴定出来的易感位点是由相同的一组基因或者遗传变异所导致。准确地来说，尽管这些区域更有可能含有吸烟成瘾的易感位点，但是这些易感遗传变异会因为人群的不同而具有差异性。

表 4-2 全基因组连锁分析确定的尼古丁依赖连锁区域及采用的定量标准

染色体	遗传标记位点或区域	基因组位置	染色体带	吸烟表型
3	D3S1763–D3S1262	167139681–186323727	3q26.1–q27.3	DSM–Ⅳ、ND 和 SQ
4	D4S403–D4S2632 和 D4S244	13650828–65591728	4p15.33–q13.1	FTND、CPD
5（区域 1）	D5S1969、D5S647 和 D5S428	53142832–85510963	5q11.2–q14.3	SQ、吸烟状态和 FTND
5（区域 2）	D5S400、D5S1354	168342870–179731902	5q34–q35.3	FTND、CPD
6	D6S1009、D6S1581–D6S281 和 D6S446	137202085–170652657	6q23.3–q27	吸烟状态、FTND 和戒断反应严重程度
7	D7S486 和 D7S636	115794675–150799599	7q31.2–q36.1	FTND 和 DSM–Ⅳ
9（区域 1）	D9S2169–D9S925 和 D9S319	5100390–29660115	9p21.1–p24.1	FTND、HIS 和 SQ
9（区域 2）	D9S257–D9S910、D9S283、D9S64 和 D9S1825	90190735–127988281	9q21.33–q33.3	SQ、FTND 和吸烟状态
10	D10S1432、D10S2469/CYP17、D10S597、D10S1652–D10S1693 和 D10S129–D10S217	74559213–129640525	10q22.1–q26.2	SQ、FTND 和吸烟状态
11	D11S4046、D11S4181、D11S2362–D11S1981、D11S1999–D11S1981、D11S2368–D11S2371、D11S1392–D11S1344 和 D11S1985–D11S2371	1863635–73605374	11p15.5–q13.4	FTND 和 SQ
17（区域 1）	GATA193、D17S974–D17S2196、D17S799–D17S2196 和 D17S799–D17S1290	10418666–56431730	17p13.1–q22	CPD、SQ 和 HSI
17（区域 2）	D17S968	72504312–72704559	17q25.1	吸烟状态
20	D20S119–D20S178 和 D20S481–D20S480	43548850–51957523	20q13.12–q13.2	CPD 和 SQ
22	D22S345–D22S315 和 D22S315–D22S1144	24388587–27783302	22q11.23–q12.1	CPD 和首次吸烟年龄

微卫星标记及对应染色体带的位置信息参照所参照的基因组来源于 UCSC(http://genome.ucsc.edu/)，为 GRCh37/hg19 版本。CPD: 每日吸烟数；DSM–Ⅳ: 精神障碍诊断与统计手册（第四版）；FTND: Fagerström 尼古丁成瘾程度分数；HSI: 吸烟强度指数；SQ: 吸烟量

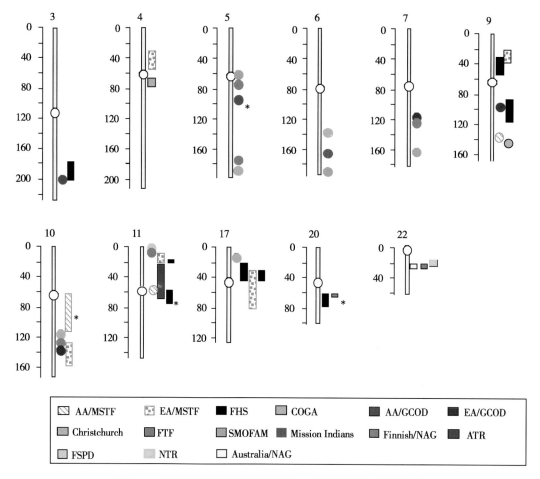

图4-2　至少被两个独立研究报道的与吸烟成瘾呈"显著"或
"建议性显著"连锁的区域在染色体上的位置

此处仅展示了连锁阳性的染色体。连锁结果主要来源于以下研究：AA/MSTF[14]，EA/MSTF [13]，FHS[12,23]，AA/GCOD 和 EA/GCOD[11]，COGA[6,7,9]，SMOFAM[20]，FTF[15]，Mission Indians[5]，FSPD[10]，Christchurch[32,33]，ATR[16]，Finnish/NAG 和 Australia/NAG[19]。样本的缩写注释：AA/MSTF=African-American（AA）sample of the Mid-South Tobacco Family study；EA/MASTF=European-American（EA)sample of the Mid-South Tobacco Family study；FHS=Framingham Heart Study；GOCA=Collaborative Studies on the Genetics of Alcoholism；Australia/NAG=the Australia family sample of the Nicotine Addiction Genetics（NAG）project；Finnish/NAG=the Finnish family sample of the Nicotine Addiction Genetics（NAG）project；FTF=Finnish Twin Families；AA/GCOD=AA sample of Genetics of Cocaine or Opioid Dependence study；EA/GHCOD=EA sample of Genetics of Cocaine or Opioid Dependence study；Mission Indians=Mission Indians in Southwest California；SMOFAM=Smoking in Families Study；NTR=Netherlands Twin Register（NTR）study；Christchurch=Christchurch sample of New Zealand；ATR=Australian Twin Registry（ATR）；and FSPD=Family Study of Panic Disorder.染色体上"*"标注的连锁区域是"建议性显著的"连锁，正如上文所说，位于 5、10、11 和 20 号染色体上

六、结束语

尽管对复杂性状的遗传学研究存在着种种挑战和困难，但是我们在寻找吸烟成瘾易感位点的研究中已取得了可喜的进展。通过使用同一个严格的标准来判断所有研究揭示的吸烟成瘾相关表型的连锁区域是否"建议性显著"或"显著"的连锁区域，同时要求至少有两个独立的研究揭示该连锁区域与吸烟成瘾相关，我们共发现了 14 个染色体区域与吸烟成瘾相关联，它们分别位于 11 条不同的染色体上。在这 14 个染色体区域中，位于 9 号（90.3~127.9 cM）、10 号、11 号和 17 号染色体的染色体区域在许多研究中都得到了独立的验证。此外，我们还列举了位于 1、5、10、11、12、16、20 和 22 号染色体上的八个"显著"的连锁区域。基于这些染色体区域与吸烟成瘾的连锁关系得到了有力的证据支持，我们希望在将来的吸烟成瘾易感基因鉴定研究中，这些染色体区域应该首先予以考虑。

致谢

本章改编自笔者团队在 *Human Genetics* 上发表的文章（Li et al，2008，123：119-131）。

.... 参 考 文 献 ....

1. Hughes JR. Genetics of smoking：a brief review. Behavior Therapy，1986，17：335-345.

2. Li MD，Cheng R，Ma JZ，et al. A meta-analysis of estimated genetic and environmental effects on smoking behavior in male and female adult twins. Addiction，2003，98（1）：23-31.

3. Cheng LS，Swan GE，Carmelli D. A genetic analysis of smoking behavior in family members of older adult males. Addiction，2000，95（3）：427-435.

4. Ehlers CL，Wilhelmsen KC. Genomic screen for loci associated with tobacco usage in Mission Indians. BMC Med Genet，2006，7：9.

5. Ehlers CL，Wilhelmsen KC. Genomic screen for substance dependence and body mass index in southwest California Indians. Genes Brain Behav，2007，6（2）：184-191.

6. Duggirala R，Almasy L，Blangero J. Smoking behavior is under the influence of a major quantitative trait locus on human chromosome 5q. Genet Epidemiol，1999，17 Suppl 1：S139-S144.

7. Bergen AW，Korczak JF，Weissbecker KA，et al. A genome-wide search for loci contributing to smoking and alcoholism. Genet Epidemiol，1999，17 Suppl 1：S55-S60.

8. Bergen AW，Yang XR，Bai Y，et al. Genomic regions linked to alcohol consumption in the Framingham Heart Study. BMC Genet，2003，4 Suppl 1：S101.

9. Bierut LJ，Rice JP，Goate A，et al. A genomic scan for habitual smoking in families of alcoholics：common and specific genetic factors in substance dependence. Am J Med Genet，2004，124A（1）：19-27.

10. Gelernter J，Liu X，Hesselbrock V，et al. Results of a genomewide linkage scan：support for chromosomes 9 and 11 loci increasing risk for cigarette smoking. Am J Med Genet，2004，128B（1）：94-101.

11. Gelernter J，Panhuysen C，Weiss R，et al. Genomewide linkage scan for nicotine dependence：identification of a chromosome 5 risk locus. Biol Psychiatry，2007，61（1）：119-126.

12. Li MD，Ma JZ，Cheng R，et al. A genome-wide scan to identify loci for smoking rate in the Framingham Heart

Study population. BMC Genet, 2003, 4 Suppl 1 : S103.

13. Li MD, Ma JZ, Payne TJ, et al. Genome-wide linkage scan for nicotine dependence in European Americans and its converging results with African Americans in the Mid-South Tobacco Family sample. Mol Psychiatry, 2008, 13 (4) : 407-416.

14. Li MD, Payne TJ, Ma JZ, et al. A genomewide search finds major susceptibility Loci for nicotine dependence on chromosome 10 in african americans. Am J Hum Genet, 2006, 79 (4) : 745-751.

15. Loukola A, Broms U, Maunu H, et al. Linkage of nicotine dependence and smoking behavior on 10q, 7q and 11p in twins with homogeneous genetic background. Pharmacogenomics J, 2008, 8 (3) : 209-219.

16. Morley KI, Medland SE, Ferreira MA, et al. A Possible Smoking Susceptibility Locus on Chromosome 11p12 : Evidence from Sex-limitation Linkage Analyses in a Sample of Australian Twin Families. Behav Genet, 2006, 36 (1) : 87-99.

17. Pomerleau OF, Pomerleau CS, Chu J, et al. Genome-wide linkage analysis for smoking-related regions, with replication in two ethnically diverse populations. Nicotine Tob Res, 2007, 9 (9) : 955-958.

18. Saccone NL, Neuman RJ, Saccone SF, et al. Genetic analysis of maximum cigarette-use phenotypes. BMC Genet, 2003, 4 Suppl 1 : S105.

19. Saccone SF, Pergadia ML, Loukola A, et al. Genetic linkage to chromosome 22q12 for a heavy-smoking quantitative trait in two independent samples. Am J Hum Genet, 2007, 80 (5) : 856-866.

20. Swan GE, Hops H, Wilhelmsen KC, et al. A genome-wide screen for nicotine dependence susceptibility loci. Am J Med Genet B Neuropsychiatr Genet, 2006, 141 (4) : 354-360.

21. Vink JM, Beem AL, Posthuma D, et al. Linkage analysis of smoking initiation and quantity in Dutch sibling pairs. Pharmacogenomics J, 2004, 4 (4) : 274-282.

22. Vink JM, Posthuma D, Neale MC, et al. Genome-wide Linkage Scan to Identify Loci for Age at First Cigarette in Dutch Sibling Pairs. Behav Genet, 2006, 36 (1) : 100-111.

23. Wang D, Ma JZ, Li MD. Mapping and verification of susceptibility loci for smoking quantity using permutation linkage analysis. Pharmacogenomics J, 2005, 5 (3) : 166-172.

24. Goode EL, Badzioch MD, Kim H, et al. Multiple genome-wide analyses of smoking behavior in the Framingham Heart Study. BMC Genet, 2003, 4 Suppl 1 : S102.

25. Hardin J, He Y, Javitz HS, et al. Nicotine withdrawal sensitivity, linkage to chr6q26, and association of OPRM1 SNPs in the SMOking in FAMilies (SMOFAM) sample. Cancer Epidemiol Biomarkers Prev, 2009, 18 (12) : 3399-3406.

26. Han S, Gelernter J, Luo X, et al. Meta-analysis of 15 genome-wide linkage scans of smoking behavior. Biol Psychiatry, 2010, 67 (1) : 12-19.

27. Li XC, Karadsheh MS, Jenkins PM, et al. Chromosomal loci that influence oral nicotine consumption in C57BL/6J x C3H/HeJ F2 intercross mice. Genes Brain Behav, 2007, 6 (5) : 401-410.

28. Lander E, Kruglyak L. Genetic dissection of complex traits : guidelines for interpreting and reporting linkage results. Nat Genet, 1995, 11 (3) : 241-247.

29. Beuten J, Ma JZ, Payne TJ, et al. Single- and Multilocus Allelic Variants within the GABAB Receptor Subunit 2 (GABAB2) Gene Are Significantly Associated with Nicotine Dependence. Am J Hum Genet, 2005, 76 (5) : 859-864.

30. Beuten J, Ma JZ, Payne TJ, et al. Association of Specific Haplotypes of Neurotrophic Tyrosine Kinase Receptor 2 Gene (NTRK2) with Vulnerability to Nicotine Dependence in African-Americans and European-Americans. Biol Psychiatry, 2007, 61 (1) : 48-55.

31. Li MD, Sun D, Lou XY, et al. Linkage and association studies in African- and Caucasian-American populations

demonstrate that SHC3 is a novel susceptibility locus for nicotine dependence. Mol Psychiatry,2007,12(5): 462-473.

32. Straub RE,Sullivan PF,Ma Y,et al. Susceptibility genes for nicotine dependence:a genome scan and followup in an independent sample suggest that regions on chromosomes 2,4,10,16,17 and 18 merit further study. Mol Psychiatry,1999,4(2):129-144.

33. Sullivan PF,Neale BM,van den Oord E,et al. Candidate genes for nicotine dependence via linkage,epistasis, and bioinformatics. Am J Med Genet B Neuropsychiatr Genet,2004,126(1):23-36.

34. Cen B,Yu Q,Guo J,et al. Direct binding of beta-arrestins to two distinct intracellular domains of the delta opioid receptor. J Neurochem,2001,76(6):1887-1894.

35. Gainetdinov RR,Premont RT,Bohn LM,et al. Desensitization of G protein-coupled receptors and neuronal functions. Annu Rev Neurosci,2004,27:107-144.

36. Bradaia A,Berton F,Ferrari S,et al. beta-Arrestin2,interacting with phosphodiesterase 4,regulates synaptic release probability and presynaptic inhibition by opioids. Proc Natl Acad Sci U S A,2005,102(8):3034-3039.

37. Sun D,Ma JZ,Payne TJ,et al. beta-Arrestins 1 and 2 are associated with nicotine dependence in European American smokers. Mol Psychiatry,2008,13(4):398-406.

38. Lou XY,Ma JZ,Sun D,et al. Fine mapping of a linkage region on chromosome 17p13 reveals that GABARAP and DLG4 are associated with vulnerability to nicotine dependence in European-Americans. Hum Mol Genet, 2007,16(2):142-153.

39. Beuten J,Ma JZ,Lou XY,et al. Association analysis of the protein phosphatase 1 regulatory subunit 1B (PPP1R1B)gene with nicotine dependence in European-and African-American smokers. Am J Med Genet B Neuropsychiatr Genet,2007,144(3):285-290.

第五章

15号染色体上的 *CHRNA5/A3/B4* 基因簇突变对吸烟和肺癌的影响

尼古丁通过大脑中枢神经烟碱乙酰胆碱受体（nAChRs）发挥其生理学和药理学作用。该受体家族是由5个跨膜蛋白亚基组成的配体门控离子通道，影响诸如多巴胺、谷氨酸和γ-氨基丁酸等神经递质的释放，并介导突触之间的快速信号传递。全基因组关联研究（GWAS）和候选基因关联研究证明，位于15号染色体上编码α5、α3和β4亚基的 *CHRNA5/A3/B4* 基因簇突变与尼古丁成瘾和吸烟相关行为呈显著相关。这些研究表明，在这一染色体区间上至少存在两个独立的风险突变信号。第一个以 *CHRNA5* 第5个外显子上的单核苷酸多态性（SNP）rs16969968——能将相应的α5亚基蛋白第398位的天冬氨酸转变成天冬酰胺（D398N）——为标志，包括与之紧密连锁的 rs1051730。第二个是位于 *CHRNA3* 基因 3'-UTR 的 SNP rs578776，与上述的 SNP rs16969968 几乎不存在任何关联。另外，最近有研究发现位于中间缰核–脚间核（mHb-IPN）的α5*nAChRs（*代表其他亚基）参与调控啮齿类动物的尼古丁摄入，具体表现为α5*nAChRs信号破坏可以降低尼古丁对 mHb-IPN 通路的厌恶效应，进而允许动物摄入更多的尼古丁。但是，这些遗传关联潜在的分子机制还有待于进一步探讨。本章节的主要目的是介绍 *CHRNA5/A3/B4* 基因簇在尼古丁成瘾中的作用等最新研究进展。

一、引言

烟草中含有近4000种化合物，尼古丁作为其主要成分对吸烟成瘾（ND）的产生必不可少。它主要是通过与广泛分布于大脑中枢和外周神经系统的烟碱乙酰胆碱受体

（nicotinic acetylcholine receptor，nAChR）相互作用而发挥功能。该受体是由 5 个跨膜蛋白亚基组成的配体门控离子通道，调节诸如多巴胺、谷氨酸和 γ- 氨基丁酸等神经递质的释放，并介导突触之间的快速信号传递。据统计，共有 12 种神经元乙酰胆碱受体亚基，包括 9 种 α 亚基（α2-α10）和 3 种 β 亚基（β2-β4）[1-3]，这些亚基可以组成多种不同的 nAChRs 五聚体，因而这些受体在体内的分布位置、生物学功能以及药理学性质都存在差异[4]。尼古丁与 nAChRs 的结合是其发挥奖赏机制的分子基础，进而导致成瘾。因此，nAChRs 不仅是尼古丁成瘾的潜在风险因子，也是戒烟以及其他精神类疾病个体化用药治疗的靶点。

正如第三章所述，大量的双生子研究证实 ND 不仅和环境因素有关，更受遗传变异的影响，其中遗传力高达 50%。为了寻找 ND 潜在的风险位点和遗传突变，研究者采用了多种分析方法，例如：全基因组连锁分析，候选基因关联研究和 GWAS，结果发现突变大多集中于 15 号染色体上编码 α5、α3 和 β4 亚基的 *CHRNA5/A3/B4* 基因簇[5-8]。更重要的是，该基因簇上的突变不仅与 ND 有关，也和肺癌相关联[9-11]。基于上述遗传研究成果，接下来的研究重点是探讨这些突变如何在分子水平上影响吸烟成瘾及其相关表型。

对 *CHRNA5/A3/B4* 基因簇和 ND 的独立遗传验证进一步增加了这一结果的可靠性，同时也激起了人们探索该区间突变位点影响 ND 分子机制的兴趣。在这些已找到的显著关联 SNP 之中，rs16969968 似乎是最引人注目的一个，因其能将尼古丁受体 α5 亚基蛋白序列第 398 位的天冬氨酸转变成天冬酰胺。尽管 nAChRs 亚基在 ND 中的具体作用方式尚不清楚，但已有实验数据证明，nAChRs 亚基，特别是 α5 亚基敲除（knockout，KO）或突变的小鼠，由于 α5*nAChRs 信号的破坏减少了尼古丁对 mHb-IPN 通路的刺激效应，从而导致小鼠摄入更多数量的尼古丁[12]。因此，我们认为 *CHRNA5/A3/B4* 基因簇突变可能是通过影响尼古丁对 mHb-IPN 通路的厌恶效应进而产生 ND，然而对腹侧被盖区多巴胺神经元上的尼古丁增强效应的研究目前还较少[13]。

为了更好地理解遗传因素在 ND 以及吸烟相关表型中所起的作用，本章节首先介绍在 *CHRNA5/A3/B4* 基因簇上检测到的显著关联突变，随后在分子水平上揭示其潜在的遗传调控机制。

二、*CHRNA5/A3/B4* 基因簇上的常见突变与尼古丁成瘾的关联研究

与其他成瘾物质类似，尼古丁成瘾也是一个复杂的表型，包括多种症状，如早起吸烟、深度吸烟、耐受和复吸等。同时，成瘾并不是吸一次或几次就可形成的，而是从第一次吸烟到习惯性吸烟的一个适应过程[14]。目前对成瘾的评价问卷很多，但使用较广泛的是

Fagerström 尼古丁依赖检验量表（Fagerström Test for Nicotine Dependence，FTND）[15] 和精神疾病的统计和诊断手册第四版（Diagnostic and Statistical Manual for Mental Disorders；DSM-IV）[16]，然而这两个问卷的侧重点不同，因而彼此间的相关性不大[15]。与 DSM-IV 相比，FTND 则更为简化，它强调的是每日吸烟数量（CPD）和睡醒后吸第一支烟的时间；而 DSM-IV 则更注重于成瘾的行为和情感表现。

在 2007 年，科学家们首次报道 ND 与 *CHRNA5/A3/B4* 基因簇的突变有关[5]。该研究通过对比 879 名轻度吸烟者（FTND=0）和 1050 名重度吸烟者（FTND ≥ 4）300 多个候选基因共 3713 个 SNP 的差异，发现 *CHRNA5/A3/B4* 基因簇上存在多个与 ND 显著相关的风险突变位点，尤其是位于 *CHRNA5* 基因上的非同义突变 rs16969968（$P = 6.4 \times 10^{-4}$）。同时，该研究还证明这个突变位点表现为隐性遗传模式，即携带有一个风险碱基（A）的个体易成瘾的概率是未携带者的 1.1 倍；而携带有两个风险碱基（AA）的个体易成瘾的概率是未携带者的 2 倍。自此，大量的候选基因关联分析和全基因组关联研究均在不同种族的人群中找到相关证据，表明 *CHRNA5/A3/B4* 基因簇上的变异确实会影响重度吸烟的发展以及 ND 的形成[5-10, 14]。

上述研究证实，在这一染色体区间上至少存在有两个独立的风险突变信号。第一个以 *CHRNA5* 第 5 个外显子上的单核苷酸多态性（SNP）rs16969968 为标志——它能将相应的 α5 亚基蛋白第 398 位的天冬氨酸转变成天冬酰胺（D398N），包括与之紧密连锁的 rs1051730。第二个是位于 *CHRNA3* 基因 3'-UTR 的 SNP rs578776，该位点与 rs16969968 的相关性不高（表 5-1）。

另外，研究还发现不同因素会影响这些 SNP 与 ND 的关联结果。例如，Weiss 等[7] 对吸烟起始年龄在 16 岁之前的人群进行研究，发现 rs16969968 与尼古丁成瘾程度具有显著相关性；而 Grucza 等[23] 只在吸烟起始年龄在 16 岁之后的样本中得到类似的结果，产生该现象的原因有待于进一步探索。此外，家庭环境[24]、童年遭遇[25] 和同伴监督[26] 等均会不同程度地影响 rs16969968 或者 rs1051730 与 ND 的关联性。

与此同时，很少有研究报道关于 *CHRNB4* 基因上的常见变异对 ND 的影响。已有三个独立的 GWAS 荟萃分析均揭示了 *CHRNA5/A3/B4* 基因簇在 ND 形成过程中的重要性，但在找到的深度吸烟遗传关联信号中并未发现任何一个在 *CHRNB4* 基因上的 SNP[27-29]。因此，就目前来讲，我们并不清楚 *CHRNB4* 基因是否对 ND 的发展起作用，尽管理论上是存在的，这是因为 *CHRNA5*、*CHRNA3* 和 *CHRNB4* 基因间存在高度连锁不平衡（图 5-1）。

表 5-1 已报道的 *CHRNA5/A3/B4* 基因簇上的 16969968、rs1051730、rs578776 和尼古丁依赖的关联结果

SNP 位点	样本来源	样本量大小	病例数	对照数	最小等位基因频率	优势比	P	参考文献
rs16969968 (*CHRNA5*)	欧裔 (美国 + 澳大利亚)	1929	1050	879	0.38	—	6.42×10^{-4}	5
	欧裔 (美国 + 澳大利亚)	1929	1050	879	0.383	1.31	1.30×10^{-4}	17
	白人	1236	955	281	0.34	—	7.00×10^{-3}	6
	欧裔美国人	1968	1093	875	0.378	1.37	6.30×10^{-8}	8
	欧裔美国人	377	271	106	0.415	1.79	9.0×10^{-4}	7
	欧裔美国人	2062	1063	999	0.35	1.40	4.14×10^{-7}	18
	欧裔 (荟萃分析)	24807	14452	10355	—	1.327	5.96×10^{-31}	19
	德国人	5561	—	—	0.38	1.18	1.90×10^{-4}	20
	混合人种	571	—	—	0.357	—	<0.0001	21
	白人	3441			0.41	—	1.10×10^{-4}	22
rs1051730 (*CHRNA3*)	欧裔 (美国 + 澳大利亚)	1929	1050	879	0.38	—	9.93×10^{-4}	5
	欧裔 (美国 + 澳大利亚)	1929	1050	879	0.382	1.3	2.01×10^{-4}	17
	白人	1236	955	281	0.32	—	2.00×10^{-2}	6
	欧裔美国人	1933	1073	860	0.378	1.37	9.30×10^{-8}	8
	欧裔美国人	377	271	106	0.415	1.79	9.00×10^{-4}	7
	欧裔美国人	2062	1063	999	0.349	1.4	5.88×10^{-7}	18
	德国人	5561	—	—	0.38	1.19	7.50×10^{-5}	20
	混合人种	571	—	—	0.358	—	<0.00010	21
	白人	3441			0.41		1.50×10^{-4}	22
rs578776 (*CHRNA3*)	欧裔 (美国 + 澳大利亚)	1929	1050	879	0.22	—	3.08×10^{-4}	5
	欧裔 (美国 + 澳大利亚)	1929	1050	879	0.241	0.746	1.06×10^{-4}	17
	白人	1236	955	281	0.28	—	9.00×10^{-3}	6
	欧裔美国人	1564	707	839	0.244	0.75	1.37×10^{-6}	8
	欧裔美国人	377	271	106	0.218	0.6	4.80×10^{-3}	7
	欧裔 (荟萃分析)	22915	13391	9524	—	0.776	1.38×10^{-25}	19
	德国人	5561	—	—	0.26	0.85	9.30×10^{-4}	20
	混合人种	571	—	—	0.331	—	2.40×10^{-3}	21
	白人	3441	—	—	0.24	—	2.00×10^{-2}	22

"—" 表示已发表文献中相关信息缺失

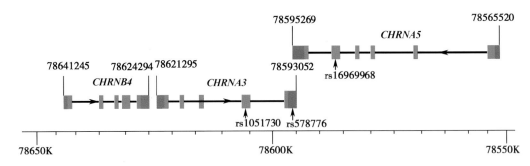

图 5-1 人类 *CHRNA5/A3/B4* 基因簇的结构示意图

黑色箭头指示转录方向,绿色和粉红矩形分别代表外显子和内含子,水平黑线代表内含子。垂直箭头表示与尼古丁成瘾显著关联的遗传突变(rs1051730,rs578776 和 rs16969968)

三、*CHRNA5/A3/B4* 基因簇上的常见突变与吸烟起始和戒烟的关联研究

吸烟行为一般可以被划分成 3 个不同的阶段:尝试、成瘾和戒烟,并且每个阶段均受到多种因素的影响,包括年龄、教育、社会地位等。另外,尽管现有的研究证实了 15 号染色体上的 *CHRNA5/A3/B4* 基因簇变异与尼古丁成瘾和吸烟数量呈显著相关,该区域似乎对吸烟起始和戒烟的影响较小。

Thorgeirsson 等[30] 发现 *CHRNA5/A3/B4* 上的突变并不影响尝试吸烟或开始吸烟的行为。同时,Lips 等[31] 和 Kaur-Knudsen 等[32] 指出该区域的突变位点无法区分非吸烟者和吸烟者。此外,Maes 等[33] 在一个双生子研究中也无法证明与 ND 呈显著相关的 SNP 与开始吸烟或者习惯性吸烟的行为有关。另一方面,Sherva 等[34] 报道了位于 *CHRNA5* 基因上的 rs16969968 与首次尝试吸烟时的愉悦反应相关,暗示吸烟过程中的主观感受可能介导尼古丁成瘾的产生。

目前主要有三大戒烟药物 / 方法:伐尼克兰、安非他酮、尼古丁替代疗法(nicotine replacement treatment,NRT),每一种都具有独特的药理学作用。事实证明,同一种药物会对不同遗传学背景的人产生不同的效果。然而,关于 *CHRNA5/A3/B4* 基因簇上的突变对戒烟的研究结果并不一致:一些研究发现这两者之间存在着一定的关联性[31, 35-38],但在其他的研究报道中却得到了阴性的结果[21, 39-41]。Freathy 等[40] 指出 rs1051730 与孕期持续吸烟的可能性增加有关,支持了遗传因素会影响戒烟的说法。此外,有报道称 *CHRNA5* 上的突变(rs16969968 或者 rs16969968-rs680244 二倍型)可以预测尼古丁成瘾和戒烟行为[42, 43]。研究表明 rs16969968 的风险等位基因(A)会减少戒烟的可能性,即戒烟失败的概率更高。但是,在安慰剂组或者无任何药物治疗的实验组中,遗传突变则无法预测戒烟的情况。因此,Chen 等[42, 43] 推测药物治疗可能会影响戒烟失败的遗传风险,进一步解释了戒烟相关的研究结果差异，这一因素应当在后续的研究中加以考虑。

四、*CHRNA5/A3/B4* 基因簇上的常见突变与肺癌的关联研究

肺癌是全世界范围内的癌症死亡之首，主要分为两大病理组织类型——小细胞肺癌和非小细胞肺癌[44]。影响肺癌发生的因素很多，目前认为吸烟是最重要的一个因素，这是因为烟草中含有众多致癌物，另外尼古丁代谢也会产生 4- 甲基亚硝胺基 -1-3- 吡啶基 -1-丁酮（NNK）和 N' 亚硝基去甲烟碱（NNN）等致癌物。这些物质均能够刺激肺癌细胞的生长，或抑制它的凋亡。

在研究尼古丁成瘾的同时，一些 GWAS 和候选基因关联分析显示 *CHRNA5/A3/B4* 基因簇上的遗传变异会增加肺癌风险[9, 10, 30, 45]。如 Hung 等[10]对 4614 名欧裔样本近 317, 139个 SNP 的研究首次发现 rs16969968 与肺癌相关。随后，该发现在不同种族的人群中得到了验证[45-48]。然而，对于这种相关性是直接产生的，还是由突变位点与尼古丁成瘾的关系介导，一直是过去几年争论的焦点。一种观点认为碱基突变可以直接影响肺癌的发生，因为他们在不吸烟的人群中也检测到了类似相关性[10]，以及在吸烟人群中校正吸烟数量之后的相关性仍然显著[32, 49]；而另一种观点则赞成碱基突变对肺癌的间接效应，指出在从不吸烟的人群中并未发现该相关性的存在[50]。而且，采用自报每天吸烟数量（CPD）对致癌物吸收程度判定的不准确性也间接支持了这一观点[51]。

导致上述争议的因素很多，例如纳入研究的人群种族背景不同，样本量大小不同以及吸烟相关表型的检测手段差异等。譬如，大多数研究都采用欧裔样本[9, 10]，而该人群中rs16969968 的 A 等位基因频率高达 37%~43%；相比于非洲、东亚和本土美国人群，几乎检测不到 A 的存在或者非常稀有[6]。因此 *CHRNA5/A3/B4* 基因簇上的突变与肺癌的关系还需进一步研究。

五、*CHRNA5/A3/B4* 基因簇上的稀有突变研究

如上所述，已有研究证实 *CHRNA5/A3/B4* 基因簇上的多个常见突变与尼古丁成瘾和吸烟相关表型呈显著关联。其中，位于 *CHRNA5* 基因上的一个非同义突变，rs16969968 已被反复报道[27, 52]，与之紧密连锁的 SNP，特别是 rs588765（能提高 *CHRNA5* 的 mRNA 表达水平）也会增加 ND 的风险[19, 53]。但是，这些结果目前仅能解释一小部分（大约 5%）吸烟行为的差异[19]。众所周知，遗传变异不仅仅包括常见突变，也应包括稀有突变（最小等位基因频率小于 5%），因此影响吸烟相关性状的遗传解释很有可能来自于稀有突变。

尽管如此，鲜有研究证明 *CHRNA5/A3/B4* 基因簇上的稀有突变与尼古丁成瘾有关[54]，这可能与它们在人群中的极低频率有关，从而导致统计效能的大大降低。但是，Wessel 等[55]

在寻求戒烟治疗的人群中发现 *CHRNA5* 上的稀有突变与 FTND 得分有关。受该结果的影响，Haller 及其同事进一步探索了存在于其他 nAChR 亚基基因上的稀有突变（rare variants）与 ND 的关系[56]。他们收集了非裔美国人（AA）和欧裔美国人（EA）中的吸烟成瘾者和非成瘾者，对 *CHRNA5*、*CHRNA3*、*CHRNB4*、*CHRNA6*、*CHRNB3* 基因的编码区和侧翼区进行混合测序[56]。研究显示，*CHRNB4*（例如 rs61737499 和 rs12914008）和 *CHRNA3*（rs8192475）的保守残基上存在着稀有错义突变，这些稀有突变可以降低尼古丁成瘾的风险（AA：$P = 0.0025$；EA：$P = 0.023$）和减少每日吸烟数量（AA：$P = 6.6 \times 10^{-5}$；EA：$P = 0.021$）[56]。

随后，Haller 等[57]利用 HEK293 细胞系对 *CHRNB4* 上的非同义稀有突变进行了功能性的研究。与 Liang 等[58]的结果类似，他们发现对激动剂（尼古丁或乙酰胆碱）的敏感性降低会增加 ND 的风险，反之亦然。此外，利用小鼠 mHb 注射慢性病毒模型（携带野生型或稀有错义突变的 β4 亚基）[59]进行体内试验显示，SNP 可以影响小鼠对尼古丁的嗜好。例如，在缰核表达 β4 功能获得型突变——rs61737499 导致小鼠对尼古丁产生厌恶的感觉，而引入 β4 功能缺失型突变——rs56235003 则无此现象。总之，这些功能学研究表明 *CHRNA5/A3/B4* 基因簇上的稀有突变对吸烟相关行为具有重要作用。

六、rs16969968 的功能学研究

为了理解 *CHRNA5/A3/B4* 基因簇影响尼古丁成瘾和肺癌的分子机制，关键是找到能改变生物学功能的 SNP。由于 rs16969968 可以将尼古丁受体蛋白亚基 α5 的第 398 位天冬氨酸转变成天冬酰胺，因而成为潜在的候选功能 SNP。这一变异位于胞质区的大环上，毗邻保守的两性 α 螺旋，与胞外乙酰胆碱结合位点相距甚远，几乎不改变受体与激动剂结合的敏感性。带负电的天冬氨酸可以促进 Ca^{2+} 离子的通透性，而天冬酰胺的酰胺基团代替负性的羧基基团，可能会抑制其通透性。

近来有研究证明 D398N 多态性能够影响（α4β2）$_2$α5 nAChRs 的功能[6,60]，进一步印证了上述假设的可靠性。当把人类 α5（分别携带 N398 和 D398）、α4 和 β2 亚基一同注射到蟾蜍卵母细胞时，与携带 D398-（α4β2）$_2$α5 nAChRs 相比，携带 N398-（α4β2）$_2$α5 nAChRs 与尼古丁成瘾高风险有关，表现为激动剂引起的细胞内钙流减弱，钙离子通透性降低以及短时脱敏增强[60]。早期利用 HEK293 细胞共表达人源 α5 亚基和鼠源 α4 和 β2 亚基开展的相关研究也得到类似的结果[6]，即 rs16969968 突变能够降低细胞对尼古丁激动剂的最大反应，但不改变 α5 亚基在细胞膜上的表达。值得注意的是，rs16969968 的效应目前只在（α4β2）$_2$α5 nAChRs 中得到证实，该突变是否在（α3β4）$_2$α5 nAChRs 中具有类似的效应仍不清楚。

Morel 等[13]构建了敲入（knockin，KI）小鼠模型，利用慢性病毒表达载体在中脑腹侧

背盖区（ventral tegmental area，VTA）靶向表达α5突变亚基。与α5敲除（KO）小鼠相比，携带 rs16969968 突变的小鼠展现出一定的行为和电生理表型，暗示该非同义突变在体内可以部分减弱受体功能。这也就导致小鼠在自身给药实验中摄入更多的尼古丁，进而将 SNP 以及它在中脑腹侧背盖区多巴胺神经元的表达和尼古丁摄取联系起来。

CHRNA5 在大脑中的 mRNA 表达水平调控也能解释 *CHRNA5/A3/B4* 基因簇影响深度吸烟和尼古丁成瘾的生物学机制[61]。对两个 SNP 位点（也叫单倍型）的联合统计分析发现，改变氨基酸的突变（rs16969968）和改变 *CHRNA5* mRNA 表达的突变（rs588765/rs578776/rs3743078）独立影响尼古丁成瘾的形成。rs16969968 风险等位基因主要与低 mRNA 表达等位基因共存；而 rs16969968 非风险等位基因则无此偏好，同时见于高和低 mRNA 表达等位基因。携带 rs16969968 非风险等位基因且低表达 *CHRNA5* mRNA 的个体，与高表达 *CHRNA5* mRNA 的个体相比，往往尼古丁成瘾和肺癌的风险更小（图 5-2）。因此，这类研究揭示了与 *CHRNA5* 相关的三级风险水平，以及至少两种不同的 ND 传递机制：①由 rs16969968 引起的受体功能改变；② *CHRNA5* 的 mRNA 表达水平差异。

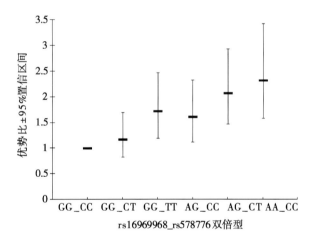

图 5-2　不同 rs16969968–rs588765 二倍型与尼古丁成瘾的关联结果

各条带表示以 GG_CC 为参考的优势比（±95% 置信区间），"A"代表 rs16969968 的风险等位基因，"C"能够引起 *CHRNA5* 的 mRNA 低表达。该图改编自 Wang 等[53]（牛津大学出版社，许可证号 3416761480752）。

从另一个视角来看，rs16969968 的生物学作用可能还存在着另一种解释。Hong 等[62] 提出等位基因调控的脑回路比基因型本身更能解释吸烟行为差异，因而将脑回路检测作为基因联合效应的中介标志。*CHRNA5* 基因突变 Asp398Asn 与腹侧纹状体、背侧前扣带回和杏仁核回路有关，Asn 风险等位基因能够降低这一神经回路固有的静息功能连接强度。同时，该发现也从神经回路水平进一步解释了 *CHRNA5/A3/B4* 基因簇上的 rs16969968 和 rs578776 突变是两个独立的吸烟相关信号的原因。研究者在 rs16969968 影响下的 dACC–

腹侧纹状体回路中鉴别出 rs578776 相关的 dACC– 丘脑回路，该回路能够调控吸烟状态，而前者主要预测尼古丁成瘾的程度。

七、从关联研究到机制探索：α5 亚基的功能

由于缺乏 α5、α3 和 β4 的选择性受体激动剂和拮抗剂，为了探索这三个亚基的功能，科学家们引入了基因敲除和基因敲入的动物模型。目前可以成功获得 α5 和 β4 基因敲除小鼠[63-65]，而 α3 亚基敲除小鼠出生不久后会因多器官功能障碍而死亡[65]。因此，近来对尼古丁成瘾的原因研究主要集中于 α5 和 β4 亚基，特别是 α5 亚基，因为其上存在着功能性 SNP——rs16969968。

神经乙酰胆碱受体亚基 α5 主要存在于大脑的各个区域，其中内侧缰核（mHb）的表达量最高，而该神经元通过缰核脚间束直接投射到 IPN 神经元[66, 67]。最近，Fowler 等[12]利用 α5 敲除小鼠模型（模拟 α5 受体功能降低的个体）探索尼古丁成瘾的潜在机制。与野生型小鼠相比，基因敲除小鼠对高浓度的尼古丁注射表现得更为活跃，并且在逐渐增加给药模式下会摄入更多的尼古丁。在静脉自我给药试验中，野生小鼠能够控制尼古丁的摄入达到一个恒定的预期血药浓度，然而敲除小鼠尼古丁摄入量则会随着给药剂量的增加而增加（图 5-3）。因此，研究者推测 α5*nAChR 信号阻断能够减弱尼古丁的负性效应，而该效应会限制尼古丁的摄入。对大鼠进行相同的实验操作也得到了类似的结果，通过检测尼古丁诱导的颅内自身刺激（ICSS）阈值的升高和降低，研究者发现敲除 α5 亚基能够减弱高剂量尼古丁的负性效应，而不改变其在大脑奖赏系统中的增强效应[12]。该研究小组[68]利用条件性位置偏好实验（conditioned place preference，CPP）探究 α5 敲除小鼠和野生型小鼠对尼古丁奖赏效应的不同反应[69]，继而验证了之前的发现。而 Fowler 等[12]通过 Fos 免疫反应作为神经元活性的检测手段，进一步证明尼古丁诱导激活 mHb–IPN 通路的敏感性在敲除小鼠中更低。利用 RNA 介导的 α5 敲除手段对大鼠相同脑区试验的结果类似[12]，但有趣的是，对敲除小鼠的 mHb–IPN 通路重新表达 α5 受体亚基（病毒介导）之后，原先尼古丁摄入量随供给剂量增加的现象消失了[12]。综上所述，这些研究表明，α5 在尼古丁的厌恶感传递方面发挥着关键作用。也就是说，尼古丁通过 α5 亚基激活 mHb–IPN 通路，产生负反馈信号，进而限制摄入过多的尼古丁。因此，α5 敲除小鼠破坏了 mHb–IPN 通路对尼古丁的敏感性，从而减弱了负反馈信号，导致大量尼古丁的摄取。

除此之外，有证据表明 mHb–IPN 通路下的 β4*nAChRs 在调节尼古丁摄取方面也发挥着关键作用。例如，Frahm 等[70]报道利用细菌人工染色体（BAC）转基因技术在小鼠体内过表达 β4 亚基，会大大减少尼古丁的吸收量；但是使用慢病毒在 mHb 神经元引入 α5 D397N 突变后，小鼠则恢复正常[70]。因此，我们推测 β4 亚基与 α5 一样能够调节个体对尼

古丁厌恶效应的敏感性，进而控制吸烟量。

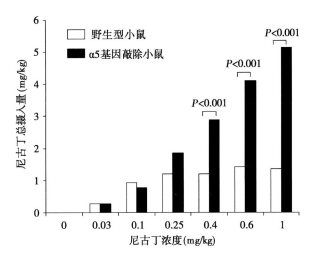

图 5-3　与野生型小鼠相比，α5 敲除小鼠在接受高剂量尼古丁注射时会增加总摄入量（mg/kg）
数据表示每一剂量处理下小鼠的尼古丁总摄入平均值（± 标准差），$p < 0.001$ 代表相同条件下两组具有统计学差异。该图改编自 Fowler 等[12]（自然出版社，许可证号 3416820244064）

　　不仅如此，神经乙酰胆碱受体 α5 和 β4 亚基在戒烟方面也起着重要作用。戒断症状可以分成两类：躯体上的和精神上的，前者表现为不停地抓挠和发抖[71, 72]，而后者主要包括情绪低落、焦虑和注意力难以集中等[71, 73, 74]。在慢性尼古丁暴露期间使用尼古丁拮抗剂（如美加明）可以直接诱导戒断症状的产生。研究显示，慢性尼古丁处理的 β4 敲除小鼠相比于野生型小鼠，在接受美加明给药时更易展现出轻微的躯体戒断症状[75]。此外，尼古丁依赖（通过皮下植入渗透泵传输）的 α5 敲除小鼠在躯体上并没有表现出戒断症状[76]。基于 β4* 和 α5*nAChRs 在 mHb-IPN 通路中表达丰富，而且对尼古丁依赖小鼠给予美加明处理时是直接将药物注射入 mHb 或 IPN 神经元的，因此这两个 nAChRs 亚基或者位于 mHb-IPN 通路的其他亚基对尼古丁戒断症状的产生是至关紧要的。但是，Fowler 等[68]并不这么认为，他们观察到 ND 野生型小鼠和 α5 敲除小鼠在美加明诱导的 ICSS 阈值增加幅度上相近[68]。另一项研究[77]提出，α5*nAChRs 主要调控尼古丁戒断的躯体症状而不是情感症状，因为慢性尼古丁处理的 α5 敲除小鼠在戒断时表现为焦虑。

　　如上所述，导致吸烟成瘾的因素主要有：戒断症状和高剂量尼古丁带来的厌恶感减轻；但同时该现象的产生也依赖于低剂量尼古丁的增强效应，即奖赏系统和厌恶感受的动态平衡[71, 73]。此外，乙酰胆碱受体 α5 亚基不仅在 mHb-IPN 神经元中表达丰富，在其他成瘾相关脑区也有表达，如中脑腹侧被盖区（VTA），该区域通过多巴胺神经元构成成瘾物质的奖励特性[78]。因此，我们猜测 ND 的形成与 VTA 脑区中 α5*nAChRs 的功能有关。但是，研究者在成功证明 α5 受体亚基在 mHb-IPN 通路中的作用的同时，并未发现其在

VTA，特别是多巴胺神经元中具有类似效应[12, 68]。首个相关报道发表于 2013 年，作者对 α5 敲除小鼠和野生型小鼠开展急性静脉尼古丁注射的自我控制试验，利用体外和体内电生理监测系统记录多巴胺细胞的活性，以此来评估尼古丁的增强效应[13]。结果显示敲除小鼠的多巴胺系统敏感性较低，因而在急性高剂量尼古丁注射中显著增加其摄入量[13]，提示 α5*nAChRs 在确定多巴胺激活所需尼古丁最低剂量上具有重要作用（图 5-4）。随后，利用慢性病毒技术在敲除小鼠 VTA 的所有细胞或者多巴胺细胞重新表达 α5 亚基，该小鼠的表现即刻恢复正常[13]。这些发现重新指出 α5 亚基可能在尼古丁的增强效应中发挥着关键作用，尽管它只作为受体的辅助亚基，也没有尼古丁结合位点。以上研究加深了我们对于 *CHRNA5/A3/B4* 基因簇在 ND 形成过程中的机制理解，但相关结果仍然需要后期的独立分子实验验证。

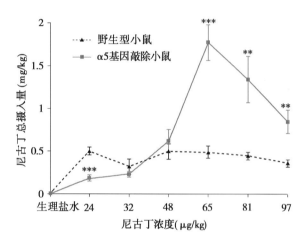

图 5-4　α5*nAChRs 在静脉自身给药（intravenous drug self-administration，IVSA）试验中的关键作用

与野生型小鼠相比，α5 敲除小鼠的多巴胺神经元敏感性较低，高剂量尼古丁处理会导致其吸收量显著增加。数据表示每一剂量处理下小鼠的尼古丁总摄入平均值（± 标准差），***$P<0.001$，**$P<0.01$。该图改编自 Morel 等[13]（自然出版社，许可证号 3416821041833）

八、结论

研究证实 15 号染色体上的 *CHRNA5/A3/B4* 基因簇突变与尼古丁成瘾有关，目前证据较为可靠的是 rs16969968（或与之紧密连锁的 SNP）和 rs578776（或 rs588765）。联合统计分析显示，上述两个位点（rs16969968 引起氨基酸的改变；rs578776 影响 *CHRNA5* 的 mRNA 表达）独立地参与 ND 形成的调控机制。然而，这些结果仅揭示了极小部分的常见突变和稀有突变，*CHRNA5/A3/B4* 基因簇上影响吸烟相关行为的其他位点还有待于进一步探索，特别是该区域的稀有突变，对掌握 ND 的遗传因素非常关键。

虽然 GWAS 关于 *CHRNA5/A3/B4* 基因簇突变与尼古丁成瘾有关的结果比较一致，但关联 SNP 和肺癌之间的关系（直接效应还是由 ND 介导）目前仍有争议。面对如此复杂的情况，研究者却缺少 α5、α3 或 β4 亚基的特异性药物试剂，因此专一性 nAChRs 配体的生产至关重要。另外，敲入（KI）小鼠模型研究或许能够直接检测遗传突变的效应。比如，在小鼠体内引入 rs16969968 突变而保证其他条件均一致，当持续暴露于致癌物时观察和正常小鼠的差异。假设两组小鼠的肺癌发生率不同，我们就认为 rs16969968 对肺癌的影响是直接的；反之，则该 SNP 的效应是间接的。

随着大规模全基因组关联研究的快速发展，尼古丁成瘾相关的遗传信息将逐渐得以破解。未来强调的将是理解 α5、α3 和 β4 亚基如何影响吸烟相关行为的生物学机制，这既是机遇也是挑战。同时，研究者在过去几年中利用体外和体内模型实验也取得了较大进展，证明 α5 亚基在 ND 调节中的重要作用，但也仅限于控制尼古丁的厌恶和戒断效应。尽管有报道称 α5 亚基在尼古丁的奖励效应中发挥功能，大多数结果还需要进行独立实验验证。至于 α3 或 β4 亚基是否具有类似的作用至今仍不清楚，很可能与其相关研究较少有关。因此，我们需要更多的研究来充分理解尼古丁成瘾的潜在机制，从而促进个体化戒烟治疗的发展。

致谢

本章改编自笔者团队在 *Molecular Neurobiology* 上发表的文章（Wen et al，2016，53：472–484）。

参 考 文 献

1. Le Novere N，Corringer PJ，Changeux JP. The diversity of subunit composition in nAChRs：evolutionary origins，physiologic and pharmacologic consequences. Journal of neurobiology，2002，53（4）：447–456.

2. Elgoyhen AB，Vetter DE，Katz E，et al，Heinemann SF，Boulter J. alpha10：a determinant of nicotinic cholinergic receptor function in mammalian vestibular and cochlear mechanosensory hair cells. Proceedings of the National Academy of Sciences of the United States of America，2001，98（6）：3501–3506.

3. Elgoyhen AB，Johnson DS，Boulter J，et al. Alpha 9：an acetylcholine receptor with novel pharmacological properties expressed in rat cochlear hair cells. Cell，1994，79（4）：705–715.

4. Sargent PB. The diversity of neuronal nicotinic acetylcholine receptors. Annual review of neuroscience，1993，16：403–443.

5. Saccone SF，Hinrichs AL，Saccone NL，et al. Cholinergic nicotinic receptor genes implicated in a nicotine dependence association study targeting 348 candidate genes with 3713 SNPs. Hum Mol Genet，2007，16（1）：36–49.

6. Bierut LJ，Stitzel JA，Wang JC，et al. Variants in Nicotinic Receptors and Risk for Nicotine Dependence. Am J Psychiatry，2008，165（9）：1163–1171.

7. Weiss RB，Baker TB，Cannon DS，et al. A candidate gene approach identifies the CHRNA5–A3–B4 region as a

risk factor for age-dependent nicotine addiction. PLoS Genet, 2008, 4 (7): e1000125.

8. Stevens VL, Bierut LJ, Talbot JT, et al. Nicotinic receptor gene variants influence susceptibility to heavy smoking. Cancer epidemiology, biomarkers & prevention: a publication of the American Association for Cancer Research, cosponsored by the American Society of Preventive Oncology, 2008, 17 (12): 3517-3525.

9. Amos CI, Wu X, Broderick P, et al. Genome-wide association scan of tag SNPs identifies a susceptibility locus for lung cancer at 15q25. 1. Nat Genet, 2008, 40 (5): 616-622.

10. Hung RJ, McKay JD, Gaborieau V, et al. A susceptibility locus for lung cancer maps to nicotinic acetylcholine receptor subunit genes on 15q25. Nature, 2008, 452 (7187): 633-637.

11. Liu P, Vikis HG, Wang D, et al. Familial aggregation of common sequence variants on 15q24-25. 1 in lung cancer. Journal of the National Cancer Institute, 2008, 100 (18): 1326-1330.

12. Fowler CD, Lu Q, Johnson PM, et al. Habenular alpha5 nicotinic receptor subunit signalling controls nicotine intake. Nature, 2011, 471 (7340): 597-601.

13. Morel C, Fattore L, Pons S, et al. Nicotine consumption is regulated by a human polymorphism in dopamine neurons. Molecular psychiatry 2013.

14. Bierut LJ. Nicotine dependence and genetic variation in the nicotinic receptors. Drug and alcohol dependence, 2009, 104 Suppl 1 : S64-S69.

15. Heatherton TF, Kozlowski LT, Frecker RC, et al. The Fagerstrom Test for Nicotine Dependence: a revision of the Fagerstrom Tolerance Questionnaire. British journal of addiction, 1991, 86 (9): 1119-1127.

16. APA. American Psychiatric Association. Diagnostic and Statistical Manual of Mental Disorders. 5th ed: American Psychiatric Association: Washington DC; 2013.

17. Saccone NL, Saccone SF, Hinrichs AL, et al. Multiple distinct risk loci for nicotine dependence identified by dense coverage of the complete family of nicotinic receptor subunit (CHRN) genes. Am J Med Genet B Neuropsychiatr Genet, 2009, 150B (4): 453-466.

18. Saccone NL, Wang JC, Breslau N, et al. The CHRNA5-CHRNA3-CHRNB4 nicotinic receptor subunit gene cluster affects risk for nicotine dependence in African-Americans and in European-Americans. Cancer Res, 2009, 69 (17): 6848-6856.

19. Saccone NL, Culverhouse RC, Schwantes-An TH, et al. Multiple independent loci at chromosome 15q25. 1 affect smoking quantity: a meta-analysis and comparison with lung cancer and COPD. PLoS genetics, 2010, 6 (8).

20. Winterer G, Mittelstrass K, Giegling I, et al. Risk gene variants for nicotine dependence in the CHRNA5-CHRNA3-CHRNB4 cluster are associated with cognitive performance. American journal of medical genetics Part B, Neuropsychiatric genetics: the official publication of the International Society of Psychiatric Genetics, 2010, 153b (8): 1448-1458.

21. Sarginson JE, Killen JD, Lazzeroni LC, et al. Markers in the 15q24 nicotinic receptor subunit gene cluster (CHRNA5-A3-B4) predict severity of nicotine addiction and response to smoking cessation therapy. American journal of medical genetics Part B, Neuropsychiatric genetics: the official publication of the International Society of Psychiatric Genetics, 2011, 156B (3): 275-284.

22. Siedlinski M, Cho MH, Bakke P, et al. Genome-wide association study of smoking behaviours in patients with COPD. Thorax, 2011, 66 (10): 894-902.

23. Grucza RA, Johnson EO, Krueger RF, et al. Incorporating age at onset of smoking into genetic models for nicotine dependence: evidence for interaction with multiple genes. Addiction biology, 2010, 15 (3): 346-357.

24. Chen LS, Johnson EO, Breslau N, et al. Interplay of Genetic Risk Factors and Parent Monitoring in Risk for Nicotine Dependence. Addiction, 2009, 104 (10): 1731-1740.

25. Xie P, Kranzler HR, Zhang H, et al. Childhood adversity increases risk for nicotine dependence and interacts with alpha5 nicotinic acetylcholine receptor genotype specifically in males. Neuropsychopharmacology: official publication of the American College of Neuropsychopharmacology, 2012, 37(3):669–676.

26. Johnson EO, Chen LS, Breslau N, et al. Peer smoking and the nicotinic receptor genes: an examination of genetic and environmental risks for nicotine dependence. Addiction, 2010, 105(11):2014–2022.

27. Thorgeirsson TE, Gudbjartsson DF, Surakka I, et al. Sequence variants at CHRNB3–CHRNA6 and CYP2A6 affect smoking behavior. Nature genetics, 2010, 42(5):448–453.

28. Liu JZ, Tozzi F, Waterworth DM, et al. Meta-analysis and imputation refines the association of 15q25 with smoking quantity. Nature genetics, 2010, 42(5):436–440.

29. Tobacco, Genetics C. Genome-wide meta-analyses identify multiple loci associated with smoking behavior. Nature genetics, 2010, 42(5):441–447.

30. Thorgeirsson TE, Geller F, Sulem P, et al. A variant associated with nicotine dependence, lung cancer and peripheral arterial disease. Nature, 2008, 452(7187):638–642.

31. Lips EH, Gaborieau V, McKay JD, et al. Association between a 15q25 gene variant, smoking quantity and tobacco-related cancers among 17 000 individuals. International journal of epidemiology, 2010, 39(2):563–577.

32. Kaur-Knudsen D, Bojesen SE, Tybjaerg-Hansen A, et al. Nicotinic acetylcholine receptor polymorphism, smoking behavior, and tobacco-related cancer and lung and cardiovascular diseases: a cohort study. Journal of clinical oncology: official journal of the American Society of Clinical Oncology, 2011, 29(21):2875–2882.

33. Maes HH, Neale MC, Chen X, et al. A twin association study of nicotine dependence with markers in the CHRNA3 and CHRNA5 genes. Behavior genetics, 2011, 41(5):680–690.

34. Sherva R, Wilhelmsen K, Pomerleau CS, et al. Association of a single nucleotide polymorphism in neuronal acetylcholine receptor subunit alpha 5(CHRNA5)with smoking status and with 'pleasurable buzz'during early experimentation with smoking. Addiction, 2008, 103(9):1544–1552.

35. De Ruyck K, Nackaerts K, Beels L, et al. Genetic variation in three candidate genes and nicotine dependence, withdrawal and smoking cessation in hospitalized patients. Pharmacogenomics, 2010, 11(8):1053–1063.

36. Breetvelt EJ, Numans ME, Aukes MF, et al. The association of the alpha-5 subunit of the nicotinic acetylcholine receptor gene and the brain-derived neurotrophic factor gene with different aspects of smoking behavior. Psychiatric genetics, 2012, 22(2):96–98.

37. Breitling LP, Dahmen N, Mittelstrass K, et al. Smoking cessation and variations in nicotinic acetylcholine receptor subunits alpha-5, alpha-3, and beta-4 genes. Biological psychiatry, 2009, 65(8):691–695.

38. Breitling LP, Twardella D, Hoffmann MM, et al. Prospective association of dopamine-related polymorphisms with smoking cessation in general care. Pharmacogenomics, 2010, 11(4):527–536.

39. Baker TB, Weiss RB, Bolt D, et al. Human neuronal acetylcholine receptor A5-A3-B4 haplotypes are associated with multiple nicotine dependence phenotypes. Nicotine Tob Res, 2009, 11(7):785–796.

40. Freathy RM, Ring SM, Shields B, et al. A common genetic variant in the 15q24 nicotinic acetylcholine receptor gene cluster(CHRNA5–CHRNA3–CHRNB4) is associated with a reduced ability of women to quit smoking in pregnancy. Human molecular genetics, 2009, 18(15):2922–2927.

41. Munafo MR, Johnstone EC, Walther D, et al. CHRNA3 rs1051730 genotype and short-term smoking cessation. Nicotine & tobacco research: official journal of the Society for Research on Nicotine and Tobacco, 2011, 13(10):982–988.

42. Chen LS, Baker TB, Piper ME, et al. Interplay of genetic risk factors(CHRNA5–CHRNA3–CHRNB4)and cessation treatments in smoking cessation success. Am J Psychiatry, 2012, 169(7):735–742.

43. Chen LS, Bach RG, Lenzini PA, et al. CHRNA5 Variant Predicts Smoking Cessation in Patients With Acute Myocardial Infarction. Nicotine & tobacco research: official journal of the Society for Research on Nicotine and Tobacco 2014.

44. Albuquerque EX, Pereira EF, Alkondon M, et al. Mammalian nicotinic acetylcholine receptors: from structure to function. Physiological reviews, 2009, 89 (1): 73–120.

45. Amos CI, Gorlov IP, Dong Q, et al. Nicotinic acetylcholine receptor region on chromosome 15q25 and lung cancer risk among African Americans: a case–control study. Journal of the National Cancer Institute, 2010, 102 (15): 1199–1205.

46. Jaworowska E, Trubicka J, Lener MR, et al. Smoking related cancers and loci at chromosomes 15q25, 5p15, 6p22. 1 and 6p21. 33 in the Polish population. PloS one, 2011, 6 (9): e25057.

47. Shiraishi K, Kohno T, Kunitoh H, et al. Contribution of nicotine acetylcholine receptor polymorphisms to lung cancer risk in a smoking–independent manner in the Japanese. Carcinogenesis, 2009, 30 (1): 65–70.

48. Timofeeva MN, McKay JD, Smith GD, et al. Genetic polymorphisms in 15q25 and 19q13 loci, cotinine levels, and risk of lung cancer in EPIC. Cancer epidemiology, biomarkers & prevention: a publication of the American Association for Cancer Research, cosponsored by the American Society of Preventive Oncology, 2011, 20 (10): 2250–2261.

49. Wassenaar CA, Dong Q, Wei Q, et al. Relationship between CYP2A6 and CHRNA5–CHRNA3–CHRNB4 variation and smoking behaviors and lung cancer risk. Journal of the National Cancer Institute, 2011, 103 (17): 1342–1346.

50. Girard N, Lou E, Azzoli CG, et al. Analysis of genetic variants in never–smokers with lung cancer facilitated by an Internet–based blood collection protocol: a preliminary report. Clinical cancer research: an official journal of the American Association for Cancer Research, 2010, 16 (2): 755–763.

51. Munafo MR, Timofeeva MN, Morris RW, et al. Association between genetic variants on chromosome 15q25 locus and objective measures of tobacco exposure. Journal of the National Cancer Institute, 2012, 104 (10): 740–748.

52. Bierut LJ. Genetic vulnerability and susceptibility to substance dependence. Neuron, 2011, 69 (4): 618–627.

53. Wang JC, Grucza R, Cruchaga C, et al. Genetic variation in the CHRNA5 gene affects mRNA levels and is associated with risk for alcohol dependence. Molecular psychiatry, 2009, 14 (5): 501–510.

54. Doyle GA, Chou AD, Saung WT, et al. Identification of CHRNA5 rare variants in African–American heavy smokers. Psychiatric genetics, 2014, 24 (3): 102–109.

55. Wessel J, McDonald SM, Hinds DA, et al. Resequencing of nicotinic acetylcholine receptor genes and association of common and rare variants with the Fagerstrom test for nicotine dependence. Neuropsychopharmacology, 2010, 35 (12): 2392–2402.

56. Haller G, Druley T, Vallania FL, et al. Rare missense variants in CHRNB4 are associated with reduced risk of nicotine dependence. Hum Mol Genet, 2012, 21 (3): 647–655.

57. Haller G, Li P, Esch C, et al, Steinbach JH. Functional Characterization Improves Associations between Rare Non–Synonymous Variants in CHRNB4 and Smoking Behavior. PloS one, 2014, 9 (5): e96753.

58. Liang Y, Salas R, Marubio L, et al. Functional polymorphisms in the human beta4 subunit of nicotinic acetylcholine receptors. Neurogenetics, 2005, 6 (1): 37–44.

59. Slimak MA, Ables JL, Frahm S, et al. Habenular expression of rare missense variants of the beta4 nicotinic receptor subunit alters nicotine consumption. Frontiers in human neuroscience, 2014, 8: 12.

60. Kuryatov A, Berrettini W, Lindstrom J. Acetylcholine receptor (AChR) alpha5 subunit variant associated with risk for nicotine dependence and lung cancer reduces (alpha4beta2) (2) alpha5 AChR function. Mol Pharmacol, 2011, 79 (1): 119–125.

61. Wang JC, Cruchaga C, Saccone NL, et al. Risk for nicotine dependence and lung cancer is conferred by mRNA expression levels and amino acid change in CHRNA5. Human molecular genetics, 2009, 18 (16) : 3125–3135.

62. Hong LE, Hodgkinson CA, Yang Y, et al. A genetically modulated, intrinsic cingulate circuit supports human nicotine addiction. Proc Natl Acad Sci U S A, 2010, 107 (30) : 13509–13514.

63. Wang N, Orr-Urtreger A, Chapman J, et al. Autonomic function in mice lacking alpha5 neuronal nicotinic acetylcholine receptor subunit. The Journal of physiology, 2002, 542 (Pt 2) : 347–354.

64. Wang N, Orr-Urtreger A, Chapman J, et al. Deficiency of nicotinic acetylcholine receptor beta 4 subunit causes autonomic cardiac and intestinal dysfunction. Molecular pharmacology, 2003, 63 (3) : 574–580.

65. Xu W, Gelber S, Orr-Urtreger A, et al. Megacystis, mydriasis, and ion channel defect in mice lacking the alpha3 neuronal nicotinic acetylcholine receptor. Proceedings of the National Academy of Sciences of the United States of America, 1999, 96 (10) : 5746–5751.

66. De Biasi M, Salas R. Influence of neuronal nicotinic receptors over nicotine addiction and withdrawal. Experimental biology and medicine, 2008, 233 (8) : 917–929.

67. Sheffield EB, Quick MW, Lester RA. Nicotinic acetylcholine receptor subunit mRNA expression and channel function in medial habenula neurons. Neuropharmacology, 2000, 39 (13) : 2591–2603.

68. Fowler CD, Tuesta L, Kenny PJ. Role of alpha5*nicotinic acetylcholine receptors in the effects of acute and chronic nicotine treatment on brain reward function in mice. Psychopharmacology 2013.

69. Jackson KJ, Marks MJ, Vann RE, et al. Role of alpha5 nicotinic acetylcholine receptors in pharmacological and behavioral effects of nicotine in mice. The Journal of pharmacology and experimental therapeutics, 2010, 334 (1) : 137–146.

70. Frahm S, Slimak MA, Ferrarese L, et al. Aversion to nicotine is regulated by the balanced activity of beta4 and alpha5 nicotinic receptor subunits in the medial habenula. Neuron, 2011, 70 (3) : 522–535.

71. Kenny PJ, Markou A. Neurobiology of the nicotine withdrawal syndrome. Pharmacology, biochemistry, and behavior, 2001, 70 (4) : 531–549.

72. Damaj MI, Kao W, Martin BR. Characterization of spontaneous and precipitated nicotine withdrawal in the mouse. The Journal of pharmacology and experimental therapeutics, 2003, 307 (2) : 526–534.

73. Doherty K, Kinnunen T, Militello FS, et al. Urges to smoke during the first month of abstinence : relationship to relapse and predictors. Psychopharmacology, 1995, 119 (2) : 171–178.

74. Parrott AC. Cigarette smoking : effects upon self-rated stress and arousal over the day. Addictive behaviors, 1993, 18 (4) : 389–395.

75. Salas R, Pieri F, De Biasi M. Decreased signs of nicotine withdrawal in mice null for the beta4 nicotinic acetylcholine receptor subunit. The Journal of neuroscience : the official journal of the Society for Neuroscience, 2004, 24 (45) : 10035–10039.

76. Salas R, Sturm R, Boulter J, De Biasi M. Nicotinic receptors in the habenulo-interpeduncular system are necessary for nicotine withdrawal in mice. The Journal of neuroscience : the official journal of the Society for Neuroscience, 2009, 29 (10) : 3014–3018.

77. Jackson KJ, Martin BR, Changeux JP, et al. Differential role of nicotinic acetylcholine receptor subunits in physical and affective nicotine withdrawal signs. The Journal of pharmacology and experimental therapeutics, 2008, 325 (1) : 302–312.

78. Klink R, de Kerchove d'Exaerde A, Zoli M, Changeux JP. Molecular and physiological diversity of nicotinic acetylcholine receptors in the midbrain dopaminergic nuclei. The Journal of neuroscience : the official journal of the Society for Neuroscience, 2001, 21 (5) : 1452–1463.

第六章

8号染色体上的 *CHRNB3/A6* 基因簇突变对尼古丁成瘾的影响

　　吸烟已成为全世界范围内可预防性疾病和死亡的一个首要因素。尼古丁作为烟草的主要成分，通过大脑中枢神经烟碱乙酰胆碱受体（由5个跨膜蛋白亚基组成的配体门控离子通道；nAChRs）发挥其生理学和药理学作用，对烟草的使用和成瘾具有重要影响。迄今为止，科学家已对 *CHRNA4*、*CHRNB2* 和 *CHRNA5/A3/B4* 基因簇在尼古丁成瘾（ND）中的作用进行了深入的研究。近来有证据表明，该行为也受到8号染色体上的 *CHRNB3/A6* 基因簇的调控，且发现至少存在两大独立的风险突变信号。一个以位于 *CHRNB3* 基因上游的单核苷酸多态性（SNP）rs13277254 为标志，另一个是该基因第5个外显子上的编码突变rs4952。此外，对遗传操作小鼠（基因敲除/敲入）的研究显示，*CHRNA6* 基因在尼古丁诱导的兴奋和戒断症状当中起着非常重要的作用。而且，当小鼠处于慢性尼古丁暴露时，也会改变其体内 α6（由 *CHRNA6* 基因编码）蛋白亚基的表达水平，这可能是尼古丁成瘾的又一个致病机制。本章节就关于 *CHRNB3/A6* 基因簇在 ND 中的最新遗传学研究展开综述，以期能够更好地理解该行为机制，从而促进个体化戒烟治疗的发展。

一、引言

　　烟草中含有近4000种化合物，尼古丁作为其主要成分对吸烟成瘾（ND）的产生必不可少。它主要是通过与广泛分布于大脑中枢和外周神经系统的烟碱乙酰胆碱受体（nAChRs）相互作用而发挥功能。该受体是由五个跨膜蛋白亚基组成的配体门控离子通道，可以调节神经递质的释放并介导突触之间的快速信号传递。尼古丁与 nAChRs 的结合是其发挥作用的分子基础，最终导致了 ND 的发展。

　　科学家利用多种方法对 ND 和神经元乙酰胆碱受体亚基的关系进行研究，其中包括遗传学和药物学手段以及体内、体外功能试验等[1]。由于 α4β2*（*代表其他亚基）尼古丁受体在大脑中分布广泛且其对尼古丁的亲和力高，大量的前期研究主要集中于这些亚基。最近，全基因组关联研究（GWAS）[2]、候选基因关联分析和功能实验[3-5]发现了一些位于其他 nAChR 亚基编码基因上的遗传突变。例如，位于 *CHRNA5* 基因外显子区的 SNP rs16969968[6]（可以改变 α5 亚基蛋白第 398 位的氨基酸；D3968N），已被反复证明是一个关键的尼古丁成瘾调控位点。关于这部分的研究结果请阅读本书第五章。由此可见，除了 *CHRNA4* 和 *CHRNB2* 基因之外，其他尼古丁受体亚基的编码基因也涉及对多种 ND 相关行为的调节作用。

　　为了更好地理解遗传因素在 ND 及其相关表型中所起的作用，本章节总结了位于 8 号染色体 *CHRNB3/A6* 基因簇上的突变位点与 ND 及其相关行为之间的最新关联结果；同时也囊括了利用遗传工程基因敲除（KO）和基因敲入（KI）小鼠对 α6 和 β3 nAChR 亚基的功能研究进展。

二、全基因组关联研究（GWAS）结果

　　GWAS 是研究尼古丁成瘾或其他复杂表型的一个有效方法，它不需要事先了解相关基因的功能和疾病的发展过程，就可以鉴别出一些常见的潜在遗传致病位点。Bierut 等[7]于 2007 年首次报道关于 ND 的高密度关联研究，目的是为了筛选影响社交性吸烟向成瘾转变的一些常见遗传突变位点。该研究纳入了 1050 名重度吸烟成瘾者（FTND>4.0）和 879 名轻度吸烟者（无任何成瘾症状），并设计了 240 万个 SNP 检测位点。结果显示，位于 *CHRNB3/A6* 基因簇上的多个风险突变与研究表型相关，其中最显著的位点是 rs13277254（$P = 6.54 \times 10^{-5}$）。同时，研究还发现了另一个显著关联的 SNP rs6474413（$P = 9.36 \times 10^{-5}$），而该 SNP 与 rs13277254 完全连锁（$r^2=1$）。上述关联位点在随后使用每日吸烟量（CPD）作为 ND 衡量标准的 GWAS 荟萃分析中均得到验证[5]。

　　然而，Rice 等[8]发现与 CPD 这一表型相比，*CHRNB3* 基因突变与 FTND 有更强的相关性，因而指出在关联研究中选择一个合适的表型是至关重要的。他们收集了 1294 例 ND 样本（通过 FTND 来定义）和 2071 例非 ND 对照（至少吸过一支烟），并对此展开了一项独立的 GWAS 研究。统计显示，与 ND 最显著相关的遗传关联位点是位于 *CHRNB3* 基因上的 rs1451240［优势比（OR）=0.65；$P=2.4 \times 10^{-8}$］，结合之前发表的类似数据集[3]进行荟萃分析，使得该信号的统计学效应被进一步加强（$P=6.7 \times 10^{-16}$，N=4200）。但是，当换用 CPD 作为表型进行相关研究时，科学家惊奇地发现该信号不再达到全基因组显著水平（$P=0.0007$）。这一结果再次强调表型选择在尼古丁成瘾的遗传学关联研

究中的重要性。

三、候选基因关联研究结果

除了应用 GWAS 手段，科学家还利用候选基因的方法，通过设计病例对照和家系研究来确定 ND 及其相关表型的遗传易感基因 / 位点。如上所述，GWAS 找到了一些位于 *CHRNB3-CHRNA6* 基因簇上的易感位点，其主要由 rs6474413 和 rs13277254 标记（ r^2=1），因此候选基因关联研究将越来越多地关注这一区域。截止目前，我们已在不同种族人群中发现了与 ND 及其相关表型显著关联的 *CHRNB3/A6* 突变位点（表 6-1、表 6-2）。

1. 吸烟成瘾（nicotine dependence，ND）

Saccone 等[3] 在对 300 多个候选基因上的共 3713 个 SNP 进行分析后得出，位于 *CHRNB3* 基因上的 rs6474413（ $P = 9.36 \times 10^{-5}$ ）和 rs10958726（ $P = 1.33 \times 10^{-4}$ ）与 ND 显著相关。这两个 SNP 均位于该基因的 5' 启动子区，其中 rs6474413 距起始密码子 2kb，与 rs10958726 相距 15kb 左右。研究发现，rs6474413 和 rs10958726 存在高度连锁，因此推测它们来自同一个关联信号。另外，利用 Saccone 等[3] 收集的样本，另一项研究[9] 发现，位于 *CHRNB3/A6* 基因簇 5' 端的 rs13277254 可以显著影响吸烟起始向成瘾转变的过程。后期有人将同伴吸烟作为一个环境风险因素纳入研究，也验证了 rs13277254 与吸烟的关联性[17]。

表 6-1　基因 *CHRNB3* 中与吸烟行为相关的 SNP

SNP 识别名	样本来源	样本量	吸烟表型	优势比 / β 值	P	参考文献
rs4950	欧裔美国人和澳大利亚人	1929	ND（FTND）	1.38	0.00010	9
	混杂人种	1056	对烟草的主观反应（不喜欢、没有感觉或味道、兴奋）	4.88 8.13 12.25	0.020 0.0040 <0.0010	10
	混杂人种	1524（家系）	对烟草的主观反应	NA	0.043	10
	白人、非裔美国人和西班牙人	1051	戒断尝试	NA	0.021	11
	白人、非裔美国人和西班牙人	295	ND	4.62	0.0070	11
	欧裔美国人	2062	ND	0.78	0.0014	12
	欧裔美国人、非裔美国人和亚裔（荟萃分析）	22654	ND	0.13	1.08×10^{-5}	13
	德系犹太人	591	吸烟状态	1.94	9.80×10^{-5}	14

续表

SNP 识别名	样本来源	样本量	吸烟表型	优势比 / β 值	P	参考 文献
rs10958726	欧裔美国人和澳大利亚人	1929	ND（FTND）	NA	1.33×10^{-4}	3
	欧裔美国人和澳大利亚人	1929	ND（FTND）	1.38	9.64×10^{-5}	9
	欧裔美国人	1600	对烟草的早期反应 （晕眩）	−0.13	0.0050	15
	欧裔美国人	2062	ND	0.77	0.0011	12
	欧裔美国人、非裔美国人 和亚裔（荟萃分析）	22654	ND	0.15	1.24×10^{-7}	13
rs13280604	混杂人种	1056	对烟草的主观反应（不喜欢、没有感觉或味道、兴奋）	5.00 12.61	0.030 0.0010 <0.0010	10
	混杂人种	1524 （家系）	对烟草的主观反应	NA	0.011	10
	白人、非裔美国人和西班牙人	1051	戒烟	NA	0.024	11
	白人、非裔美国人和西班牙人	295	ND	4.67	0.0060	11
	欧裔美国人、非裔美国人 和亚裔（荟萃分析）	22654	ND	0.14	7.77×10^{-6}	13
	韩国人	576	NDSS（驱动）	NA	0.030	16
rs6474413	欧裔美国人和澳大利亚人	1929	ND（FTND）	NA	9.36×10^{-5}	3
	欧裔美国人和澳大利亚人	1929	ND（FTND）	1.39	6.26×10^{-5}	9
	欧裔美国人	1600	对烟草的早期反应 （晕眩）	−0.11	0.011	15
	欧裔美国人	2062	ND	0.77	9.26×10^{-4}	12
rs13277254	欧裔美国人和澳大利亚人	1929	ND（FTND）	1.40	4.02×10^{-5}	9
	欧裔美国人	1600	对烟草的早期反应 （晕眩）	−0.12	0.0070	15
	欧裔美国人	2038	ND（FTND）	0.79	0.0040	17
	欧裔美国人	2062	ND	0.76	6.25×10^{-4}	12

续表

SNP 识别名	样本来源	样本量	吸烟表型	优势比/β 值	P	参考文献
rs6474412	欧裔美国人和澳大利亚人	1929	ND（FTND）	1.38	1.13×10^{-4}	9
	欧裔美国人	1600	对烟草的早期反应（晕眩）	−0.11	0.014	15
	欧裔美国人	2062	ND	0.78	0.0014	12
	欧裔美国人、非裔美国人和亚裔（荟萃分析）	22654	ND	0.15	5.34×10^{-7}	13
rs4952	欧裔美国人和澳大利亚人	1929	ND（FTND）	NA	0.016	3
	欧裔美国人和非裔美国人	2772	ND	NA	0.0088	12
	欧裔美国人和非裔美国人（荟萃分析）	5092	ND（FTND）	0.72	0.020	18
rs1955186	欧裔美国人和澳大利亚人	1929	ND（FTND）	1.38	8.25×10^{-5}	9
	欧裔美国人	1600	对烟草的早期反应（晕眩）	−0.12	0.0090	15
	欧裔美国人	2062	ND	0.77	7.38×10^{-4}	12
rs1955185	欧裔美国人和澳大利亚人	1929	ND（FTND）	1.38	1.01×10^{-4}	9
	欧裔美国人	1600	对烟草的早期反应（晕眩）	−0.12	0.0090	15
	欧裔美国人	2062	ND	0.78	0.0012	12
rs13277524	欧裔美国人和澳大利亚人	1929	ND（FTND）	1.39	6.04×10^{-5}	9
	欧裔美国人	1600	对烟草的早期反应（晕眩）	−0.12	0.0070	15
	欧裔美国人	2062	ND	0.77	7.78×10^{-4}	12
rs4953	欧裔美国人和澳大利亚人	1929	ND（FTND）	NA	0.016	3
	混杂人种	1056	对烟草的主观反应（无反应）	4.16	0.040	10
rs4954	中国汉族人	48	ND（FTND）	2.18	4.25×10^{-7}	19
	韩国人	576	NDSS（驱动）	NA	0.020	16

CPD：每日吸烟数（cigarettes smoked per day）；FTND：Fagerström 尼古丁成瘾分数（Fagerström test for nicotine dependence）；NA：数据缺失（not avaliable）；ND：尼古丁依赖（nicotine dependence）；NDSS：尼古丁依赖性综合征多维量表（the nicotine dependence syndrome scale），主要包括驱动性（drive）、优先性（priority）、耐受性（tolerance）、持续性（continuity）和刻板性（stereotypy）五个维度

表 6-2　基因 *CHRNA6* 中与吸烟行为相关的 SNP

SNP 识别名	样本来源	样本量	吸烟表型	优势比 / β 值	P	参考文献
rs2304297	欧裔美国人和澳大利亚人	1929	FTND	NA	0.0069	3
	混杂人种	1056	对烟草的主观反应（兴奋）	0.17	0.0030	10
	白人、非裔美国人和西班牙人	1051	尝试戒烟	NA	0.0044	11
	混杂人种	6178	烟草税收的反应	−0.032	0.018	20
	加拿大人	356	初次吸入香烟烟雾时出现眩晕	0.59	0.0057	21
rs7828365	美国人	2847	CPD	0.84	0.036	22
	加拿大人	356	初次吸入香烟烟雾时出现眩晕	0.58	0.029	21
rs9298628	韩国人	576	NDSS（驱动性）	NA	0.02	16
	欧裔美国人	2428	FTND	NA	2.18×10^{-4}	23
	欧裔美国人和非裔美国人（荟萃分析）	7186	FTND	NA	0.0050	23
rs892413	混杂人种	935	吸烟历程	−1.12	<0.0010	24
	欧裔美国人	1730	CPD	NA	0.0077	23
	欧裔美国人	2428	FTND	NA	5.30×10^{-4}	23
	欧裔美国人和非裔美国人（荟萃分析）	7186	FTND	NA	0.0031	23

CPD：每日吸烟数（cigarettes smoked per day）；FTND：Fagerström 尼古丁成瘾分数（Fagerström test for nicotine dependence）；NA：数据缺失（not available）；ND：尼古丁依赖（nicotine dependence）；NDSS：尼古丁依赖性综合征多维量表（the nicotine dependence syndrome scale），主要包括驱动性（drive）、优先性（priority）、耐受性（tolerance）、持续性（continuity）和刻板性（stereotypy）五个维度

　　基于对欧裔美国人（EA）的研究结果[9]，Saccone 等[12]进一步探讨了位于 *CHRNB3/A6* 基因簇上的遗传多态性位点是否也在非裔美国人（AA）中具有类似的效应。然而，他们在 710 名受试者样本中并没有检测到任何相关的 SNP。但是，他们发现存在于欧裔美国人中的两大调控信号，一个由位于 *CHRNB3* 基因上游的 SNP rs13277254 主导，另一个是 *CHRNB3* 第 5 个外显子上的编码突变 rs4952，与 rs13277254 相关性低（图 6-1）。

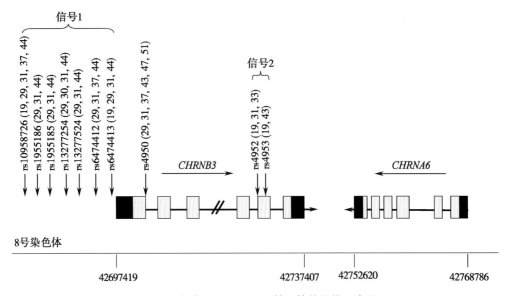

图 6-1 人类 *CHRNB3/A6* 基因簇的结构示意图

黑色箭头表示基因转录方向,灰色和黑色矩形分别代表外显子和非翻译区,水平黑线代表内含子 (未按比例绘制)。垂直箭头表示在 EA 样本中与 ND 显着关联的 SNP,分别组成两个不同的信号

同时,对不同种族人群(中国汉族人[19]、非裔美国人[18]、欧裔美国人[22, 23]和以色列人[25]等)的研究发现,在 *CHRNB3/A6* 基因簇上也存在着许多与 ND 相关的常见突变。我们对这些研究进行荟萃分析[13],目的是为了找到一个存在于所有人群中的显著突变,且该突变具有类似的效应。结果显示,亚洲人和欧洲人的等位基因频率相似,而与非洲人有很大的差异。尽管 *CHRNB3* 上的 7 个 SNP 在不同人群中具有相同的作用方式,但由于遗传结构的不同,相关性分析获得的结果也存在着一些差异。我们只在非裔美国人中找到了其中 4 个 SNP 与 ND 有关,而所有 SNP 在欧洲和亚洲人中均与 ND 显著相关[13]。相反,目前对芬兰[26]、瑞士[27]和捷克[28]人群的研究均未验证该相关结果。

2. ND 相关表型

对烟草使用的早期主观反应是吸烟起始(SI)的一个亚表型,可以预测后期是否会出现持续吸烟以及成瘾行为。DiFranza 等[29]发现,吸烟较早的个体对尼古丁的敏感性较高,常常会出现乏力、头晕或恶心等症状,而这些症状则是后期形成 ND 的关键因素。同时,Pomerleau 等[30]发现,在早期吸烟阶段有愉悦感的个体将会延迟进入持续吸烟阶段。因此,我们可以大胆地假设,与 ND 相关的基因(特别是 *CHRN* 基因家族)对烟草使用的早期主观反应具有重要作用。

Zeiger 等[10]发表了第一篇有关 *CHRNB3/A6* 遗传多态性位点与烟草使用主观反应之间相关性的研究报道。他们将 1056 个不同种族的青少年和 1524 个独立社区家庭作为研究对象，发现了在 *CHRNB3* 基因上存在两个与初次烟草体验（正面或负面的躯体感受）显著关联的 SNP，分别是 rs4950 和 rs13280604。此后相继出现一些报道，研究 *CHRNB3/A6* 基因簇上的 SNP 与吸第一口烟时产生头昏眼花现象的相关性[15, 21, 31]。尽管 Ehringer 等[15] 和 Pedneault 等[21] 从中检测到几个位于 *CHRNB3* 启动子区的遗传多态性位点，但 Hoft 等[31] 并未发现任何相关的 SNP，这可能是由于样本量较少或者表型定义不一致所导致的。

除了早期烟草使用的主观反应外，*CHRNB3/A6* 基因簇可能还在多种 ND 相关表型中起着重要作用，例如吸烟状态（是否吸烟）[14]、吸烟进程[24] 以及吸烟渴望度[16, 32] 等。另外，戒烟也是我们研究的一个重要表型，因为任何对吸烟的探究归根结底都是为了最终能够开发出有效的戒烟药物或手段。Hoft 等[11] 对白人家庭主妇的戒烟数量进行了遗传学研究，揭示了 3 个 *CHRNB3* 基因上游的 SNP（rs7004381、rs4950、rs13280604）和 1 个 *CHRNA6* 3' 区的 SNP（rs2304297）与戒烟失败次数显著相关。有趣的是，Fletcher 等[20] 提到遗传在烟草税收政策反应方面也具有一定的效应，如携带有 *CHRNA6* 基因上的 rs2304297 G/G 突变的个体对高烟草税收会更加敏感，暗示政府可以从这方面着手降低吸烟率。

四、稀有变异研究结果

如上所述，GWAS 和候选基因关联研究均证实了 *CHRNB3/A6* 基因簇上多个常见的 SNP 与 ND 及其有关表型相关。然而，对该区域上的稀有突变的研究却为之甚少，主要是因为稀有变异的等位基因频率太低（MAF<1%），以致于无法达到一定的统计效力。目前只有一篇相关的研究报道[33]，对 AA 和 EA 样本中的吸烟者和非吸烟者进行 *CHRNB3/A6* 编码区和侧翼区的序列测定，但并未找到与 ND 显著关联的稀有突变。而同一研究小组进行的另一项研究[34] 则表明，*CHRNB3* 中的罕见错义突变与酒精和可卡因成瘾的风险显著相关。

尽管遗传学证据不足，功能学实验证明人类 α6 亚基编码基因上的稀有突变对 ND 的病理学过程起着至关重要的作用[35]。在非洲爪蟾卵母细胞中异源表达的 hα6*-nAChRs 会由于譬如 rs149966755（Asp57Asn）、rs373147726（Ser156Arg）和 rs79945499（Asn171Lys）等错义突变的引入而减弱其功能；相反，rs188620180（Arg96His）、rs200745568（Ala184Asp）、rs372469952（Asp199Tyr）或 rs369966241（Ser233Cys）等稀有突变会增加受体对尼古丁的敏感性。已有证据表明，对激动剂（尼古丁或乙酰胆碱）的高敏感性可能会降低尼古丁成瘾的风险，反之亦然[36]。因此，携带有 *CHRNA6* 基因稀有突变的个体将会对尼古丁展现出不同的药物学特点，从而对吸烟呈现出不同的反应。

人类遗传突变的主体是稀有突变、拷贝数变异（CNV）和插入 / 缺失多态性（indels）等，它们将共同构成尼古丁成瘾的遗传贡献率。基于其功能的重要性，因此我们迫切需要将稀有突变，特别是稀有错义突变纳入 ND 相关表型的研究中去。

五、β3 和 α6 亚基的功能学研究

如上所述，许多遗传学研究均已证实 *CHRNB3/A6* 基因簇突变与 ND 风险存在高度相关性[5, 7, 8]，因而迫切需要我们去探究其潜在的分子机制。然而，目前可利用的专一性靶向特定 nAChR 亚型的药物配体很少。针对这一问题，以及 α6*-nAChRs 不易在体外表达的事实，科学家只能通过遗传操作小鼠来研究 α6 和 β3 亚基在 ND 过程中的作用。该过程通常包括基因敲除（KO）和基因敲入（KI）。

自从 α6*- 和 β3*-nAChRs 被发现主要表达于儿茶酚胺能和视觉系统神经元[37-40]，人们越来越多地关注这些受体亚型在生物体内的作用。通过将转基因小鼠的 α6 亚基蛋白和绿色荧光蛋白融合，研究发现 α6 亚基主要表达于尼古丁效应增强区[41, 42]，如腹侧被盖区（VTA）和黑质致密区（SNc），同时也存在于蓝斑和视网膜神经节细胞[43, 44]。免疫共沉淀和高亲和力 [^{125}I] α- 芋螺毒素（α-conotoxin MII，αCtxMII）结合实验显示，纹状体中最主要的 α6*-nAChRs 亚型组成是 α6β2β3* 和 α6α4β2β3* 五聚体[45, 46]。此外，β3 亚基的编码基因由于毗邻 *CHRNA6* 基因（图 6-1），通常会与 α6 亚基共表达。但是，该亚基上不存在乙酰胆碱结合位点，因而可能通过发挥辅助的作用来影响 α6*-nAChRs 的形成和功能[47, 48]。为了证实这一点，Gotti 等[48] 研究发现 β3 亚基的缺失能够大大减少 α6*-nAChRs 在 VTA 多巴胺细胞体和纹状体末端区域中的表达，暗示 β3 对于含有 α6 的受体亚型在多巴胺能神经元中的正确组装、稳定和运输具有重要作用。同时，Cui 等[47] 提出破坏 β3 的编码基因并不会影响同一脑区中 α6 和其他亚基的 mRNA 表达。研究显示，β3 敲除小鼠可以改变运动活性以及听觉惊跳反射的前脉冲抑制，而这些行为部分受控于黑质纹状体和中脑多巴胺能神经传递。得出上述改变的证据是，当用 αCTxMII 抑制含有 β3 的尼古丁受体时会调节纹状体多巴胺的释放[47]。此外，Kamens 等[49] 发现来自于人类研究的保护性突变位点 rs6474413 可以减少 β3 亚基的表达，进而导致小鼠减少尼古丁的摄入量。

相比而言，α6 敲除小鼠能够正常生长且无没明显的发育、神经系统或者行为缺陷[45, 50]。Champtiaux 等[50] 利用放射自显影技术发现，敲除 α6 亚基使得小鼠中脑多巴胺能神经元和视觉系统中的 [^{125}I] α-CtxMII 结合完全消失，证明 α6 是该毒素结合位点的必要组成部分。同时，另一项研究[51] 显示，VTA 中的 α6 在急性尼古丁增强中有着非常重要的作用。

目前检测尼古丁的增强效应主要有两种方式：一种是静脉注射或皮下尼古丁自我给药（self-administration，SA），另一种是尼古丁诱导的条件性位置偏好（conditioned place preference，CPP）试验。SA 通常需要将配对小鼠同时置于试验箱，一只被标记为"主动鼠"，另一只被标记为"被动鼠"，整个过程在 30 分钟内完成。主动鼠的每次鼻戳（NP）

都会促使由电脑控制的微泵向配对小鼠输送尼古丁或者生理盐水，而被动鼠的 NP 则被记录为无效行为。通过计算这一对小鼠 NP 次数的比率，即可推测尼古丁的增强效应。实验证明，野生型（WT）小鼠在每次注射剂量为 26.3μg/kg 时会出现自我给药行为，而 α6 敲除小鼠则无此现象。甚至在低剂量（8.7~17.5μg/kg）到高剂量（35~52.6μg/kg）的范围内，该小鼠均无法进行尼古丁自我给药。更重要的是，当 α6 敲除小鼠利用慢病毒载体在 VTA 中特异性重表达 α6 亚基时，即刻恢复了尼古丁的强化特性（图 6-2）[51]。此外，在另一项需要具备学习能力的 SA 实验中，α6 敲除小鼠与 WT 小鼠相比，表现出尼古丁 SA 减少的趋势（虽然该差异在统计学上不显著）[52]。上述结果证明，VTA 中的 α6 亚基对于维持尼古丁 SA 是至关重要的。与此同时，Sanjakdar 等[53] 利用 CPP 实验得出，WT 小鼠具有一个典型的倒置 U 型 CPP 反应曲线。其中，该小鼠在尼古丁剂量为 0.5mg/kg 时会显著增加其偏好性得分，而 α6 敲除小鼠则无此现象。相反，高剂量的尼古丁（1.0mg/kg）会导致 KO 小鼠的偏好性得分远远高于野生型小鼠（图 6-3）。因此，与 WT 小鼠相比，KO 小鼠的尼古丁剂量 - 反应曲线右移，表明尼古丁诱导的奖赏机制是由 α6*-nAChR 介导的。通过选择性拮抗剂（如 α-contoxin MII）对 α6 亚基进行药物学阻断能够减弱尼古丁诱导的 CPP [53, 54]，进一步证明了上述推断。

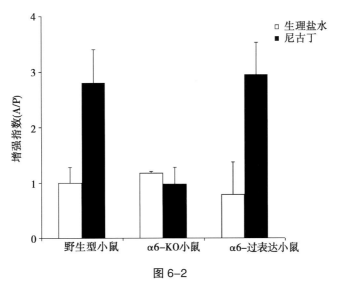

图 6-2

野生型和 VTA 特异性重表达 α6 亚基的小鼠能够进行尼古丁静脉自我给药，而 α6 敲除小鼠无此现象。数据表示每一组在 26.3μg/kg 尼古丁处理下 30min 内的增强指数（主动鼠与被动鼠的累积 NP 比）平均值（± 标准差），$p<0.01$ 代表尼古丁处理组和生理盐水对照组具有统计学差异。该图所用数据源于 Pons 等[51] 的研究报道

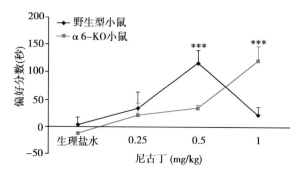

图 6-3　CPP 实验证实 α6*-nAChRs 在尼古丁奖励效应中的关键作用

与 WT 小鼠相比，α6-KO 小鼠的尼古丁剂量 – 反应曲线右移。数据表示每一剂量处理下小鼠的偏好得分平均值（± 标准差），*** 表示 $p<0.001$。该图所用数据源于 Sanjakdar 等[53] 的研究报道

虽然 KO 小鼠模型是探究 ND 机制的重要研究手段，但它通常只能解释亚基蛋白的必要性问题，而非具体性情况。为了更好地理解不同亚基或受体亚型在尼古丁诱导的奖赏和戒断过程中的不同作用研究者引入了 KI 小鼠模型。将 α6 亚基蛋白 M2 结构域中的第 9 个氨基酸残基由"亮氨酸"突变成"丝氨酸"（L9'S）会导致小鼠对尼古丁的敏感性增强。这些小鼠表现过度活跃并不停地转圈，不能适应饲养笼以及新环境[55-58]，而这些行为均与多巴胺神经元放电和多巴胺释放增强有关[55, 56, 58, 59]。另外，通过将 α6 L9'S 小鼠与 α4 KO 小鼠杂交，我们发现功能获得型突变引起的高度活跃效应是由 α6α4* 五聚体介导的，因为缺乏 α4 亚基的 α6 L9'S 小鼠表现正常[56]。总之，这些研究证实 α6 L9'S 的小鼠在探究 α6 亚基对 ND 相关行为的作用时是非常有价值的。

六、慢性尼古丁处理对 α6*-nAChRs 表达的影响

与其他成瘾物质类似，尼古丁可增加中脑缘的多巴胺传递，这被认为是调控吸烟成瘾的关键所在。目前对尼古丁奖赏效应的研究多采用急性注射法，但是吸烟对大脑的适应性改变是一个长期过程，因而了解尼古丁的慢性影响对于理解 ND 形成和实施戒烟治疗是至关重要的。如果说通过遗传操作手段构建的尼古丁受体编码基因 KO 或 KI 小鼠模型是鉴别特定受体亚基在 ND 中作用的有效工具，那么体内或体外的慢性尼古丁处理可以模仿人类的吸烟过程，被认为是一种宝贵的策略。

动物[60, 61] 和人类[62] 在长期摄入尼古丁之后会增加大脑中枢神经系统中的 nAChRs 与高亲和性激动剂的结合，这个过程被称为"尼古丁诱导的上调"[63]，可能参与 ND 的病理过程。研究显示，与非吸烟者相比，吸烟者脑中的［³H］乙酰胆碱结合位点增加[64]。而 nAChRs 上调的本质在于其数量的增加，而不是对尼古丁的亲和力提高[65]。近来，有证据表明尼古丁作为药物学伴侣可以加快细胞内 nAChR 的成熟过程[66]。因此，当尼古丁与部分

组装的 nAChRs 相结合时，可以诱导受体提高组装效率，这可能是慢性尼古丁摄入对神经性尼古丁受体脱敏后的代偿机制[67, 68]。

许多研究利用放射性标记的地棘蛙素观察到多个脑区的 nAChR 亚型在慢性尼古丁处理时（渗透微型泵或颈静脉插管注射和通过饮用水输入[61, 69-72]）。Nguyen 等[73]利用 $[^{125}I]$ – 地棘蛙素、A-85380 和胞嘧啶证明慢性尼古丁摄入能够上调 α4β2*-nAChRs，而对其他 nAChR 亚型几乎没有影响。但是，广泛分布于大脑并对尼古丁具有高亲和力的 α4β2*-nAChRs 在吸烟的早期阶段就出现脱敏现象，因此在吸烟者的大部分时间中不起作用。尽管我们明确知道尼古丁可以诱导 α4β2*-nAChR 的上调，但这仍不足以解释全天持续性吸烟的行为[1, 74]。相反，对尼古丁具有低亲和力的受体亚基（例如 α7，α6）因不易于趋向快速饱和而可能在吸烟后期中起重要作用。此外，除了含有 α4β2 亚基的受体外，中脑缘多巴胺系统中还存在其他不同类型的 nAChRs，如 α6β2*- 和 α7*-nAChRs。

上述结果均表明，对其他尼古丁受体亚型的上调研究是至关重要的。

与 α4β2*-nAChRs 的研究结果不同，慢性尼古丁摄入引起的 α6*-nAChRs 调控存在争议[75]，体外和体内实验发现这种类型的受体会出现上调、下调和无变化三种情况（表 6-3）。在培养的细胞系中[76-78]中观察到尼古丁处理后的 α6β2*- 或 α6β2β3*-nAChRs 表达上调，虽然异源性表达 α6*-nAChRs 仍比较困难。但是，在啮齿动物中却发现了不同的实验结果：Nguyen[73] 和 Parker 等[79]认为慢性尼古丁摄入会上调伏隔核中的 α6*-nAChRs，而其他几个研究小组[80-84]则在纹状体中观察到该类受体的表达下调。有趣的是，Perez 等[83]研究发现，在 α4-KO 小鼠中使用新型 α-CtxMII 类似物 E11A，当通过饮用水进行尼古丁给药 2 周时会增加纹状体中的 α6（非 α4）β2*-nAChR 数量，而对应的 WT 小鼠中的 α6β2* 亚型总量减少。上述结果支持 α6α4β2* 在纹状体中下调的假设。此外，在松鼠猴等非人灵长类动物中，摄入尼古丁终浓度为 650μg/ml 的饮用水超过 6 个月之后，McCallum 等[85]发现 α6β2*-nAChR 的结合位点显著改变，而其他研究小组并没有发现类似的结果[86-88]。这很有可能是由于这种改变只发生在特定脑区，因为早期研究主要集中于伏隔核，而后期研究则集中于纹状体。另外，对其他奖赏相关脑区的研究目前还没有明确的结论[78, 79, 89]。

造成上述结果产生差异的主要原因有：①不同实验设计中尼古丁的处理浓度、时间等不同，有证据表明 α6β2β3*-nAChR 在 50nM 尼古丁处理后表达上调，而在 500 nM 尼古丁处理后表达下调[78]；②研究的物种 / 细胞类型、脑区和 α6*-nAChR 亚型不同；③使用的检测方法不同，因而需要开发更多亚基特异性激动剂和抗体。

表 6-3 慢性尼古丁处理对包含 α6 和 β3 亚基的 nAChR 的表达的影响

变化情况	物种/细胞系	处理/剂量	脑区	亚型	参考文献
上调	大鼠	注射；每天 6.0mg/kg；2 周	NAcc；SC	α6β2*	73
		注射；每天 1.5mg/kg；18 天	NAcc；VTA/SN；CPu；Thal	α6*	79
	小鼠	注射；每小时 0.4mg/kg；10 天	VTA/SNc	α6*	78
		注射；每小时 2mg/kg；10 天	VTA/SNc；mHb；SC	α6*	78
		口服；300μg/ml；2 周	Str	α6 [非 α4]β2*	83
	HEKtsA201 细胞系	孵育；100μM；过夜	–	α6β2*、α6β2β3*、α6β4 和 α6β4β3*	76
		孵育；30μM；24 小时	–	α6β2*	77
	Neuro–2a 细胞系	孵育；50μM；24 小时	–	α6β2β3*	78
不变	猴	口服；650μg/ml；6~8 个月	NAcc	α6β2*	86
		口服；650μg/ml；8 个月	VPu；DPu	α6β2*	87
		口服；650μg/ml；3~6 个月	NAcc	α6β2*	88
	大鼠	注射；每天 6.0mg/kg；2 周	Str；SC	β3*	81
			SC	α6*	
	Neuro–2a 细胞系	孵育；50μM；24 小时	–	α6β2*	78
下调	大鼠	口服；650μg/ml；6 个月	CPu；AcbC；AcbSh；SNPC；VTA	α6β2*	89
		注射；每天 6.0mg/kg；2 周	Str	α6*	81
		注射；每天 6.0mg/kg；2 周	Str；DLG；VLG	α6*	82
		口服；100μg/ml；2 周	Str	α6β2*	83
		口服；25μg/ml；2~3 个月	NAcc	α6β2*	90
	小鼠	口服；300μg/ml；1~6 周	Str	α6*	80
		口服；300μg/ml；2 周	Str	α6β2*	83
		注射；每小时 0.125~4.0mg/kg；10 天	DLG；NAcc；Str；OT；VLG	α6β2*	84
	猴	口服；650μg/ml；6 个月	Str	α6*	85

* 表示构成完整受体中任意一种烟碱乙酰胆碱尼古丁受体亚基；AcbC：伏核核心（accumbens core）；AcbSh：伏隔核壳（accumbens shell）；CPu：尾状壳核（caudate putamen）；DLG：背外侧膝状体（dorsal lateral geniculate）；DPu：背壳（dorsal putamen）；VPu：腹侧外壳（ventral putamen）；HEK：人胚肾（human embryonic kidney）；NAcc：伏隔核（nucleus accumbens）；Neuro–2a：神经母细胞瘤细胞系；OT：嗅结节（olfactory tubercles）；SC：上丘（superior colliculus）；SN：黑质（substantia nigra）；SNPC：黑质致密部（substantia nigra pars compacta）；Thal：丘脑（thalamus）；VLG：腹外侧膝状体（lateral geniculate body）；VTA：腹侧被盖区（ventral tegmental area）；mHb：中脑后脑交接区（midbrain–hindbrain boundary）；Str：纹状体（striatum）

七、总结

本章节对 *CHRNB3/A6* 基因簇突变与 ND 之间的相关性进行了系统总结。首先，GWAS 和候选基因关联研究均发现多个显著影响 ND 及其相关表型的 SNP 位点，其中证据最多的是位于 *CHRNB3* 基因上的 rs13277254 和 rs6474413 以及与其紧密连锁的 rs10958726 和 rs1955186。然而，与功能学实验结果相反，遗传学研究并未在 *CHRNA6* 基因上找到大量与 ND 有关的突变。总体说来，目前的研究仅揭示了 *CHRNB3/A6* 基因簇上的一小部分遗传位点，即只能解释吸烟相关行为的部分遗传率，因此，未来我们需要确定更多的关联位点（特别是稀有 SNP）。此外，对不同种族人群的研究也将是下一步的研究重点，虽然目前的结果并不一致，但种族之间遗传结构和等位基因频率的不同可以帮助寻找潜在的致病位点。

对 *CHRNB3* 和 *CHRNA6* 基因的遗传操作小鼠是评估其在 ND 易感性中作用的有效工具。敲除小鼠会展现出多种 ND 相关的行为，例如，与 WT 小鼠相比，α6-KO 小鼠不能自主摄入尼古丁。同时，利用 α6-KI 小鼠还能确定 α6*-nAChRs 的激活剂或拮抗剂，从而加快戒烟药物的开发。然而，这种敲入方法很少在体内或体外试验中被用于探究不同 SNP 引起的功能结果，尽管这类研究有助于阐明人类遗传突变影响个体对尼古丁增强、厌恶和戒断效应的潜在机制。此外，α6 和 β3 亚基的药物学特性也存在着显著差异，表现在慢性尼古丁处理后的受体表达调控等方面，虽然已报道的研究结果并不一致，关于尼古丁是如何影响 α6*-nAChRs 的表达仍有待于进一步研究。目前野生型 α6*-nAChRs 的功能表达还难以实现，但可以通过遗传修饰的方法如 α6 或 β3 亚基嵌合体、拼接体和点突变辅助完成。因此，我们今后仍然需要克服许多困难，以期解决含有 α6 亚基的受体异源性表达问题，进而探索慢性尼古丁处理对 α6*-nAChRs 表达的影响。

致谢

本章改编自笔者团队在 *Translational Psychiatry* 上发表的文章（Wen et al，2016，6：e843）。

·· 参 考 文 献 ··

1. Rose JE. Multiple brain pathways and receptors underlying tobacco addiction. Biochemical pharmacology，2007，74（8）：1263–1270.

2. Waters AJ，Shiffman S，Sayette MA，et al. Attentional bias predicts outcome in smoking cessation. Health psychology：official journal of the Division of Health Psychology，American Psychological Association，2003，22（4）：378–387.

3. Saccone SF，Hinrichs AL，Saccone NL，et al. Cholinergic nicotinic receptor genes implicated in a nicotine

dependence association study targeting 348 candidate genes with 3713 SNPs. Hum Mol Genet,2007,16(1):36–49.

4.　Bierut LJ,Stitzel JA,Wang JC,et al. Variants in Nicotinic Receptors and Risk for Nicotine Dependence. Am J Psychiatry,2008,165(9):1163–1171.

5.　Thorgeirsson TE,Gudbjartsson DF,Surakka I,et al. Sequence variants at CHRNB3–CHRNA6 and CYP2A6 affect smoking behavior. Nature genetics,2010,42(5):448–453.

6.　Bierut LJ. Genetic vulnerability and susceptibility to substance dependence. Neuron,2011,69(4):618–627.

7.　Bierut LJ,Madden PA,Breslau N,et al. Novel genes identified in a high–density genome wide association study for nicotine dependence. Hum Mol Genet,2007,16(1):24–35.

8.　Rice JP,Hartz SM,Agrawal A,et al. CHRNB3 is more strongly associated with Fagerstrom test for cigarette dependence–based nicotine dependence than cigarettes per day:phenotype definition changes genome–wide association studies results. Addiction,2012,107(11):2019–2028.

9.　Saccone NL,Saccone SF,Hinrichs AL,et al. Multiple distinct risk loci for nicotine dependence identified by dense coverage of the complete family of nicotinic receptor subunit(CHRN)genes. Am J Med Genet B Neuropsychiatr Genet,2009,150B(4):453–466.

10.　Zeiger JS,Haberstick BC,Schlaepfer I,et al. The neuronal nicotinic receptor subunit genes(CHRNA6 and CHRNB3)are associated with subjective responses to tobacco. Hum Mol Genet,2008,17(5):724–734.

11.　Hoft NR,Corley RP,McQueen MB,et al. Genetic association of the CHRNA6 and CHRNB3 genes with tobacco dependence in a nationally representative sample. Neuropsychopharmacology,2009,34(3):698–706.

12.　Saccone NL,Schwantes–An TH,Wang JC,et al. Multiple cholinergic nicotinic receptor genes affect nicotine dependence risk in African and European Americans. Genes,brain,and behavior,2010,9(7):741–750.

13.　Cui WY,Wang S,Yang J,et al. Significant association of CHRNB3 variants with nicotine dependence in multiple ethnic populations. Mol Psychiatry,2013,18(11):1149–1151.

14.　Bar–Shira A,Gana–Weisz M,Gan–Or Z,et al. CHRNB3 c. −57A>G functional promoter change affects Parkinson's disease and smoking. Neurobiology of aging,2014,35(9):2179 e1–6.

15.　Ehringer MA,McQueen MB,Hoft NR,et al. Association of CHRN genes with "dizziness" to tobacco. American journal of medical genetics Part B,Neuropsychiatric genetics:the official publication of the International Society of Psychiatric Genetics,2010,153B(2):600–609.

16.　Won WY,Park B,Choi SW,et al. Genetic Association of CHRNB3 and CHRNA6 Gene Polymorphisms with Nicotine Dependence Syndrome Scale in Korean Population. Psychiatry investigation,2014,11(3):307–312.

17.　Johnson EO,Chen LS,Breslau N,et al. Peer smoking and the nicotinic receptor genes:an examination of genetic and environmental risks for nicotine dependence. Addiction,2010,105(11):2014–2022.

18.　Culverhouse RC,Johnson EO,Breslau N,et al. Multiple distinct CHRNB3–CHRNA6 variants are genetic risk factors for nicotine dependence in African Americans and European Americans. Addiction,2014,109(5):814–822.

19.　Wei J,Chu C,Wang Y,et al. Association study of 45 candidate genes in nicotine dependence in Han Chinese. Addictive behaviors,2012,37(5):622–626.

20.　Fletcher JM. Why have tobacco control policies stalled？ Using genetic moderation to examine policy impacts. PloS one,2012,7(12):e50576.

21.　Pedneault M,Labbe A,Roy–Gagnon MH,et al. The association between CHRN genetic variants and dizziness at first inhalation of cigarette smoke. Addictive behaviors,2014,39(1):316–320.

22.　Stevens VL,Bierut LJ,Talbot JT,et al. Nicotinic receptor gene variants influence susceptibility to heavy smoking. Cancer epidemiology,biomarkers & prevention:a publication of the American Association for Cancer Research,cosponsored by the American Society of Preventive Oncology,2008,17(12):3517–3525.

23. Wang S, A DvdV, Xu Q, et al. Significant associations of CHRNA2 and CHRNA6 with nicotine dependence in European American and African American populations. Hum Genet, 2014, 133(5):575-586.

24. Lee CT, Fuemmeler BF, McClernon FJ, et al. Nicotinic receptor gene variants interact with attention deficient hyperactive disorder symptoms to predict smoking trajectories from early adolescence to adulthood. Addictive behaviors, 2013, 38(11):2683-2689.

25. Greenbaum L, Kanyas K, Karni O, et al. Why do young women smoke? I. Direct and interactive effects of environment, psychological characteristics and nicotinic cholinergic receptor genes. Mol Psychiatry, 2006, 11(3): 312-322.

26. Keskitalo-Vuokko K, Pitkaniemi J, Broms U, et al. Associations of nicotine intake measures with CHRN genes in Finnish smokers. Nicotine Tob Res, 2011, 13(8):686-690.

27. Etter JF, Hoda JC, Perroud N, et al. Association of genes coding for the alpha-4, alpha-5, beta-2 and beta-3 subunits of nicotinic receptors with cigarette smoking and nicotine dependence. Addictive behaviors, 2009, 34 (9):772-775.

28. Hubacek JA, Lanska V, Adamkova V. Lack of an association between SNPs within the cholinergic receptor genes and smoking behavior in a Czech post-MONICA study. Genetics and molecular biology, 2014, 37(4): 625-630.

29. DiFranza JR, Savageau JA, Fletcher K, et al. Recollections and repercussions of the first inhaled cigarette. Addictive behaviors, 2004, 29(2):261-272.

30. Pomerleau OF, Pomerleau CS, Mehringer AM, et al, Cameron OG. Validation of retrospective reports of early experiences with smoking. Addictive behaviors, 2005, 30(3):607-611.

31. Hoft NR, Stitzel JA, Hutchison KE, et al. CHRNB2 promoter region: association with subjective effects to nicotine and gene expression differences. Genes, brain, and behavior, 2011, 10(2):176-185.

32. Landgren S, Berglund K, Jerlhag E, et al. Reward-related genes and personality traits in alcohol-dependent individuals: a pilot case control study. Neuropsychobiology, 2011, 64(1):38-46.

33. Haller G, Druley T, Vallania FL, et al. Rare missense variants in CHRNB4 are associated with reduced risk of nicotine dependence. Hum Mol Genet, 2012, 21(3):647-655.

34. Haller G, Kapoor M, Budde J, et al. Rare missense variants in CHRNB3 and CHRNA3 are associated with risk of alcohol and cocaine dependence. Human molecular genetics, 2014, 23(3):810-819.

35. Dash B, Li MD. Analysis of rare variations reveals roles of amino acid residues in the N-terminal extracellular domain of nicotinic acetylcholine receptor (nAChR)alpha6 subunit in the functional expression of human alpha6*-nAChRs. Molecular brain, 2014, 7:35.

36. Haller G, Li P, Esch C, et al. Functional characterization improves associations between rare non-synonymous variants in CHRNB4 and smoking behavior. PloS one, 2014, 9(5):e96753.

37. Deneris ES, Boulter J, Swanson LW, et al. Beta 3: a new member of nicotinic acetylcholine receptor gene family is expressed in brain. The Journal of biological chemistry, 1989, 264(11):6268-6272.

38. Forsayeth JR, Kobrin E. Formation of oligomers containing the beta3 and beta4 subunits of the rat nicotinic receptor. The Journal of neuroscience: the official journal of the Society for Neuroscience, 1997, 17(5):1531-1538.

39. Vailati S, Moretti M, Balestra B, et al. beta3 subunit is present in different nicotinic receptor subtypes in chick retina. European journal of pharmacology, 2000, 393(1-3):23-30.

40. Le Novere N, Zoli M, Changeux JP. Neuronal nicotinic receptor alpha 6 subunit mRNA is selectively concentrated in catecholaminergic nuclei of the rat brain. The European journal of neuroscience, 1996, 8(11): 2428-2439.

41. Mackey ED, Engle SE, Kim MR, et al. alpha6*nicotinic acetylcholine receptor expression and function in a

visual salience circuit. The Journal of neuroscience：the official journal of the Society for Neuroscience，2012，32（30）：10226-10237.

42. Powers MS，Broderick HJ，Drenan RM，et al. Nicotinic acetylcholine receptors containing alpha6 subunits contribute to alcohol reward-related behaviours. Genes，brain，and behavior，2013，12（5）：543-553.

43. Azam L，Winzer-Serhan UH，Chen Y，et al. Expression of neuronal nicotinic acetylcholine receptor subunit mRNAs within midbrain dopamine neurons. The Journal of comparative neurology，2002，444（3）：260-274.

44. Azam L，McIntosh JM. Characterization of nicotinic acetylcholine receptors that modulate nicotine-evoked［3H］norepinephrine release from mouse hippocampal synaptosomes. Molecular pharmacology，2006，70（3）：967-976.

45. Champtiaux N，Gotti C，Cordero-Erausquin M，et al. Subunit composition of functional nicotinic receptors in dopaminergic neurons investigated with knock-out mice. The Journal of neuroscience：the official journal of the Society for Neuroscience，2003，23（21）：7820-7829.

46. Zoli M，Moretti M，Zanardi A，et al. Identification of the nicotinic receptor subtypes expressed on dopaminergic terminals in the rat striatum. The Journal of neuroscience：the official journal of the Society for Neuroscience，2002，22（20）：8785-8789.

47. Cui C，Booker TK，Allen RS，et al. The beta3 nicotinic receptor subunit：a component of alpha-conotoxin MII-binding nicotinic acetylcholine receptors that modulate dopamine release and related behaviors. The Journal of neuroscience：the official journal of the Society for Neuroscience，2003，23（35）：11045-11053.

48. Gotti C，Moretti M，Clementi F，et al. Expression of nigrostriatal alpha 6-containing nicotinic acetylcholine receptors is selectively reduced，but not eliminated，by beta 3 subunit gene deletion. Molecular pharmacology，2005，67（6）：2007-2015.

49. Kamens HM，Miyamoto J，Powers MS，et al. The beta3 subunit of the nicotinic acetylcholine receptor：Modulation of gene expression and nicotine consumption. Neuropharmacology，2015，99：639-649.

50. Champtiaux N，Han ZY，Bessis A，et al. Distribution and pharmacology of alpha 6-containing nicotinic acetylcholine receptors analyzed with mutant mice. The Journal of neuroscience：the official journal of the Society for Neuroscience，2002，22（4）：1208-1217.

51. Pons S，Fattore L，Cossu G，et al. Crucial role of alpha4 and alpha6 nicotinic acetylcholine receptor subunits from ventral tegmental area in systemic nicotine self-administration. The Journal of neuroscience：the official journal of the Society for Neuroscience，2008，28（47）：12318-12327.

52. Exley R，Maubourguet N，David V，et al. Distinct contributions of nicotinic acetylcholine receptor subunit alpha4 and subunit alpha6 to the reinforcing effects of nicotine. Proceedings of the National Academy of Sciences of the United States of America，2011，108（18）：7577-7582.

53. Sanjakdar SS，Maldoon PP，Marks MJ，et al. Differential roles of alpha6beta2*and alpha4beta2*neuronal nicotinic receptors in nicotine-and cocaine-conditioned reward in mice. Neuropsychopharmacology：official publication of the American College of Neuropsychopharmacology，2015，40（2）：350-360.

54. Jackson KJ，McIntosh JM，Brunzell DH，et al. The role of alpha6-containing nicotinic acetylcholine receptors in nicotine reward and withdrawal. The Journal of pharmacology and experimental therapeutics，2009，331（2）：547-554.

55. Drenan RM，Grady SR，Whiteaker P，et al. In vivo activation of midbrain dopamine neurons via sensitized，high-affinity alpha 6 nicotinic acetylcholine receptors. Neuron，2008，60（1）：123-136.

56. Drenan RM，Grady SR，Steele AD，et al. Cholinergic modulation of locomotion and striatal dopamine release is mediated by alpha6alpha4*nicotinic acetylcholine receptors. The Journal of neuroscience：the official journal of the Society for Neuroscience，2010，30（29）：9877-9889.

57. Grady SR，Drenan RM，Breining SR，et al. Structural differences determine the relative selectivity of nicotinic compounds for native alpha 4 beta 2*-，alpha 6 beta 2*-，alpha 3 beta 4*-and alpha 7-nicotine acetylcholine

receptors. Neuropharmacology,2010,58(7):1054-1066.

58. Cohen BN,Mackey ED,Grady SR,et al. Nicotinic cholinergic mechanisms causing elevated dopamine release and abnormal locomotor behavior. Neuroscience,2012,200:31-41.

59. Wang Y,Lee JW,Oh G,et al. Enhanced synthesis and release of dopamine in transgenic mice with gain-of-function alpha6*nAChRs. Journal of neurochemistry,2014,129(2):315-327.

60. Webster JC,Francis MM,Porter JK,et al. Antagonist activities of mecamylamine and nicotine show reciprocal dependence on beta subunit sequence in the second transmembrane domain. British journal of pharmacology, 1999,127(6):1337-1348.

61. Marks MJ,Pauly JR,Gross SD,et al. Nicotine binding and nicotinic receptor subunit RNA after chronic nicotine treatment. The Journal of neuroscience:the official journal of the Society for Neuroscience,1992,12(7):2765-2784.

62. Perry DC,Davila-Garcia MI,Stockmeier CA,et al. Increased nicotinic receptors in brains from smokers: membrane binding and autoradiography studies. The Journal of pharmacology and experimental therapeutics, 1999,289(3):1545-1552.

63. Hogg RC,Raggenbass M,Bertrand D. Nicotinic acetylcholine receptors:from structure to brain function. Reviews of physiology,biochemistry and pharmacology,2003,147:1-46.

64. Breese CR,Marks MJ,Logel J,et al. Effect of smoking history on [3H]nicotine binding in human postmortem brain. The Journal of pharmacology and experimental therapeutics,1997,282(1):7-13.

65. Buisson B,Bertrand D. Chronic exposure to nicotine upregulates the human(alpha)4((beta)2 nicotinic acetylcholine receptor function. The Journal of neuroscience:the official journal of the Society for Neuroscience, 2001,21(6):1819-1829.

66. Lester HA,Xiao C,Srinivasan R,et al. Nicotine is a selective pharmacological chaperone of acetylcholine receptor number and stoichiometry. Implications for drug discovery. The AAPS journal,2009,11(1):167-177.

67. Picciotto MR,Addy NA,Mineur YS,et al. It is not "either/or":activation and desensitization of nicotinic acetylcholine receptors both contribute to behaviors related to nicotine addiction and mood. Progress in neurobiology,2008,84(4):329-342.

68. Fenster CP,Hicks JH,Beckman ML,et al. Desensitization of nicotinic receptors in the central nervous system. Annals of the New York Academy of Sciences,1999,868:620-623.

69. Rogers SW,Gahring LC,Collins AC,et al. Age-related changes in neuronal nicotinic acetylcholine receptor subunit alpha4 expression are modified by long-term nicotine administration. The Journal of neuroscience:the official journal of the Society for Neuroscience,1998,18(13):4825-4832.

70. Ryan RE,Ross SA,Drago J,et al. Dose-related neuroprotective effects of chronic nicotine in 6-hydroxydopamine treated rats,and loss of neuroprotection in alpha4 nicotinic receptor subunit knockout mice. British journal of pharmacology,2001,132(8):1650-1656.

71. Sparks JA,Pauly JR. Effects of continuous oral nicotine administration on brain nicotinic receptors and responsiveness to nicotine in C57Bl/6 mice. Psychopharmacology(Berl),1999,141(2):145-153.

72. Flores CM,Davila-Garcia MI,Ulrich YM,et al. Differential regulation of neuronal nicotinic receptor binding sites following chronic nicotine administration. Journal of neurochemistry,1997,69(5):2216-2219.

73. Nguyen HN,Rasmussen BA,Perry DC. Subtype-selective up-regulation by chronic nicotine of high-affinity nicotinic receptors in rat brain demonstrated by receptor autoradiography. The Journal of pharmacology and experimental therapeutics,2003,307(3):1090-1097.

74. Wooltorton JR,Pidoplichko VI,Broide RS,et al. Differential desensitization and distribution of nicotinic acetylcholine receptor subtypes in midbrain dopamine areas. The Journal of neuroscience:the official journal of the Society for Neuroscience,2003,23(8):3176-3185.

75. Srinivasan R, Henderson BJ, Lester HA, Richards CI. Pharmacological chaperoning of nAChRs: a therapeutic target for Parkinson's disease. Pharmacological research: the official journal of the Italian Pharmacological Society, 2014, 83: 20-29.

76. Tumkosit P, Kuryatov A, Luo J, et al. Beta3 subunits promote expression and nicotine-induced up-regulation of human nicotinic alpha6*nicotinic acetylcholine receptors expressed in transfected cell lines. Molecular pharmacology, 2006, 70(4): 1358-1368.

77. Walsh H, Govind AP, Mastro R, et al. Up-regulation of nicotinic receptors by nicotine varies with receptor subtype. The Journal of biological chemistry, 2008, 283(10): 6022-6032.

78. Henderson BJ, Srinivasan R, Nichols WA, et al. Nicotine exploits a COPI-mediated process for chaperone-mediated up-regulation of its receptors. The Journal of general physiology, 2014, 143(1): 51-66.

79. Parker SL, Fu Y, McAllen K, et al. Up-regulation of brain nicotinic acetylcholine receptors in the rat during long-term self-administration of nicotine: disproportionate increase of the alpha6 subunit. Molecular pharmacology, 2004, 65(3): 611-622.

80. Lai A, Parameswaran N, Khwaja M, et al. Long-term nicotine treatment decreases striatal alpha 6*nicotinic acetylcholine receptor sites and function in mice. Molecular pharmacology, 2005, 67(5): 1639-1647.

81. Perry DC, Mao D, Gold AB, et al. Chronic nicotine differentially regulates alpha6-and beta3-containing nicotinic cholinergic receptors in rat brain. The Journal of pharmacology and experimental therapeutics, 2007, 322(1): 306-315.

82. Doura MB, Gold AB, Keller AB, et al. Adult and periadolescent rats differ in expression of nicotinic cholinergic receptor subtypes and in the response of these subtypes to chronic nicotine exposure. Brain research, 2008, 1215: 40-52.

83. Perez XA, Bordia T, McIntosh JM, et al. Long-term nicotine treatment differentially regulates striatal alpha6alpha4beta2*and alpha6(nonalpha4)beta2*nAChR expression and function. Molecular pharmacology, 2008, 74(3): 844-853.

84. Marks MJ, Grady SR, Salminen O, et al. alpha6beta2*-subtype nicotinic acetylcholine receptors are more sensitive than alpha4beta2*-subtype receptors to regulation by chronic nicotine administration. Journal of neurochemistry, 2014, 130(2): 185-198.

85. McCallum SE, Parameswaran N, Bordia T, et al. Decrease in alpha3*/alpha6*nicotinic receptors but not nicotine-evoked dopamine release in monkey brain after nigrostriatal damage. Molecular pharmacology, 2005, 68(3): 737-746.

86. McCallum SE, Parameswaran N, Bordia T, et al. Differential regulation of mesolimbic alpha 3/alpha 6 beta 2 and alpha 4 beta 2 nicotinic acetylcholine receptor sites and function after long-term oral nicotine to monkeys. The Journal of pharmacology and experimental therapeutics, 2006, 318(1): 381-388.

87. Perez XA, O'Leary KT, Parameswaran N, et al. Prominent role of alpha3/alpha6beta2*nAChRs in regulating evoked dopamine release in primate putamen: effect of long-term nicotine treatment. Molecular pharmacology, 2009, 75(4): 938-946.

88. Perez XA, Ly J, McIntosh JM, et al. Long-term nicotine exposure depresses dopamine release in nonhuman primate nucleus accumbens. The Journal of pharmacology and experimental therapeutics, 2012, 342(2): 335-344.

89. Mugnaini M, Garzotti M, Sartori I, et al. Selective down-regulation of [(125)I]Y0-alpha-conotoxin MII binding in rat mesostriatal dopamine pathway following continuous infusion of nicotine. Neuroscience, 2006, 137(2): 565-572.

90. Perez XA, McIntosh JM, Quik M. Long-term nicotine treatment down-regulates alpha6beta2*nicotinic receptor expression and function in nucleus accumbens. Journal of neurochemistry, 2013, 127(6): 762-771.

第七章

γ-氨基丁酸信号通路中的遗传变异对吸烟成瘾的贡献

虽然遗传因素对吸烟成瘾有很大的影响，但人们对导致这种行为的易感性基因和遗传变异还知之甚少。多年的全基因组连锁和关联分析已经揭示了导致吸烟成瘾的众多易感基因和信号通路。在本章中，我们将侧重讨论 γ-氨基丁酸（γ-aminobutyric acid，GABA）信号通路中与成瘾有关的基因和变异以及来自于人类遗传研究中的连锁、关联以及基因间相互作用分析的证据。现在的研究重点不仅仅是在独立样本中验证这些关联，而且还要理解这些变异对已检测到的关联有多大贡献，以及它们是如何作用的。

一、简介

在吸烟有关的中枢神经系统（central nervous system，CNS）的重要神经递质中，GABA 是主要的抑制性神经递质。其调节作用是通过两类受体所介导的：离子型 $GABA_A$ 受体和代谢型 $GABA_B$ 受体[1, 2]。$GABA_A$ 受体形成离子通道，而 $GABA_B$ 受体则是通过 G 蛋白结合来激活第二信使（secondary messenger）系统。GABA 神经元是中脑边缘多巴胺系统的一部分，在介导滥用药物的强化特性方面至关重要。此外，GABA 系统在大脑中广泛表达；除中脑边缘系统外，其他脑区可能一定程度上也参与药物滥用相关行为的形成。基于 CNS 中 GABA 信号功能的重要性，所以，与该系统有关的基因，在人类成瘾遗传研究中都受到了极大的关注，包括吸烟成瘾。本章节旨在对已通过遗传学方法而报道的 GABA 信号通路中的基因在药物成瘾上所起的作用进行阐述。

二、连锁分析结果显示 GABA 通路中的基因与吸烟成瘾有关

过去十年来，在尼古丁、酒精以及其他滥用药物的成瘾方面，已有大量的全基因组连锁分析（linkage analysis）报告[3]，特别是在吸烟相关行为研究。目前，已经发表了 20 多篇此类研究（见第四章）。通过查阅每个研究中报道的连锁区域和使用 Lander 和 Kruglyak 建议的显著性定义标准[4]，我们发现位于 3~7、9~11、17、20 和 22 号染色体上的 14 个区域和吸烟成瘾有关，至少在两个独立样本中有"建议性连锁（suggestive linkage）"或"显著性连锁（significant linkage）"信号[5, 6]。在上述区域中，位于 9、10、11 和 17 号染色体上的区间获得了最强的支持，其中 9 和 17 号染色体上的最令人感兴趣，即为本章的主要讨论对象[7-11]。

三、GABA$_B$ 受体亚基 2 与吸烟成瘾关联的证据

在 Framingham 心脏研究（Framingham Heart Study，FHS）样本中，我们首先报道了 9 号染色体与吸烟成瘾的"建议性"连锁关系[10]，并且在我们[11]以及他人[8, 9, 12]的独立样品中得到了验证。根据这一发现，我们在美国中南部吸烟家系（Mid-South Tobacco Family，MSTF）样本中，对该区域的几个候选基因进行了位置候选基因的关联研究（positional candidate gene-based association study）[13-16]。位于该连锁区域中的 GABA$_B$ 受体亚基 2（GABA$_B$ receptor subunit 2，*GABBR2*）被鉴定为最可能相关的基因[13]。自这个结果被报道以来，我们已经在大样本中对 *GABBR2* 进行更多 SNP 的基因分型，我们不仅证实了之前 *GABBR2* 与吸烟成瘾显著相关的发现，而且还发现在欧洲和非洲地区的烟民中，导致吸烟成瘾的易感位点在种族间存在显著的差异[15]。

GABA$_B$ 受体通过 G 蛋白偶联的第二信使系统抑制神经元的活动，从而调节神经递质的释放以及离子通道和腺苷酸环化酶（adenylate cyclase，AC）的活性[2, 17]。虽然 GABA$_B$ 受体参与吸烟成瘾的详细机制尚未被揭示，但是临床前研究已经表明 GABA 受体能参与滥用药物（包括尼古丁）的奖赏效应[18]。

为了确定 *GABBR2* 变异对 9 号染色体上检测到的连锁信号的遗传贡献，我们进行了两轮的连锁分析：第一轮是不校正 *GABBR2* SNP 的常规分析，第二轮是校正 *GABBR2* 变异贡献的连锁分析，即把 *GABBR2* SNP 在连锁分析中作为协变量[19]。如图 7-1 所示，我们发现将 *GABBR2* SNP 作为协变量只是减少而不能完全消除 9 号染色体上检测到的连锁信号。当把 *GABBR2* SNP 纳入分析之后，吸烟量（smoking quantity，SQ），吸烟指数（heaviness of smoking index，HSI）和 Fagerström 尼古丁依赖检验量表（Fagerström test for ND，FTND）在 9 号染色体上的连锁信号分别降低了 36.5%，27.7% 和 38.2%。这些结果表明，*GABBR2* 确实是对我们早期检测到的 9 号染色体上吸烟成瘾连锁信号有显著贡献的候选基因，并且

在该区域一定还存在其他对我们检测到的连锁信号有贡献的基因。这是因为 *GABBR2* 上的 SNPs 仅仅解释了 9 号染色体上 27.7%~38.3% 的连锁信号。实际上，我们进一步的位置候选基因关联分析显示，在 MSTF 样本中神经营养因子酪氨酸激酶受体 2（neurotropic tyrosine kinase receptor 2，*NTRK2*）和 Src 同源性 2 结构域转化蛋白 C3（Src homology 2 domain-containing transforming protein C3，*SHC3*）都与吸烟成瘾呈显著相关[14, 16]。

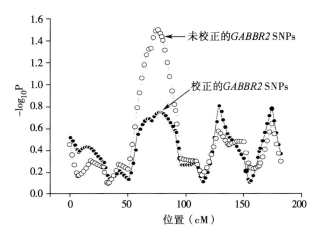

图 7-1　测定 *GABBR2* 的 SNPs 对 9 号染色体上检测到的连锁信号的贡献

四、GABAB 受体亚基 1 和 *GABBR2* 的相互作用对吸烟成瘾的影响

像其他任何复杂性状一样，尼古丁成瘾受多种遗传因素控制，每种因素又具有相对适度的效应，另外，环境因素以及基因－基因（上位性）和基因－环境相互作用也影响吸烟成瘾[20-22]。正如本书其他章节所述，研究者们已经在寻找吸烟成瘾易感基因方面作出了很大努力。然而，这些方法仅对具有中度至显著效应的基因有效。虽然发现吸烟成瘾易感基因的能力一直在提高，但很大程度上还是受到各种因素的限制，例如上位相互作用，小中度遗传效应，小样本和异质性。因此，研究基因－基因和基因－环境的相互作用更具有挑战性[20-22]。

在寻找基因－基因相互作用的决定性因素上，研究者们已经开发了各种各样的计算方法和软件，譬如多因素降维（multifactor dimensionality reduction，MDR）[23]、组合分割法（combinatorial partitioning method，CPM）[24] 和限制分割法（restricted partition method，RPM）[25] 等，都可以用来检测基因－基因和基因－环境的相互作用。多因素降维法自首次报道以来，已经在一系列复杂疾病中得到广泛的应用。

然而，这些方法都存在一些不足，从而限制了它们的实际应用。例如，它们都不能进行协变量校正。此外，MDR 仅适用于质量性状（qualitative traits），而 CPM 和 RPM 不能分析分类的表型。为了克服这些遗传相互作用方法的局限性，并满足确定复杂表型的基因 - 基因和基因 - 环境相互作用的研究需求，我们分别开发了用于病例对照的广义 MDR（generalized MDR，GMDR）[26] 和基于谱系的 GMDR（pedigree-based GMDR，PGMDR）[27] 统计学方法和相应的软件。我们开发的这些技术不仅可以对连续和非连续性的协变量进行校正，而且可用于分析质量和数量性状（quantitative traits）。关于基因相互作用的分析详见第十一章。

通过使用 PGMDR 方法来分析 GABA 信号通路中的基因 - 基因相互作用对吸烟成瘾的影响，我们发现位于 GABAB 受体亚基 1（GABAB receptor subunit 1，*GABBR1*）和 *GABBR2* 基因上的遗传变异通过相互作用对吸烟成瘾有重要的影响[15]。需要指出的是，我们不仅检测到 *GABBR1* 基因上的遗传变异和吸烟成瘾存在微弱的相关[15]，并且还发现在影响尼古丁成瘾过程中 *GABBR1* 和 *GABBR2* 的变异之间存在显著的相互作用。*GABBR1* 在参与调控吸烟成瘾风险的过程中，更可能是通过它与 *GABBR2* 的相互作用来影响吸烟成瘾的易感性[15]。那么，未能检测到 *GABBR1* 本身与吸烟成瘾的显著关联的原因可能是 *GABBR1* 的作用对特异性 *GABBR2* 变异的强烈依赖，或在所研究的样品中 *GABBR1* 变异的边际效应相对较小。更为重要的是，人类的 *GABBR1* 与 *GABBR2* 之间显著的相互作用证实了之前药理学研究的发现，即 GABA$_B$ 受体作为 GABA$_{B1}$ 和 GABA$_{B2}$ 亚单位的异源二聚体发挥作用[1, 2]。

目前已有许多动物模型研究证明了 GABA$_B$ 受体参与吸烟成瘾[1]，包括最近使用斑马鱼做研究的遗传报告[1]。该研究使用转座子建立突变斑马鱼模型，检测尼古丁响应[28]。它们的结果表明两种突变斑马鱼显著地降低了尼古丁响应：这两种突变鱼（*dbav* 和 *hbog*）都含有突变，分别位于分子伴侣蛋白 8（chaperonin-containing protein 8，*cct8*）和 GABA$_B$ 受体直系同源物（GABAB receptor ortholog，*gabbr1.2*）上。GABA$_B$ 受体参与斑马鱼尼古丁响应这一发现更好地证明了 GABA 系统在吸烟成瘾病因中的作用[29]。考虑到奖励敏感性降低和成瘾存在一致性关系，这些研究结果指出了 GABA$_B$ 受体信号参与吸烟成瘾病因的潜在遗传基础。

五、GABA 信号通路中其他基因与吸烟成瘾相关的证据

GABA$_A$ 受体相关蛋白（GABAA receptor-associated protein，*GABARAP*）是另一个候选基因，它位于与吸烟成瘾或其他吸烟相关行为"建议性"连锁的 17 号染色体区域（图 7-2）[5, 10, 30, 31]。*GABARAP* 属于微管相关蛋白家族，这类蛋白家族包括 *GABARAP*、GABA$_A$ 受体相关蛋白 1（GABAA-receptor associated protein like 1，*GABARAPL1*）、GABA$_A$ 受体相关蛋白 2（GABAA-receptor associated protein like 1，*GABARAPL2*）、酵母蛋白 Apg8p/Aut7 和微管相关蛋白 1 的轻链 3（light chain 3 of microtubule-associated protein 1，*MAP1-LC3*）[32-36]。在该家族成员中，*GABARAP* 已被广泛研究，并被发现与 GABA$_A$ 受体的 γ2 亚基相互作用。GABA$_A$ 受体，*GABARAP* 和微管蛋白之间的这种相互作用促进受体的聚集，改变其通道的动力学，并增强其向神经元质膜的运输[33, 37, 38]。此外，我们的 RNA 表达芯片研究表明，在大鼠的多个脑区域，*GABARAPL2* 以时间和区域依赖的方式受尼古丁的高度调节[39]。

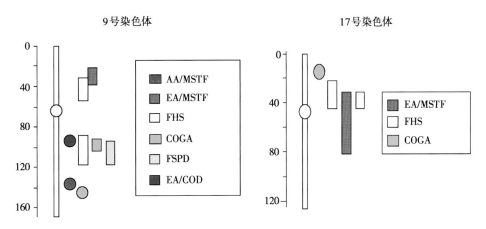

图 7-2　在吸烟相关测试中，位于 9 和 17 号染色体上所涉及区域的染色体位置及其"显著性"或"建议性"连锁分数

这些连锁结果从以下研究中获得，AA/MSTF：中南部吸烟家系研究中的美国黑人（African-American sample of the Mid-South Tobacco Family study）[11]；EA/MSTF：中南部吸烟家系研究中的美国白人（European-American sample of the Mid-South Tobacco Family study）[40]；FHS：Framingham 心脏研究（Framingham Heart Study）[10, 30]；EA/GCOD：可卡因或类鸦片成瘾遗传学研究中的美国白人（European-American sample of Genetics of Cocaine or Opioid Dependence study）[7]；COGA：酒精成瘾遗传学合作研究（Collaborative Studies on the Genetics of Alcoholism）[8, 9, 31]；和 FSPD：焦虑症家系研究（Family Study of Panic Disorder）[12]

通过基于连锁分析结果的两阶段精细定位方法，我们发现 *GABARAP* 中的两个 SNP（rs222843 和 rs17710），在欧美吸烟者中与吸烟成瘾呈显著的相关[41]。考虑到 SNP rs222843 和 rs17710 分别位于 *GABARAP* 的启动子和 3′-非翻译区（3′-untranslated region，3′-UTR）区域，我们希望知道它们能否调节 *GABARAP* 表达。通过在人胚胎肾 HEK293 细胞中使用双荧光素酶报告基因实验，我们发现含有 rs222843/G 等位基因的启动子比含有 A 等位基因的启动子提高了近两倍的荧光素酶活性（图 7-3A）。相反，我们没能在分别含有 rs17710 的 A 和 T 等位基因的荧光素酶质粒之间发现任何差异的表达（图 7-3B）。这表明是 rs222843（而不是 rs17710）导致 *GABARAP* 的表达差异。但是，这种功能性 *GABARAP* 变异，能否在人类吸烟者中也被检测到等位基因特异性的表达差异，仍有待进一步研究。

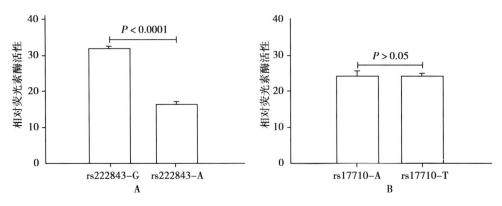

图 7-3　测定 GABARAP 中 SNPs rs222843 和 rs17710 的等位基因的特异性表达

SNPs rs222843（G/A）和 rs17710（A/T）分别位于 GABARAP 的启动子和 3′-UTR 中通过使用双荧光素酶报告基因实验，我们发现是 rs222843 的 G 和 A 等位基因之间存在显著的表达差异（P<0.0001），而不是在 rs17710 的 A 和 T 等位基因中。数据显示了平均值 ± SD（N = 4）。**P<0.01

基于大量实验结果表明，位于 4 号染色体上的 GABRA2 与酗酒[42-45]和多种药物依赖[46, 47]呈显著相关，Agrawal 及其同事[48]研究了 GABA_A 基因簇中的基因是否与吸烟成瘾相关。该样本包含了尼古丁 SNP 研究（The Nicotine Single Nucleotide Polymorphisms Study，NICSNP）[49, 50]的 1050 个尼古丁依赖受试者（FTND ≥ 4）和 879 个一生中吸烟超过 100 支的非吸烟者（FTND = 0）。此研究揭示位于 GABA 受体 α4（GABA receptor alpha 4，GABRA4）、GABA 受体 α2（GABA receptor alpha 2，GABRA2）和 GABA 受体 ε（GABA receptor epsilon，GABRE）中的 SNPs 与吸烟成瘾呈显著关联[48]。此外，连锁研究还发现 4 号染色体上 GABRA2 的附近区域与大麻使用有关[51]。

六、GABA 受体信号参与吸烟成瘾的通路分析证据

如上所述，连锁和关联分析均已经揭示了 GABA 信号通路中的众多基因与吸烟成瘾或其他吸烟行为之间存在着显著关联。然而，在另一项研究中，部分关联结果却未能得到验证[48]。有许多因素可能导致连锁和关联分析结果难以重复，譬如：样本间存在较大的异质性，样本量较小，遗传效应比较小，对所研究疾病的定义和评估的不一致，以及研究设计和方法的不同[5, 20, 52]。常见的单基因关联研究仅报道排名最前并具有最小统计量的 SNP 或基因。另外，此类研究具有一定的局限性，这是因为复杂性状中功能上重要的易感 SNP/基因的遗传效应一般较小，另外，还需要过度的多重测试性校正[53]。为了克服这些缺陷，研究者们采用了通路关联分析方法[53, 54]。该方法用于检测一组同一信号通路上对某一感兴趣表型具有一定贡献的基因的积累效应。与单基因关联分析相比，通路分析的结果可能更具有说服力和生物学意义，这是因为显著富集的通路定义的生物学功能可能比单个有多

种功能的基因更加精确具体[54]。此外，鉴于 Bonferroni 多重校正被认为对于多重比较来说过于保守，并且在大规模的全基因组关联分析中微妙效应的基因很难在这种方法中保持显著，通路分析则提供了另一种具有吸引力和潜能的观点——一个"两步"测试程序，即首先识别重要的基因簇，然后测试每一显著组中的通路。

为了识别与吸烟成瘾及其相关行为关联的通路，我们最近对三种重要的吸烟相关行为，即吸烟启始，吸烟成瘾和戒烟进行了一项综合的通路关联分析[52, 55]。通过检索与吸烟行为相关的遗传研究报道，包括候选基因和全基因组关联研究，我们确定了大多数已被报道与这些表型相关的基因。然后我们对这些基因进行了各种通路分析，发现在吸烟起始、吸烟成瘾和戒烟相关联的基因中分别富集了 9，21 和 13 条通路。在这些通路中，我们发现 GABA 信号通路与吸烟成瘾呈显著关联[52, 55]。此外，我们还发现这三种与吸烟相关的行为之间存在明显的遗传重叠。

七、结束语

总之，寻找吸烟易感基因和位点的鉴定已经取得了重大的进展。根据已确定的 9 和 17 号染色体上的连锁信号，以及每一个基因产物在生物学功能上的生物学知识，*GABRA4*、*GABRA2*、*GABRE*、*GABBR2* 和 *GABARAP* 中的变异与吸烟成瘾呈显著关联。另外位于 4 和 5 号染色体上携带 *GABRA2*，*GABRG1* 和 *GABRA6* 的连锁信号在几个独立高加索人群中被发现与吸烟成瘾相关联。此外，这些基因所属的 GABA 信号通路参与吸烟成瘾的发展也被通路分析所证实。

尽管在成瘾的分子遗传学研究方面已经取得了重要进展，但我们仍然有很长的路要走，同时也还存在众多挑战需要克服[20, 22, 55]。这些研究包括有：①在各种成瘾疾病中，通过使用关联研究和深度测序等高通量方法，进一步鉴定和验证 GABA 和其他信号通路上的已知和未知的基因以及功能性变异（包括稀有变异）；②研究拷贝数变异及其对位于 GABA 和其他成瘾相关信号通路中基因表达的影响；③通过使用体外和体内方法，更好地了解分子和细胞水平的成瘾机制；④确定适当的方式来定义环境因素，这样我们可以评估基因与环境的相互作用是如何影响成瘾的。在药物成瘾中，提高我们对基因和环境因素的了解，研发最合理和有效的预防方法和治疗不同成瘾疾病的新型药物，极有可能降低发病率和死亡率。

致谢

本章改编自笔者团队在 *Human Genetics* 上发表的文章（Cui et al，2012，131：843-855）。

参 考 文 献

1. Bettler B, Kaupmann K, Mosbacher J, et al. Molecular structure and physiological functions of GABA(B) receptors. Physiol Rev, 2004, 84(3):835-867.

2. Vlachou S, Markou A. GABAB receptors in reward processes. Adv Pharmacol, 2010, 58:315-371.

3. Li MD, Burmeister M. New insights into the genetics of addiction. Nat Rev Genet, 2009, 10(4):225-231.

4. Lander E, Kruglyak L. Genetic dissection of complex traits: guidelines for interpreting and reporting linkage results. Nat Genet, 1995, 11(3):241-247.

5. Li MD. Identifying susceptibility loci for nicotine dependence: 2008 update based on recent genome-wide linkage analyses. Hum Genet, 2008, 123(2):119-131.

6. Yang J, Li MD. Converging findings from linkage and association analyses on susceptibility genes for smoking and other addictions. Mol Psychiatry, 2016.

7. Gelernter J, Panhuysen C, Weiss R, et al. Genomewide linkage scan for nicotine dependence: identification of a chromosome 5 risk locus. Biol Psychiatry, 2007, 61(1):119-126.

8. Bergen AW, Korczak JF, Weissbecker KA, et al. A genome-wide search for loci contributing to smoking and alcoholism. Genet Epidemiol, 1999, 17 Suppl 1:S55-S60.

9. Bierut LJ, Rice JP, Goate A, et al. A genomic scan for habitual smoking in families of alcoholics: common and specific genetic factors in substance dependence. Am J Med Genet, 2004, 124A(1):19-27.

10. Li MD, Ma JZ, Cheng R, et al. A genome-wide scan to identify loci for smoking rate in the Framingham Heart Study population. BMC Genet, 2003, 4 Suppl 1:S103.

11. Li MD, Payne TJ, Ma JZ, et al. A genomewide search finds major susceptibility Loci for nicotine dependence on chromosome 10 in african americans. Am J Hum Genet, 2006, 79(4):745-751.

12. Gelernter J, Liu X, Hesselbrock V, et al. Results of a genomewide linkage scan: support for chromosomes 9 and 11 loci increasing risk for cigarette smoking. Am J Med Genet, 2004, 128B(1):94-101.

13. Beuten J, Ma JZ, Payne TJ, et al. Single- and Multilocus Allelic Variants within the GABAB Receptor Subunit 2 (GABAB2) Gene Are Significantly Associated with Nicotine Dependence. Am J Hum Genet, 2005, 76(5):859-864.

14. Beuten J, Ma JZ, Payne TJ, et al. Association of Specific Haplotypes of Neurotrophic Tyrosine Kinase Receptor 2 Gene(NTRK2) with Vulnerability to Nicotine Dependence in African-Americans and European-Americans. Biol Psychiatry, 2007, 61(1):48-55.

15. Li MD, Mangold JE, Seneviratne C, et al. Association and interaction analyses of GABBR1 and GABBR2 with nicotine dependence in European- and African-American populations. PLoS One, 2009, 4(9):e7055.

16. Li MD, Sun D, Lou XY, et al. Linkage and association studies in African- and Caucasian-American populations demonstrate that SHC3 is a novel susceptibility locus for nicotine dependence. Mol Psychiatry, 2007, 12(5):462-473.

17. Kaupmann K, Malitschek B, Schuler V, et al. GABA(B)-receptor subtypes assemble into functional heteromeric complexes. Nature, 1998, 396(6712):683-687.

18. Corrigall WA, Coen KM, Adamson KL, et al. Response of nicotine self-administration in the rat to manipulations of mu-opioid and gamma-aminobutyric acid receptors in the ventral tegmental area. Psychopharmacology(Berl), 2000, 149(2):107-114.

19. Li MD. The genetics of nicotine dependence. Curr Psychiatry Rep, 2006, 8(2):158-164.

20. Ho MK, Goldman D, Heinz A, et al. Breaking barriers in the genomics and pharmacogenetics of drug addiction. Clin Pharmacol Ther, 2010, 88(6):779-791.

21. Flint J, Munafo MR. Forum: Interactions between gene and environment. Curr Opin Psychiatry, 2008, 21(4):

315–317.

22. van der Zwaluw CS,Engels RC. Gene–environment interactions and alcohol use and dependence:current status and future challenges. Addiction,2009,104(6):907–914.

23. Ritchie MD,Hahn LW,Roodi N,et al. Multifactor–dimensionality reduction reveals high–order interactions among estrogen–metabolism genes in sporadic breast cancer. Am J Hum Genet,2001,69(1):138–147.

24. Nelson MR,Kardia SL,Ferrell RE,et al. A combinatorial partitioning method to identify multilocus genotypic partitions that predict quantitative trait variation. Genome Res,2001,11(3):458–470.

25. Culverhouse R,Klein T,Shannon W. Detecting epistatic interactions contributing to quantitative traits. Genet Epidemiol,2004,27(2):141–152.

26. Lou XY,Chen GB,Yan L,et al. A Generalized Combinatorial Approach for Detecting Gene–by–Gene and Gene–by–Environment Interactions with Application to Nicotine Dependence. Am J Hum Genet,2007,80(6):1125–1137.

27. Lou XY,Chen GB,Yan L,et al. A combinatorial approach to detecting gene–gene and gene–environment interactions in family studies. Am J Hum Genet,2008,83(4):457–467.

28. Petzold AM,Balciunas D,Sivasubbu S,et al. Nicotine response genetics in the zebrafish. Proc Natl Acad Sci U S A,2009,106(44):18662–18667.

29. Klee EW,Ebbert JO,Schneider H,et al. Zebrafish for the study of the biological effects of nicotine. Nicotine Tob Res,2010,13(5):301–312.

30. Wang D,Ma JZ,Li MD. Mapping and verification of susceptibility loci for smoking quantity using permutation linkage analysis. Pharmacogenomics J,2005,5(3):166–172.

31. Duggirala R,Almasy L,Blangero J. Smoking behavior is under the influence of a major quantitative trait locus on human chromosome 5q. Genet Epidemiol,1999,17 Suppl 1:S139–S144.

32. Pellerin I,Vuillermoz C,Jouvenot M,et al. Identification and characterization of an early estrogen–regulated RNA in cultured guinea–pig endometrial cells. Mol Cell Endocrinol,1993,90(2):R17–R21.

33. Wang H,Bedford FK,Brandon NJ,et al. GABA(A)–receptor–associated protein links GABA(A)receptors and the cytoskeleton. Nature,1999,397(6714):69–72.

34. Lang T,Schaeffeler E,Bernreuther D,et al. Aut2p and Aut7p,two novel microtubule–associated proteins are essential for delivery of autophagic vesicles to the vacuole. Embo J,1998,17(13):3597–3607.

35. Kabeya Y,Mizushima N,Ueno T,et al. LC3,a mammalian homologue of yeast Apg8p,is localized in autophagosome membranes after processing. Embo J,2000,19(21):5720–5728.

36. Sagiv Y,Legesse–Miller A,Porat A,et al. GATE–16,a membrane transport modulator,interacts with NSF and the Golgi v–SNARE GOS–28. Embo J,2000,19(7):1494–1504.

37. Chen L,Wang H,Vicini S,et al. The gamma–aminobutyric acid type A(GABAA)receptor–associated protein (GABARAP)promotes GABAA receptor clustering and modulates the channel kinetics. Proc Natl Acad Sci U S A,2000,97(21):11557–11562.

38. Leil TA,Chen ZW,Chang CS,et al. GABAA receptor–associated protein traffics GABAA receptors to the plasma membrane in neurons. J Neurosci,2004,24(50):11429–11438.

39. Li MD,Kane JK,Wang J,et al. Time–dependent changes in transcriptional profiles within five rat brain regions in response to nicotine treatment. Brain Res Mol Brain Res,2004,132(2):168–180.

40. Li MD,Ma JZ,Payne TJ,et al. Genome–wide linkage scan for nicotine dependence in European Americans and its converging results with African Americans in the Mid–South Tobacco Family sample. Mol Psychiatry,2008,13(4):407–416.

41. Lou XY,Ma JZ,Sun D,et al. Fine mapping of a linkage region on chromosome 17p13 reveals that GABARAP and DLG4 are associated with vulnerability to nicotine dependence in European–Americans. Hum Mol Genet,

2007,16(2):142–153.

42. Edenberg HJ,Dick DM,Xuei X,et al. Variations in GABRA2,encoding the alpha 2 subunit of the GABA(A) receptor,are associated with alcohol dependence and with brain oscillations. Am J Hum Genet,2004,74(4): 705–714.

43. Covault J,Gelernter J,Hesselbrock V,et al. Allelic and haplotypic association of GABRA2 with alcohol dependence. Am J Med Genet B Neuropsychiatr Genet,2004,129(1):104–109.

44. Lappalainen J,Krupitsky E,Remizov M,et al. Association between alcoholism and gamma–amino butyric acid alpha2 receptor subtype in a Russian population. Alcohol Clin Exp Res,2005,29(4):493–498.

45. Fehr C,Sander T,Tadic A,et al. Confirmation of association of the GABRA2 gene with alcohol dependence by subtype–specific analysis. Psychiatr Genet,2006,16(1):9–17.

46. Agrawal A,Edenberg HJ,Foroud T,et al. Association of GABRA2 with drug dependence in the collaborative study of the genetics of alcoholism sample. Behav Genet,2006,36(5):640–650.

47. Drgon T,D'Addario C,Uhl GR. Linkage disequilibrium,haplotype and association studies of a chromosome 4 GABA receptor gene cluster:candidate gene variants for addictions. Am J Med Genet B Neuropsychiatr Genet, 2006,141B(8):854–860.

48. Agrawal A,Pergadia ML,Saccone SF,et al. Gamma–aminobutyric acid receptor genes and nicotine dependence:evidence for association from a case–control study. Addiction,2008,103(6):1027–1038.

49. Bierut LJ,Madden PA,Breslau N,et al. Novel genes identified in a high–density genome wide association study for nicotine dependence. Hum Mol Genet,2007,16(1):24–35.

50. Saccone SF,Hinrichs AL,Saccone NL,et al. Cholinergic nicotinic receptor genes implicated in a nicotine dependence association study targeting 348 candidate genes with 3713 SNPs. Hum Mol Genet,2007,16(1):36– 49.

51. Agrawal A,Pergadia ML,Saccone SF,et al. An autosomal linkage scan for cannabis use disorders in the nicotine addiction genetics project. Arch Gen Psychiatry,2008,65(6):713–721.

52. Wang J,Li MD. Common and Unique Biological Pathways Associated with Smoking Initiation/Progression, Nicotine Dependence,and Smoking Cessation. Neuropsychopharmacology,2010,35:702–719.

53. Wang K,Li M,Bucan M. Pathway–based approaches for analysis of genomewide association studies. Am J Hum Genet,2007,81(6):1278–1283.

54. Holmans P,Green EK,Pahwa JS,et al. Gene ontology analysis of GWA study data sets provides insights into the biology of bipolar disorder. Am J Hum Genet,2009,85(1):13–24.

55. Li MD. Grand challenges and opportunities for molecular psychiatry research:a perspective. Front Psychiatry, 2010,1:2.

第八章

DRD2/ANKK1 基因的遗传多态性位点对尼古丁成瘾以及其他成瘾类疾病的作用

在当今社会中，尼古丁和酒精成瘾这两种精神类疾病在全世界范围内给人类健康带来了巨大的危害。双生子和家系研究均证明遗传因素对个体的成瘾易感性具有重要的作用。然而，我们目前只发现有限的易感基因及单核苷酸多态性位点（single nucleotide polymorphism，SNP）可以导致成瘾类疾病。并且，其中绝大部分已经检测到的 SNP 位点对成瘾类疾病发生与发展的分子机制都无法解释。在成瘾的易感基因研究中，DRD2 受到广泛的重视。大量的遗传学分析都报道 DRD2 基因及其相邻的 ANKK1 基因与不同类型的成瘾疾病都呈显著关联。在本章中，我们将结合遗传连锁分析、遗传关联分析和分子生物学实验等不同手段的实验结果，以全新的视角为大家阐述 DRD2/ANKK1 的遗传变异位点在尼古丁和酒精成瘾中的贡献。虽然之前发表的结果表明这两个基因均和成瘾呈显著相关，但与 DRD2 相比，ANKK1 和成瘾的关联则更加显著。为此，更多的独立大样本关联分析研究和分子功能实验对 ANKK1 的 SNP 的生物学功能的探索就显得极有必要。

一、研究背景

药物成瘾作为一种普遍的精神类疾病，对个人和社会都带来沉重的负担。据世界卫生组织（World Health Organization，WHO）2004 年的研究报告[1]，全球约有 20 亿酒精使用者，13 亿吸烟者和 2 亿 3 千万非法药物使用者。据推测，这些人群中绝大部分都对使用的药物产生依赖，甚至许多人都是酒精和尼古丁的共成瘾患者。根据之前家系研究、双生子研究以及寄生子研究的结果证实，尼古丁和酒精成瘾的遗传力大小均为中等水平。尼古丁成瘾的遗传力约为 54.6%~69%[2-5]。在之前的一篇萃取 17 篇双生子研究[6]，发现尼古丁成瘾的遗传力在男性患者中是 59%，而在女性患者在为 46%（平均为 56%）。此外，在一些吸烟相关表型研究中，如吸烟起始年龄、戒烟等，也都发现了大小类似的遗传力[3, 4, 7, 8]。与吸烟结果相近，约 50%~64% 的酒精成瘾是由遗传决定的[9, 10]。无论尼古丁成瘾还是酒精成瘾，均属于复杂性疾病的范围。因此，对于这两种精神类疾病来讲，它们均受到三个方面因素影响：第一，多基因的影响，而每个基因的作用则相对较弱；第二，环境因素的调节；第三，基因与基因或基因与环境间相互作用的影响[2, 6, 11-13]。

对药物成瘾、药物滥用和其他神经精神疾病来说，大脑中的多巴胺奖赏系统有着举足轻重的作用。中脑边缘多巴胺奖赏系统通路参与药物成瘾和精神类疾病的致病机制已经被广泛证实。与正常的行为（如食物、性行为等）所引起的奖赏效应相比，包括吸烟在内的药物滥用行为可显著的提升细胞外的多巴胺的浓度[14, 15]。该奖赏机制包括三个主要组成部分：多巴胺受体，转运体，和靶标酶。多巴胺转运体（dopamine transporters，DATs）和前突触受体、后突触受体结合共同调节突触内多巴胺的浓度。DATs 负责调节多巴胺运输的数量和持续时间；前突触受体则可以抑制多巴氨合成酶的合成效率。根据多巴胺受体的生物化学和药理学性质[16-19]，这些受体可以分为两类，分别是 D1 型（D1 和 D5）和 D2 型（D2、D3 和 D4），这两类亚型的功能和特点有较大的区别。在这 5 种多巴胺受体中，D1（D1a 和 D1b）和 D2 是多巴胺系统的两个组成成分。所以，很多成瘾的遗传学研究都专注于探索 *DRD1* 和 *DRD2* 的遗传变异位点是否可以解释成瘾的易感性。

多巴胺受体 D2 由 *DRD2* 基因编码而成，与 G 蛋白 G_i- 抑制蛋白偶联，被激活后可以减少细胞内 cAMP 的形成。多巴胺受体 D2 在大脑中大量表达，由两种剪接异构体组成，分别是长型 D2 受体（D2L）和短型 D2 受体（D2S；缺少第 6 外显子）。小鼠 D2L 敲除模型充分证明了这两种异构体的不同功能和特点。首先，它的表达的位置不同，D2L 在后突触中表达，而 D2S 主要是在前突触中[20]；其次，它们功能不一样，在前突触中 D2S 受体抑制多巴胺的释放，但是在后突触中 D2S 受体则抑制 D1 受体的反应活性[21, 22]；并且，D2L 受体作为氟哌啶醇等多巴胺抑制剂特异性靶基因，和 D1 受体协同产生生物学作用[21]。因为 D2 多巴胺受体在多巴胺系统中的重要作用，因此，在 *DRD2* 基因中的 SNP，特别是功能性的 SNP，很可能是药物成瘾以及其他精神类疾病的潜在功能位点。

锚蛋白重复和激酶域 1（ankyrin repeat and kinase domain containing 1，*ANKK1*）位于人类基因组第 11 号染色体上，被 *ANKK1* 基因所编码而成，是一个与 *DRD2* 基因相邻的激酶[23]。*ANKK1* 也被称为 *PKK2* 或者 *SgK288*，该基因由丝氨酸 / 苏氨酸和 11 个锚蛋白重复序列所构成。ANKK1 属于膜蛋白，生物学作用是参与细胞内信号的传递。锚蛋白重复和激酶域 1 被认为参与多巴胺奖赏系统中，可能是通过信号的传递或者别的细胞功能，从而对该系统进行调控。根据以上的证据，我们推测位于 *ANKK1* 基因上的 SNP 对成瘾的病因有重要作用。位于 *DRD2* 基因附近的精神细胞黏附分子 1（neural cell adhesion molecule 1，*NCAM1*）也被认为是导致成瘾的候选基因之一。三角形四肽重复域（tetratricopeptide repeat domain 12，*TTC12*），也与 *DRD2*、*ANKK1*、*NCAM1* 毗邻。由于功能相互关联的基因趋向于聚集在相近位置[23]，与 *DRD2* 基因相邻的三个基因很可能也参与到多巴胺奖赏系统之中。因此，基因簇 *NCAM1–TTC12–ANKK1–DRD2*（图 8–1）可能与成瘾的性状相关联，对成瘾类疾病产生影响。这一假设在之后的研究中很快就得到了证实，在尼古丁成瘾的连锁分析中，在这一区域检测到了非常显著的信号[24, 25]。并且，许多遗传学关联分析[26-29]也表明，这 4 个基因，特别是 *DRD2/ANKK1*，对尼古丁成瘾有重要的作用。

本章的主要目的是为了结合最新的关联分析研究成果，用新的视角为读者阐述关于 *DRD2/ANKK1* 在尼古丁成瘾和酒精成瘾等精神类疾病中的作用。之后，我们结合分子生物学的研究进展，着重强调 *DRD2/ANKK1* 基因上的功能性 SNP 位点，从而去研究遗传因素对于成瘾易感性的作用。

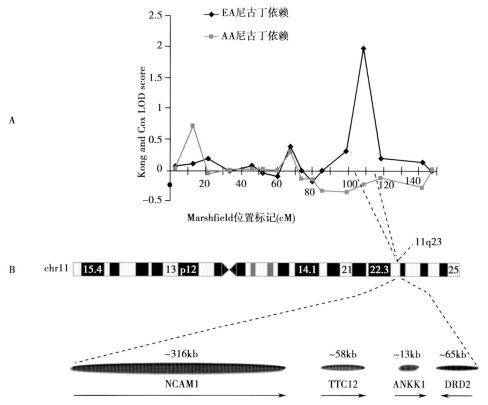

图 8–1 尼古丁成瘾的连锁分析结果和 11 号染色体 *NCAM1–TTC12–ANKK1–DRD2* 基因簇示意图
A. 第 11 号染色体与 FTND 的两点连锁分析示意图[25]。B. *NCAM1–TTC12–ANKK1–DRD2* 基因簇位置示意图。其中，*NCAM1* 大小为 316kb，*TTC12* 为 58kb，*ANKK1* 为 13kb，*DRD2* 为 65kb[27]。在两个美国的独立样本中发现的和尼古丁成瘾显著相关的单倍型，分别位于 *TTC12/ANKK1* 和 *DRD2/NCAM1* 的区域［该图源自于 *Hum Mol Genet*，2006；15（24）：3498–3507，并获授权许可刊登］

二、全基因连锁分析研究

在近几十年的研究中，遗传连锁分析在不同类型的成瘾相关表型研究中得到广泛应用。根据对不同种类成瘾物质的研究结果总结，我们发现导致尼古丁成瘾的易感区域主要坐落在 4，5，9-11，17 号染色体上（见第四和十章）。而位于 11 号染色体的区域和多个成瘾相关表型都呈显著连锁。例如，我们的实验室[30]在连锁分析研究中发现染色体 11q12 和吸烟行为显著相关［对数值（LOD）=3.95］；Bierut 等[31]证明染色体 11q14 区域与习惯性吸烟和吸烟喝酒共成瘾显著连锁。

虽然只有少量关于尼古丁成瘾的连锁研究在 *DRD2* 附近区域检测到了显著的连锁信号，但是这方面的研究结果正在逐年累计中。例如，Morley 等[24]使用澳大利亚双生子的样本，发现了显著的连锁区域。他们探索了在吸烟起始年龄和吸烟数量中存在性别差异；并且还依据 Lander 和 Kruglyak[32]提出的关于严格定义连锁显著性标准，合并了不同性别进行了连锁分析研究。在这个研究中，作者观察到染色体 11q23 区域对吸烟数量这一表型有显著的作用（P = 0.00399），在另一个独立样本中作者也证实了 11q23-24 区域和吸烟行为显著相关（P = 0.01），从而验证了之前的研究结果。不仅如此，Gelernter 等[25]在欧洲裔美国人样本（European American；EA）的尼古丁成瘾研究中，也在 11 号染色体上距离标记位点（D11S908；108.59cM）检测到显著的信号（LOD = 1.97；如图 8-2）。这个与尼古丁成瘾显著关联的区域和 *NCAM1-TTC12-ANKK1-DRD2* 基因簇很接近，尽管缺少直接的证据，但是大家还是认为这信号是由 *NCAM1-TTC12-ANKK1-DRD2* 基因簇所贡献的。

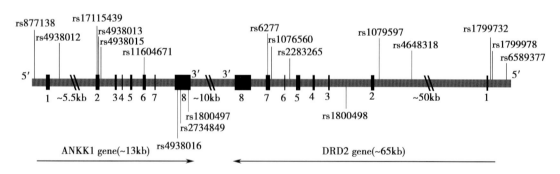

图 8-2　至少被两个以上的独立样本验证的 *DRD2/ANKK1* 区域和成瘾相关的 SNP 位点
DRD2 的外显子和 5'/3'-UTR 区黑色矩形表示，*ANKK1* 的外显子以亮黑色矩形表示；内含子区域以灰色线表示。此图根据 NCBI genome contig NT_033899 所画，除了 *ANKK1* 的 3'-UTR 区域以及 *DRD2* 的 5'-UTR 区域，其他部分均和原图大小等比例

三、关联分析研究

1. 尼古丁成瘾候选基因的研究进展

分子生物学实验已经证明了 *DRD2* 是尼古丁成瘾的易感基因。尽管有很多的关联分析研究试图证明 *DRD2* 和尼古丁成瘾的关系，但是发现的 *DRD2* 基因和吸烟相关表型呈显著相关的 SNP 却寥寥无几（表 8-1）。之前的研究重点主要关注 *Taq1A* 单核苷酸多态性（rs1800497）。研究证明 *Taq1A* 和多巴胺受体 D2 浓度的减少以及结合能力的降低有关[33-37]。这表明 *Taq1A* 的多态性可以直接或者间接调节神经突触间隙的多巴胺浓度。Nobel 等[38] 首次揭示了无论在戒烟患者还是吸烟成瘾的患者中，A1 型等位基因频率远远高于非抽烟者，这一实验结果在之后的研究中也得到了重复[39]。不仅如此，一些遗传学关联分析的结果也证明 *Taq1A* 的多态性和尼古丁成瘾呈显著关联[40,41]。大量的药物遗传学也报道了类似的结果[42-44]，如 *Taq1A* 和戒烟显著关联。一个总结了 12 个研究的荟萃分析[45] 也发现 *Taq1A* 的 A1 型等位基因频率远多于非吸烟者（$P<0.0001$；$OR=1.50$；$95\%CI=1.33\sim1.70$）。当然，与之相矛盾的研究结果也是存在的[46-50]。

表 8-1　基因簇 *DRD2/ANKK1* 中在成瘾类疾病中被多次验证的 SNP 位点

基因	SNP 识别名	染色体位置	表型	样本来源	风险基因型	报道 P	参考文献
DRD2	rs6589377	113355736	ND	非裔美国人和中国汉族人	NR	1.00×10^{-4}	51,52
	rs1799978	112851561	AD	白人	NR	0.020	28
			AD	欧裔美国人和非裔美国人	G	0.040	53
			HD	中国汉族人	GG	0.042	54
	rs1799732	112851462	ND	欧裔美国人和非裔美国人	NR	0.0020	26
			AD	墨西哥裔美国人、日本人和印第安人	−141C 插入	< 0.0020	55~58
			HD	中国汉族人	−141C 插入	0.0020	54,59
			OD	阿拉伯人	−141C 缺失	2.60×10^{-5}	60
	rs4648318	112818599	ND	欧裔美国人和非裔美国人	NR	0.041	51
				芬兰人	G	0.0010	61

续表

基因	SNP 识别名	染色体位置	表型	样本来源	风险基因型	报道 P	参考文献
DRD2	rs1079597	112801496	ND	欧裔美国人和非裔美国人	NR	0.0030	26
				白人	A	0.048	40,62
			AD	白人	A	0.0080	63
			HD	匈牙利人和中国汉族人	A	1.70×10^{-4}	54,64
			CD	白人	A	0.0060	65,66
	rs1800498	112796798	ND	欧裔美国人和非裔美国人	NR	0.0040	26
			HD	中国汉族人	G	0.010	54
	rs2283265	112790746	CD	欧裔美国人和非裔美国人和其他	T	0.0010	67,68
			HD	阿拉伯人	T	0.0010	60
	rs1076560	112788898	吸烟	欧裔美国人和非裔美国人和其他	T	0.0080	69
			AD	日本人(男性)	A	0.034	70
			CD	欧裔美国人和非裔美国人和其他	T	0.0010	67,69
			HD	阿拉伯人	T	0.031	60
			OD	白人	T	0.022	71
				欧裔美国人	A	0.030	72
				非裔美国人	A	0.020	72
				欧裔美国人和非裔美国人	A	0.0038	72
	rs6277	112788669	ND	欧裔美国人和非裔美国人	NR	0.0010	26
				白人	T	0.0060	40
				白人	C	0.022	41
			吸烟	欧裔美国人和非裔美国人和其他	C	0.020	69
			AD	白人	T	0.038	73
				澳大利亚人	C	0.022	74

续表

基因	SNP 识别名	染色体 位置	表型	样本来源	风险基 因型	报道 *P*	参考 文献
ANKK1	rs1800497	112776038	ND	欧裔美国人、非 裔美国人和其他 （荟萃分析）	A1	< 0.0010	40,41, 45,51
			AD	白人和其他	A1	< 0.0010	57,58,63, 75–80
			HD	匈牙利人和中国 汉族人	A1	0.0090	64,81
			CD	白人	A1	1.00×10^{-5}	65,66
	rs2734849	112775370	ND	欧裔美国人和非 裔美国人	A	5.30×10^{-4}	51
				芬兰人	A	2.00×10^{-4}	61
			AD+MC	白人	NR	0.020	28
			AD+ASPD	白人	NR	0.040	28
	rs4938016	112775225	ND	欧裔美国人和非 裔美国人	NR	0.002	26
			AD	白人	NR	0.030	28
	rs11604671	112773269	ND	欧裔美国人和非 裔美国人	A	0.0091	51
				欧裔美国人和非 裔美国人	NR	7.00×10^{-4}	26
			AD+ASPD	白人	NR	0.030	28
	rs4938015	112769854	ND	欧裔美国人和非 裔美国人	NR	9.00×10^{-5}	26
			AD+MC	白人	NR	0.020	28
	rs4938013	112769680	ND	欧裔美国人和非 裔美国人	NR	3.00×10^{-5}	26
			HD	澳大利亚人	NR	1.30×10^{-6}	29
	rs17115439	112769482	AD	白人	NR	0.040	28
				欧裔美国人和非 裔美国人	C	0.077	53

续表

基因	SNP 识别名	染色体 位置	表型	样本来源	风险基因型	报道 *P*	参考文献
ANKK1	rs4938012	112764864	ND	欧裔美国人和非裔美国人	NR	8.00×10^{-6}	26
			AD	白人	NR	0.030	28
			AD+MC	白人	NR	0.0080	28
	rs877138	112761718	ND	芬兰人	A	0.0010	61
			HD	澳大利亚人	NR	1.00×10^{-6}	29
			AD+MC	白人	NR	0.030	28
			AD+ASPD	白人	NR	0.020	28
	rs2282511	112749387	ND	欧裔美国人和非裔美国人	NR	9.00×10^{-5}	26
			AD+MC	白人	NR	0.0090	28
			AD+ASPD	白人	NR	0.030	28

①基因簇 *DRD2/ANKK1* 中被两个以上独立样本验证的显著 SNP 位点信息；② NR：未报道（not reported）；③报道 *P*：在相关文献中报道的最小 *P*；④ ND：尼古丁依赖（nicotine dependence），AD：酒精依赖（alcohol dependence），AD+MC：酒精依赖＋药物并发症（alcohol dependence & medical complication，该问题由 SSAGA 量表中选项进行测评，判定样本是否由于使用酒精导致产生健康问题：肝病、黄疸病、胃病、吐血、胰腺炎、心肌病变），AD+ASPD：酒精依赖＋共患反社会人格障碍（alcohol dependence & comorbid antisocial personality disorders），HD：海洛因依赖（heroin dependence），OD：类鸦片或鸦片依赖（opioid or opiate dependence），CD：可卡因依赖（cocaine dependence）

在 2004 年，Neville 等[23] 第一次报道了 *ANKK1* 是位于 *DRD2* 的旁边的基因。*ANKK1* 通过参与信号传导通路等，被认为也属于奖赏机制的重要部分。同时，作者确定了 *Taq1A* 位于 *ANKK1* 的第 8 个外显子上。除此之外，由于 *Taq1A* 的多态性导致了氨基酸 713 位点谷氨酸和赖氨酸的改变，而这个氨基酸的位点则位于一个结合位点的结构域上，再次表明这个位点可能有重要的生物学功能。根据 Zhang 等[20] 的实验结果得知，*Taq1A* 和 *DRD2* 上的两个内含子区的 SNP 位点 rs2283265、rs1076560 有很强的连锁不平衡（D'=0.855）。并且，在之前的多篇报道中，这两个 SNP 不仅与可卡因成瘾[67] 和精神类疾病（如精神分裂症）[82] 有关，而且能显著降低 D2S 受体相对于 D2L 受体和 D2 受体的浓度[20]。除以上证据，Gelernter 等[26] 还报道 *Taq1A* 和 *ANKK1* 上的两个功能性 SNP 位点 rs493801、rs11604671 具有很强的连锁不平衡关系（D'= 0.73；D'= 1），而这两个位点也已被证明和尼古丁成瘾[26]、吸烟起始年龄及戒烟等表型均呈显著相关[83]。尽管 *Taq1A* 是一个非同义的碱基替换，但是

大量对于 *Taq1A* 的研究结果都存在较强样本异质性的问题，所以我们推测 *Taq1A* 可能是由于与 *ANKK1*、*DRD2* 基因上功能性 SNP 有较强的连锁不平衡而被检测到的。

继认识到 *ANKK1* 的重要作用后，在药物成瘾的领域，大量的研究者都去关注 *ANKK1* 和 *DRD2* 单核苷酸多态性的研究。家系样本关联分析证明了这两个候选基因的 SNP 和尼古丁成瘾显著相关；并且，在 *ANKK1* 上的 SNP 关联分析的信号更加显著。Gelernter 等[26]使用 1615 个来自于 632 个不同家庭的家系样本（319 AA；313 EA），对 *NCAM1–TTC12–ANKK1–DRD2* 基因簇范围内的 43 个 SNP 进行了单核苷酸多态性、单倍型和尼古丁成瘾的关联分析，希望可以找到真正的致病性的 SNP。然而，他们在 *NCAM1* 和 *DRD2* 基因并没有发现显著和尼古丁成瘾相关的 SNP。但是，位于 *ANKK1* 和 *TTC12* 上的 SNP 却非常显著。对于 *ANKK1* 来说，他们找到了 4 个统计学意义上显著关联的 SNP，它们分别是 rs4938012，rs4938013，rs4938015 和 rs11604671。其中，rs4938012 是最显著的（$P = 0.000008$）。而且在单倍型分析中，由 *TTC12* 和 *ANKK1* 上的 4 个 SNP 组成的单倍型 G–A–T–C（rs2303380–rs4938012–rs4938015–rs11604671），和尼古丁成瘾的关联也非常显著（$P = 0.0000001$）。并且，作者还发现了另外两个由相同的 SNP 组成的显著的单倍型。其中 A–G–C–T 显著降低了 EA 样本中的尼古丁成瘾的风险（$P = 0.001$），而 A–G–T–C 则降低了 AA 样本的风险（$P = 0.0009$）。

Huang 等[51]用独立的吸烟样本进行了类似的分析实验。所用的样本来自于 Mid–South Tobacco Family（MSTF）样本集的 602 个家庭的 2037 个样本。其中，671 个样本源自 200 个 EA 家庭；1366 个样本来自 402 个 AA 家庭。作者从 *DRD2* 中选择了 16 个 SNP，*ANKK1* 中选择了 7 个 SNP，凭借三个不同的量表（smoking quantity，SQ；the Heaviness of Smoking Index，HIS；Fagerström Test for Nicotine Dependence，FTND）来判断尼古丁成瘾的程度。其中，*ANKK1* 上的多态性位点 rs2734849 不仅在三个不同的量表的关联分析结果之间相互验证，并且在 AA 样本和混合的 EA 和 AA 样本中都是显著的（$P = 0.00053{\sim}0.010$）。但是，在 *DRD2* 上的 SNP 位点在经过多重矫正之后，只能检测到微弱的关联信号。此外，根据荧光报告实验结果，Huang 等发现 rs2734849 的多态性还和 NF–κB 调节基因的表达水平变化相关联，有可能间接调节了 *DRD2* 的浓度。与此同时，Ducci 等[61]在青少年样本中也发现了 rs2734849 和尼古丁成瘾显著相关（$P = 0.0002$）。

近期，一个基于大样本的遗传关联分析研究了语言能力损伤和阅读能力障碍的潜在风险因子[84]。结果显示，胎儿暴露在尼古丁环境中极大地增加了语言能力损伤的风险系数（$OR = 3.84$；$P = 0.0002$）。之后，作者利用关联分析的方法，研究了位于尼古丁相关通路中基因的一些 SNP 位点，他们发现在 *ANKK1* 和 *DRD2* 上的 SNP 位点和语言能力的测试呈显著相关。更加重要的是，位于 *ANKK1* 上和语言能力损伤显著相关的 SNP 位点在独立的样本中也得到了重复验证（$P<0.05$）。这个实验结果说明了 *ANKK1* 和 *DRD2* 上的 SNP 的三个重要作用：①这些 SNP 在尼古丁相关通路中有重要的作用；②多巴胺的信号参与了调节语言能力的过程；③这些 SNP 可能对成瘾及其他精神类疾病有重要的作用。

　　总之，根据全基因组连锁分析的结果给我们指出 *DRD2* 是尼古丁成瘾的风险基因。由于这一确定的分析结果，很多吸烟的候选基因关联分析将 *DRD2* 作为靶基因去研究。尽管结果中仍存在着争议，但是相当数量的 *DRD2* 上的 SNP 位点与尼古丁成瘾及其他相关的表型显著关联。随着实验证据地不断累积，*DRD2* 作为尼古丁成瘾的风险基因，其作用机制将会不断的明确。另外，一些大样本的家系研究也证明 *ANKK1* 对于尼古丁成瘾的重要性，并且和 *DRD2* 相比，位于 *ANKK1* 上的 SNP 和尼古丁成瘾的关联分析的信号更加显著。*ANKK1* 作为重要的组成部分参与了多巴胺奖赏系统。因此，*ANKK1* 很可能是尼古丁成瘾的易感基因。然而，*ANKK1* 和 *DRD2* 上的 SNP 对于尼古丁成瘾的潜在机制仍需要将来的研究去证明。

2. 酒精成瘾候选基因的研究进展

　　ANKK1/DRD2 和众多成瘾疾病都是显著关联的，因此，研究者也想去探索 *ANKK1* 和 *DRD2* 对于酒精成瘾病因的作用。Wise 和 Rompre[85] 发现由于喝酒导致的奖赏效果是通过中脑边缘的多巴胺系统所调控的。有多篇分子生物学实验结果表明，当降低 *DRD2* 的浓度时会增加酒精的摄入[86-88]；反之，高表达 *DRD2* 酒精的摄入会减少[89-91]。而且，现有的很多遗传学关联分析实验也表明 *DRD2* 对于饮酒成瘾的重要作用（表 8-1）。

　　如上文所示，*Taq1A* 的多态性不仅在尼古丁成瘾中的作用被反复研究，而且也广泛出现在其他类型的成瘾或精神疾病的研究中，如大麻成瘾、精神分裂症、酒精成瘾等。在 Blum 等[75] 首次报道 *Taq1A* 的多态性和酒精成瘾显著相关后，随后的研究接踵而来，纷纷在不同样本中重复验证了该结果[76-78, 80]。然而，不一致的结果也是存在的[92-94]。值得注意的是，呈显著相关的结果多来自于欧洲样本或 EA 的样本；而不同观点的结果则多源自于其他人种的独立样本[95-98]。4 个荟萃分析[99-102] 都证实了 *Taq1A* 多态性作为一个酒精成瘾的风险因子，有很强的人种异质性。另外，也有一定数量的研究关注于 *DRD2* 上的其他 SNP 位点和酒精成瘾之间的关系[55, 56, 73, 74]。如 C957T、*Taq1B* 和 –141C *Ins/Del* 在酒精成瘾中也被广泛研究，尽管其结果仍不一致。值得关注的是，酒精成瘾和尼古丁成瘾的研究有类似的结果，即许多关联分析的结果都证明和 *DRD2* 相比，*ANKK1* 起到更大的作用[27, 28]。

　　Gelernter 等[26] 报道 *TTC12* 和 *ANKK1* 和尼古丁成瘾显著相关后，Yang 等[27] 也紧接着在 732 名病例队列研究样本（318 对照样本和 414 病例样本）和 488 个家系样本，共 1220 个 EA 样本，验证了这两个基因对于尼古丁成瘾的重要作用。Yang 等[27] 收集了位于基因簇 *NCAM1-TTC12-ANKK1-DRD2* 上的 42 个 SNP 进行关联分析，发现位于 *ANKK1* 上 2 号和 5

号外显子的 SNP 作为风险位点和酒精成瘾的关联最显著。并且，另一篇研究结果再次证实了之前的发现。Dick 的团队[28] 分别用 16 个 *DRD2* 的 SNP 和 10 个 *ANKK1* 的 SNP 在来自于 219 个高加索家庭的 1923 个样本中对酒精成瘾及其组合表型进行分析［酒精成瘾；酒精成瘾＋药物并发症；酒精成瘾＋反社会性格疾病（ASPD）］。样本源自于 Collaborative Study on the Genetics of Alcoholism（COGA）样本集。他们发现位于 *ANKK1* 的 SNP 和酒精成瘾显著相关；尤其是落在 *ANKK1* 的 5'–LD 区域的位点 rs4938012 与酒精成瘾＋药物并发症的关联最为显著。但是，*DRD2* 和酒精成瘾的关联信号则非常的微弱。

近日，Nelson 等[29] 在 3485 个澳大利亚样本中收集了 71 个位于基因簇 *NCAM1–TTC12–ANKK1–DRD2* 上的 SNP 进行了关联分析的研究。这些样本来自于一个海洛因成瘾研究的样本队列。在该研究中，病例（n=1459）属于鸦片类药物成瘾患者，而对照样本分别收集于医院附近经济欠发达地区（n=531）和非药物成瘾和非酒精成瘾的无亲属关系澳大利亚个体（n=1495）。其结果揭示了 *ANKK1* 和非法药物成瘾显著相关，而位于 *DRD2* 上的 SNP 则没有任何显著的信号被发现。将对照样本进行细分，病例（n=1459）和医院附近无非法药成瘾的样本（n=340）进行队列分析，2 个位于 *ANKK1* 的 SNP（rs877138 and rs4938013）在多重矫正之后仍旧显著。特别是 rs877138 和海洛因成瘾的信号最为显著（$P=9.7 \times 10^{-7}$；*OR*=1.59；95%*CI*=1.32~1.92）。另外，在对其他物质成瘾样本（n=191）和非成瘾样本（n=340）进行分析时，发现 rs877138 的关联信号仍旧显著（$P=8.0 \times 10^{-4}$），说明了 rs877138 作为一个风险位点，对于不同的成瘾的物质都起到了重要作用。综上所述，*ANKK1* 对于酒精成瘾来说是一个风险基因，更加重要的是，它的作用比 *DRD2* 更加的显著。这个结果在不同种类的药物成瘾研究中得到了类似结果[30]。因此，基于大量的研究成果，我们可以得知 *ANKK1* 是一个与成瘾相关的风险候选基因。

鉴于 *DRD2* 在人类多巴胺奖赏系统的重要作用，当前的遗传学关联分析在成瘾类精神疾病的研究结果并不让人满意。对于不一致的实验结果，可能的原因之一是由于对于成瘾相关的表型定义的异质性。在近期的一篇报道中，Meyers 等[103] 在芬兰的双胞胎样本中（n=602），检测了 31 个分别属于 *ANKK1*（n=3）和 *DRD2*（n=28）的 SNP 与酒精成瘾的关系，其结果表明位于 *DRD2* 上的 4 个 SNP 位点 rs10891549、rs1554929、rs6275 和 rs6279 和酒精成瘾相关。此外，Connor[104] 在研究 *DRD2* 和不同定义类型的酒精成瘾表型的关联分析中，发现 *DRD2* 和酒精消耗总量、酒精每周消耗量、酒精成瘾呈显著相关，但是与一般性饮酒则关联不显著。尽管不同类型的酒精成瘾的表型都有很高的遗传力[105, 106]，但是，现有的结果则表明这些表型是被不同的 SNP 位点所调控[107]。因此，对于未来的研究，我们有必要根据不同的酒精成瘾度量表来度量成瘾程度，以寻找真正的位于 *ANKK1/DRD2* 因果性遗传多态性位点。

3. 物质共成瘾的研究

文献中关于"共成瘾"的研究已经非常充分了，大量不同类型的成瘾会同时在一个个体上展现[108-115]。药物成瘾的共性是通过相同的通路积累大脑细胞外多巴胺的浓度。Blomqvist 等[116]报道乙醇的摄入可以增加模型动物的自主活动，而尼古丁通路阻遏剂美加明（mecamylamine）则可以阻碍多巴胺的释放。通常来说，成瘾患者一般是对多种物质都有依赖的。比如说，海洛因成瘾者也会服食大麻、苯二氮䓬类药物、酒精以及安非他明类药物[117, 118]，而美沙酮成瘾者中63%也对酒精成瘾，50%对苯二氮䓬类药物成瘾。

一些研究也证实饮酒量和吸烟支数有很高的正相关性[108-110]。比如，一个双生子研究证明两种成瘾的基因相关性高达0.68（95%*CI*=0.61~0.74）[120]。另外，重度吸烟者也趋向于是重度酒精成瘾患者[79, 120]。在众多成瘾的遗传学关联分析研究中，*DRD2/ANKK1* 上的很多SNP位点和这两种成瘾的关联分析结果都是显著的（如C957T、−141C Ins/Del、Taq1A）[26, 41, 55, 56, 73, 74]，见表8−1。此外，其他药物成瘾的遗传因素也会对酒精或尼古丁成瘾的关联分析结果产生影响[121-123]。例如Yang 等[123]使用1090个来自于 Comorbid Alcohol and Drug Dependencies 的家系和队列研究的欧洲裔样本进行关联分析。他们把样本分成了酒精成瘾+药物成瘾组、酒精成瘾组，其中位于 *ANKK1* 和 *DRD2* 的3'端的一些SNP在酒精成瘾和药物成瘾的表型中都检测出显著信号。

在近几十年对于精神类疾病研究中，如药物成瘾、精神分裂症、老年痴呆等，都会根据动机、认知、情绪化和社会缺陷等方面进行症状的度量。而这些症状与 *DRD2* 受体的敏感性相关。很多落在 *DRD2/ANKK1* 的SNP和冲动性性格或者精神疾病显著相关（表8−2）。所以，这些显著的SNP位点也可能是酒精成瘾、尼古丁成瘾或者两者共成瘾的易感位点。比如说，很多报道都表明SNP位点C957T和精神分裂症[124, 125]、个人情绪化疾病[126, 127]、尼古丁成瘾[26]、酒精成瘾[73]都是显著相关的。该结果说明在精神类基因和成瘾类疾病中发现的显著的SNP可能也是尼古丁成瘾和酒精成瘾的易感位点。

表8−2　基因簇 *DRD2/ANKK1* 中与精神类疾病显著关联的SNP位点

基因	SNP 识别名	表型	样本来源	参考文献
DRD2	rs1799978	童年被侵害	白人、非裔加拿大人和混合人种	128
		首发精神分裂症患者对抗精神类药物治疗的反应	非裔美国人、白人、西班牙裔和混合人种	129
		精神分裂症患者对 Clozapine 治疗后的反应	中国南方地区汉族人	130
		精神分裂症	日本人	131

续表

基因	SNP识别名	表型	样本来源	参考文献
DRD2	rs1799732	人类母性行为	白人	132
		双向情感障碍	中国汉族人	133
		威尔逊病神经精神症状的早期临床表现	波兰人	134
		神经阻滞剂恶性综合征	日本人	135
		抗精神病药物导致的患者体重增加	白人和非白人	136
		精神分裂症患者对抗精神病药物治疗较差的疗效	混合人种（荟萃分析）	137
		精神分裂症患者对抗精神病药物治疗的疗效	非裔美国人、白人、西班牙裔和混合人种	129
		精神分裂症	巴西人	138
		精神分裂症	日本人	139–141
		精神分裂症	白人	142,143
	rs1079597	边缘型人格	美国青少年(混合人种)	144
		帕金森病	欧洲人	145
		杜尔雷斯综合征	哥伦比亚人	146
		精神分裂症患者对氯氮平治疗后的疗效	非裔美国人	147
		精神分裂症患者重度幻觉	南方印度人	148
		精神分裂症	欧洲人	149
	rs1800498	自闭症	白人和其他	150
		帕金森病	南方印度人	151
		精神分裂症治疗效果，怀疑，幻觉 & 怪异行为	南方印度人	148
	rs2283265	暴食症	白人和混合样本	152
		在健康样本中，工作记忆的下降和注意力控制的减退	白人	20
		精神病患者中严重的阴性症状	中国汉族人	153
		精神分裂症	中国汉族人	154

续表

基因	SNP 识别名	表型	样本来源	参考文献
DRD2	rs1076560	情绪处理	NR	155
		在健康样本中，工作记忆的下降和注意力控制的减退	白人	20
		在健康样本中，在控制注意力时、行为准确性和保持注意力集中时脑回扣的应答 & 精神病患者中服用奥氮平 8 周的疗效	欧洲人	156
		精神分裂症	中国汉族人	82
	rs6277	暴食症	白人和混合样本	152
		口吃	中国汉族人	157
		人类母性行为	白人	132
		负反馈学习	白人	158,159
		运动学习	白人	160
		工作记忆	白人	161
		证实性偏差	白人，亚洲人，非裔美国人和其他	162
		冲动性	白人和混合样本	163
		冲动性	日本人	164
		非功能性冲动	白人	165
		人类条件恐惧和厌恶启动效应	西班牙人	166
		创伤后应激障碍	白人	167
		精神分裂症	保加利亚人	168
		精神分裂症	中国汉族人	169
		精神分裂症	芬兰人	125
		精神分裂症	西班牙人	170
		精神分裂症	白人	124

续表

基因	SNP 识别名	表型	样本来源	参考文献
ANKK1	rs1800497	暴食症	白人和混合样本	152,171,172
		注意缺陷多动障碍	白人	80,173
		回避学习	白人	159,174
		童年被侵害	白人，非裔加拿大人和混合样本	128
		自闭症	白人	80
		社会疏离感	NA	175
		反社会型人格障碍	西班牙人	176
		边缘型人格	混合样本	144
		冲动性	白人和混合样本	177,178
		双相情感障碍	中国汉族人	133
		创伤后应激障碍	白人	80,179
		杜尔雷斯综合征	白人	80,180
		杜尔雷斯综合征	中国台湾人	181
		帕金森病	欧洲人	145,182
		帕金森病	欧洲人和非裔美国人	183
		急性精神病患者的短期氟哌啶醇药物治疗疗效	白人	184
		精神分裂症患者对氯氮平治疗后的疗效	非裔美国人	147
		精神分裂症 & 精神分裂症患者严重	印度南方人	148
		精神分裂症	欧洲人	149,185

①这些与成瘾类疾病显著相关的 SNP 位点在精神类和神经类疾病中被广泛研究；② NA：文献中未注明

四、*DRD2/ANKK1* 功能性 SNP 位点的分子生物学验证

成瘾的研究凭借着不同的遗传学研究手段在 *DRD2/ANKK1* 上找到了很多和成瘾显著关联的 SNP。这些位点落在不同的基因功能区，如启动子区、内含子区和外显子区。对于这些显著的 SNP，很大一部分都是被两个以上的研究独立报道过的（表 8-1、表 8-2）。然而，这些位于 *DRD2/ANKK1* 上的 SNP，只有很少一部分被报道可以改变 D2 受体相关的脑区功

能。此外，对于 *ANKK1* 的功能研究的相关报道还是很少的，现阶段只是结合多方面的研究结果推测这个基因可能参与到了多巴胺系统中去。所以，对于下一步的研究方向来说，更多功能性研究应该关注于解释清楚这些位于 *DRD2/ANKK1* 上的功能性 SNP 位点是如何在脑区中发挥它们的生物学功能。在本章节之后的部分，我们将讲解一些被生物学实验反复验证的 *DRD2/ANKK1* 上的 SNP 位点的机制。

1. *DRD2* 单核苷酸多态性位点的潜在功能

许多研究认为基因 *DRD2* 的 5'- 端区域有着重要的调控功能[186, 187]，因此，位于这个区域内的 SNP 很可能参与了该基因的表达水平的调控。在 *DRD2* 上的 SNP 位点 rs1799732 和 –141C *Ins/Del*，是最先在细胞实验中证明了它们具有表达调控的功能。Arinami 等[139] 对比了由于在 *DRD2* 的启动子区域的 –141C *Ins/Del* 位点的多态性所导致的基因表达水平的差异。–141C 如果携带 *Del* 等位基因，和携带 *Ins* 等位基因的细胞株相比，*DRD2* 的表达水平明显降低。在视网膜母细胞瘤 Y–79 细胞系中，带有 *Del* 的等位基因的细胞 *DRD2* 的表达降低到了 21%，而在人类胚胎肾细胞系（HEK293T）中表达也降低到了 43%。一个使用小样本量尸检实验中，研究者发现了和之前所述一致的实验结果。*Del* 的等位基因的携带者和非携带者相比，在人脑壳核部位螺旋哌丁苯（spiperone）的结合显著降低。然而，在一篇使用正电子发射计算机断层显像技术（positron emission computed tomography，PET）的研究中到了相反的结果[36]。*Del* 的等位基因携带者有更加显著的纹状体 D2 受体结合能力。而 Pohajalainen 等[188] 的实验得到了不同的结果。利用相同的 PET 研究手段，–141C 位点的不同基因型并没有导致纹状体 D2 受体结合能力显著的区别。

位于 5'- 端转录起始位点上游 –844 的多态性位点 rs12364283 被证明和 *DRD2* 表达量增加相关[20]。作者发现 rs12364283 的低频等位基因 C 和转录水平升高显著相关。并且，他们还报道位于 5 号和 6 号内含子区的两个 SNP 位点（rs2283265；rs1076560）和 D2S 的低表达显著关联。一个磁共振成像（Functional Magnetic Resonance Imaging，fMRI）实验去探索脑区活动的变化，结果证明了这两个 SNP 对记忆力和注意力集中都起到了重要的作用。此后，Bertolino 等[189] 也得到了相同的实验结果，他们发现 3 个 SNP（rs12364283，rs2283265，rs1076560）可能通过调节 D2S/D2L 的相对浓度，从而影响了精神分裂症的发展。

另外两个位于 *DRD2* 第 7 号外显子的同义突变 SNP 位点 rs6277 和 C957T，也被认为可以调控 *DRD2* 的表达。之前一篇报道将 *DRD2* 的 cDNA 转染至 CHO–K1（Chinese hamster ovary cell–K1）细胞系中[190]，作者发现 C957T 位点携带 T 等位基因会改变 *DRD2* 的空间折叠构象，导致了 *DRD2* 的 mRNA 稳定性和转录效率显著降低，而被多巴胺诱导的 *DRD2* 的表达则显著提升。作者还发现虽然 G1101A 位点的多态性对于基因的表达没有调节作用，但是，G1101A 位点携带 A 等位基因则会消除 C957T 位点的 T 等位基因对于表达的影响。然而，对于这些 SNP 的研究也出现了不同结果的报道。两篇报道使用 PET 和雷氯必利等手段进行研究（［^{11}C］–raclopride）[191, 192]，作者发现在人体中 C957T 的多态性可以调节 D2 受体的蛋白结合能力，纯合的 CC 基因型的样本，在 45 个样本中的纹状体区域的结合能力是最低的。最新的一个包含 38 位自愿者参与的研究，使用 3D–PET 技术和与 *DRD2* 亲和力更高的［^{11}C］–FLB457 来检测纹外皮层中 C957T 对于 *DRD2* 功能的调节作用。结果显示 CC 的纯合基因型在大脑皮层区和丘脑区的纹外皮层显著提升 D2 受体的蛋白结合能力（C/C>C/T>T/T）[193]。之后，该团队在新的一篇文献中报道了 C957T 可以显著提升 D2 受体蛋白在脑皮层和丘脑区的浓度，而在纹状体中则只影响 D2 受体蛋白的亲和性[194]。

对于这些可以调节 *DRD2* 表达的功能性 SNP 还有很多的报道，如 *Taq1B*，Ser311Cys，Val96Ala 和 Pro310Ser 都被报道和 D2 受体蛋白功能的改变呈显著关联[195, 196]。例如，位于 *DRD2* 基因 5'– 调控区域第一个内含子上的 SNP 位点 *Taq1B* 参与了转录的起始调控。Jönsson 等[36] 发现 *Taq1B* 和降低多巴胺受体密度显著相关。然而，不一致的结果也有报道[197]。如吗啡处理试验（apomorphine administration，APD）导致的荷尔蒙激素的改变可以反映 D2 受体蛋白功能的变化[198]，当凭借这个实验去衡量 C957T 的调控效果时发现，该位点与减少 D2 受体蛋白的活性相关。两篇报道都证实 *DRD2* 上的 rs6276 和 rs1076560 位点也是两个调控基因的功能位点[198, 199]。所以，这些证据都间接地证明了这两个功能性 SNP 位点可能影响了 D2 受体蛋白的功能。

2. *ANKK1* 的单核苷酸多态性位点的潜在功能

位于基因 *ANKK1* 的第 8 外显子上的 *Taq1A*，在近些年，许多的关联研究都报道了该位点与成瘾和精神类疾病呈显著相关；并且，不断有新的证据表明 *Taq1A* 的 A1 等位基因可以调控 *DRD2* 的功能。Noble 等[33] 是第一个证实了 *Taq1A* 是功能性 SNP。作者在 66 个尸检样本中进行放射自显影实验，他们发现 A1 等位基因的携带者比 A2 的携带者酒精成瘾的比例显著降低。在此之后，这个实验结果被 Thompson[34] 在细胞中得到了验证。另外，Pohjalainen 等[35] 在 1998 年使用 PET 技术对 54 个健康样本进行分析发现 *Taq1A* 的等位基因 A1 和 D2 受体的可用性显著相关。随后，同样本使用 PET 技术，Jonsson 等[36] 在 56 个健康样本中发现 *Taq1A* 的等位基因 A1 与 D2 受体的密度显著相关。Hirvonen 等[194] 在最近的一篇文献中报道了等位基因 A1 在大脑皮层和丘脑中增加 D2 受体蛋白的浓度，在纹状体中则减少这个蛋白的浓度。

根据 Laakso 等[200] 的文章报道可知 *Taq1A* 与纹状体中芳香族 L– 胺基酸类脱羧基酶的活性增加显著关联，而这个酶是多巴胺在生物体合成中极其重要的核心酶。对某些情况来说，前突触受体 D2 的蛋白功能的改变可以被多巴胺的合成变化而体现。和 *DRD2* 基因中的 SNP 位点 rs6276 和 rs1076560 一样，*Taq1A* 和 rs11604671 与 APD 导致的激素变化关联也是显著的 [199]。这些证据侧面反映了 *Taq1A* 可能可以调节 D2 受体蛋白 [35, 36]。也说明了 rs11604671 可能是一个参与成瘾调控的危险性位点。同时，Gelernter[26] 团队报道 *Taq1A* 和 rs11604671 存在有很强的连锁不平衡。

非同义突变位点 rs2734849 位于 *ANKK1* 的第 8 号外显子上，由于多态性将会导致 C-端锚蛋白重复域的精氨酸和组氨酸的变化。近日，我们发现 rs2734849 位点和尼古丁成瘾显著相关 [53]。在细胞实验中进一步研究该位点的功能，作者将 cDNA 转染至神经母细胞瘤细胞系 SH-SY5Y 中，通过荧光素酶报告基因实验，发现 rs2734849 的多态性和 NF-κB 调节基因表达水平的改变显著相关。因为转录因子 NF-κB 可以调控 *DRD2* 的表达 [186, 187]，所以作者推测 rs2734849 多态性间接参与了 D2 受体蛋白的密度的调控。

在现阶段的研究成果中，研究人员发现了大量的功能性位点和脑部的 D2 受体蛋白显著相关的。一个推测的致病机制是导致脑部相关疾病的方式是减少 D2 受体蛋白的密度和活性。例如 –141C Ins/Del，C957T 和 *Taq1B* 都和 D2 受体蛋白的密度和蛋白活性显著相关 [36, 139, 190]。第二个推测是这些 SNP 位点可以通过调控第 6 号外显子区域的剪接异构体的信号，从而形成产生不同比例的 D2L 和 D2S 两种异构体。例如，两内含子区的 SNP 位点 rs2283265 和 rs1076560 就被证明有类似的功能 [20]。尽管在 *DRD2* 中发现了很多功能性的 SNP，很多位点分析结果一直有矛盾，而这些实验的样本量一般都比较少。尽管越来越多的分子生物学实验结果指出 *Taq1A* 和 *DRD2* 的密度和功能的改变相关，但仍有很多问题值得去商榷。比如说，为什么位于 *DRD2* 的下游 9.5kb 的 *Taq1A* 可以调控 *DRD2* 的表达水平的改变。解释之一是 *Taq1A* 可能是 *DRD2* 的上真正的功能位点有很强的连锁不平衡，如已经报道的 rs2283265 和 rs1076560[20]。

ANKK1 已经被发现可以通过信号传递或者细胞应答等机制参与调节多巴胺系统。正如 Hoenicka 等 [201] 所报道 *ANKK1* 的 mRNA 和蛋白质在人体或动物模型中枢神经系统的星形胶质细胞中特异性的表达。并且，在小鼠星形胶质细胞中，研究者发现在经过 *DRD2* 诱导剂处理后，*ANKK1* 的 mRNA 表达显著上升，证明 *ANKK1* 的确可能参与了多巴胺奖赏系统。除此之外，Garrido 等 [202] 发现 ANKK1 蛋白激酶在细胞核和细胞质之中都有存在，表明了信号传递可能存在着核质穿梭的现象。并且，当被 APD 处理后，*ANKK1* 的 Ala239Thr 多态性位点在细胞质和细胞核中存在了很强的细胞间差异。因此，我们可以推测位于 *ANKK1* 的 SNP 位点可能导致了成瘾的发病。巧合的是，遗传学的连锁分析结果证明了染色体 11q22-q23 的区段和成瘾是显著连锁的 [26-29]，这个区段正好是 *ANKK1* 基因所在的位置。*ANKK1* 的功能性 SNP 导致了成瘾疾病的发生很可能是因为调控了锚蛋白重复和激酶域 1 功能的改变，而并不是之前所猜测的调节了多巴胺受体 D2 的功能。但是由于 *ANKK1* 的生

物学机制现在还不是很清楚，所以在将来的研究中，我们需要更多的研究者去探索它的具体功能。

五、结论

在过去的几十年的研究中，无数的研究试图去解析 *DRD2/ANKK1* 上的 SNP 对于成瘾类精神疾病的影响。根据连锁分析的结果，我们精确地找到 11 号染色体上的遗传易感位点的区域，正是 *DRD2/ANKK1* 基因所在的位置。并且在之后的关联分析研究中，在这个区域发现了大量的 SNP 位点和精神类疾病以及物质成瘾都是显著相关的。因此，我们认为 *DRD2/ANKK1* 上的 SNP 有可能对于成瘾疾病的发生以及发展有重要的影响。尤其值得注意的是，*ANKK1* 对于成瘾的遗传关联信号要强于 *DRD2*。

尽管很多研究都报道了 *DRD2/ANKK1* 对于成瘾的重要作用，但是，也有关联分析研究得到不一致的结果。关于这些异质性，最常见的解释是以下几种原因；第一，在不同的研究中，对于成瘾表型定义的多样性。由于导致成瘾的内在因素非常的复杂，不同的基因型又会导致不同的表型的特征[103, 104, 107]，因此，使用内表型（endophenotype）去度量这类疾病已被广泛的接受。第二，当我们对成瘾的表型归类时，共成瘾的因素也需要考虑进去。如果没有考虑共成瘾，而且把这类样本归入到对照的样本，则很有可能得到不一致的结果[203-206]。第三，人种和性别的不同也会因为有很强的异质性而得到相反的结果。这是因为不同人种之间的等位基因的频率差异很大。譬如，利用高加索人种的研究，得到的关联分析结果往往证明的是 *Taq1A* 的 A1 基因型作为风险位点和尼古丁成瘾呈显著相关；但是，Yoshida 等[49] 和 Hamajima 等[50] 则报道在日本人中，*Taq1A* 的 A2 基因型才是尼古丁成瘾的致病位点。所以，对于研究者和试验设计人员来讲，应当尽量消除或者降低人口分层等因素给之后的分析带来影响。有影像学实验结果证明与女性相比，男性在受到刺激释放更多的多巴胺[207]。还有一些研究报道在纹状体中，女性的多巴胺释放受到雌性激素的调控[208-210]。据此推测，当女性释放更多的雌性激素，抑制多巴胺的释放，从而使她们难以成瘾。所以，性别比例的不同，也会对实验结果带来影响。最后，如上文所说，样本量过小也会对结果带来较大的影响。

虽然在多种类型的成瘾研究中，*DRD2/ANKK1* 都作为候选基因而被反复研究，但是，仍有许多问题有待我们去解决，去探索它们之间显著关联的生物学意义。首先，我们需要很多设计合理的大样本实验去研究位于 *DRD2/ANKK1* 区域的 SNP 在成瘾中的具体作用。其次，需要更多的生物学实验能让我们更好地理解位于 *DRD2/ANKK1* 的功能性的 SNP 是如何在分子和细胞水平上影响多巴胺系统的。特别是 *ANKK1* 的 SNP 位点显得尤其重要。最后，我们还应该注意成瘾和位于 *DRD2/ANKK1* 区域的 SNP 的关系可能受到环境或其他基因的影响。比如说很多研究报道[211-213]环境和遗传因素均参与酒精的新陈代谢和药效过程，从而影响了酒精成瘾和*DRD2*的单核苷酸多态性关联分析的结果。对遗传因素和环境因素在成瘾中的作用的深入理解，有助于我们开发和寻找合适的治疗手段，去减少成瘾疾病对人类的影响。

致谢

本章改编自笔者团队在 *Molecular Neurobiology* 上发表的文章（Ma et al，2015，51：281–299）。

······························· 参 考 文 献 ·······························

1. WHO. Report on the Global Tobacco Epidemic，2008：The MPOWER package. World Health Organization，Geneva 2008.

2. Sullivan PF，Kendler KS. The genetic epidemiology of smoking. Nicotine Tob Res，1999，1 Suppl 2：S51–57；discussion S69–70.

3. Hamilton AS，Lessov–Schlaggar CN，Cockburn MG，et al. Gender differences in determinants of smoking initiation and persistence in California twins. Cancer epidemiology，biomarkers&prevention：a publication of the American Association for Cancer Research，cosponsored by the American Society of Preventive Oncology，2006，15（6）：1189–1197.

4. Hardie TL，Moss HB，Lynch KG. Genetic correlations between smoking initiation and smoking behaviors in a twin sample. Addictive behaviors，2006，31（11）：2030–2037.

5. True WR，Heath AC，Scherrer JF，et al. Genetic and environmental contributions to smoking. Addiction，1997，92（10）：1277–1287.

6. Li MD，Cheng R，Ma JZ，et al. A meta–analysis of estimated genetic and environmental effects on smoking behavior in male and female adult twins. Addiction，2003，98（1）：23–31.

7. Patrick F. Sullivan，Kendler KS. The genetic epidemiology of smoking. Nicotine & tobacco research：official journal of the Society for Research on Nicotine and Tobacco，1999，1（2）：S51–S57.

8. Li MD. The Genetics of Smoking Related Behavior：A Brief Review. Am J Med Sci，2003，326（4）：168–173.

9. McGue M. The Behavioral Genetics of Alcoholism. Curr Dir Psychol Sci，1999，8：109–115.

10. Heath AC，Bucholz KK，Madden PA，et al. Genetic and environmental contributions to alcohol dependence risk in a national twin sample：consistency of findings in women and men. Psychol Med，1997，27（6）：1381–1396.

11. Edenberg HJ，Foroud T. The genetics of alcoholism：identifying specific genes through family studies. Addict Biol，2006，11（3–4）：386–396.

12. Ho MK，Goldman D，Heinz A，et al. Breaking barriers in the genomics and pharmacogenetics of drug addiction. Clin Pharmacol Ther，2010，88（6）：779–791.

13. Swan GE，Hudmon KS，Jack LM，et al. Environmental and genetic determinants of tobacco use：methodology for a multidisciplinary，longitudinal family–based investigation. Cancer epidemiology，biomarkers&prevention：a publication of the American Association for Cancer Research，cosponsored by the American Society of Preventive Oncology，2003，12（10）：994–1005.

14. Little HJ. Behavioral mechanisms underlying the link between smoking and drinking. Alcohol research & health：the journal of the National Institute on Alcohol Abuse and Alcoholism，2000，24（4）：215–224.

15. Di Chiara G，Bassareo V，Fenu S，et al. Dopamine and drug addiction：the nucleus accumbens shell connection.

Neuropharmacology,2004,47 Suppl 1:227-241.

16. Sokoloff P,Giros B,Martres MP,et al. Molecular cloning and characterization of a novel dopamine receptor(D3) as a target for neuroleptics. Nature,1990,347(6289):146-151.

17. Van Tol HH,Bunzow JR,Guan HC,et al. Cloning of the gene for a human dopamine D4 receptor with high affinity for the antipsychotic clozapine. Nature,1991,350(6319):610-614.

18. Sunahara RK,Guan HC,O'Dowd BF,et al. Cloning of the gene for a human dopamine D5 receptor with higher affinity for dopamine than D1. Nature,1991,350(6319):614-619.

19. Tiberi M,Jarvie KR,Silvia C,et al. Cloning,molecular characterization,and chromosomal assignment of a gene encoding a second D1 dopamine receptor subtype:differential expression pattern in rat brain compared with the D1A receptor. Proceedings of the National Academy of Sciences of the United States of America,1991,88(17):7491-7495.

20. Zhang Y,Bertolino A,Fazio L,et al. Polymorphisms in human dopamine D2 receptor gene affect gene expression,splicing,and neuronal activity during working memory. Proceedings of the National Academy of Sciences of the United States of America,2007,104(51):20552-20557.

21. Usiello A,Baik JH,Rouge-Pont F,et al. Distinct functions of the two isoforms of dopamine D2 receptors. Nature,2000,408(6809):199-203.

22. Rouge-Pont F,Usiello A,Benoit-Marand M,et al. Changes in extracellular dopamine induced by morphine and cocaine:crucial control by D2 receptors. The Journal of neuroscience:the official journal of the Society for Neuroscience,2002,22(8):3293-3301.

23. Neville MJ,Johnstone EC,Walton RT. Identification and characterization of ANKK1:a novel kinase gene closely linked to DRD2 on chromosome band 11q23. 1. Hum Mutat,2004,23(6):540-545.

24. Morley KI,Medland SE,Ferreira MA,et al. A Possible Smoking Susceptibility Locus on Chromosome 11p12: Evidence from Sex-limitation Linkage Analyses in a Sample of Australian Twin Families. Behav Genet,2006, 36(1):87-99.

25. Gelernter J,Panhuysen C,Weiss R,et al. Genomewide linkage scan for nicotine dependence:identification of a chromosome 5 risk locus. Biological psychiatry,2007,61(1):119-126.

26. Gelernter J,Yu Y,Weiss R,et al. Haplotype spanning TTC12 and ANKK1,flanked by the DRD2 and NCAM1 loci,is strongly associated to nicotine dependence in two distinct American populations. Hum Mol Genet,2006, 15(24):3498-3507.

27. Yang BZ,Kranzler HR,Zhao H,et al. Association of haplotypic variants in DRD2,ANKK1,TTC12 and NCAM1 to alcohol dependence in independent case control and family samples. Hum Mol Genet,2007,16(23):2844-2853.

28. Dick DM,Wang JC,Plunkett J,et al. Family-based association analyses of alcohol dependence phenotypes across DRD2 and neighboring gene ANKK1. Alcohol Clin Exp Res,2007,31(10):1645-1653.

29. Nelson EC,Lynskey MT,Heath AC,et al. ANKK1,TTC12,and NCAM1 polymorphisms and heroin dependence:importance of considering drug exposure. JAMA psychiatry,2013,70(3):325-333.

30. Li MD,Ma JZ,Cheng R,et al. A genome-wide scan to identify loci for smoking rate in the Framingham Heart Study population. BMC Genet,2003,4(Suppl 1):S103.

31. Bierut LJ,Rice JP,Goate A,et al. A genomic scan for habitual smoking in families of alcoholics:common and specific genetic factors in substance dependence. Am J Med Genet,2004,124:19-27.

32. Lander E,Kruglyak L. Genetic dissection of complex traits:guidelines for interpreting and reporting linkage results. Nat Genet,1995,11(3):241-247.

33. Noble EP,Blum K,Ritchie T,et al. Allelic association of the D2 dopamine receptor gene with receptor-binding

characteristics in alcoholism. Archives of general psychiatry, 1991, 48 (7): 648–654.

34. Thompson J, Thomas N, Singleton A, et al. D2 dopamine receptor gene (DRD2) Taq1 A polymorphism: reduced dopamine D2 receptor binding in the human striatum associated with the A1 allele. Pharmacogenetics, 1997, 7 (6): 479–484.

35. Pohjalainen T, Rinne JO, Nagren K, et al. The A1 allele of the human D2 dopamine receptor gene predicts low D2 receptor availability in healthy volunteers. Mol Psychiatry, 1998, 3 (3): 256–260.

36. Jonsson EG, Nothen MM, Grunhage F, et al. Polymorphisms in the dopamine D2 receptor gene and their relationships to striatal dopamine receptor density of healthy volunteers. Mol Psychiatry, 1999, 4 (3): 290–296.

37. Noble EP. D2 dopamine receptor gene in psychiatric and neurologic disorders and its phenotypes. American journal of medical genetics Part B, Neuropsychiatric genetics: the official publication of the International Society of Psychiatric Genetics, 2003, 116B (1): 103–125.

38. Noble EP, St Jeor ST, Ritchie T, et al. D2 dopamine receptor gene and cigarette smoking: a reward gene ? Med Hypotheses, 1994, 42 (4): 257–260.

39. Comings DE, Ferry L, Bradshaw-Robinson S, et al. The dopamine D2 receptor (DRD2) gene: a genetic risk factor in smoking. Pharmacogenetics, 1996, 6 (1): 73–79.

40. De Ruyck K, Nackaerts K, Beels L, et al. Genetic variation in three candidate genes and nicotine dependence, withdrawal and smoking cessation in hospitalized patients. Pharmacogenomics, 2010, 11 (8): 1053–1063.

41. Voisey J, Swagell CD, Hughes IP, et al. A DRD2 and ANKK1 haplotype is associated with nicotine dependence. Psychiatry research, 2012, 196 (2–3): 285–289.

42. Wilcox CS, Noble EP, Oskooilar N. ANKK1/DRD2 locus variants are associated with rimonabant efficacy in aiding smoking cessation: pilot data. Journal of investigative medicine: the official publication of the American Federation for Clinical Research, 2011, 59 (8): 1280–1283.

43. Cinciripini P, Wetter D, Tomlinson G, et al. The effects of the DRD2 polymorphism on smoking cessation and negative affect: evidence for a pharmacogenetic effect on mood. Nicotine & tobacco research: official journal of the Society for Research on Nicotine and Tobacco, 2004, 6 (2): 229–239.

44. Stapleton JA, Sutherland G, O'Gara C, Spirling LI, et al. Association between DRD2/ANKK1 Taq1A genotypes, depression and smoking cessation with nicotine replacement therapy. Pharmacogenetics and genomics, 2011, 21 (8): 447–453.

45. Li MD, Ma JZ, Beuten J. Progress in searching for susceptibility loci and genes for smoking-related behaviour. Clinical genetics, 2004, 66 (5): 382–392.

46. Munafo M, Clark T, Johnstone E, et al. The genetic basis for smoking behavior: a systematic review and meta-analysis. Nicotine & tobacco research: official journal of the Society for Research on Nicotine and Tobacco, 2004, 6 (4): 583–597.

47. Munafo MR, Timpson NJ, David SP, et al. Association of the DRD2 gene Taq1A polymorphism and smoking behavior: a meta-analysis and new data. Nicotine & tobacco research: official journal of the Society for Research on Nicotine and Tobacco, 2009, 11 (1): 64–76.

48. Berlin I, Covey LS, Jiang H, et al. Lack of effect of D2 dopamine receptor TaqI A polymorphism on smoking cessation. Nicotine & tobacco research: official journal of the Society for Research on Nicotine and Tobacco, 2005, 7 (5): 725–728.

49. Yoshida K, Hamajima N, Kozaki K, et al. Association between the dopamine D2 receptor A2/A2 genotype and smoking behavior in the Japanese. Cancer epidemiology, biomarkers & prevention: a publication of the American Association for Cancer Research, cosponsored by the American Society of Preventive Oncology, 2001, 10 (4): 403–405.

50. Hamajima N, Ito H, Matsuo K, et al. Association between smoking habits and dopamine receptor D2 taqI A A2

allele in Japanese males：a confirmatory study. J Epidemiol，2002，12（4）：297-304.

51. Huang W，Payne TJ，Ma JZ，et al. Significant association of ANKK1 and detection of a functional polymorphism with nicotine dependence in an African-American sample. Neuropsychopharmacology，2009，34（2）：319-330.

52. Wei J，Chu C，Wang Y，et al. Association study of 45 candidate genes in nicotine dependence in Han Chinese. Addictive behaviors，2012，37（5）：622-626.

53. Yan J，Aliev F，Webb BT，et al. Using genetic information from candidate gene and genome-wide association studies in risk prediction for alcohol dependence. Addiction biology，2013.

54. Xu K，Lichtermann D，Lipsky RH，et al. Association of specific haplotypes of D2 dopamine receptor gene with vulnerability to heroin dependence in 2 distinct populations. Arch Gen Psychiatry，2004，61（6）：597-606.

55. Konishi T，Calvillo M，Leng AS，Lin KM，Wan YJ. Polymorphisms of the dopamine D2 receptor，serotonin transporter，and GABA（A）receptor beta（3）subunit genes and alcoholism in Mexican-Americans. Alcohol，2004，32（1）：45-52.

56. Du Y，Wan YJ. The interaction of reward genes with environmental factors in contribution to alcoholism in mexican americans. Alcoholism，clinical and experimental research，2009，33（12）：2103-2112.

57. Ishiguro H，Arinami T，Saito T，et al. Association study between the-141C Ins/Del and TaqI A polymorphisms of the dopamine D2 receptor gene and alcoholism. Alcoholism，clinical and experimental research，1998，22（4）：845-848.

58. Prasad P，Ambekar A，Vaswani M. Dopamine D2 receptor polymorphisms and susceptibility to alcohol dependence in Indian males：a preliminary study. BMC medical genetics，2010，11：24.

59. Li T，Liu X，Zhao J，et al. Allelic association analysis of the dopamine D2，D3，5-HT2A，and GABA（A）gamma2 receptors and serotonin transporter genes with heroin abuse in Chinese subjects. American journal of medical genetics，2002，114（3）：329-335.

60. Al-Eitan LN，Jaradat SA，Hulse GK，Tay GK. Custom genotyping for substance addiction susceptibility genes in Jordanians of Arab descent. BMC research notes，2012，5：497.

61. Ducci F，Kaakinen M，Pouta A，et al. TTC12-ANKK1-DRD2 and CHRNA5-CHRNA3-CHRNB4 influence different pathways leading to smoking behavior from adolescence to mid-adulthood. Biological psychiatry，2011，69（7）：650-660.

62. Spitz MR，Shi H，Yang F，et al. Case-control study of the D2 dopamine receptor gene and smoking status in lung cancer patients. Journal of the National Cancer Institute，1998，90（5）：358-363.

63. Blum K，Noble EP，Sheridan PJ，et al. Genetic predisposition in alcoholism：association of the D2 dopamine receptor TaqI B1 RFLP with severe alcoholics. Alcohol，1993，10（1）：59-67.

64. Vereczkei A，Demetrovics Z，Szekely A，et al. Multivariate analysis of dopaminergic gene variants as risk factors of heroin dependence. PloS one，2013，8（6）：e66592.

65. Noble EP，Blum K，Khalsa ME，et al. Allelic association of the D2 dopamine receptor gene with cocaine dependence. Drug and alcohol dependence，1993，33（3）：271-285.

66. Persico AM，Bird G，Gabbay FH，et al. D2 dopamine receptor gene TaqI A1 and B1 restriction fragment length polymorphisms：enhanced frequencies in psychostimulant-preferring polysubstance abusers. Biological psychiatry，1996，40（8）：776-784.

67. Moyer RA，Wang D，Papp AC，et al. Intronic polymorphisms affecting alternative splicing of human dopamine D2 receptor are associated with cocaine abuse. Neuropsychopharmacology：official publication of the American College of Neuropsychopharmacology，2011，36（4）：753-762.

68. Sullivan D，Pinsonneault JK，Papp AC，et al. Dopamine transporter DAT and receptor DRD2 variants affect risk of lethal cocaine abuse：a gene-gene-environment interaction. Translational psychiatry，2013，3：e222.

69. Morton LM，Wang SS，Bergen AW，et al. DRD2 genetic variation in relation to smoking and obesity in the

Prostate, Lung, Colorectal, and Ovarian Cancer Screening Trial. Pharmacogenetics and genomics, 2006, 16(12): 901–910.

70. Sasabe T, Furukawa A, Matsusita S, et al. Association analysis of the dopamine receptor D2(DRD2) SNP rs1076560 in alcoholic patients. Neuroscience letters, 2007, 412(2): 139–142.

71. Doehring A, Hentig N, Graff J, et al. Genetic variants altering dopamine D2 receptor expression or function modulate the risk of opiate addiction and the dosage requirements of methadone substitution. Pharmacogenetics and genomics, 2009, 19(6): 407–414.

72. Toni–Kim Clarke, Weiss ARD, Ferarro TN, et al. The dopamine receptor D2(DRD2) SNP rs1076560 is associated with opioid addiction. Annals of Human Genetics, 2013, DOI: 10. 1111/ahg. 12046.

73. Hill SY, Hoffman EK, Zezza N, et al. Dopaminergic mutations: within–family association and linkage in multiplex alcohol dependence families. American journal of medical genetics Part B, Neuropsychiatric genetics: the official publication of the International Society of Psychiatric Genetics, 2008, 147B(4): 517–526.

74. Swagell CD, Lawford BR, Hughes IP, et al. DRD2 C957T and TaqIA genotyping reveals gender effects and unique low–risk and high–risk genotypes in alcohol dependence. Alcohol and alcoholism, 2012, 47(4): 397–403.

75. Blum K, Noble EP, Sheridan PJ, et al. Allelic association of human dopamine D2 receptor gene in alcoholism. JAMA: the journal of the American Medical Association, 1990, 263(15): 2055–2060.

76. Ovchinnikov IV, Druzina E, Ovtchinnikova O, et al. Polymorphism of dopamine D2 and D4 receptor genes and Slavic–surnamed alcoholic patients. Addiction biology, 1999, 4(4): 399–404.

77. Amadeo S, Abbar M, Fourcade ML, et al. D2 dopamine receptor gene and alcoholism. Journal of psychiatric research, 1993, 27(2): 173–179.

78. Berggren U, Fahlke C, Aronsson E, et al. The taqI DRD2 A1 allele is associated with alcohol–dependence although its effect size is small. Alcohol and alcoholism, 2006, 41(5): 479–485.

79. Preuss UW, Zill P, Koller G, et al. D2 dopamine receptor gene haplotypes and their influence on alcohol and tobacco consumption magnitude in alcohol–dependent individuals. Alcohol and alcoholism, 2007, 42(3): 258–266.

80. Comings DE, Comings BG, Muhleman D, et al. The dopamine D2 receptor locus as a modifying gene in neuropsychiatric disorders. JAMA: the journal of the American Medical Association, 1991, 266(13): 1793–1800.

81. Hou QF, Li SB. Potential association of DRD2 and DAT1 genetic variation with heroin dependence. Neuroscience letters, 2009, 464(2): 127–130.

82. Zheng C, Shen Y, Xu Q. Rs1076560, a functional variant of the dopamine D2 receptor gene, confers risk of schizophrenia in Han Chinese. Neuroscience letters, 2012, 518(1): 41–44.

83. David SP, Mezuk B, Zandi PP, et al. Sex differences in TTC12/ANKK1 haplotype associations with daily tobacco smoking in Black and White Americans. Nicotine & tobacco research: official journal of the Society for Research on Nicotine and Tobacco, 2010, 12(3): 251–262.

84. Eicher JD, Powers NR, Cho K, et al. Associations of prenatal nicotine exposure and the dopamine related genes ANKK1 and DRD2 to verbal language. PloS one, 2013, 8(5): e63762.

85. Wise RA, Rompre PP. Brain dopamine and reward. Annual review of psychology, 1989, 40 : 191–225.

86. Volkow ND, Wang GJ, Fowler JS, et al. Decreases in dopamine receptors but not in dopamine transporters in alcoholics. Alcoholism, clinical and experimental research, 1996, 20(9): 1594–1598.

87. Tupala E, Hall H, Bergstrom K, et al. Dopamine D2 receptors and transporters in type 1 and 2 alcoholics measured with human whole hemisphere autoradiography. Human brain mapping, 2003, 20(2): 91–102.

88. Heinz A, Siessmeier T, Wrase J, et al. Correlation between dopamine D(2) receptors in the ventral striatum and central processing of alcohol cues and craving. The American journal of psychiatry, 2004, 161(10):1783-1789.

89. Thanos PK, Volkow ND, Freimuth P, et al. Overexpression of dopamine D2 receptors reduces alcohol self-administration. Journal of neurochemistry, 2001, 78(5):1094-1103.

90. Thanos PK, Taintor NB, Rivera SN, et al. DRD2 gene transfer into the nucleus accumbens core of the alcohol preferring and nonpreferring rats attenuates alcohol drinking. Alcoholism, clinical and experimental research, 2004, 28(5):720-728.

91. Thanos PK, Rivera SN, Weaver K, et al. Dopamine D2R DNA transfer in dopamine D2 receptor-deficient mice: effects on ethanol drinking. Life sciences, 2005, 77(2):130-139.

92. Gelernter J, O'Malley S, Risch N, et al. No association between an allele at the D2 dopamine receptor gene (DRD2) and alcoholism. JAMA: the journal of the American Medical Association, 1991, 266(13):1801-1807.

93. Sander T, Ladehoff M, Samochowiec J, Finckh U, Rommelspacher H, Schmidt LG. Lack of an allelic association between polymorphisms of the dopamine D2 receptor gene and alcohol dependence in the German population. Alcoholism, clinical and experimental research, 1999, 23(4):578-581.

94. Anghelescu I, Germeyer S, Muller MJ, et al. No association between the dopamine d2 receptor taqi a1 allele and earlier age of onset of alcohol dependence according to different specified criteria. Alcoholism, clinical and experimental research, 2001, 25(6):805-809.

95. Gelernter J, Kranzler H. D2 dopamine receptor gene (DRD2) allele and haplotype frequencies in alcohol dependent and control subjects: no association with phenotype or severity of phenotype. Neuropsychopharmacology: official publication of the American College of Neuropsychopharmacology, 1999, 20(6):640-649.

96. Chen CH, Chien SH, Hwu HG. Lack of association between TaqI A1 allele of dopamine D2 receptor gene and alcohol-use disorders in atayal natives of Taiwan. American journal of medical genetics, 1996, 67(5):488-490.

97. Lee MS, Lee KJ, Kwak DI. No association between the dopamine D2 receptor gene and Korean alcoholism. Psychiatric genetics, 1997, 7(2):93-95.

98. Lu RB, Ko HC, Chang FM, et al. No association between alcoholism and multiple polymorphisms at the dopamine D2 receptor gene (DRD2) in three distinct Taiwanese populations. Biological psychiatry, 1996, 39(6):419-429.

99. Munafo MR, Matheson IJ, Flint J. Association of the DRD2 gene Taq1A polymorphism and alcoholism: a meta-analysis of case-control studies and evidence of publication bias. Mol Psychiatry, 2007, 12(5):454-461.

100. Smith L, Watson M, Gates S, Ball D, Foxcroft D. Meta-analysis of the association of the Taq1A polymorphism with the risk of alcohol dependency: a HuGE gene-disease association review. Am J Epidemiol, 2008, 167(2):125-138.

101. Le Foll B, Gallo A, Le Strat Y, et al. Genetics of dopamine receptors and drug addiction: a comprehensive review. Behavioural pharmacology, 2009, 20(1):1-17.

102. Wang F, Simen A, Arias A, et al. A large-scale meta-analysis of the association between the ANKK1/DRD2 Taq1A polymorphism and alcohol dependence. Human genetics, 2013, 132(3):347-358.

103. Meyers JL, Nyman E, Loukola A, et al. The association between DRD2/ANKK1 and genetically informed measures of alcohol use and problems. Addiction biology, 2013, 18(3):523-536.

104. Connor JP, Young RM, Lawford BR, et al. D(2) dopamine receptor (DRD2) polymorphism is associated with severity of alcohol dependence. European psychiatry: the journal of the Association of European Psychiatrists, 2002, 17(1):17-23.

105. Grant JD, Agrawal A, Bucholz KK, et al. Alcohol consumption indices of genetic risk for alcohol dependence.

Biological psychiatry, 2009, 66 (8): 795–800.

106. Kendler KS, Myers J, Dick D, et al. The relationship between genetic influences on alcohol dependence and on patterns of alcohol consumption. Alcoholism, clinical and experimental research, 2010, 34 (6): 1058–1065.

107. Dick DM, Meyers JL, Rose RJ, et al. Measures of current alcohol consumption and problems: two independent twin studies suggest a complex genetic architecture. Alcoholism, clinical and experimental research, 2011, 35 (12): 2152–2161.

108. Bien TH, Burge R. Smoking and drinking: a review of the literature. The International journal of the addictions, 1990, 25 (12): 1429–1454.

109. Collins AC. Interactions of ethanol and nicotine at the receptor level. Recent developments in alcoholism: an official publication of the American Medical Society on Alcoholism, the Research Society on Alcoholism, and the National Council on Alcoholism, 1990, 8: 221–231.

110. Zacny JP. Behavioral aspects of alcohol–tobacco interactions. Recent developments in alcoholism: an official publication of the American Medical Society on Alcoholism, the Research Society on Alcoholism, and the National Council on Alcoholism, 1990, 8: 205–219.

111. John U, Meyer C, Rumpf HJ, et al. Probabilities of alcohol high–risk drinking, abuse or dependence estimated on grounds of tobacco smoking and nicotine dependence. Addiction, 2003, 98 (6): 805–814.

112. Dani JA, Harris RA. Nicotine addiction and comorbidity with alcohol abuse and mental illness. Nature neuroscience, 2005, 8 (11): 1465–1470.

113. Darke S, Hall W. Levels and correlates of polydrug use among heroin users and regular amphetamine users. Drug and alcohol dependence, 1995, 39 (3): 231–235.

114. Dinwiddie SH, Cottler L, Compton W, et al. Psychopathology and HIV risk behaviors among injection drug users in and out of treatment. Drug and alcohol dependence, 1996, 43 (1–2): 1–11.

115. Darke S, Ross J. Polydrug dependence and psychiatric comorbidity among heroin injectors. Drug and alcohol dependence, 1997, 48 (2): 135–141.

116. Blomqvist O, Ericson M, Engel JA, et al. Accumbal dopamine overflow after ethanol: localization of the antagonizing effect of mecamylamine. European journal of pharmacology, 1997, 334 (2–3): 149–156.

117. Klee H, Faugier J, Hayes C, et al. AIDS–related risk behaviour, polydrug use and temazepam. British journal of addiction, 1990, 85 (9): 1125–1132.

118. Kidorf M, Brooner RK, King VL, et al. Concurrent validity of cocaine and sedative dependence diagnoses in opioid–dependent outpatients. Drug and alcohol dependence, 1996, 42 (2): 117–123.

119. True WR, Xian H, Scherrer JF, et al. Common genetic vulnerability for nicotine and alcohol dependence in men. Archives of general psychiatry, 1999, 56 (7): 655–661.

120. Breslau N. Psychiatric comorbidity of smoking and nicotine dependence. Behavior genetics, 1995, 25 (2): 95–101.

121. Dick DM, Agrawal A, Wang JC, et al. Alcohol dependence with comorbid drug dependence: genetic and phenotypic associations suggest a more severe form of the disorder with stronger genetic contribution to risk. Addiction, 2007, 102 (7): 1131–1139.

122. Agrawal A, Edenberg HJ, Foroud T, et al. Association of GABRA2 with drug dependence in the collaborative study of the genetics of alcoholism sample. Behav Genet, 2006, 36 (5): 640–650.

123. Yang BZ, Kranzler HR, Zhao H, et al. Haplotypic variants in DRD2, ANKK1, TTC12, and NCAM1 are associated with comorbid alcohol and drug dependence. Alcohol Clin Exp Res, 2008, 32 (12): 2117–2127.

124. Lawford BR, Young RM, Swagell CD, et al. The C/C genotype of the C957T polymorphism of the dopamine D2 receptor is associated with schizophrenia. Schizophrenia research, 2005, 73 (1): 31–37.

125. Hanninen K,Katila H,Kampman O,et al. Association between the C957T polymorphism of the dopamine D2 receptor gene and schizophrenia. Neuroscience letters,2006,407(3):195-198.

126. Perkins KA,Lerman C,Grottenthaler A,et al. Dopamine and opioid gene variants are associated with increased smoking reward and reinforcement owing to negative mood. Behavioural pharmacology,2008,19(5-6):641-649.

127. Ponce G,Hoenicka J,Jimenez-Arriero MA,et al. DRD2 and ANKK1 genotype in alcohol-dependent patients with psychopathic traits:association and interaction study. The British journal of psychiatry:the journal of mental science,2008,193(2):121-125.

128. Zai CC,Ehtesham S,Choi E,et al. Dopaminergic system genes in childhood aggression:possible role for DRD2. The world journal of biological psychiatry:the official journal of the World Federation of Societies of Biological Psychiatry,2012,13(1):65-74.

129. Lencz T,Robinson DG,Xu K,et al. DRD2 promoter region variation as a predictor of sustained response to antipsychotic medication in first-episode schizophrenia patients. The American journal of psychiatry,2006,163(3):529-531.

130. Gong DY,Li ZP,Li B,et al. Influence of a Genetic Signature on Therapeutic Effects of Clozapine in Schizophrenia Subjects from South China. ITME,2011,501-504.

131. Ikeda M,Yamanouchi Y,Kinoshita Y,et al. Variants of dopamine and serotonin candidate genes as predictors of response to risperidone treatment in first-episode schizophrenia. Pharmacogenomics,2008,9(10):1437-1443.

132. Mileva-Seitz V,Fleming AS,Meaney MJ,et al. Dopamine receptors D1 and D2 are related to observed maternal behavior. Genes,brain,and behavior,2012,11(6):684-694.

133. Li T,Liu X,Sham PC,et al. Association analysis between dopamine receptor genes and bipolar affective disorder. Psychiatry research,1999,86(3):193-201.

134. Litwin T,Gromadzka G,Samochowiec J,et al. Association of dopamine receptor gene polymorphisms with the clinical course of Wilson disease. JIMD reports,2013,8:73-80.

135. Kishida I,Kawanishi C,Furuno T,et al. Association in Japanese patients between neuroleptic malignant syndrome and functional polymorphisms of the dopamine D(2)receptor gene. Molecular psychiatry,2004,9(3):293-298.

136. Lencz T,Robinson DG,Napolitano B,et al. DRD2 promoter region variation predicts antipsychotic-induced weight gain in first episode schizophrenia. Pharmacogenetics and genomics,2010,20(9):569-572.

137. Zhang JP,Lencz T,Malhotra AK. D2 receptor genetic variation and clinical response to antipsychotic drug treatment:a meta-analysis. The American journal of psychiatry,2010,167(7):763-772.

138. Cordeiro Q,Siqueira-Roberto J,Zung S,et al. Association between the DRD2-141C Insertion/Deletion polymorphism and schizophrenia. Arquivos de neuro-psiquiatria,2009,67(2A):191-194.

139. Arinami T,Gao M,Hamaguchi H,Toru M. A functional polymorphism in the promoter region of the dopamine D2 receptor gene is associated with schizophrenia. Human molecular genetics,1997,6(4):577-582.

140. Ohara K,Nagai M,Tani K,et al. Functional polymorphism of-141C Ins/Del in the dopamine D2 receptor gene promoter and schizophrenia. Psychiatry research,1998,81(2):117-123.

141. Inada T,Arinami T,Yagi G. Association between a polymorphism in the promoter region of the dopamine D2 receptor gene and schizophrenia in Japanese subjects:replication and evaluation for antipsychotic-related features. The international journal of neuropsychopharmacology/official scientific journal of the Collegium Internationale Neuropsychopharmacologicum,1999,2(3):181-186.

142. Jonsson EG,Nothen MM,Neidt H,et al. Association between a promoter polymorphism in the dopamine D2

receptor gene and schizophrenia. Schizophrenia research, 1999, 40(1): 31–36.

143. Breen G, Brown J, Maude S, et al. −141 C del/ins polymorphism of the dopamine receptor 2 gene is associated with schizophrenia in a British population. American journal of medical genetics, 1999, 88(4): 407–410.

144. Nemoda Z, Lyons−Ruth K, Szekely A, et al. Association between dopaminergic polymorphisms and borderline personality traits among at−risk young adults and psychiatric inpatients. Behavioral and brain functions: BBF, 2010, 6 : 4.

145. Oliveri RL, Annesi G, Zappia M, et al. The dopamine D2 receptor gene is a susceptibility locus for Parkinson's disease. Movement disorders: official journal of the Movement Disorder Society, 2000, 15(1): 127–131.

146. Herzberg I, Valencia−Duarte AV, Kay VA, et al. Association of DRD2 variants and Gilles de la Tourette syndrome in a family−based sample from a South American population isolate. Psychiatric genetics, 2010, 20 (4): 179–183.

147. Hwang R, Shinkai T, De Luca V, et al. Association study of 12 polymorphisms spanning the dopamine D(2) receptor gene and clozapine treatment response in two treatment refractory/intolerant populations. Psychopharmacology, 2005, 181(1): 179–187.

148. Vijayan NN, Bhaskaran S, Koshy LV, et al. Association of dopamine receptor polymorphisms with schizophrenia and antipsychotic response in a South Indian population. Behavioral and brain functions: BBF, 2007, 3 : 34.

149. Dubertret C, Gorwood P, Gouya L, et al. Association and excess of transmission of a DRD2 haplotype in a sample of French schizophrenic patients. Schizophrenia research, 2001, 49(1–2): 203–212.

150. Hettinger JA, Liu X, Hudson ML, et al. DRD2 and PPP1R1B(DARPP−32) polymorphisms independently confer increased risk for autism spectrum disorders and additively predict affected status in male−only affected sib−pair families. Behavioral and brain functions: BBF, 2012, 8 : 19.

151. Juyal RC, Das M, Punia S, et al. Genetic susceptibility to Parkinson's disease among South and North Indians: I. Role of polymorphisms in dopamine receptor and transporter genes and association of DRD4 120−bp duplication marker. Neurogenetics, 2006, 7(4): 223–229.

152. Davis C, Levitan RD, Yilmaz Z, et al. Binge eating disorder and the dopamine D2 receptor: genotypes and sub−phenotypes. Progress in neuro−psychopharmacology & biological psychiatry, 2012, 38(2): 328–335.

153. Chien YL, Hwu HG, Fann CS, et al. DRD2 haplotype associated with negative symptoms and sustained attention deficits in Han Chinese with schizophrenia in Taiwan. Journal of human genetics, 2013, 58(4): 229–232.

154. Glatt SJ, Faraone SV, Lasky−Su JA, et al. Family−based association testing strongly implicates DRD2 as a risk gene for schizophrenia in Han Chinese from Taiwan. Molecular psychiatry, 2009, 14(9): 885–893.

155. Blasi G, Lo Bianco L, Taurisano P, et al. Functional variation of the dopamine D2 receptor gene is associated with emotional control as well as brain activity and connectivity during emotion processing in humans. The Journal of neuroscience: the official journal of the Society for Neuroscience, 2009, 29(47): 14812–14819.

156. Blasi G, Napolitano F, Ursini G, et al. DRD2/AKT1 interaction on D2 c−AMP independent signaling, attentional processing, and response to olanzapine treatment in schizophrenia. Proceedings of the National Academy of Sciences of the United States of America, 2011, 108(3): 1158–1163.

157. Lan J, Song M, Pan C, et al. Association between dopaminergic genes(SLC6A3 and DRD2) and stuttering among Han Chinese. Journal of human genetics, 2009, 54(8): 457–460.

158. Frank MJ, Moustafa AA, Haughey HM, et al. Genetic triple dissociation reveals multiple roles for dopamine in reinforcement learning. Proceedings of the National Academy of Sciences of the United States of America, 2007, 104(41): 16311–16316.

159. Frank MJ, Hutchison K. Genetic contributions to avoidance-based decisions: striatal D2 receptor polymorphisms. Neuroscience, 2009, 164 (1): 131-140.

160. Huertas E, Buhler KM, Echeverry-Alzate V, et al. C957T polymorphism of the dopamine D2 receptor gene is associated with motor learning and heart rate. Genes, brain, and behavior, 2012, 11 (6): 677-683.

161. Xu H, Kellendonk CB, Simpson EH, et al. DRD2 C957T polymorphism interacts with the COMT Val158Met polymorphism in human working memory ability. Schizophrenia research, 2007, 90 (1-3): 104-107.

162. Doll BB, Hutchison KE, Frank MJ. Dopaminergic genes predict individual differences in susceptibility to confirmation bias. The Journal of neuroscience: the official journal of the Society for Neuroscience, 2011, 31 (16): 6188-6198.

163. White MJ, Lawford BR, Morris CP, et al. Interaction between DRD2 C957T polymorphism and an acute psychosocial stressor on reward-related behavioral impulsivity. Behavior genetics, 2009, 39 (3): 285-295.

164. Yoshiya Kawamura, Taiki Takahashi, Xiaoxi Liu, et al. Variation in the DRD2 gene affects impulsivity in intertemporal choice. Open Journal of Psychiatry, 2013.

165. Colzato LS, van den Wildenberg WP, Van der Does AJ, et al. Genetic markers of striatal dopamine predict individual differences in dysfunctional, but not functional impulsivity. Neuroscience, 2010, 170 (3): 782-788.

166. Huertas E, Ponce G, Koeneke MA, et al. The D2 dopamine receptor gene variant C957T affects human fear conditioning and aversive priming. Genes, brain, and behavior, 2010, 9 (1): 103-109.

167. Voisey J, Swagell CD, Hughes IP, et al. The DRD2 gene 957C>T polymorphism is associated with posttraumatic stress disorder in war veterans. Depression and anxiety, 2009, 26 (1): 28-33.

168. Betcheva ET, Mushiroda T, Takahashi A, et al. Case-control association study of 59 candidate genes reveals the DRD2 SNP rs6277 (C957T) as the only susceptibility factor for schizophrenia in the Bulgarian population. Journal of human genetics, 2009, 54 (2): 98-107.

169. Fan H, Zhang F, Xu Y, et al. An association study of DRD2 gene polymorphisms with schizophrenia in a Chinese Han population. Neuroscience letters, 2010, 477 (2): 53-56.

170. Hoenicka J, Aragues M, Rodriguez-Jimenez R, et al. C957T DRD2 polymorphism is associated with schizophrenia in Spanish patients. Acta psychiatrica Scandinavica, 2006, 114 (6): 435-438.

171. Davis C, Levitan RD, Kaplan AS, et al. Reward sensitivity and the D2 dopamine receptor gene: A case-control study of binge eating disorder. Progress in neuro-psychopharmacology & biological psychiatry, 2008, 32 (3): 620-628.

172. Nisoli E, Brunani A, Borgomainerio E, et al. D2 dopamine receptor (DRD2) gene Taq1A polymorphism and the eating-related psychological traits in eating disorders (anorexia nervosa and bulimia) and obesity. Eating and weight disorders: EWD, 2007, 12 (2): 91-96.

173. Sery O, Drtilkova I, Theiner P, et al. Polymorphism of DRD2 gene and ADHD. Neuro endocrinology letters, 2006, 27 (1-2): 236-240.

174. Klein TA, Neumann J, Reuter M, et al. Genetically determined differences in learning from errors. Science, 2007, 318 (5856): 1642-1645.

175. Hill SY, Zezza N, Wipprecht G, et al. Personality traits and dopamine receptors (D2 and D4): linkage studies in families of alcoholics. American journal of medical genetics, 1999, 88 (6): 634-641.

176. Ponce G, Jimenez-Arriero MA, Rubio G, et al. The A1 allele of the DRD2 gene (TaqI A polymorphisms) is associated with antisocial personality in a sample of alcohol-dependent patients. European psychiatry: the journal of the Association of European Psychiatrists, 2003, 18 (7): 356-360.

177. White MJ, Morris CP, Lawford BR, et al. Behavioral phenotypes of impulsivity related to the ANKK1 gene are independent of an acute stressor. Behavioral and brain functions: BBF, 2008, 4: 54.

113

178. Dan TA Eisenberg, James MacKillop, Meera Modi, et al. Examining impulsivity as an endophenotype using a behavioral approach: a DRD2 TaqI A and DRD4 48-bp VNTR association study. Behavioral and Brain Functions 2007.

179. Comings DE, Muhleman D, Gysin R. Dopamine D2 receptor(DRD2) gene and susceptibility to posttraumatic stress disorder: a study and replication. Biological psychiatry, 1996, 40(5): 368-372.

180. Comings DE, Wu S, Chiu C, et al. Polygenic inheritance of Tourette syndrome, stuttering, attention deficit hyperactivity, conduct, and oppositional defiant disorder: the additive and subtractive effect of the three dopaminergic genes—DRD2, D beta H, and DAT1. American journal of medical genetics, 1996, 67(3): 264-288.

181. Lee CC, Chou IC, Tsai CH, et al. Dopamine receptor D2 gene polymorphisms are associated in Taiwanese children with Tourette syndrome. Pediatric neurology, 2005, 33(4): 272-276.

182. Grevle L, Guzey C, Hadidi H, et al. Allelic association between the DRD2 TaqI A polymorphism and Parkinson's disease. Movement disorders: official journal of the Movement Disorder Society, 2000, 15(6): 1070-1074.

183. McGuire V, Van Den Eeden SK, Tanner CM, et al. Association of DRD2 and DRD3 polymorphisms with Parkinson's disease in a multiethnic consortium. Journal of the neurological sciences, 2011, 307(1-2): 22-29.

184. Schafer M, Rujescu D, Giegling I, et al. Association of short-term response to haloperidol treatment with a polymorphism in the dopamine D(2) receptor gene. The American journal of psychiatry, 2001, 158(5): 802-804.

185. Dubertret C, Gouya L, Hanoun N, et al. The 3'region of the DRD2 gene is involved in genetic susceptibility to schizophrenia. Schizophr Res, 2004, 67(1): 75-85.

186. Fiorentini C, Guerra N, Facchetti M, et al. Nerve growth factor regulates dopamine D(2) receptor expression in prolactinoma cell lines via p75(NGFR)-mediated activation of nuclear factor-kappaB. Molecular endocrinology, 2002, 16(2): 353-366.

187. Bontempi S, Fiorentini C, Busi C, et al. Identification and characterization of two nuclear factor-kappaB sites in the regulatory region of the dopamine D2 receptor. Endocrinology, 2007, 148(5): 2563-2570.

188. Pohjalainen T, Nagren K, Syvalahti EK, et al. The dopamine D2 receptor 5'-flanking variant, -141C Ins/Del, is not associated with reduced dopamine D2 receptor density in vivo. Pharmacogenetics, 1999, 9(4): 505-509.

189. Bertolino A, Fazio L, Caforio G, et al. Functional variants of the dopamine receptor D2 gene modulate prefronto-striatal phenotypes in schizophrenia. Brain: a journal of neurology, 2009, 132(Pt 2): 417-425.

190. Duan J, Wainwright MS, Comeron JM, et al. Synonymous mutations in the human dopamine receptor D2(DRD2) affect mRNA stability and synthesis of the receptor. Hum Mol Genet, 2003, 12(3): 205-216.

191. Hirvonen M, Laakso A, Nagren K, et al. C957T polymorphism of the dopamine D2 receptor(DRD2) gene affects striatal DRD2 availability in vivo. Molecular psychiatry, 2004, 9(12): 1060-1061.

192. Hirvonen M, Laakso A, Na°gren K, et al. C957T polymorphism of the dopamine D2 receptor(DRD2) gene affects striatal DRD2 availability in vivo. Molecular Psychiatry, 2005, 10: 889.

193. Hirvonen MM, Lumme V, Hirvonen J, et al. C957T polymorphism of the human dopamine D2 receptor gene predicts extrastriatal dopamine receptor availability in vivo. Progress in neuro-psychopharmacology & biological psychiatry, 2009, 33(4): 630-636.

194. Hirvonen M. Genetic Factors in the Regulation of Striatal and Extrastriatal Dopamine D2 Receptor Expression. doria17-kklibhelsinkifi, 2009.

195. Cravchik A., Sibley DR. Functional Analysis of the Human D2 Dopamine Receptor Missense Variants. J Biol Chem, 1996, 271(42): 26013-26017.

196. Ritchie T. Association of seven polymorphisms of the D2 dopamine receptor gene with brain receptor-binding characteristics. Neurochem Res,2003,28(1):73-82.

197. Laruelle M,Gelernter J,Innis RB. D2 receptors binding potential is not affected by Taq1 polymorphism at the D2 receptor gene. Molecular psychiatry,1998,3(3):261-265.

198. Finckh U,Rommelspacher H,Kuhn S,et al. Influence of the dopamine D2 receptor(DRD2)genotype on neuroadaptive effects of alcohol and the clinical outcome of alcoholism. Pharmacogenetics,1997,7(4):271-281.

199. Lucht M,Samochowiec A,Samochowiec J,et al. Influence of DRD2 and ANKK1 genotypes on apomorphine-induced growth hormone(GH)response in alcohol-dependent patients. Progress in neuro-psychopharmacology & biological psychiatry,2010,34(1):45-49.

200. Laakso A,Pohjalainen T,Bergman J,et al. The A1 allele of the human D2 dopamine receptor gene is associated with increased activity of striatal L-amino acid decarboxylase in healthy subjects. Pharmacogenetics and genomics,2005,15(6):387-391.

201. Hoenicka J,Quinones-Lombrana A,Espana-Serrano L,et al. The ANKK1 gene associated with addictions is expressed in astroglial cells and upregulated by apomorphine. Biological psychiatry,2010,67(1):3-11.

202. Garrido E,Palomo T,Ponce G,et al. The ANKK1 protein associated with addictions has nuclear and cytoplasmic localization and shows a differential response of Ala239Thr to apomorphine. Neurotoxicity research,2011,20(1):32-39.

203. Noble EP,Zhang X,Ritchie TL,et al. Haplotypes at the DRD2 locus and severe alcoholism. American journal of medical genetics,2000,96(5):622-631.

204. Lawford BR,Young RM,Rowell JA,et al. Association of the D2 dopamine receptor A1 allele with alcoholism:medical severity of alcoholism and type of controls. Biological psychiatry,1997,41(4):386-393.

205. Neiswanger K,Kaplan BB,Hill SY. What can the DRD2/alcoholism story teach us about association studies in psychiatric genetics？ American journal of medical genetics,1995,60(4):272-275.

206. Noble EP,Blum K. Alcoholism and the D2 dopamine receptor gene. JAMA:the journal of the American Medical Association,1993,270(13):1547-1548.

207. Munro CA,McCaul ME,Wong DF,et al. Sex differences in striatal dopamine release in healthy adults. Biological psychiatry,2006,59(10):966-974.

208. Dluzen DE,Anderson LI. Estrogen differentially modulates nicotine-evoked dopamine release from the striatum of male and female rats. Neuroscience letters,1997,230(2):140-142.

209. Lerman C,Caporaso NE,Audrain J,et al. Evidence suggesting the role of specific genetic factors in cigarette smoking. Health psychology:official journal of the Division of Health Psychology,American Psychological Association,1999,18(1):14-20.

210. Carpenter MJ,Upadhyaya HP,LaRowe SD,et al. Menstrual cycle phase effects on nicotine withdrawal and cigarette craving:a review. Nicotine & tobacco research:official journal of the Society for Research on Nicotine and Tobacco,2006,8(5):627-638.

211. Finckh U,Giraldo-Velasquez M,Pelz J,et al. Dopamine D2 receptor gene(DRD2)haplotypes in Caucasians. Gene,1996,179(2):251-255.

212. Li TK. Pharmacogenetics of responses to alcohol and genes that influence alcohol drinking. Journal of studies on alcohol,2000,61(1):5-12.

213. Wong AH,Buckle CE,Van Tol HH. Polymorphisms in dopamine receptors:what do they tell us？ European journal of pharmacology,2000,410(2-3):183-203.

第九章

5- 羟色胺转运体和受体基因变异体对吸烟成瘾的影响

尽管遗传对吸烟成瘾有很大的影响，但其易感基因和变异位点在很大程度上仍然无法达到完全为人所知的程度。多年以来，研究人员基于全基因组和候选基因的关联研究发现，尼古丁和其他成瘾物质的病因牵涉到多个易感基因和生物学通路。在本章中，我们以个体单核苷酸多态性（SNP）和单倍型的关联分析以及基因 – 基因之间的相互作用分析为研究对象，对 5- 羟色胺转运体和受体基因变异体如何参与尼古丁依赖（ND）的形成和发展进行详细阐述。现在研究人员的研究重点是不仅要在独立样本中重复这些发现，还要确定这些变异位点是通过什么样的分子机制参与 ND 的发生和发展。

一、前言

药物成瘾是一个严重的公共健康问题。根据世界卫生组织的报道[1]，在 2004 年全球约有 20 亿酒精滥用者、13 亿烟草使用者和 2.3 亿非法吸毒者。通过大量的家系、双胞胎和领养研究发现成瘾易感性具有明显的遗传因素，并且这些遗传因素对个体间的易感性产生很大的影响，对尼古丁依赖具有中高度的遗传力（见第三章）。

许多大型双胞胎研究结果表明，遗传对单个个体从开始吸烟演变为成瘾者有着很大的贡献。我们对十几项双胞胎进行荟萃分析，发现遗传和环境在吸烟相关的行为中扮演着重要角色，在男性和女性吸烟者中，其遗传力分别为 0.59 和 0.46，对整个吸烟群体来讲，平均遗传力为 0.56[2]。此外，吸烟成瘾也同时受到环境、以及基因 – 环境和基因 – 基因相互作用的影响[2-6]。

二、人类 5- 羟色胺转运体和受体基因

5- 羟色胺（5-hydroxytryptamine，5-HT）是一种神经递质，可以通过特定的受体（如 5-HT3 受体）快速介导兴奋性反应。这些受体不同于 G 蛋白耦合类受体[7, 8]，属于烟碱型乙酰胆碱（acetylcholine，nACh）超家族，γ- 氨基丁酸（γ-aminobutyric acid，GABA）和甘氨酸受体 A 亚型。5- 羟色胺门控型离子通道主要对 Na^+ 和 K^+ 开放，结果导致神经元的去极化，然后快速脱敏并释放出储存的神经递质，这就表明在涉及药物滥用和成瘾的神经通路中[9]，此受体系统具有重要的生物学作用。

5-HT3 受体与烟碱型乙酰胆碱受体（nAChRs）共存于参与奖赏处理的大脑通路的神经末端上，包括纹状体上的多巴胺能末端[10]。尽管没有直接证据表明这些受体之间存在相互作用，但它们的交叉调节可能发生在下游分子水平上[10, 11]。由 5-HT3$_A$ 亚基组装的 5-HT3 受体均匀分布在中央和周围神经系统的各个部分，而 5-HT3$_A$ 和 5-HT3$_B$ 亚基的转录本不仅能在涉及尼古丁和其他药物成瘾的杏仁核，尾状核和海马体这些脑区中共表达，而且还可以形成药理学上比 5-HT3$_A$ 同聚体结构更强的异五聚体[12]。编码 5-HT3$_A$ 和 5-HT3$_B$ 受体亚基的基因（即 *HTR3A* 和 *HTR3B*）位于染色体 11q23.1 上 90kb 区域[13]。

5- 羟色胺转运体是一种主要的单胺转运体，是由染色体 17q11.2 上的 *SLC6A4* 基因所编码[14]，能通过再吸收调节突触间隙中 5-HT 的可用性。*SLC6A4* 基因长度为 37.8kb，由 14 个外显子组成[15]。基因 5-HTT 编码的蛋白是一种含有 630 个氨基酸的跨膜蛋白。*SLC6A4* 的表达至少由三种机制来调控完成，即启动子中的转录调控因子，差异剪接以及使用不同的 3′ 聚腺苷酸位点。

5-HTT 基因有两个可变数目串联重复序列（VNTR）多态性，其中被广泛研究的 5- 羟色胺转运体基因连锁多态性区域（5-HTTLPR）位于编码区上游的转录调控区。5-HTTLPR 变异位点可归于 44bp 插入的存在（L 型等位基因）或缺失（S 型等位基因）。由于 S 型等位基因的转录活性低于 L 型等位基因，相比 L/L 和 L/S 基因型，S/S 的功能较低[16]。5-HTTLPR 与包括吸烟在内的众多精神疾病之间的关联关系在一些研究中得到了不同的结论。在日本人群中，5-HTTLPR 中的 L 型等位基因与吸烟者[17]之间以及 L 型与吸烟者中冠心病患者[18]之间的关联已被报道。然而，另一项研究发现在欧裔美国人（EA）和非裔美国人（AA）中[19]，5-HTTLPR 中的 L 型等位基因和是否吸烟之间没有关联。这些不一致的结论可能是由于所研究的人群不同所致，也可能是表型差异和基因型分组差异而导致的。最近的两项研究表明，5-HTTLPR 多态性可改变焦虑相关性状对吸烟行为的影响[20, 21]。具体地来讲，Lerman 等[20]报道携带 5-HTTLPR 中的 S 型等位基因的吸烟者的神

经过敏性和吸烟动机比携带 5-HTTLPR 中的纯合 L 型等位基因存在较高的相关性。然而四项荟萃分析 [17, 19, 21] 则没有证实这种多态性的影响［联合优势比（OR）=1.15；95% 置信区间（CI）=0.85–1.56；P=0.35］。因此需要更多的研究来确定这种多态性和吸烟行为之间是否存在关联。

三、5- 羟色胺转运体和受体基因变异位点对 ND 的贡献

为了确定 *SLC6A4*、*HTR3A* 和 *HTR3B* 的基因变异位点是否参与 ND 的发展，Yang 等 [22] 通过对来自 402 个核心家庭的 1366 个非裔美国人（AA）和来自 200 个核心家庭的 671 个欧裔美国人（EA）共计 2037 个样本进行基因分型（*SLC6A4*：2 SNP；*HTR3A*：8 SNP；*HTR3B*：7 SNP），并分析了基因型和 ND 的关联性，该文中的 ND 是通过评估吸烟数量（SQ）、吸烟严重指数（HSI）和 FTND 三个量表来进行度量的。基于单个 SNP 的关联分析表明：*HTR3A* 中的 rs10160548 对 SQ 和 HSI（在 AA 样本中，P 分别为 0.030 和 0.042）、*HTR3B* 中的 rs11606194 对 SQ 和 FTND（在混合样本中，P 分别为 0.039 和 0.028）和 *SLC6A4* 中的 5-HTTLPR 对 FTND（在 EA 样本中，P 为 0.03）具有微相关。

在基于单个 SNP 的关联分析完成后，Yang 和她的同事 [22] 在同样的样本中对该基因型数据进行了单倍型关联分析，获得了以下主要发现。在 AA 样本中，位于 *HTR3A* 的 5′ 区有两个主要单倍型与三个 ND 度量呈显著相关：①单倍型 G-C-C-T-A-T 由 SNP rs1150226、rs1062613、rs33940208、rs1985242、rs2276302 和 rs10160548（LD 模块 3；图 9-1）组成，频率为 19.5%，在显性模式中与 SQ（Z=2.596；P=0.009），HSI（Z=3.027；P=0.002）和 FTND（Z=2.824；P=0.004）显著相关；②单倍型 G-A 由 SNP rs1150220 和 rs1176713（LD 模块 4；图 9-1）组成，频率为 66.6%，与 SQ（Z=3.041；P=0.002），HSI（Z=3.011；P=0.003）和 FTND（Z=2.863；P=0.004）显著相关。对每个 LD 模块进行 Bonferroni 多重检验校正后，所有这些相关性仍然能够达到显著水平。同时我们也检测了在显性遗传模型下 *HTR3A* 的 LD 模块 3 的单倍型 A-T-C-A-G-G（频率为 24.1%）与 SQ（Z=1.996；P=0.046）显著相关。

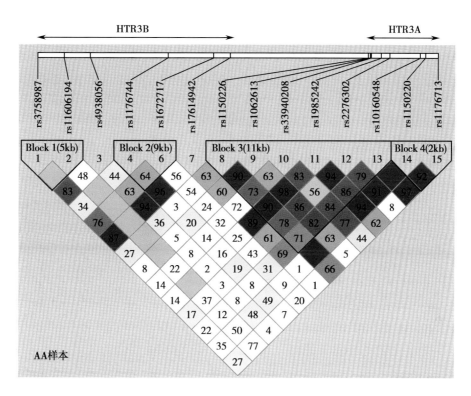

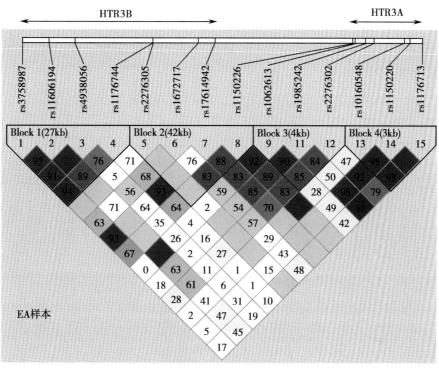

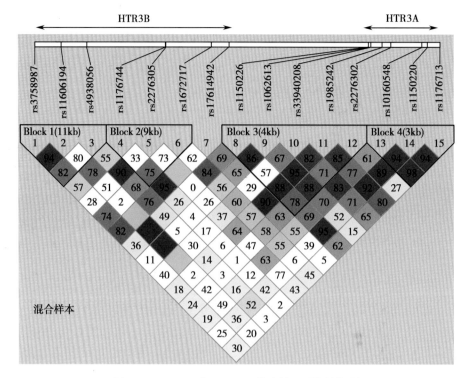

图 9-1 *HTR3B* 和 *HTR3A* 的连锁不平衡结构图

在 MSTF 烟草家族研究中，*HTR3B* 和 *HTR3A* 中的 SNP 在 AA、EA 和混合样本中的连锁不平衡结构。Haploview 用于计算所有 D′ 值，单倍型区块的定义是基于 Gabrial 等[23]所报道的。每个方框中的数字表示围绕该框的每个 SNP 对的 D′ 值。转自 Yang 等[22]的报道

此外，我们并没有在 EA 样本中发现与 *HTR3A* 或 *HTR3B* 中的单倍型与 ND 显著关联。在混合样本中，*HTR3A* 中的单倍型 G-G-G，由 SNP rs10160548，rs1150220 和 rs1176713 组成，频率为 13.5%，与 SQ（$Z=-2.377$；$P=0.017$），HSI（$Z=-2.310$；$P=0.021$）和 FTND（$Z=-2.190$；$P=0.029$）显著相关。然而，经 Bonferroni 校正后，它们无法达到显著水平。

四、5- 羟色胺转运体和受体基因变异体通过基因 - 基因相互作用对 ND 的贡献

鉴于 *HTR3A*、*HTR3B* 和 *SLC6A4* 在调节 5- 羟色胺信号传导中起到的生物学和药理学的功能，Yang 等[22]通过使用上述研究中的 AA，EA 和混合样本全面地分析了这三个基因的 17 个多态性对三个 ND 度量的上位效应。如表 9-1 所示，除了在 AA 样本中的 FTND 模型，经验 P 是 0.05，在基于 10^6 的置换检验中，其经验 $P<0.01$，交叉验证一致性（CVC）至少 7/10 和测试精度（TA）>50%，最佳的遗传相互作用模型表明基因对三个 ND 度量具有显著的遗传相互作用效应。在这三个样本中，在混合样本中检测到的最佳相互作用模型的上位效应是最强的，其经验 P 分别为 0.00025~0.00085。

表 9-1　在美国人群体中基于预测准确度和统计显著性鉴定出的影响尼古丁
依赖的 *SLC6A4*、*HTR3A* 和 *HTR3B* 间最佳 SNP 互作组合

样本	SNP 互作组合	尼古丁依赖评估指标	预测准确度	交叉验证一致性(CVC)	基于置换的 *P*
欧裔美国人	*HTR3A*：rs1062613 和 rs1150220；*HTR3B*：：rs1176744；*SLC6A4*：5-HTTLPR 和 rs1042173	SQ	0.5678	7	0.003
		HSI	0.5699	9	0.002
		FTND	0.5703	10	0.002
非裔美国人	*HTR3A*：rs10160548；*SLC6A4*：5-HTTLPR 和 rs1042173	SQ	0.5500	10	0.005
		HSI	0.5458	10	0.009
		FTND	0.5317	8	0.057
混合样本	*HTR3A*：rs1062613 和 rs10160548；*HTR3B*：rs1176744；*SLC6A4*：5-HTTLPR 和 rs1042173	SQ	0.5516	8	0.00051
		HSI	0.5547	8	0.00025
		FTND	0.5479	10	0.00085

CPD：每日吸烟数（cigarettes smoked per day）；FTND：Fagerström 尼古丁成瘾分数（Fagerström test for nicotine dependence）；HSI：吸烟强度指数（heaviness of smoking index）；SQ：吸烟量 (smoking quantity)；CVC：交叉验证一致性（cross-validation consistency）

在混合样本中，由 rs1062613（*HTR3A*）和 rs10160548（*HTR3A*）、rs1176744（*HTR3B*）、5-HTTLPR 和 rs1042173（*SLC6A4*）组成的五个多态性对三个 ND 度量具有显著的上位效应。有趣的是，这五个多态性的次等位基因频率非常高，在 AA 样本中位于 *SLC6A4* 上的 rs1042173 的最低频率为 0.211，在 EA 样本中位于 *HTR3A* 上的 rs1062613 的频率为 0.244。其中，三个多态性已被证明能够改变被各自基因编码的 RNA 或蛋白质的表达[24]。例如，rs1062613 是一种翻译调节变异位点，该位点位于 *HTR3A* mRNA 翻译起始位点上游的编码区[24]。在 *SLC6A4* 中的两个多态性改变了 5-HTT 的表达通过对 5-HTTLPR 的转录调节和对 rs1042173 mRNA 转录本的降解[16, 25-27]。其余的 SNP 中，*HTR3A* 中的 rs10160548 位于内含子与外显子边界附近的第 6 个内含子中。因此，我们对其进行合理推测，它是通过可变剪接来改变功能性 *HTR3A* 转录本的表达。*HTR3B* 中的 rs1176744 没有改变表达，但实质上它是通过改变 5-HT3AB 受体复合体的门控动力学来改变 5-羟色胺信号的传导[28]。

通过对 AA 和 EA 样本的独立分析，Yang 等[22]发现每个种族的遗传相互作用模型不尽相同。在 AA 样本中，*HTR3A* 中的 rs10160548、*SLC6A4* 中的 5-HTTLPR 和 rs1042173 对三个 ND 度量有显著的相互作用效应。虽然这两个 *SLC6A4* 多态性在 EA 样本中也包含在

121

被检测到的最佳遗传相互作用模型中，但该模型还包含另外三个位点：即就是位于 *HTR3A* 上的 rs1062613、rs115220 和 *HTR3B* 上的 rs1176744。在之前报道的研究中，*HTR3A* 上的 SNP rs1062613 与欧裔的一些精神类疾病相关[29, 30]。在 AA 和 EA 中，rs1062613 对 *HTR3A* 翻译的差异程度是否具有种族特异性顺式作用效应仍有待确定。但是，在包含 rs1062613 的最佳相互作用模型中，混合样本比 EA 样本具有更强的相互作用效应，因此我们的结论与上述观点不一致。另一个仅在 EA 样本中检测到的 *HTR3A* 中的 SNP rs1150220 与 EA 和 AA（AA：$r^2=0.42$；EA：$r^2=0.51$）中的 SNP rs10160548（LD 块位于 *HTR3A* 的 3′ 端）相关。AA 和 EA 样本的第二个主要区别是在 AA 的最佳模型中 *HTR3B* 中的 SNP rs1176744 存在缺失的状况。虽然 5-HTTLPR 和 rs1176744 在 AA 样本中与酒精成瘾显著关联[12]，但在 AA、EA 或混合样本中并没发现这两个多态性与 ND 显著关联，除了 5-HTTLPR 在 EA 样本中显示了与 FTND 有边缘关联。然而，这些遗传相互作用分析表明，*SLC6A4* 中的两个多态性在 AA、EA 或混合样本中通过与 *HTR3A* 和 *HTR3B* 中其他 SNP 的相互作用来发挥对 ND 的调控作用。

五、5- 羟色胺转运体和受体基因变异位点对 ND "主要" 和 "相互作用" 效应的比较

Yang 等[22] 所报道的研究中最重要的发现是包含在上位性模型中的多态性在单个变异位点水平上都没有显著性意义（表 9-1）。在复杂疾病的研究中，主要遗传作用的变异位点的显著上位性效应已经成为一种越来越普遍的现象[31-33]。例如，有几项研究显示，*SLC6A4* 中的 5-HTTLPR 与 ND 呈微相关或不相关[22, 34, 35]。然而，正如基因 – 基因相互作用分析所证实的那样，当考虑到 5-HTTLPR 的上位效应时，其对 ND 的影响则是非常显著的。这些发现的另一个独特之处是，在 AA、EA 和混合样本中检测到的相互作用模型对多个 ND 度量具有高度显著的相关性，这就为它们在与吸烟相关的行为中所扮演的重要角色这一论点提供了进一步的支持。

我们所检测到的遗传相互作用效应的生物学基础可以用尼古丁在 5- 羟色胺能信号传导中的作用来解释：尼古丁与 5-HT$_3$ 受体的天然配体 5- 羟色胺进行竞争性结合[36]。根据 5-HT$_3$ 受体是否处于突触前或突触后，尼古丁绑定可能导致各种神经递质的释放或 5- 羟色胺能信号沿突触后神经元快速的传播。突触前 5-HTTs 可调节与 5-HT$_3$ 受体结合的突触 5- 羟色胺的可用性。先前的研究已经发现慢性尼古丁暴露对 5-HTTs 密度有协同效应，从而调节 5-HT$_3$ 受体上 5- 羟色胺的含量。例如，Semba 和 Wakuta[37] 报道大鼠脑中 5-HTTs 的密度降低，而另外两项研究则报道 5-HTTs 的密度增加[38, 39]。不过在另一方面，Staley 等[40] 报道人类大脑中 5-HTTs 升高，而在人类血小板中，5-HTTs 则是减少的[41]。5- 羟色

胺在调节认知行为功能、应激反应、情绪、食欲和运动功能方面起着至关重要的作用[42]。因此，这三个基因之间的相互作用证明了在 ND 中尼古丁快速作用于 5-羟色胺能信号的生物学互作效应。

六、结论

综上所述，通过检测 *HTR3A*、*HTR3B* 和 *SLC6A4* 的变异位点在 SNP 水平和单倍型水平与 ND 的相关性，我们知道在所研究的样本中均显示这三个基因的变异位点与尼古丁成瘾仅存在微相关。然而，当我们对这些变异位点进行基因 - 基因互作分析时，发现这些位点对 ND 具有显著相互作用效应。这就有力地证明了这些遗传变异位点是通过上位效应而对 ND 发挥作用的。研究人员在寻找如 ND 一类疾病等复杂性状的易感基因位点时，研究基因的上位效应是非常重要的，正如本章所描述的一样。重要的是，*HTR3A* 中的 rs10160548、*HTR3B* 中的 rs1176744 和 *SLC6A4* 中的 5-HTTLPR 和 rs1042173 通过上位性对 ND 产生显著影响。

尽管在成瘾的分子遗传学研究方面取得了一系列重大进展，但我们仍有很长的路要走，而且还要克服许多挑战[4, 43, 44]。其中包括：①通过诸如关联研究和深度测序分析等方法，进一步鉴定 5-羟色胺受体和其他信号通路的已知和未知基因的功能变异（包括稀有变异）；②研究拷贝数变异及其对 5-羟色胺信号通路和其他成瘾相关信号通路的基因表达的影响；③通过体外和体内试验，在分子和细胞水平更好地理解吸烟成瘾分子机制；④确定定义环境因素的合适方法，以便我们能够精确评估基因 - 环境之间的相互作用是如何影响成瘾的。随着我们对于药物成瘾的遗传和环境因素认识的不断加深，我们能够为患者提供最适当的预防方案和新的药物，从而大大降低其发病率和死亡率，将对治疗多种成瘾性疾病产生重大的积极影响。

致谢

本章改编自本课题组在 *New Developments in Serotonin Research* 上发表的文章（Edited by Li，M.D.pp.1-26，Nova Science Publishers Inc.，2015）。

························ 参 考 文 献 ························

1. WHO. Report on the Global Tobacco Epidemic，2008：The MPOWER package. Geneva：World Health Organization，2008.

2. Li MD，Cheng R，Ma JZ，et al. A meta-analysis of estimated genetic and environmental effects on smoking behavior in male and female adult twins. Addiction，2003，98（1）：23-31.

3. Sullivan PF，Kendler KS. The genetic epidemiology of smoking. Nicotine Tob Res，1999，1 Suppl 2：S51-7，discussion S69-S70.

4. Ho MK,Goldman D,Heinz A,et al. Breaking barriers in the genomics and pharmacogenetics of drug addiction. Clin Pharmacol Ther,2010,88(6):779-791.

5. Swan GE,Hudmon KS,Jack LM,et al. Environmental and genetic determinants of tobacco use:methodology for a multidisciplinary,longitudinal family-based investigation. Cancer Epidemiol Biomarkers Prev,2003,12(10):994-1005.

6. Lessov-Schlaggar CN,Pergadia ML,Khroyan TV,et al. Genetics of nicotine dependence and pharmacotherapy. Biochem Pharmacol,2008,75(1):178-195.

7. Barnes NM,Hales TG,Lummis SC,et al. The 5-HT3 receptor—the relationship between structure and function. Neuropharmacology,2009,56(1):273-284.

8. Cravchik A,Goldman D. Neurochemical individuality:genetic diversity among human dopamine and serotonin receptors and transporters. Arch Gen Psychiatry,2000,57(12):1105-1114.

9. Grant KA. The role of 5-HT3 receptors in drug dependence. Drug Alcohol Depend,1995,38(2):155-171.

10. Nayak SV,Ronde P,Spier AD,et al. Nicotinic receptors co-localize with 5-HT(3) serotonin receptors on striatal nerve terminals. Neuropharmacology,2000,39(13):2681-2690.

11. Dougherty JJ,Nichols RA. Cross-regulation between colocalized nicotinic acetylcholine and 5-HT3 serotonin receptors on presynaptic nerve terminals. Acta pharmacologica Sinica,2009,30(6):788-794.

12. Enoch MA,Gorodetsky E,Hodgkinson C,et al. Functional genetic variants that increase synaptic serotonin and 5-HT3 receptor sensitivity predict alcohol and drug dependence. Mol Psychiatry,2011,16(11):1139-1146.

13. Miyake A,Mochizuki S,Takemoto Y,et al. Molecular cloning of human 5-hydroxytryptamine3 receptor:heterogeneity in distribution and function among species. Mol Pharmacol,1995,48(3):407-416.

14. Ramamoorthy S,Bauman AL,Moore KR,et al. Antidepressant-and cocaine-sensitive human serotonin transporter:molecular cloning,expression,and chromosomal localization. Proc Natl Acad Sci U S A,1993,90(6):2542-2546.

15. Lesch KP,Balling U,Gross J,et al. Organization of the human serotonin transporter gene. J Neural Transm (Vienna),1994,95(2):157-162.

16. Heils A,Teufel A,Petri S,et al. Allelic variation of human serotonin transporter gene expression. J Neurochem,1996,66(6):2621-2624.

17. Ishikawa H,Ohtsuki T,Ishiguro H,et al. Association between serotonin transporter gene polymorphism and smoking among Japanese males. Cancer Epidemiol Biomarkers Prev,1999,8(9):831-833.

18. Arinami T,Ohtsuki T,Yamakawa-Kobayashi K,et al. A synergistic effect of serotonin transporter gene polymorphism and smoking in association with CHD. Thromb Haemost,1999,81(6):853-856.

19. Lerman C,Shields PG,Audrain J,et al. The role of the serotonin transporter gene in cigarette smoking. Cancer Epidemiol Biomarkers Prev,1998,7(3):253-255.

20. Lerman C,Caporaso NE,Audrain J,et al. Interacting effects of the serotonin transporter gene and neuroticism in smoking practices and nicotine dependence. Mol Psychiatry,2000,5(2):189-192.

21. Hu S,Brody CL,Fisher C,et al. Interaction between the serotonin transporter gene and neuroticism in cigarette smoking behavior. Mol Psychiatry,2000,5(2):181-188.

22. Yang Z,Seneviratne C,Wang S,et al. Serotonin transporter and receptor genes significantly impact nicotine dependence through genetic interactions in both European American and African American smokers. Drug Alcohol Depend,2013,129(3):217-225.

23. Gabriel SB,Schaffner SF,Nguyen H,et al. The structure of haplotype blocks in the human genome. Science,2002,296(5576):2225-2229.

24. Niesler B,Flohr T,Nothen MM,et al. Association between the 5'UTR variant C178T of the serotonin receptor

gene HTR3A and bipolar affective disorder. Pharmacogenetics, 2001, 11 (6): 471-475.

25. Heils A, Mossner R, Lesch KP. The human serotonin transporter gene polymorphism—basic research and clinical implications. J Neural Transm (Vienna), 1997, 104 (10): 1005-1014.

26. Seneviratne C, Huang W, Ait-Daoud N, et al. Characterization of a functional polymorphism in the 3'UTR of SLC6A4 and its association with drinking intensity. Alcohol Clin Exp Res, 2009, 33 (2): 332-339.

27. Vallender EJ, Priddy CM, Hakim S, et al. Functional variation in the 3'untranslated region of the serotonin transporter in human and rhesus macaque. Genes Brain Behav, 2008, 7 (6): 690-697.

28. Krzywkowski K, Davies PA, Feinberg-Zadek PL, et al. High-frequency HTR3B variant associated with major depression dramatically augments the signaling of the human 5-HT3AB receptor. Proc Natl Acad Sci U S A, 2008, 105 (2): 722-727.

29. Walstab J, Rappold G, Niesler B. 5-HT (3) receptors: role in disease and target of drugs. Pharmacol Ther, 2010, 128 (1): 146-169.

30. Gatt JM, Williams LM, Schofield PR, et al. Impact of the HTR3A gene with early life trauma on emotional brain networks and depressed mood. Depress Anxiety, 2010, 27 (8): 752-759.

31. Li MD, Lou XY, Chen G, et al. Gene-gene interactions among CHRNA4, CHRNB2, BDNF, and NTRK2 in nicotine dependence. Biol Psychiatry, 2008, 64 (11): 951-957.

32. Steen KV. Travelling the world of gene-gene interactions. Brief Bioinform, 2012, 13 (1): 1-19.

33. Zuk O, Hechter E, Sunyaev SR, et al. The mystery of missing heritability: Genetic interactions create phantom heritability. Proc Natl Acad Sci U S A, 2012, 109 (4): 1193-1198.

34. Trummer O, Koppel H, Wascher TC, et al. The serotonin transporter gene polymorphism is not associated with smoking behavior. Pharmacogenomics J, 2006, 6 (6): 397-400.

35. Gerra G, Garofano L, Zaimovic A, et al. Association of the serotonin transporter promoter polymorphism with smoking behavior among adolescents. Am J Med Genet B Neuropsychiatr Genet, 2005, 135 (1): 73-78.

36. Breitinger HG, Geetha N, Hess GP. Inhibition of the serotonin 5-HT3 receptor by nicotine, cocaine, and fluoxetine investigated by rapid chemical kinetic techniques. Biochemistry, 2001, 40 (28): 8419-8429.

37. Semba J, Wakuta M. Chronic effect of nicotine on serotonin transporter mRNA in the raphe nucleus of rats: reversal by co-administration of bupropion. Psychiatry Clin Neurosci, 2008, 62 (4): 435-441.

38. Awtry TL, Werling LL. Acute and chronic effects of nicotine on serotonin uptake in prefrontal cortex and hippocampus of rats. Synapse, 2003, 50 (3): 206-211.

39. Slotkin TA, Seidler FJ. Mimicking maternal smoking and pharmacotherapy of preterm labor: interactions of fetal nicotine and dexamethasone on serotonin and dopamine synaptic function in adolescence and adulthood. Brain Res Bull, 2010, 82 (1-2): 124-134.

40. Staley JK, Krishnan-Sarin S, Zoghbi S, et al. Sex differences in [123I] beta-CIT SPECT measures of dopamine and serotonin transporter availability in healthy smokers and nonsmokers. Synapse, 2001, 41 (4): 275-284.

41. Patkar AA, Gopalakrishnan R, Berrettini WH, et al. Differences in platelet serotonin transporter sites between African-American tobacco smokers and non-smokers. Psychopharmacology, 2003, 166 (3): 221-227.

42. Jasinska AJ, Chua HF, Ho SS, et al. Amygdala response to smoking-cessation messages mediates the effects of serotonin transporter gene variation on quitting. NeuroImage, 2012, 60 (1): 766-773.

43. Li MD. Grand challenges and opportunities for molecular psychiatry research: a perspective. Front Psychiatry, 2010, 1: 2.

44. van der Zwaluw CS, Engels RC. Gene-environment interactions and alcohol use and dependence: current status and future challenges. Addiction, 2009, 104 (6): 907-914.

125

第十章

连锁分析和关联分析在寻找尼古丁成瘾易感基因上发现的比较—结果的汇聚性

迄今，已有多种不同的遗传学方法被应用于寻找尼古丁成瘾易感基因和遗传位点，如全基因组连锁分析、候选基因关联分析、GWAS 和靶向测序等。通过这些方法，许多基因和基因组区域被陆续鉴定出来。在这一章节中，我们首先回顾了吸烟所有相关表型的遗传学研究文献，这些使用不同方法的研究凸显了其结果的汇聚性。接着，基于包含常见突变和稀有突变的等位基因图谱，我们提出了新的研究假设。在总结上述不同方法得到的结果的基础上，我们提出了新的更为深刻的科学理论，并希望将其应用到其他复杂疾病或性状中去。综上所述，绘制一幅易感基因图谱并保持更新，是一种记录吸烟成瘾遗传学知识的有效方法，并将对新的研究方法的开发具有重要的指导意义。

一、介绍

自 20 世纪 80 年代后，许多科学研究一致表明维持吸烟行为的首要因素是尼古丁成瘾（nicotine dependence，ND）。我们和其他团队给出的证据表明了遗传因素在 ND 中具有重要作用，其平均遗传力高达 0.56[1, 2]。在过去的十几年中，人们为寻找 ND 潜在的遗传因素作出了大量的努力。然而，通过这些研究，只有三个染色体区间达到了统计显著性和重复性的公认标准[3]，即 15 号和 8 号染色体上的神经元烟碱乙酰胆碱受体基因簇（CHRNA5/A3/B4 [4-17]、CHRNB3/A6 [11, 13, 16, 18-22]），以及 19 号染色体上的编码尼古丁代谢酶的基因（CYP2A6/A7 [14, 16, 23-25]）。与其形成鲜明对比的是，这些被成功验证的染色体区间所能解释的遗传力却是相当有限的。例如，最显著的 CHRNA3 基因上的同义突变单核苷酸多态性位点（SNP）rs1051730（$P = 2.75 \times 10^{-73}$），它在包含 73853 个样本的荟萃分析中仅能解释每日吸烟支数（CPD）这个表型 0.5% 的变异[14]。研究者表示"遗失的遗传力（missing heritability）"仅仅是被隐藏了起来，更多其他的位点能够通过更大样本的 GWAS 来发现[26, 27]。除了迄今最大规模的包含 143 023 个样本的 ND GWAS 之外[14]，通过其他实验方法，例如全基因组连锁分析、基于假设的候选基因关联研究和靶向测序，许多相关的遗传位点也已经被发现。尽管许多非 GWAS 的发现有着不确定性的结果或者不能被重复，但是整理出通过多重方法得到的遗传位点仍然十分关键，且相对于追求极大样本量的 GWAS 来说也是非常节约成本的。

二、吸烟成瘾的全基因组连锁分析

在很多年内，连锁分析是找寻带有家族聚集性的孟德尔性状、复杂性状的主要手段之一[28, 29]。这种方法在 2005 年左右被现在广泛使用的 GWAS 所替代。在 2008 年我们发表了一篇综述，对包含超过 20 个关于吸烟行为表型的全基因组连锁分析研究进行了总结。这些研究确定了位于 3 号到 7 号染色体、9 号到 11 号染色体、17 号染色体、20 号染色体和22 号染色体上的 13 个区域，这些区域与各种 ND 测量值呈显著或接近于显著的连锁，并在至少两个独立的样本中被报道[30]。此后，只有 Hardin 等[31] 报道了一篇全基因组连锁分析，该研究利用其团队之前的样本针对不同的表型发现了一个连锁区域，这个区域位于该研究之前报道的区域内[32]。此外，Han 等[33] 发表了一篇针对吸烟行为的荟萃分析，其中综合了 15 项全基因组连锁分析研究的结果，鉴定出了两个接近显著（5q33.1–5q35.2 和17q24.3–q25.3）和一个显著（20q13.12–q13.32）的连锁区域。事实上，其报道的 5 号和 20号染色体上的区域是我们在 2008 年发表的综述上两个区域的扩展。Han 等[33] 在 17 号染色体上的发现，证实了早在 2008 年之前一个样本中所报道的染色体区域，让这个区域被提名为新发现的连锁区域（表 10–1）。图 10–1 展示了通过不同 ND 表型得到的更新后的连锁区域结果。

表 10–1 最新的与吸烟行为相关联的连锁区域的相关信息

染色体	微卫星标记或标记区域	染色体区域	表型
3	D3S1763–D3S1262	3q26–q27	DSM–Ⅳ、ND 和 SQ
4	D4S403–D4S2632 和 D4S244	4p15–q13.1	FTND、CPD
5（区域 1）	D5S1969、D5S647 和 D5S428	5q11.2–q14	SQ、吸烟状态和 FTND
5（区域 2）*	D5S400、D5S1354	5q33.1–q35*	FTND、CPD
6	D6S1009、D6S1581–D6S281 和 D6S446	6q23.3–q27	吸烟状态、FTND 和戒断反应严重度
7	D7S486 和 D7S636	7q31.2–q36.1	FTND 和 DSM–Ⅳ
9（区域 1）	D9S2169–D9S925 和 D9S925–D9S319	9p21–p24.1	FTND、HSI 和 SQ
9（区域 2）	D9S257–D9S910、D9S283、D9S64 和 D9S1825	9q21.33–q33	SQ、FTND 和吸烟状态

续表

染色体	微卫星标记或标记区域	染色体区域	表型
10	D10S1432、D10S2469/CYP17、D10S597、D10S1652–D10S1693 和 D10S129–D10S217	10q21.2–q26.2	SQ、FTND 和吸烟状态
11	D11S4046、D11S4181、D11S2362–D11S1981、D11S1999–D11S1981、D11S2368–D11S2371、D11S1392–D11S1344 和 D11S1985–D11S2371	11p15–q13.4	FTND 和 SQ
17（区域1）	GATA193、D17S974–D17S2196、D17S799–D17S2196 和 D17S799–D17S1290	17p13.1–q22	CPD、SQ 和 HSI
17（区域2）*	D17S968	17q24.3–q25.3*	吸烟状态
20*	D20S119–D20S178 和 D20S481–D20S480	20q13.12–q13.32*	CPD 和 SQ
22	D22S345–D22S315 和 D22S315–D22S1144	22q11.23–12.1	CPD 和首次吸烟年龄

　　此表修改自原综述的表3[30]。* 表示扩展的连锁区域或者在我们 2008 年发表的综述之后新确定的连锁区域。微卫星标记的基因组位置和相应的染色体区域从 UCSC 基因组浏览器（http://genome.ucsc.edu/）中获取，基因组版本是 GRCh37/hg19；CPD：每日吸烟数（cigarettes smoked per day）；DSM-IV：《精神障碍诊断与统计手册》（第 4 版）（diagnostic and statistical manual IV）；FTND：Fagerström 尼古丁成瘾分数（Fagerström test for nicotine dependence）；HSI：吸烟强度指数（heaviness of smoking index）；SQ：吸烟量（smoking quantity）

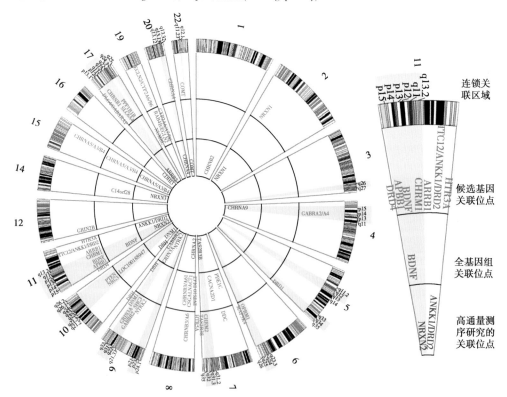

图 10-1　被提名的连锁区域和候选基因绘制的 ND 遗传易感性图谱

包含内容有全基因组连锁分析、基于理论的候选基因关联研究（CAS）、全基因组关联研究（GWAS）和靶向测序［二代测序（NGS）］。灰色表示连锁区域；CAS、GWAS 和 NGS 的结果用基因名分别在外环、中环和内环上表示

三、吸烟成瘾的候选基因关联研究

候选基因关联研究的样本量通常比较适中，其所需科研经费用也比 GWAS 少得多。候选基因的选择通常基于连锁分析、GWAS 的结果或者生物学假设。然而，由于人群异质性和常使用的统计学显著性阈值较为宽松（相对于 GWAS），人们广泛认为基于假设的候选基因关联研究结果具有一定的不确定性[34]。另一方面，通过以上方法获得的大量结果代表着对潜在靶基因更深的探索，并为其他全基因组水平的方法（例如全基因组连锁分析和GWAS）提供了有价值的重复验证。

为了尽可能地降低潜在的假阳性结果，尤其是较早报道的研究，我们主要针对的基因来自于在至少两个含有大于 1000 样本量研究中显著的基因，或者位于被提名的连锁区域内（或接近）显著的基因，或者与 GWAS 结果重叠且样本量大于 500 的显著基因（以上显著性阈值分别基于各研究）。因为报道的性别平均重组率为（1.30 ± 0.80）cM/Mbp[35]，所以在此研究中我们将位于连锁区域 2Mbp 内的基因定义为"区域内"，将位于连锁区域 2~5Mbp 内的基因定义为"区域附近"。样本量的需求由以下参数决定：双尾 α=0.05，群体风险 =0.30，最小等位基因频率（MAF）=0.2，基因型相对风险 =1.3〔近似的相对危险度（OR）为 1.5 或 0.7〕，这些统计量与前文中的候选基因关联研究相似。通过使用等位基因检验，对于统计效力为 0.8（β=0.20）需要的最小样本量为 1062，其中的病例样本和对照样本数量一致。在报道的 201 个候选基因关联研究中，只有 88 项研究样本量大于 1000。如果针对 500 个样本使用显性遗传模型，那么检测到的统计效力为 0.54，因此我们还将样本量为 500~1000 的研究中被提名的连锁区域的基因[30] 和与 GWAS 信号重叠的基因囊括了进来。经计算，共有分布在 34 个位点上的 43 个基因符合此标准（表 10-2、图 10-1），它们可分为以下四类。

表 10-2 尼古丁成瘾相关表型的候选基因关联分析所报道的显著位点

基因	染色体	遗传变异位点
神经递质系统基因		
多巴胺能系统		
TTC12	11q23.2	基因间突变：rs4245150 和 rs17602038；内含子区：rs2303380 和 rs10502172
DRD2	11q23.2	5'UTR 突变：rs4938012；错义突变：rs1800497(Taq1A)
ANKK1	11q23.2	错义突变：rs2734849、rs11604671、rs1800497 (Taq1A) 和 rs1799732 (-141C 插入 / 缺失)；内含子突变：rs4938015

续表

基因	染色体	遗传变异位点
DRD1	5q35.2	3'UTR 突变：rs686
DRD4	11p15.5	外显子突变：VNTR
DBH	9q34.2	内含子突变：rs1541333 和 rs3025382；错义突变：rs4531 和 rs5320
DDC	7p12.1	内含子突变：rs12718541 和 rs921451
COMT	22q11.21	单倍型：rs737865–rs165599；错义突变：rs4680
PPP1R1B	17q12	单倍型：rs2271309–rs907094–rs3764352–rs3817160
OPRM1	6q25.2	错义突变：rs1799971；内含子突变：rs510769
γ–氨基丁酸能系统		
GABBR2	9q22.33	内含子突变：rs1435252；同义突变：rs3750344
GABARAP	17p13.1	5'UTR 突变：rs222843
GABRA4	4p12	5'UTR 突变：rs3762611
5–羟色胺能系统		
HTR3A	11q23.2	单倍型：rs1150226–rs1062613–rs33940208–rs1985242–rs2276302–rs10160548
HTR5A	7q36.2	同义突变：rs6320
SLC6A4	17q11.2	5-HTTLPR+intronic VNTR；5-HTTLPR
谷氨酸能系统与其他基因		
GRIN3A	9q31.1	内含子突变：rs17189632
GRIN2B	12p13.1	内含子突变：rs17760877
NRXN1	2p16.3	内含子突变：rs6721498 和 rs2193225
尼古丁乙酰胆碱受体亚基与其他胆碱能系统基因		
CHRNA3	15q25.1	同义突变：rs1051730；3'UTR 突变：rs578776；内含子突变：rs3743078 和 rs11637630
CHRNB4	15q25.1	3'UTR 突变：rs1948；内含子突变：rs17487223
CHRNA5	15q25.1	错义突变：rs16969968；单倍型：rs16969968–rs680244；内含子突变：rs951266 和 rs569207
CHRNB3	8p11.21	5'UTR 突变：rs4950；近 5'端上游突变：rs7004381、rs13277254、rs13273442、rs4736835 和 rs6474412；内含子突变：rs13280604
CHRNA6	8p11.21	内含子突变：rs892413
CHRNA4	20q13.33	同义突变：rs1044397；3'UTR 突变：rs2236196；错义突变：rs1044396
CHRNB1	17p13.1	近 3'端下游突变：rs17732878；内含子突变：rs2302763

续表

基因	染色体	遗传变异位点
CHRM1	11q12.3	单倍型：rs2507821–rs4963323–rs544978–rs542269–rs2075748–rs1938677
CHRM2	7q33	近 3' 端下游突变：rs1378650
尼古丁代谢基因		
EGLN2–CYP2A6–CYP2B6	19q13.2	错义突变：rs1801272；近 5' 端上游突变：rs28399433；影响代谢率的突变位点：CYP2A6*12（与 CYP2A7 杂交而成）；CYP2A6*1B
CYP2B6	19q13.2	近 5' 端上游突变：rs4802100
EGLN2	19q13.2	内含子突变：rs3733829
MAPK 信号通路与其它基因		
BDNF	11p14.1	错义突变：rs6265；单倍型：rs6484320–rs988748–rs2030324–rs7934165
NTRK2	9q21.33	内含子突变：rs1187272
ARRB1	11q13.4	单倍型：rs528833–rs1320709–rs480174–rs5786130–rs611908–rs472112
MAP3K4	6q26	3'UTR 突变：rs1488
SHC3	9q22.1	内含子突变：rs1547696
DNM1	9q34.11	同义突变：rs3003609
TAS2R38	7q34	中度味道敏感者单倍型：AAV；高度味道敏感者单倍型：PAV；味道非敏感者单倍型：AVI
APBB1	11p15.4	内含子突变：rs4758416
PTEN	10q23.1	内含子突变：rs1234213
NRG3	10q23.1	内含子突变：rs1896506

1. 神经递质系统基因

多巴胺能系统：多巴胺能系统长久以来被认为在 ND 中发挥重要作用[36]。研究最多的基因是位于 11 号染色体 q23.2 处的 *DRD2*，其位于一个近似于显著的连锁区域[37]。*Taq*1A 是一个颇受关注的多态性，它位于 *DRD2* 基因附近的 *ANKK1* 基因中，并导致了 *ANKK1* 蛋白中的一个氨基酸改变（详见第八章）[38]。*DRD2* 邻近区域、*TTC12* 和 *ANKK1* 内、*DRD2* 下游处还有几个突变和单倍型被报道与吸烟相关行为关联[11, 39-42]。除 *DRD2* 外，还有一些研究表明其他多巴胺受体基因也与 ND 性状存在关联，如 *DRD1*[43]、*DRD4*[44-46] 和参与多巴胺代谢的基因，包括多巴胺 β- 羟化酶（DBH）[11, 47, 48]、DOPA 脱羧酶（DDC）[49, 50] 和儿茶酚 -O- 甲基转移酶（COMT）[51-56]。以上基因除了 *DBH* 和 *DDC* 外，都位于或接近被提名的连锁区域[30]，这些基因被 GWAS[14] 和两篇独立的超过 1000 样本的研究[11, 45, 47] 的结果所支持。

131

Huang 等[57] 报道过 *DRD3* 是 ND 的易感基因，但其结果还未能被重复验证。与此同时 Stapleton 等[58] 通过一篇含有 2155 样本（80% 的样本为欧洲血统）的荟萃分析表明多巴胺转运体基因（*SLC6A3*）与戒烟有着显著关联，尽管这一发现仅受到了另一篇含有 668 亚洲样本关于吸烟起始年龄研究的微弱支持[59]。根据与多巴胺在其他成瘾性物质研究中的功能联系，这一类基因还包括其他两个，它们是 Protein phosphatase 1 regulatory subunit 1B（*PPP1R1B*）和 μ- 阿片受体（*OPRM1*）。*PPP1R1B* 也被称作为多巴胺与 cAMP 调节的神经元磷酸酶（*DARPP-32*），它编码一个关键的磷蛋白，该磷蛋白在多个脑区中参与调控接收多巴胺神经元信号的级联反应，而可卡因的生物化学效应也需要该磷蛋白[60]。在腹侧被盖区（ventral tegmental area，VTA）激活 OPRM1 会降低抑制型 γ- 氨基丁酸能的中间神经元的活性，导致多巴胺神经元的去抑制和多巴胺从腹侧纹状体终端的释放[61]。*OPRM1* 的 A118G 突变是人类受酒精刺激时引发纹状体多巴胺反应的遗传决定因素[61]，该结论已被一个关于吸烟的初步研究所确认[62]。基于已有的科学证据，尽管我们相信上述基因在 ND 中的重要性，但是那些相互矛盾的结果仍需更进一步的实验验证[63-67]。

γ- 氨基丁酸能和 5- 羟色胺能系统：对于 γ- 氨基丁酸能系统，有报道显示 γ- 氨基丁酸 B 受体亚基 2（*GABBR2*）[68]，γ- 氨基丁酸 A 受体关联蛋白（*GABARAP*）[69]，γ- 氨基丁酸 A 受体 α-2 亚基（*GABRA2*）和 γ- 氨基丁酸 A 受体 α-4 亚基（*GABRA4*）[11, 70, 71] 中的突变与不同的 ND 表型显著关联。第七章总结了 γ- 氨基丁酸在 ND 和酒精成瘾中的重要意义。由于尼古丁能提高脑内 5- 羟色胺的释放，并且尼古丁的戒断症状与减弱的 5- 羟色胺神经传递相关联，证明了 5- 羟色胺能系统与 ND 的易感性也有联系[72]。离子通道型 5- 羟色胺受体 3A（*HTR3A*）[73]，G 蛋白偶联型 5- 羟色胺受体 5A（*HTR5A*）[11] 和 5- 羟色胺转运体（*SLC6A4*）[74-76] 均表现出与吸烟相关行为有显著关联。以上七个 γ- 氨基丁酸能和 5- 羟色胺能系统的基因都位于被提名的连锁区间内或区域附近[30]，这增强了其关联的可信度，尽管也有两篇研究报道了阴性结果[77, 78]。另外一个值得提及的基因是 G 蛋白偶联型 5- 羟色胺受体 2A（*HTR2A*），它位于 Li 等[79] 报道的一个近似于显著的连锁区域（13q14），并且在一个包含 625 个巴西样本的研究中与吸烟状态显著关联[80]。该基因与 ND 的关联仍需在更大样本中进行重复验证。

谷氨酸能系统和其他相关基因：离子通道型 NMDA3A 受体基因（*GRIN3A*）位于被提名的连锁区域（9q21.33-q33）[30] 内，离子通道型 NMDA2B 受体基因（*GRIN2B*）与一个接近显著的连锁区域（12p13.31-13.32）[81] 临近，且以上两个基因均被报道与 FTND 存在显著关联[82, 83]，并被一篇 GWAS 的结果暗示其潜在的显著性[84]。更多谷氨酸能系统的基因，如 *GRIN2A*、*GRIK2*、*GRM8* 和 *SLC1A2* 在 Vink 等[84] 报道的 GWAS 里与吸烟行为存在接近显著的关联，但是目前还缺乏候选基因关联研究的证据支持。越来越多的证据表明阻碍谷氨酸的转运会减弱尼古丁正强化和激励动机效应、抑制药物的增强性奖赏和适应性奖赏效应、阻碍尼古丁觅药的行为[85]。在未来应该更加关注这类神经传递系统。

轴突蛋白是细胞黏附分子，在突触的形成和维持中有着重要的作用，并与多种药物的成瘾有关[86]。在一项 GWAS 研究首次报道了轴突蛋白 1（*NRXN1*）与 ND 接近显著的关联后[87]，又有两项独立研究成功重复了该关联结果，这两项研究共包含超过 2000 个包含非洲裔、亚洲裔和欧洲裔的样本[88, 89]。尽管轴突蛋白 3（*NRXN3*）也显示出与吸烟表型有着显著关联[90]，但是这一发现未被其他任何 ND 样本验证，*NRXN3* 也不位于任何检测到的连锁区域内[30]。

2. 烟碱受体（nAChR）亚基和其他胆碱能系统基因

在针对 ND 的 GWAS 研究中，最主要的发现之一即为 15 号和 8 号染色体上的 nAChR 亚基基因簇（*CHRNA5/A3/B4*、*CHRNB3/A6*），它们的候选基因关联研究结果将和 GWAS 结果一起在后续进行讨论。其他两个亚基基因（*CHRNA4* 和 *CHRNB1*）中突变位点的关联显著性虽然没有达到全基因组水平（$P < 5 \times 10^{-8}$），但是它们的染色体位置非常接近被提名的连锁区域[30]。与 *CHRNA4* 较近的被提名的连锁区域为 20q13.12–13.32[30]，它与 ND 的关联在 5 篇独立的研究中被报道（表 10-2）[83, 91-94]。*CHRNB1* 与提名的连锁区域 17p13.1-q22 接近[30]，它的突变与 FTND 和 CPD 显著关联[83, 95]。*CHRNB2* 和 *CHRNA2* 是两个编码其他 nAChR 亚基的基因，尽管它们在两个研究中与 ND 相关表型关联[96, 97]，但是它们没有位于任何检测到的连锁区域内，也没有样本量足够大的研究重复它们的结果，因此仅有薄弱的证据来支持这两个基因与 ND 有关，所以这两个基因没有被包括在图 10-1 或表 10-2 中。除 nAChR 亚基外，研究发现 *CHRM1* 和 *CHRM2* 这两个胆碱能受体基因也分别与 CPD 和 FTND 表型显著关联[83, 95]，且其染色体位置也在被提名的连锁区域内[30]。然而因为关于它们的生物学功能知识的缺乏，相关研究较少。

3. 尼古丁代谢基因

在尼古丁代谢基因中，编码尼古丁代谢酶的基因（*CYP2A6* 和 *CYP2B6*）受到了最为广泛地研究[98]。六项研究一致表明，导致 CYP2A6 活性降低或缺失的突变体与各种吸烟相关表型关联，这些表型包括尼古丁代谢物比例[99]、吸烟复发的时间[24]、呼出的一氧化碳（CO）量[25]、对尼古丁的初始反应[76]、FTND[11] 和 CPD[100]。所有六项研究的样本均为欧洲裔样本（表 10-1）。在 2004 年发表的一篇综述中针对 *CYP2A6* 的荟萃分析结果为阴性，这与最近的研究结果相反，但我们认为后者提供的统计学证据更为有力[101]。*EGLN2–CYP2A6–CYP2B6* 基因区域中的突变与 ND 的显著性关联已被 GWAS 的结果所证实，相关内容将在下一部分进行详细讨论[16, 23]。

4. 丝裂原活化蛋白激酶（MAPK）信号通路与其他基因

除上文中提到的基因之外，针对其他 ND 相关基因的研究也是十分重要的，这些基因包括脑源性神经营养因子（*BDNF*）[102, 103]、神经营养络氨酸激酶受体 2（*NTRK2*）[104]、抑制蛋白 β1（*ARRB1*）[105]、*MAP3K4*[83]、*SHC3*[106]、动力蛋白 1（*DNM1*）[107]、Ⅱ型味觉受体成员 38（*TRS2R38*）[108]、淀粉样 β- 前体蛋白结合家族 B 成员 1（*APBB1*）[109]、PTEN[110] 和神经调节蛋白（*NRG3*）[111]。值得注意的是，前五个基因都属于 MAPK 信号通路，而该通路在针对四种药物滥用（即可卡因、酒精、阿片和尼古丁）的信号通路富集分析中达到显著水平[112]。

四、全基因组关联研究（GWAS）

自从 2005 年第一篇 GWAS 发表以来[113]，这项在 SNP 检测方面可以达到百万数量级别的技术已成为广受欢迎的研究方法，被应用于各种复杂疾病或性状的遗传研究[28]。截至 2015 年 10 月，一共九项针对 ND 相关表型的 GWAS 和 GWAS 荟萃分析发现了 11 个位点（表 10-3、图 10-1）在欧洲裔、非洲裔和东亚裔样本中达到了全基因组显著水平（GWS；$P < 5 \times 10^{-8}$）。然而只有 3 个区域在超过两个独立 GWAS 或 GWAS 荟萃分析中得到了重复，其中 *CHRNA5/A3/B4* 基因簇的显著性最强。

在 GWAS 报道之前，Saccone 等[11] 报道了一项针对 348 个候选基因的关联研究，发现了一个位于 *CHRNA3* 基因 3′-UTR 上的突变（rs578776）与分组的 FTND 分数显著关联。此后，在 GWAS 时代，共有五项 GWAS 和 GWAS 荟萃分析在上述基因区域发现了 5 个达到全基因组显著水平的突变[10, 14-17]，其中四个（rs1051730、rs16969968、rs64952308 和 rs55853698）在欧洲裔样本中显著，一个（rs2036527）在非洲裔美国人（AA）中显著，且它们都与 CPD 关联。rs1051730、rs16969968 和 rs55853698 这三个 SNP 是非常接近的标签 SNP（tag SNP；任意两 SNP 之间 r^2 均 >0.96），并且 rs2036527 与 rs1051730 也有关联性[17]。因此，这些突变被预测是标签 SNP 或 15q25 位置上引起高吸烟量的主要潜在风险因子，每个风险等位基因大约使吸烟量增加一个 CPD 单位[10, 14, 17]。尽管 *CHRNA3* 基因中的同义突变 rs1051730（Y188Y）在关联分析中显著性最高，但是 *CHRNA5* 基因中的非同义突变 rs16969968（D398N）和其 5′-UTR 中的 rs55853698 更有可能发挥重要功能。在欧洲裔样本中，在对 rs16969968 或 rs55853698 进行条件分析（conditional analysis）后，仍能检测到 rs588765 和 rs6495308（位于 *CHRNA3* 基因内）与 CPD 存在关联，其中 rs588765 与 *CHRNA5* 的表达水平相关。Liu 等[10] 发现，与 rs16969968 和 rs588765 相比，对 rs55853698 和 rs6495308 用贝叶斯信息标准（bayesian information criteria，BIC）来进行条件分析是更好的拟合模型。文献表明，rs588765 和 rs6495308 之间仅存在很弱

（r^2=0.21）的连锁不平衡（linkage disequilibrium，LD），在欧洲裔样本中它们与主要的SNP 仅有接近显著程度（r^2 = 0.47）的 LD[10]。然而，在 AA 样本中，对 rs2036527 进行条件分析后不能检测到其他关联信号，这表明 rs2036527 和连锁的 SNP 在非洲裔样本中定义了一个独立的常见单倍型[17]。与此同时，使用非洲裔样本的候选基因关联研究成功重复了该基因簇上的结果[6, 9]，其中涉及的 ND 相关表型有可替宁（cotinine）浓度[7]、神经反应[114]、戒烟的成功[115-117]、吸烟起始年龄[118] 和怀孕期间的 CPD[119]。此外，在候选基因关联研究中，rs16969968 和 rs1051730 是重复性最好的两个 SNP，且与 GWAS 中的结果一致。具体细节详见表 10-2。

在 8p11 处，rs13280604、rs6474412 和 rs1451240 三个在非洲裔和欧洲裔样本中紧密连锁的 SNP 在全基因组水平上与吸烟表型显著关联[16, 22]，并且也与 rs13277254 连锁，而该突变在第一篇 ND GWAS 的研究中与吸烟者的 ND 状态存在着接近显著的关联[87]。根据Rice 等[22] 报道，尽管分组的 FTND 分数在不同种族中与 rs1451240 有着相等的关联，但是这个 SNP 与 CPD 的关联在 AA 中比在欧洲裔美国人（EA）中弱的多。另外两个 SNP在欧洲人样本中都与 CPD 显著关联[16]。这些关联的 SNP 分布在基因间和内含子中，覆盖包含 *CHRNB3* 和 *CHRNA6* 的 LD 区域，而该区域中可能还有其他功能性的 SNP，或者这些关联的 SNP 本身可以直接调控这两个基因的表达。*CHRNB3* 和 *CHRNA6* 中与 ND 显著关联的突变被八个候选基因关联研究所证实，这些研究包含了不同种族的样本和吸烟表型（表 10-2）[18-21, 100, 120-122]。Cui 等[18] 在一个包含 22654 例非洲裔、欧洲裔和东亚裔样本的候选基因关联研究中发现 *CHRNB3* 上游的一个突变（rs4736835）接近 GWAS 荟萃分析的显著性。

最后一个被多项 GWAS 或 GWAS 荟萃分析检测到的区域是 19q13.2，其中包含的基因有 *CYP2A6/A7/B6*、*EGLN2*、*RAB4B*、*NUMBL* 等。Thorgeirsson 等[16] 在欧洲人样本中鉴定出 rs4105144 和 rs7937 与 CPD 显著关联。这两个 SNP 被报道存在 LD（r^2=0.32，D'=0.82，HapMap CEU 样本）。rs4105144 与 *CYP2A6*2*（rs1801272；r^2=0.13，D'=1.0，HapMap CEU 样本）也存在 LD，并可降低 CYP2A6 的酶活性[16]。Tobacco and Genetics Consortium[14] 报道的 rs3733829 位于上述位点之间，并与 rs4105144 和 rs7937 有中度 LD。除了欧洲裔样本中发现的关联信号外，Kumasaka 等[23] 在日本样本中发现了一个拷贝数量变异（CNV；rs8102683）与 CPD 有强烈的关联（β=-4.00）。此外，在校正上述的 CNV 突变后，还在 *CYP2A6* 下游 30kb 处发现了一个显著的 SNP（rs11878604；β=-2.69）。rs8102683 位于*CYP2A6* 3' 端和 *CYP2A7* 3' 端之间的缺失区域，但是这个常见的缺失在欧洲人样本中不显著[23]。近期，Loukola 等[123] 进行了第一个尼古丁代谢率（nicotine metabolite ratio，NMR）的GWAS 研究并在这个区域鉴定出了 719 个显著的 SNP。引人注目的是，在他们的样本中显

著的 *CYP2A6* 突变解释了 NMR 相当大部分的变异（31%）。

表 10-3 和图 10-1 收录了仅被 GWAS 或者 GWAS 荟萃分析研究报道过一次的所有其他 SNP，其中 *BDNF* 中的错义突变 rs6265 与吸烟的起始显著相关，而位于基因间区域（接近 *DBH*）的 rs3025343 与戒烟相关[14]。值得注意的是，没有达到 GWAS 显著水平的突变仍然可以给 ND 的易感位点提供许多有价值的信息。Bierut 等[87]报道的第一篇研究 ND 的 GWAS 指出了 *NRXN1* 在 ND 中的关联，随后的候选基因关联研究证实了该结果[88]。Vink 等[84]通过基于网络的全基因组关联分析方法发现许多易感基因，例如谷氨酸受体、络氨酸激酶受体信号途径中的蛋白、转运体和细胞黏附分子，其中许多基因都在之后的候选基因关联研究中被验证[82, 104]。

表 10-3 尼古丁成瘾相关表型的 GWAS 所报道的显著位点

样本	表型	最近的基因	染色体	SNP ID/ 效应等位位点	突变 类型	*P*	效应量
欧裔	CPD	*CHRNA5/A3/B4*	15q25.1	rs1051730/A	同义	2.8×10^{-73}	$\beta=1.02$
				rs16969968/G	错义	5.6×10^{-72}	$\beta=1.00$
				rs6495308/T	内含子	5.8×10^{-44}	$\beta=0.73$
				rs55853698	5′ UTR	1.3×10^{-16}	NA
		CYP2A6、 *EGLN2* 和 *RAB4B*	19q13.2	rs4105144/C	基因间	2.2×10^{-12}	$\beta=0.39$
				rs7937/T	3′ UTR	2.4×10^{-9}	$\beta=0.24$
				rs3733829/G	内含子	1.0×10^{-8}	$\beta=0.33$
		LOC100188947	10q23.32	rs1329650/G	内含子	5.7×10^{-10}	$\beta=0.37$
				rs1028936/A	内含子	1.3×10^{-9}	$\beta=0.45$
		PDE1C	7p14.3	rs215605/G	内含子	5.4×10^{-9}	$\beta=0.26$
		CHRNB3/A6	8p11.21	rs13280604/A	内含子	1.3×10^{-8}	$\beta=0.31$
				rs6474412/T	基因间	1.4×10^{-8}	$\beta=0.29$
	FTND	*CACNA2D1*	7q21.11	rs13225753	基因间	3.5×10^{-8}	NA
	吸烟 起始	*BDNF*	11p14.1	rs6265/C	错义	1.8×10^{-8}	*OR*=1.06
	戒烟	*DBH*	9q34.2	rs3025343/G	基因间	3.6×10^{-8}	*OR*=1.12
	NMR	*CYP2A6*、 *CYP2B6*、 *CYP2A7*、 *EGLN2* 和 *NUMBL*	19q13.2	rs56113850/C	内含子	5.8×10^{-86}	$\beta=-0.65$

续表

样本	表型	最近的基因	染色体	SNP ID/效应等位位点	突变类型	P	效应量
非裔美国人	CPD	*CHRNA5/A3/B4*	15q25.1	rs2036527/A	基因间	1.8×10^{-8}	$\beta < 1.00$
	FTND	*C14orf28*	14q21.2	rs117018253	基因间	4.7×10^{-10}	NA
		CSGALNACT1 和 *INTS10*	8p21.3	rs6996964	基因间	1.1×10^{-9}	NA
		DLC1	8p22	rs289519	内含子	4.5×10^{-8}	NA
欧裔与非裔美国人	分组化 FTND	*CHRNB3*	8p11.21	rs1451240/A	基因间	6.7×10^{-16}	OR=0.65
日本人	CPD	*CYP2A6* 和 *CYP2A7*	19q13.2	rs8102683/0 copy	CNV	3.8×10^{-42}	$\beta=-4.00$
				rs11878604/C	基因间	9.7×10^{-30}	$\beta=-2.69$

此表展示的是达到全基因组水平显著性的结果。我们使用的显著性阈值是 5×10^{-8}。对于每个变异，给出的是其在不同研究中最显著的 GWAS 结果。如果在一个研究中存在许多紧密连锁的显著的变异，那么只给出其中最显著的。变异位点的位置来自 NCBI Build 37/hg19。对于许多研究，某个特定位点的确切样本量是未知的。因此只给出了大概的样本量。"效应量"指的是 β 系数（针对于 CPD 和 NMR）和比值比（针对于吸烟起始和戒烟）；拷贝数变异（CNV，copy number variation）；每日吸烟数（CPD，cigarettes smoked per day）；分组化的 Fagerström 尼古丁成瘾分数（dichotomized FTND，Fagerström test for nicotine dependence：分数 ≥ 4 和 < 4）；数据缺失（NA，not available）；尼古丁代谢物比例（NMR，nicotine metabolite ratio）；比值比（OR，odds ratio）；戒烟（smoking cessation，即在调查时被调查的吸烟者是否戒烟）；吸烟的起始（smoking initiation，即曾开始吸烟与未曾开始吸烟）

五、吸烟成瘾的靶向测序研究

因为遗传力丢失这一问题在各个领域的出现，研究者们怀疑大部分起作用的遗传变异太稀有从而很难被 GWAS 检测到，而这些稀有的突变在致病风险上有着较大的效应，因此我们应该用二代测序技术来研究它们[124]。群体遗传学理论和一些复杂性状的实证研究都表明稀有的等位基因富集在功能性和有害性的突变上，因此稀有突变不成比例地出现在疾病相关的等位基因中[125]。

在 ND 的遗传学领域中，稀有突变的研究开始于 nAChR 亚基基因，这不仅是因为其重要的生物学意义，也同样是由于上文所说的这类基因在 GWAS 和候选基因关联研究中重复性最好。Wessel 等[126]通过 448 例 EA 样本的 FTND 表型第一次发现分布在 11 个 nAChR 基因中的常见突变和稀有突变对 ND 的贡献，其中包括 *CHRNA5* 和 *CHRNAB2* 中常见突变和稀有突变的联合效应以及 *CHRNA4* 中稀有突变的效应。在包含相同数量的 EA 和 AA 的 1000 个 ND 病例和 1000 个对照样本中，Xie 等[127]通过对 *CHRNA4* 基因第五个外显子测序对该基因进行了更深入的研究，并检测到了其中大部分的非同义稀有突变。该研究发

现 *CHRNA4* 内功能性的稀有突变可能会降低 ND 的风险。同样，Haller 等[128]发现了位于 *CHRNB4* 残基上的错义稀有突变具有保护效应。他们利用体外试验对关联信号中有主要贡献的三个突变（*CHRNB4* 中的 T375I 和 T91I，*CHRNA3* 中的 R37H）进行了功能研究，发现这些 SNP 的最小等位位点能提高细胞对尼古丁的反应。与 Slimak 等[129]发现的 D447X 突变一样，*CHRNB4* 的这两个稀有突变证实了海马体神经元中尼古丁介导的升高的 α3β4 型 nAChR 的传递。他们分析的第四个 SNP，即 R384C，减少了尼古丁传递。他们也观察到了 β4 功能获得性的 T374I 等位基因在松果体的表达导致了小鼠对尼古丁强烈的厌恶，然而 β4 功能丢失性的 R348C 等位基因的转导没能成功引起对尼古丁的厌恶。之后，Doyle 等[130]报道了 *CHRNA5* 中一个有趣的稀有突变，他们在 250 个重度 AA 吸烟者中发现这个突变可以导致含有无意义突变异常转录本的降解。最近，Yang 等[131]对和 ND 相关的 30 个候选基因进行了靶向测序，他们探索了候选基因常见突变和稀有突变单独的效应和累积的效应。他们发现 *NRXN1*、*CHRNA9*、*CHRNA2*、*NTRK2*、*GABBR2*、*GRIN3A*、*DNM1*、*NRXN2*、*NRXN3* 和 *ARRB2* 中的稀有突变在 3088 个 AA 样本中与吸烟状态显著关联，对于 EA 吸烟样本也发现了 *NRXN1*、*CHRNA9*、*TAS2R38*、*GRIN3A*、*DBH*、*ANKK1/DRD2*、*NRXN3* 和 *CDH13* 中的稀有突变显著多于对照样本。靶向测序发现的 18 个位点见图 10-1。

六、通过不同方法得到的吸烟成瘾易感位点的比较

通过文献搜集，在 ND 遗传领域我们共找到 287 项研究，其中包括 242 个候选基因关联研究、22 个全基因组连锁研究、18 个 GWAS 和 5 个靶向测序研究。为了总结和精炼 286 个 ND 遗传研究结果，我们绘制了一副含有 14 个连锁区域和位于 60 个易感基因中 47 个位点的 ND 遗传易感性图谱。

全基因组连锁分析和 GWAS 被定义为是"全基因组水平"的探索方法。通过比较它们的结果，我们发现只有两个 GWAS 信号落在被提名的连锁区域内，即 *LOC100188947* 和 *BDNF*[14]。其他九个位点，其中包括重复性最好的三个位点，都位于被提名的连锁区域外，且剩下的 12 个连锁区域不包含任何 GWAS 信号（表 10-1、表 10-2）。这两种全基因组方法的不一致性可能反映了它们在本质上的不同。全基因组连锁分析通常调查在不同家系中微卫星标记在目的性状中的分离，而 GWAS 利用的是成千上万无关联个体的大量的常见突变。由于家系样本和病例 - 对照样本不同的特点和 ND 已知位点的异质性，我们可能难以通过这两种方法检测到同一组易感基因。微卫星标记的范围较大的被提名的连锁区域可能涉及了感兴趣区域内的常见突变或者稀有突变或者都涉及了，而通常情况下 GWAS 被认为只能检测到常见突变。但由于 GWAS 方法所定义的 *P* 过于严格，即使一个连锁区域是常见突变贡献的，我们仍有可能在其中找不到 GWAS 信号。GWAS 信号位于被提名的连锁区

域外还有可能是由于连锁研究缺乏能够检测这些信号的效力，因为这些信号在关联研究中展示出的遗传效应很弱 [132]。可见，这些全基因组水平的方法在基因组上进行区域检测是很有效力的，但是找到的区域通常较大并且可能不完整。在这种情况下，为了更仔细地研究所找到的区域，并调查可能的假阴性结果和一些可能具有生物学意义的目标，基于假设的研究是十分必要的。

候选基因关联研究和靶向测序研究都是为上述目的服务的。候选基因关联研究重复并拓展了 11 个 GWAS 结果中的 5 个，即 *CHRNB3/A6*、*DBH*、*BDNF*、*CHRNA5/A3/B4* 和 *EGLN2/CYP2A6/B6*。在其他 29 个 GWAS 不显著的候选位点中，20 个位于连锁区域内，7 个在连锁区域附近，此外的两个特例是 *NRXN1* 和 *DDC*（表 10-2），这也提醒了我们 GWAS 中接近显著的结果的重要性 [87]。此外，*GRIN2B* 和 *NTRK2* 也是两个具有一定生物学研究证据的基因 [84]。尽管我们已经将候选基因定位在了绝大多数被提名的连锁区域，但是仍有四个区域是空的，即 3q26-q27、5q11.2-q14、9p21-p24.1 和 17q24.3-q25.3，这表明在未来仍有新的易感基因有待发现。两种全基因组方法结果的异同和候选基因研究中得到的大量位点表明：除了那三个重复性最好的 GWAS 位点，我们还有许多有着很好统计证据的研究对象。除了所展示的此前研究中发现的 12 个位点中稀有突变的聚合效应，与 ND 相关表型显著关联的还有基于生物学功能确定的候选基因（这些基因在此前研究中不确定或没有关联），如 *CHRNB2*、*CHRNA9*、*CHRNA2*、*NRXN2*、*NRXN3* 和 *CDH13*，其中 *CHRNA9* 和 *NRXN2* 在连锁区域内 [133]。因此我们相信针对稀有突变的全外显子组测序和全基因组测序作为第三种全基因组技术将帮助我们找到新的易感基因 / 突变并对现有的目的基因进行更深入的研究。

值得注意的是，为了验证基因型与表型的关联，应该尽可能分析与原始研究中相似的表型 [3]。然而以上提及的 ND 遗传学研究涉及太多吸烟相关的表型。一般而言，它们可以分为以下几类：①基于吸烟历史的分类型变量，如吸烟的起始、是否吸烟和戒烟；②使用 DSM-Ⅳ 或 FTND 标准测定的 ND 程度；③吸烟量，如 CPD；④内表型，如 NMR、可替宁和 CO 浓度或功能性影像图。在全基因组连锁分析研究（表 10-1）、候选基因关联研究（表 10-2）和 GWAS（表 10-3）中，上述四类表型至少有两种被采用过。因为样本来源和数量的差异，基于 DSM 或者 FTND 的 ND 值通常用于连锁分析研究，而 CPD 更常用于 GWAS。对于候选基因关联研究，由于有许多证据表明不同的吸烟指标相关性不是很高，因此通常会用更全面的吸烟相关指标来检测从全基因组水平方法中获得的阳性结果，这不仅是用于重复验证，更重要的是用不同的表型对结果进行了拓展（表 10-2）[134]。即使对于相关度很高的表型，例如 FTND 和 CPD，基于 FTND 的 ND 表型到 CPD 表型的转换都会改变结果 [22]。因此尽管一些位点，如 *TTC12-ANKK1-DRD2*、*CHRNA5/A3/B4* 和 *CYP2A6/B6* 显示出与不同的表型的关联，我们仍不敢期望一种表型的关联结果能够在另一种表型的独立得到重复。值得注意的是，表型的微小改变可能会使之前未被发现的突变暴露出来，而这些突变可能参与不同的生物学过程并在区分表型时有着独特的作用[22]。

此外，由于相关研究太少，基因与基因、基因与环境之间的相互作用并未包含在上述图谱之中。我们期望随着算法的发展，会有更多关于这两块领域的研究结果并补充到这幅图谱中来。值得注意的是，48 个 ND 位点中有一半与饮酒相关表型关联，约有 30% 与非法药物的成瘾有关，表明这幅 ND 图谱上的 60 个基因对于其他药物的成瘾研究也是很好的候选基因。

七、结语

技术的进步使不同的实验方法得以发展。本章节报道的遗传易感图谱包含了通过不同方法得到的科学证据，这份图谱可以作为一份清单定期更新直到完成[34]。我们希望该方法能够催生如 Sullivan 等[34] 所示的一系列具有科学目的的、精妙的科学研究，如计算这 47 个位点所能解释的遗传力、重复目前没有得到充分支持的关联信号、通过整合表达数据和功能性实验来鉴定各个位点中致病的突变、探索基因与基因以及基因与环境之间的相互作用、明确表观遗传修饰的作用、开发和评估治疗预测模型等。

尽管候选基因关联研究的样本量越来越大，但是在进行遗传研究前，遗传效力的计算和相应所需样本的数量永远是应该最先考虑的问题。此外，287 项研究中只有 18% 和 10%的研究调查了非洲裔样本和亚洲裔样本，与之相比欧洲裔样本占了 69%。为了理解 ND 在不同种族中的遗传机制，研究不同人群是必不可少的。同时，鉴于靶向测序显示出稀有突变的重要性，以寻找稀有突变为目的的更大样本量的研究是必需的。拥有足够统计严谨性的全外显子组测序和全基因组测序将在不远的将来使 ND 遗传易感性图谱得到大量的更新。

然而，我们需要承认很重要的一点是，以上 47 个位点各自的效应不尽相同，它们所能解释的遗传贡献很小，这也解释了为什么它们能通过一类全基因组水平的研究鉴定出来，却不能被另一种研究手段所验证。未来的研究会使这些位点的效应累积起来，但是我们认为其所能解释的遗传力仍然有限，因此易感基因图谱的绘制只是一个开始。此外，与吸烟可能存在关联的突变的功能性研究数量非常有限（表 10-4）。例如，*TTC12-ANKK1-DRD2* 基因簇表现出与吸烟相关表型关联的一致性，但是其中最突出的突变，*Taq*1A 的功能很大程度上都是未知的。另一方面，*BDNF* 基因 Met66Val（rs6265）多态性的功能影响被报道至今已超过十年了[135]，但是它与 ND 表型的关联仍然很弱（表 10-2）。而将易感性图谱与相关功能注释结合起来将会促进有着更高转化价值的突变的鉴定[136]。总而言之，这份图谱能够使我们仔细审视现存的研究成果，并有助于思考未来研究的策略，得出一个适用于复杂疾病或性状的新的研究方法。

表 10-4　47 个尼古丁成瘾的易感位点相关的分子功能实验

染色体	基因	实验	SNP ID/效应等位位点	效应
1	*CHRNB2*	体外基因表达实验	rs2072658/A	表达降低
6	*OPRM1*	PET 脑成像	rs1799971/G	结合能与受体可用性的改变
8	*CHRNA2*	电生理实验	rs141072985、rs56344740 和 rs2472553	nAChR 功能改变
	CHRNB3	体外基因表达实验	rs6474413/C	表达降低
		ChIP 与体外基因表达实验	rs4950/G	转录因子结合失效和启动子活性降低
9	*DNM1*	体外基因表达实验	rs3003609/T	表达降低
11	*BDNF*	fMRI、¹H-MRSI 和免疫酶法实验	rs6265	差异的脑部活化、BDNF 分泌和亚细胞分布
	DRD4	fMRI	exon 3 VNTR	差异的脑部活化
15	*CHRNA5/A3/B4*	成像、一系列体外实验电生理与 FLEXstation 实验	rs16969968/A	脑部回路强度预测、对尼古丁拮抗剂反应的改变、钙离子通透性降低和短期去敏效应增强
17	*SLC6A4*	体外基因表达实验、原位杂交和 SPECT 成像	5-HTTLPR	转录效率和表达的改变
20	*CHRNA4*	电生理实验	exon 5 haplotype	受体敏感性改变
22	*COMT*	酶活性实验	rs4680/A	酶活性降低

ChIP：染色质免疫共沉淀（chromatin immunoprecipitation）；fMRI：功能性磁共振成像（functional magnetic resonance imaging）；¹H-MRSI：氢质子磁共振波谱成像（magnetic resonance spectroscopic imaging）；nAChR：尼古丁乙酰胆碱受体（nicotinic acetylcholine receptor）；PET：正电子放射断层摄影（positron emission tomography）；SPECT：单光子发射计算断层摄影（single-photon emission computed tomography）

致谢

本章节修改自本课题组在 *Molecular Psychiatry* 上发表的文章（Yang and Li，2016，21：992-1008）。

参 考 文 献

1. Carmelli D, Swan GE, Robinette D, et al. Genetic influence on smoking—a study of male twins. N Engl J Med, 1992, 327(12):829-833.

2. Li MD, Cheng R, Ma JZ, et al. A meta-analysis of estimated genetic and environmental effects on smoking behavior in male and female adult twins. Addiction, 2003, 98(1):23-31.

3. Chanock SJ, Manolio T, Boehnke M, et al. Replicating genotype-phenotype associations. Nature, 2007, 447 (7145):655-660.

4. Berrettine W, Yuan X, Tozzi F, et al. alpha-5/alpha-3 nicotinic receptor subunit alleles increase risk for heavy smoking. Mol Psychiatr, 2008, 13(4):368-373.

5. Bierut LJ, Stitzel JA, Wang JC, et al. Variants in Nicotinic Receptors and Risk for Nicotine Dependence. Am J Psychiatry, 2008, 165(9):1163-1171.

6. Chen LS, Saccone NL, Culverhouse RC, et al. Smoking and genetic risk variation across populations of European, Asian, and African American ancestry—a meta-analysis of chromosome 15q25. Genet Epidemiol, 2012, 36(4): 340-351.

7. Keskitalo K, Broms U, Heliovaara M, et al. Association of serum cotinine level with a cluster of three nicotinic acetylcholine receptor genes (CHRNA3/CHRNA5/CHRNB4) on chromosome 15. Hum Mol Genet, 2009, 18(20): 4007-4012.

8. Li MD, Xu Q, Lou XY, et al. Association and interaction analysis of variants in CHRNA5/CHRNA3/CHRNB4 gene cluster with nicotine dependence in African and European Americans. Am J Med Genet B Neuropsychiatr Genet, 2010, 153B(3):745-756.

9. Li MD, Yoon D, Lee JY, et al. Associations of variants in CHRNA5/A3/B4 gene cluster with smoking behaviors in a Korean population. PLoS One, 2010, 5(8):e12183.

10. Liu JZ, Tozzi F, Waterworth DM, et al. Meta-analysis and imputation refines the association of 15q25 with smoking quantity. Nat Genet, 2010, 42(5):436-440.

11. Saccone SF, Hinrichs AL, Saccone NL, et al. Cholinergic nicotinic receptor genes implicated in a nicotine dependence association study targeting 348 candidate genes with 3713 SNPs. Hum Mol Genet, 2007, 16(1):36-49.

12. Weiss RB, Baker TB, Cannon DS, et al. A Candidate Gene Approach Identifies the CHRNA5-A3-B4 Region as a Risk Factor for Age-Dependent Nicotine Addiction. PLoS Genet, 2008, 4(7):e1000125.

13. Saccone NL, Schwantes-An TH, Wang JC, et al. Multiple cholinergic nicotinic receptor genes affect nicotine dependence risk in African and European Americans. Genes Brain Behav, 2010, 9(7):741-750.

14. TAG. Genome-wide meta-analyses identify multiple loci associated with smoking behavior. Nat Genet, 2010, 42(5):441-447.

15. Thorgeirsson TE, Geller F, Sulem P, et al. A variant associated with nicotine dependence, lung cancer and peripheral arterial disease. Nature, 2008, 452(7187):638-642.

16. Thorgeirsson TE, Gudbjartsson DF, Surakka I, et al. Sequence variants at CHRNB3-CHRNA6 and CYP2A6 affect smoking behavior. Nat Genet, 2010, 42(5):448-453.

17. David SP, Hamidovic A, Chen GK, et al. Genome-wide meta-analyses of smoking behaviors in African Americans. Transl Psychiatry, 2012, 2:e119.

18. Cui WY, Wang S, Yang J, et al. Significant association of CHRNB3 variants with nicotine dependence in multiple ethnic populations. Mol Psychiatry, 2013, 18(11):1149-1151.

19. Culverhouse RC, Johnson EO, Breslau N, et al. Multiple distinct CHRNB3-CHRNA6 variants are genetic risk factors for nicotine dependence in African Americans and European Americans. Addiction, 2014, 109(5):814-822.

20. Hoft NR, Corley RP, McQueen MB, et al. Genetic association of the CHRNA6 and CHRNB3 genes with tobacco dependence in a nationally representative sample. Neuropsychopharmacology, 2009, 34(3):698-706.

21. Zeiger JS, Haberstick BC, Schlaepfer I, et al. The neuronal nicotinic receptor subunit genes(CHRNA6 and CHRNB3)are associated with subjective responses to tobacco. Hum Mol Genet, 2008, 17(5):724-734.

22. Rice JP, Hartz SM, Agrawal A, et al. CHRNB3 is more strongly associated with Fagerstrom test for cigarette dependence-based nicotine dependence than cigarettes per day:phenotype definition changes genome-wide association studies results. Addiction, 2012, 107(11):2019-2028.

23. Kumasaka N, Aoki M, Okada Y, et al. Haplotypes with copy number and single nucleotide polymorphisms in CYP2A6 locus are associated with smoking quantity in a Japanese population. PLoS One, 2012, 7(9):e44507.

24. Chen LS, Bloom AJ, Baker TB, et al. Pharmacotherapy effects on smoking cessation vary with nicotine metabolism gene(CYP2A6). Addiction, 2014, 109(1):128-137.

25. Bloom AJ, Baker TB, Chen LS, et al. Variants in two adjacent genes, EGLN2 and CYP2A6, influence smoking behavior related to disease risk via different mechanisms. Hum Mol Genet, 2014, 23(2):555-561.

26. Yang J, Benyamin B, McEvoy BP, et al. Common SNPs explain a large proportion of the heritability for human height. Nat Genet, 2010, 42(7):565-569.

27. Lee SH, DeCandia TR, Ripke S, et al. Estimating the proportion of variation in susceptibility to schizophrenia captured by common SNPs. Nat Genet, 2012, 44(3):247-250.

28. Ott J, Wang J, Leal SM. Genetic linkage analysis in the age of whole-genome sequencing. Nat Rev Genet, 2015, 16(5):275-284.

29. Gelernter J. Genetics of complex traits in psychiatry. Biol Psychiatry, 2015, 77(1):36-42.

30. Li MD, Ma JZ, Payne TJ, et al. Genome-wide linkage scan for nicotine dependence in European Americans and its converging results with African Americans in the Mid-South Tobacco Family sample. Mol Psychiatry, 2008; 13(4):407-416.

31. Hardin J, He Y, Javitz HS, et al. Nicotine withdrawal sensitivity, linkage to chr6q26, and association of OPRM1 SNPs in the SMOking in FAMilies(SMOFAM) sample. Cancer Epidemiol Biomarkers Prev, 2009, 18(12):3399-3406.

32. Swan GE, Hops H, Wilhelmsen KC, et al. A genome-wide screen for nicotine dependence susceptibility loci. Am J Med Genet B Neuropsychiatr Genet, 2006, 141(4):354-360.

33. Han S, Gelernter J, Luo X, et al. Meta-analysis of 15 genome-wide linkage scans of smoking behavior. Biol Psychiatry, 2010, 67(1):12-19.

34. Sullivan PF, Daly MJ, O'Donovan M. Genetic architectures of psychiatric disorders:the emerging picture and its implications. Nat Rev Genet, 2012, 13(8):537-551.

35. Yu A, Zhao C, Fan Y, et al. Comparison of human genetic and sequence-based physical maps. Nature, 2001, 409(6822):951-953.

36. Dani JA. Roles of dopamine signaling in nicotine addiction. Mol Psychiatry, 2003, 8(3):255-256.

37. Gelernter J, Panhuysen C, Weiss R, et al. Genomewide linkage scan for nicotine dependence:identification of a chromosome 5 risk locus. Biol Psychiatry, 2007, 61(1):119-126.

38. Neville MJ, Johnstone EC, Walton RT. Identification and characterization of ANKK1:a novel kinase gene closely linked to DRD2 on chromosome band 11q23. 1. Hum Mutat, 2004, 23(6):540-545.

39. David SP, Mezuk B, Zandi PP, et al. Sex differences in TTC12/ANKK1 haplotype associations with daily tobacco smoking in Black and White Americans. Nicotine Tob Res, 2010, 12(3):251-262.

40. Gelernter J, Yu Y, Weiss R, et al. Haplotype spanning TTC12 and ANKK1, flanked by the DRD2 and NCAM1 loci, is strongly associated to nicotine dependence in two distinct American populations. Hum Mol Genet, 2006, 15(24):3498-3507.

143

41. Huang W, Payne TJ, Ma JZ, et al. Significant association of ANKK1 and detection of a functional polymorphism with nicotine dependence in an African-American sample. Neuropsychopharmacology, 2009, 34(2):319-330.

42. Ducci F, Kaakinen M, Pouta A, et al. TTC12-ANKK1-DRD2 and CHRNA5-CHRNA3-CHRNB4 influence different pathways leading to smoking behavior from adolescence to mid-adulthood. Biol Psychiatry, 2011, 69(7): 650-660.

43. Huang W, Ma JZ, Payne TJ, et al. Significant association of DRD1 with nicotine dependence. Hum Genet, 2008, 123(2):133-140.

44. David SP, Munafo MR, Murphy MF, et al. Genetic variation in the dopamine D4 receptor (DRD4) gene and smoking cessation: follow-up of a randomised clinical trial of transdermal nicotine patch. Pharmacogenomics J, 2008, 8(2):122-128.

45. Ellis JA, Olsson CA, Moore E, et al. A role for the DRD4 exon III VNTR in modifying the association between nicotine dependence and neuroticism. Nicotine Tob Res, 2011, 13(2):64-69.

46. Das D, Tan X, Easteal S. Effect of model choice in genetic association studies: DRD4 exon III VNTR and cigarette use in young adults. Am J Med Genet B Neuropsychiatr Genet, 2011, 156B(3):346-351.

47. Leventhal AM, Lee W, Bergen AW, et al. Nicotine dependence as a moderator of genetic influences on smoking cessation treatment outcome. Drug Alcohol Depend, 2014, 138:109-117.

48. Ella E, Sato N, Nishizawa D, et al. Association between dopamine beta hydroxylase rs5320 polymorphism and smoking behaviour in elderly Japanese. J Hum Genet, 2012, 57(6):385-390.

49. Yu Y, Panhuysen C, Kranzler HR, et al. Intronic variants in the dopa decarboxylase (DDC) gene are associated with smoking behavior in European-Americans and African-Americans. Hum Mol Genet, 2006, 15(14):2192-2199.

50. Ma JZ, Beuten J, Payne TJ, et al. Haplotype analysis indicates an association between the DOPA decarboxylase (DDC) gene and nicotine dependence. Hum Mol Genet, 2005, 14(12):1691-1698.

51. Berrettini WH, Wileyto EP, Epstein L, et al. Catechol-O-methyltransferase (COMT) gene variants predict response to bupropion therapy for tobacco dependence. Biol Psychiatry, 2007, 61(1):111-118.

52. Amstadter AB, Nugent NR, Koenen KC, et al. Association between COMT, PTSD, and increased smoking following hurricane exposure in an epidemiologic sample. Psychiatry, 2009, 72(4):360-369.

53. Nedic G, Nikolac M, Borovecki F, et al. Association study of a functional catechol-O-methyltransferase polymorphism and smoking in healthy Caucasian subjects. Neurosci Lett, 2010, 473(3):216-219.

54. Beuten J, Payne TJ, Ma JZ, et al. Significant association of catechol-O-methyltransferase (COMT) haplotypes with nicotine dependence in male and female smokers of two ethnic populations. Neuropsychopharmacology, 2006, 31(3):675-684.

55. Omidvar M, Stolk L, Uitterlinden AG, et al. The effect of catechol-O-methyltransferase Met/Val functional polymorphism on smoking cessation: retrospective and prospective analyses in a cohort study. Pharmacogenet Genomics, 2009, 19(1):45-51.

56. Munafo MR, Freathy RM, Ring SM, et al. Association of COMT Val(108/158) Met genotype and cigarette smoking in pregnant women. Nicotine Tob Res, 2011, 13(2):55-63.

57. Huang W, Payne TJ, Ma JZ, et al. A functional polymorphism, rs6280, in DRD3 is significantly associated with nicotine dependence in European-American smokers. Am J Med Genet B Neuropsychiatr Genet, 2008, 147B(7): 1109-1115.

58. Stapleton JA, Sutherland G, O'Gara C. Association between dopamine transporter genotypes and smoking cessation: a meta-analysis. Addict Biol, 2007, 12(2):221-226.

59. Ling D, Niu T, Feng Y, et al. Association between polymorphism of the dopamine transporter gene and early

smoking onset: an interaction risk on nicotine dependence. J Hum Genet, 2004, 49(1): 35–39.

60. Farris SP, Harris RA, Ponomarev I. Epigenetic modulation of brain gene networks for cocaine and alcohol abuse. Front Neurosci, 2015, 9: 176.

61. Ramchandani VA, Umhau J, Pavon FJ, et al. A genetic determinant of the striatal dopamine response to alcohol in men. Mol Psychiatry, 2011, 16(8): 809–817.

62. Domino EF, Evans CL, Ni L, et al. Tobacco smoking produces greater striatal dopamine release in G-allele carriers with mu opioid receptor A118G polymorphism. Prog Neuropsychopharmacol Biol Psychiatry, 2012, 38(2): 236–240.

63. Huang S, Cook DG, Hinks LJ, et al. CYP2A6, MAOA, DBH, DRD4, and 5HT2A genotypes, smoking behaviour and cotinine levels in 1518 UK adolescents. Pharmacogenet Genomics, 2005, 15(12): 839–850.

64. Ton TG, Rossing MA, Bowen DJ, et al. Genetic polymorphisms in dopamine-related genes and smoking cessation in women: a prospective cohort study. Behav Brain Funct, 2007, 3: 22.

65. Breitling LP, Dahmen N, Illig T, et al. Variants in COMT and spontaneous smoking cessation: retrospective cohort analysis of 925 cessation events. Pharmacogenet Genomics, 2009, 19(8): 657–659.

66. Marteau TM, Aveyard P, Munafo MR, et al. Effect on adherence to nicotine replacement therapy of informing smokers their dose is determined by their genotype: a randomised controlled trial. PLoS One, 2012, 7(4): e35249.

67. Munafo MR, Johnstone EC, Aveyard P, et al. Lack of association of OPRM1 genotype and smoking cessation. Nicotine Tob Res, 2013, 15(3): 739–744.

68. Beuten J, Ma JZ, Payne TJ, et al. Single-and multilocus allelic variants within the GABA(B) receptor subunit 2 (GABAB2) gene are significantly associated with nicotine dependence. Am J Hum Genet, 2005, 76(5): 859–864.

69. Lou XY, Ma JZ, Sun D, et al. Fine mapping of a linkage region on chromosome 17p13 reveals that GABARAP and DLG4 are associated with vulnerability to nicotine dependence in European-Americans. Hum Mol Genet, 2007, 16(2): 142–153.

70. Agrawal A, Pergadia ML, Saccone SF, et al. Gamma-aminobutyric acid receptor genes and nicotine dependence: evidence for association from a case-control study. Addiction, 2008, 103(6): 1027–1038.

71. Agrawal A, Pergadia ML, Balasubramanian S, et al. Further evidence for an association between the gamma-aminobutyric acid receptor A, subunit 4 genes on chromosome 4 and Fagerstrom Test for Nicotine Dependence. Addiction, 2009, 104(3): 471–477.

72. Iordanidou M, Tavridou A, Petridis I, et al. Association of polymorphisms of the serotonergic system with smoking initiation in Caucasians. Drug Alcohol Depend, 2010, 108(1–2): 70–76.

73. Yang Z, Seneviratne C, Wang S, et al. Serotonin transporter and receptor genes significantly impact nicotine dependence through genetic interactions in both European American and African American smokers. Drug Alcohol Depend, 2013.

74. Kremer I, Bachner-Melman R, Reshef A, et al. Association of the serotonin transporter gene with smoking behavior. Am J Psychiatry, 2005, 162(5): 924–930.

75. Daw J, Boardman JD, Peterson R, et al. The interactive effect of neighborhood peer cigarette use and 5HTTLPR genotype on individual cigarette use. Addict Behav, 2014, 39(12): 1804–1810.

76. Bidwell LC, Garrett ME, McClernon FJ, et al. A preliminary analysis of interactions between genotype, retrospective ADHD symptoms, and initial reactions to smoking in a sample of young adults. Nicotine Tob Res, 2012, 14(2): 229–233.

77. Trummer O, Koppel H, Wascher TC, et al. The serotonin transporter gene polymorphism is not associated with smoking behavior. Pharmacogenomics J, 2006, 6(6): 397–400.

78. David SP, Johnstone EC, Murphy MF, et al. Genetic variation in the serotonin pathway and smoking cessation

145

with nicotine replacement therapy: new data from the Patch in Practice trial and pooled analyses. Drug Alcohol Depend, 2008, 98 (1-2): 77-85.

79. Li MD, Payne TJ, Ma JZ, et al. A genomewide search finds major susceptibility Loci for nicotine dependence on chromosome 10 in african americans. Am J Hum Genet, 2006, 79 (4): 745-751.

80. do Prado-Lima PA, Chatkin JM, Taufer M, et al. Polymorphism of 5HT2A serotonin receptor gene is implicated in smoking addiction. Am J Med Genet B Neuropsychiatr Genet, 2004, 128B (1): 90-93.

81. Li MD, Ma JZ, Payne TJ, et al. Genome-wide linkage scan for nicotine dependence in European Americans and its converging results with African Americans in the Mid-South Tobacco Family sample. Mol Psychiatry, 2008, 13 (4): 407-416.

82. Ma JZ, Payne TJ, Li MD. Significant association of glutamate receptor, ionotropic N-methyl-D-aspartate 3A (GRIN3A), with nicotine dependence in European-and African-American smokers. Hum Genet, 2010, 127(5): 503-512.

83. Grucza RA, Johnson EO, Krueger RF, et al. Incorporating age at onset of smoking into genetic models for nicotine dependence: evidence for interaction with multiple genes. Addict Biol, 2010, 15 (3): 346-357.

84. Vink JM, Smit AB, de Geus EJ, et al. Genome-wide association study of smoking initiation and current smoking. Am J Hum Genet, 2009, 84 (3): 367-379.

85. Li X, Semenova S, D'Souza MS, et al. Involvement of glutamatergic and GABAergic systems in nicotine dependence: Implications for novel pharmacotherapies for smoking cessation. Neuropharmacology, 2014, 76 Pt B: 554-565.

86. Liu QR, Drgon T, Walther D, et al. Pooled association genome scanning: validation and use to identify addiction vulnerability loci in two samples. Proc Natl Acad Sci U S A, 2005, 102 (33): 11864-11869.

87. Bierut LJ, Madden PA, Breslau N, et al. Novel genes identified in a high-density genome wide association study for nicotine dependence. Hum Mol Genet, 2007, 16 (1): 24-35.

88. Nussbaum J, Xu Q, Payne TJ, et al. Significant association of the neurexin-1 gene (NRXN1) with nicotine dependence in European-and African-American smokers. Hum Mol Genet, 2008, 17 (11): 1569-1577.

89. Sato N, Kageyama S, Chen R, et al. Association between neurexin 1 (NRXN1) polymorphisms and the smoking behavior of elderly Japanese. Psychiatr Genet, 2010, 20 (3): 135-136.

90. Docampo E, Ribases M, Gratacos M, et al. Association of neurexin 3 polymorphisms with smoking behavior. Genes Brain Behav, 2012, 11 (6): 704-711.

91. Feng Y, Niu TH, Xing HX, et al. A common haplotype of the nicotine acetylcholine receptor alpha 4 subunit gene is associated with vulnerability to nicotine addiction in men. Am J Hum Genet, 2004, 75 (1): 112-121.

92. Li MD, Beuten J, Ma JZ, et al. Ethnic-and gender-specific association of the nicotinic acetylcholine receptor alpha4 subunit gene (CHRNA4) with nicotine dependence. Hum Mol Genet, 2005, 14 (9): 1211-1219.

93. Breitling LP, Dahmen N, Mittelstrass K, et al. Association of nicotinic acetylcholine receptor subunit alpha 4 polymorphisms with nicotine dependence in 5500 Germans. Pharmacogenomics J, 2009, 9 (4): 219-224.

94. Kamens HM, Corley RP, McQueen MB, et al. Nominal association with CHRNA4 variants and nicotine dependence. Genes Brain Behav, 2013, 12 (3): 297-304.

95. Lou XY, Ma JZ, Payne TJ, et al. Gene-based analysis suggests association of the nicotinic acetylcholine receptor beta1 subunit (CHRNB1) and M1 muscarinic acetylcholine receptor (CHRM1) with vulnerability for nicotine dependence. Hum Genet, 2006, 120 (3): 381-389.

96. Ehringer MA, Clegg HV, Collins AC, et al. Association of the neuronal nicotinic receptor beta 2 subunit gene (CHRNB2) with subjective responses to alcohol and nicotine. Am J Med Genet B, 2007, 144B (5): 596-604.

97. Wang S, A DvdV, Xu Q, et al. Significant associations of CHRNA2 and CHRNA6 with nicotine dependence in

European American and African American populations. Hum Genet, 2014, 133 (5): 575–586.

98. Ray R, Tyndale RF, Lerman C. Nicotine dependence pharmacogenetics: role of genetic variation in nicotine-metabolizing enzymes. J Neurogenet, 2009, 23 (3): 252–261.

99. Johnstone E, Benowitz N, Cargill A, et al. Determinants of the rate of nicotine metabolism and effects on smoking behavior. Clin Pharmacol Ther, 2006, 80 (4): 319–330.

100. Chen LS, Baker TB, Grucza R, et al. Dissection of the phenotypic and genotypic associations with nicotinic dependence. Nicotine Tob Res, 2012, 14 (4): 425–433.

101. Carter B, Long T, Cinciripini P. A meta-analytic review of the CYP2A6 genotype and smoking behavior. Nicotine Tob Res, 2004, 6 (2): 221–227.

102. Zhang XY, Chen da C, Xiu MH, et al. BDNF Val66Met variant and smoking in a Chinese population. PLoS One, 2012, 7 (12): e53295.

103. Beuten J, Ma JZ, Payne TJ, et al. Significant association of BDNF haplotypes in European-American male smokers but not in European-American female or African-American smokers. Am J Med Genet B Neuropsychiatr Genet, 2005, 139 (1): 73–80.

104. Beuten J, Ma JZ, Payne TJ, et al. Association of Specific Haplotypes of Neurotrophic Tyrosine Kinase Receptor 2 Gene (NTRK2) with Vulnerability to Nicotine Dependence in African-Americans and European-Americans. Biol Psychiatry, 2006.

105. Sun D, Ma JZ, Payne TJ, et al. Beta-arrestins 1 and 2 are associated with nicotine dependence in European American smokers. Mol Psychiatry, 2008, 13 (4): 398–406.

106. Li MD, Sun D, Lou XY, et al. Linkage and association studies in African-and Caucasian-American populations demonstrate that SHC3 is a novel susceptibility locus for nicotine dependence. Mol Psychiatry, 2007, 12 (5): 462–473.

107. Xu Q, Huang W, Payne TJ, et al. Detection of genetic association and a functional polymorphism of dynamin 1 gene with nicotine dependence in European and African Americans. Neuropsychopharmacology, 2009, 34 (5): 1351–1359.

108. Mangold JE, Payne TJ, Ma JZ, et al. Bitter taste receptor gene polymorphisms are an important factor in the development of nicotine dependence in African Americans. J Med Genet, 2008, 45 (9): 578–582.

109. Chen GB, Payne TJ, Lou XY, et al. Association of amyloid precursor protein-binding protein, family B, member 1 with nicotine dependence in African and European American smokers. Hum Genet, 2008, 124 (4): 393–398.

110. Zhang L, Kendler KS, Chen X. Association of the phosphatase and tensin homolog gene (PTEN) with smoking initiation and nicotine dependence. Am J Med Genet B Neuropsychiatr Genet, 2006, 141B (1): 10–14.

111. Turner JR, Ray R, Lee B, et al. Evidence from mouse and man for a role of neuregulin 3 in nicotine dependence. Mol Psychiatry 2014, 19 (7): 801–810.

112. Li CY, Mao X, Wei L. Genes and (common) pathways underlying drug addiction. PLoS Comput Biol, 2008, 4 (1): e2.

113. Klein RJ, Zeiss C, Chew EY, et al. Complement factor H polymorphism in age-related macular degeneration. Science, 2005, 308 (5720): 385–389.

114. Nees F, Witt SH, Lourdusamy A, et al. Genetic risk for nicotine dependence in the cholinergic system and activation of the brain reward system in healthy adolescents. Neuropsychopharmacology, 2013, 38 (11): 2081–2089.

115. Chen LS, Baker TB, Piper ME, et al. Interplay of genetic risk factors (CHRNA5-CHRNA3-CHRNB4) and cessation treatments in smoking cessation success. Am J Psychiatry, 2012, 169 (7): 735–742.

116. Munafo MR, Johnstone EC, Walther D, et al. CHRNA3 rs1051730 genotype and short-term smoking cessation. Nicotine Tob Res, 2011, 13 (10): 982–988.

147

117. Bergen AW, Javitz HS, Krasnow R, et al. Nicotinic acetylcholine receptor variation and response to smoking cessation therapies. Pharmacogenet Genomics, 2013, 23 (2): 94–103.

118. Schlaepfer IR, Hoft NR, Collins AC, et al. The CHRNA5/A3/B4 gene cluster variability as an important determinant of early alcohol and tobacco initiation in young adults. Biol Psychiatry, 2008, 63 (11): 1039–1046.

119. Freathy RM, Ring SM, Shields B, et al. A common genetic variant in the 15q24 nicotinic acetylcholine receptor gene cluster (CHRNA5–CHRNA3–CHRNB4) is associated with a reduced ability of women to quit smoking in pregnancy. Hum Mol Genet, 2009, 18 (15): 2922–2927.

120. Saccone NL, Saccone SF, Hinrichs AL, et al. Multiple distinct risk loci for nicotine dependence identified by dense coverage of the complete family of nicotinic receptor subunit (CHRN) genes. Am J Med Genet B Neuropsychiatr Genet, 2009, 150B (4): 453–466.

121. Lee CT, Fuemmeler BF, McClernon FJ, et al. Nicotinic receptor gene variants interact with attention deficient hyperactive disorder symptoms to predict smoking trajectories from early adolescence to adulthood. Addict Behav, 2013, 38 (11): 2683–2689.

122. Bar–Shira A, Gana–Weisz M, Gan–Or Z, et al. CHRNB3 c. −57A>G functional promoter change affects Parkinson's disease and smoking. Neurobiol Aging, 2014, 35 (9): 2179 e1–e6.

123. Loukola A, Buchwald J, Gupta R, et al. A Genome–Wide Association Study of a Biomarker of Nicotine Metabolism. PloS Genet, 2015, 11 (9): e1005498.

124. Cirulli ET, Goldstein DB. Uncovering the roles of rare variants in common disease through whole–genome sequencing. Nat Rev Genet, 2010, 11 (6): 415–425.

125. Sham PC, Purcell SM. Statistical power and significance testing in large–scale genetic studies. Nat Rev Genet, 2014, 15 (5): 335–346.

126. Wessel J, McDonald SM, Hinds DA, et al. Resequencing of nicotinic acetylcholine receptor genes and association of common and rare variants with the Fagerstrom test for nicotine dependence. Neuropsychopharmacology, 2010, 35 (12): 2392–2402.

127. Xie P, Kranzler HR, Krauthammer M, et al. Rare nonsynonymous variants in alpha–4 nicotinic acetylcholine receptor gene protect against nicotine dependence. Biol Psychiatry, 2011, 70 (6): 528–536.

128. Haller G, Druley T, Vallania FL, et al. Rare missense variants in CHRNB4 are associated with reduced risk of nicotine dependence. Hum Mol Genet, 2012, 21 (3): 647–655.

129. Slimak MA, Ables JL, Frahm S, et al. Habenular expression of rare missense variants of the beta4 nicotinic receptor subunit alters nicotine consumption. Front Hum Neurosci, 2014, 8 : 12.

130. Doyle GA, Chou AD, Saung WT, et al. Identification of CHRNA5 rare variants in African–American heavy smokers. Psychiatr Genet, 2014, 24 (3): 102–109.

131. Yang J, Wang S, Yang Z, et al. The contribution of rare and common variants in 30 genes to risk nicotine dependence. Mol Psychiatry, 2014.

132. Risch N, Merikangas K. The future of genetic studies of complex human diseases. Science, 1996, 273 (5281): 1516–1517.

133. Yang J, Wang S, Yang Z, et al. The contribution of rare and common variants in 30 genes to risk nicotine dependence. Mol Psychiatry, 2015, 20 (11): 1467–1478.

134. Piper ME, McCarthy DE, Baker TB. Assessing tobacco dependence: a guide to measure evaluation and selection. Nicotine Tob Res, 2006, 8 (3): 339–351.

135. Egan MF, Kojima M, Callicott JH, et al. The BDNF val66met polymorphism affects activity–dependent secretion of BDNF and human memory and hippocampal function. Cell, 2003, 112 (2): 257–269.

136. Ducci F, Goldman D. The genetic basis of addictive disorders. Psychiatr Clin North Am, 2012, 35 (2): 495–519.

第十一章

"基因－基因"和"基因－环境"相互作用对吸烟成瘾的贡献

如同其他复杂性状一样，吸烟成瘾受到多种遗传因素影响，其中每种遗传因素都具有相对较小的作用；同时还有环境因素的影响，以及"基因－基因（上位性）"和"基因－环境"之间的相互作用。正如本书其他章节所阐述的那样，在寻找吸烟成瘾的易感基因和易感突变位点方面，科研人员已经进行了大量研究。然而，目前这些分析方法仅对具有中等遗传效应的基因和位点有效。虽然对吸烟成瘾和其他精神疾病易感基因的鉴定技术一直在不断进步，但仍然受到各种因素的制约。这些因素包括：上位效应、较低的遗传效应、变异体的外显率、样本量过小及群体异质性等。在这些因素中，"基因－基因"和"基因－环境"相互作用最为关键。本章以吸烟成瘾为例，针对上述遗传相互作用的检测方法和成功案例进行阐述。

一、"基因－基因"相互作用的鉴定方法

在人类复杂疾病的研究中，对遗传位点之间相互作用的检测和分析越来越受到认可和重视[1, 2]。已经报道存在"基因－基因"相互作用的研究包括有冠状动脉疾病、2型糖尿病、阿尔茨海默病、精神分裂症、乳腺癌、子宫颈癌、自闭症和吸烟成瘾等疾病。虽然这种遗传位点之间的相互作用机制是肯定存在的，但其中单独的位点遗传效应却很小。因此只有针对这些基因位点进行合并建模，这种遗传效应才会被发现[1]。在大多数情况下，多个遗传基因位点相互作用产生的效应可能比单个基因位点的主要效应更大[3-5]。

为了寻找遗传上位性和"基因－环境"相互作用的决定因素，一些分析和计算方法已被陆续开发出来。其中多维数降低（multifactor dimensionality reduction，MDR）技术[6]、

组合分割方法（combinatorial partitioning method，CPM）[7] 和受限分割方法（restricted partition method，RPM）[8] 等是其中最有希望能解决此类问题的方法，尤其 MDR 方法被广泛接受。自从 MDR 方法被报道后，已经被广泛应用于一系列复杂疾病相互作用的检测上。然而，这些方法在实际应用中都还存在一定的局限性。例如，它们普遍无法校正协变量；MDR 仅适用于二维表型；CPM 和 RPM 无法处理数量化的表型。为了克服这些方法的局限性，并满足对复杂表型的上位性和"基因－环境"相互作用的研究需要，笔者团队开发了一种广义 MDR 方法（generalized MDR，GMDR），以及分别针对"病例－对照"样本 [9] 和家系样本 [10] 的谱系广义 GMDR 法（pedigree-based GMDR，PGMDR）。这些新方法不仅可以对离散和数量类型的协变量进行校正，还可以对质量和数量性状进行分析。

　　MDR 通过对多位点组合的穷举搜索来检测遗传相互作用效应 [6, 11]。在 MDR 中，k 个因子及其可能的多因素类别可在 k 维空间中表示。如果"病例/对照"比达到某个阈值，这些多因子类别被标记为"高风险"；如果不超过这个阈值，则为"低风险"；从而将 k 维空间减小到包含两个水平（低和高风险）的一维空间 [12]。然后最佳 k 位点模型被应用于对测试组的评估，以计算评估准确率。PGMDR 是一种用于谱系数据的 MDR，其基于非参数方法的广义线性模型评分，并允许校正协变量并处理二维的质量和连续性表型 [10]。PGMDR 方法的主要优点在于，它能在数据缺失的情况下，同时处理不同谱系结构的数据。

二、CHRNA4 和 CHRNB2 中的遗传易感位点相互作用影响吸烟成瘾

　　研究发现，乙酰胆碱受体家族（nAChR）的 α4 和 β2 两个亚基在结合后，才能形成功能性的 α4β2-nAChR 异聚体。生物化学研究也证明 α4β2-nAChR 亚型是大脑中尼古丁高亲和力区域的主要受体 [13]。在慢性尼古丁暴露后，两个亚基在基因水平被发现显著上调 [14, 15]。CHRNA4 的激活是尼古丁诱导奖励、耐受和敏化效应的充分条件 [16]。此外，针对 α4 或 β2（CHRNB2）亚基的敲除小鼠实验中，在其大脑中都失去了尼古丁高亲和力的结合位点，并且无主动摄入尼古丁的行为，这表明 α4β2 亚型在尼古丁的增强作用中起主要作用 [16, 17]。然而，尽管在许多关联分析中发现 CHRNA4 与吸烟成瘾显著关联 [18-21]，我们并没有发现 CHRNB2 与吸烟成瘾之间存在显著关联 [18, 19, 22, 23]。

　　借助于 GMDR 方法，虽然在 CHRNA4 和 CHRNB2 基因的这些单核苷酸多态性位点在各自基因内没有表现出显著的相互作用，但研究发现在 CHRNA4 和 CHRNB2 的变异体之间存在相互作用效应，并能显著地影响吸烟成瘾（表 11-1）。值得注意的是，除了最近在 CHRNB2 的 3'-非翻译区（3'-UTR）发现了 rs2072658 和 rs2072661 与降低吸烟起始年龄、戒断能力或尼古丁早期反应等存在显著关联外 [24]，目前的研究并未发现 CHRNB2 基因的遗

传位点与吸烟成瘾的相关表型呈显著关联。上述的现象可能有两个原因，一是可能样本数量较少导致 *CHRNB2* 的边际效应较小，从而无法检测到它们的信号；二是 *CHRNB2* 可能较强地依赖于 *CHRNA4* 的易感位点相互作用而影响吸烟成瘾。因此我们得出结论，*CHRNB2* 通过与 *CHRNA4* 的相互作用而对吸烟成瘾有显著的影响。更重要的是，在 *CHRNB2* 与 *CHRNA4* 通过相互作用影响吸烟成瘾的模型中，nAChR 的 α4 或 β2 亚基敲除小鼠的脑中没有高亲和力结合位点，且无主动摄入尼古丁的现象，我们的结论为其提供了合理的解释[25]。

表 11–1 基因 *CHRNA4*、*CHRNB2*、*BDNF* 和 *NTRK2* 上影响吸烟成瘾的互作 SNP 位点

基因对	互作模型中的 SNP 组合	预测准确度	交叉验证一致性 (CVC)	基于置换的 *P*
CHRNA4 *CHRNB2*	rs2273504, rs2229959, rs2236196	0.565	6	0.007
	rs2072661, rs2072660			
CHRNA4 *BDNF*	rs2229959, rs1044396	0.552	4	0.031
	rs2030324			
CHRNA4 *NTRK2*	rs2273505	0.578	9	<0.0001
	rs4075274			
CHRNB2 *BDNF*	rs3811450, rs2072661	0.541	6	0.068
	rs2030324			
CHRNB2 *NTRK2*	rs2072661	0.593	6	0.002
	rs993315, rs729560, rs1187272, rs1122530, rs1078947, rs4075274			
BDNF *NTRK2*	rs2030324	0.578	9	0.002
	rs4075274			

三、*GABBR1* 和 *GABBR2* 中的遗传易感位点相互作用影响吸烟成瘾

如第四章所述，针对多种吸烟成瘾相关表型的全基因组连锁分析，揭示了吸烟成瘾的易感基因可能存在于 9、10、11 和 17 号染色体等区域[26]。在这些得到重复验证的区域中，9 号染色体尤其值得注意[27-31]。从该连锁区域鉴定的第一个基因是 G- 蛋白偶联受体 51（*GABBR2*），在高加索人群中发现了该基因的多个 SNP 位点与吸烟成瘾呈显著相关[32]。

γ- 氨基丁酸（GABA）是中枢神经系统中主要的抑制性神经递质，其作用由离子型 $GABA_A$ 受体和代谢型 $GABA_B$ 受体所介导。$GABA_B$ 受体是含有七个跨膜区的 G 蛋白偶联受

体，且只有 GABA$_{B1}$ 和 GABA$_{B2}$ 亚基形成的异源二聚体具有药理功能[33]。GABA 神经元是中脑内膜多巴胺系统的一部分，在介导药物滥用的增强方面至关重要。更重要的是，GABA$_B$ 受体负责抑制由自然奖励产生的多巴胺增强作用。除已证实的中脑以外，GABA 可能在大脑中广泛存在并影响其功能。来自动物和人的研究结果证实了 GABA$_B$ 受体激动剂在治疗药物滥用中的价值。在临床前研究中，巴氯芬（Baclofen）作为一种 GABA$_B$ 激动剂，具有促进戒断、减少包括尼古丁在内的药物滥用等作用[34]。巴氯芬能改变吸烟者对香烟的味觉感受，从而减少其抽烟的欲望[35]。

鉴于功能性 GABA$_B$ 受体必须由 GABA$_{B1}$ 和 GABA$_{B2}$ 亚基共同组成，我们对这两个亚基基因进行了针对吸烟成瘾的"基因－基因"相互作用分析。在 *GABBR1* 跨膜结构域中的同义突变 SNP 与 *GABBR2* 的内含子（跨膜和胞质结构域的外显子之间）区域中 SNP 之间检测到显著的相互作用（表 11-2）。这些统计显著的"基因－基因"相互作用在生物学上也是可以理解的，因为只有包含不同亚基的异源二聚体才能形成具有完整生物学功能的受体。因此，统计学发现的相互作用最有可能代表这两个亚基的功能特性。此外我们还发现，相对于 *GABBR1* 基因内部和"*GABBR1-GABBR2*"间的相互作用，大部分的相互作用存在于 *GABBR2* 基因中，表明吸烟成瘾与 *GABBR2* 多态性更为相关。

表 11-2　基因 *GABBR1* 和 *GABBR* 上影响吸烟成瘾的互作 SNP 位点

样本	基因	互作模型中的 SNP 组合	尼古丁依赖评估指标	预测精度	基于置换的 *P* 值
欧裔和非裔美国人混合样本	*GABBR1*	rs29230	HSI/FTND	0.55	0.001
	GABBR2	rs7865648－rs585819		0.54	0.005
	GABBR1	rs29230	FTND	0.52	0.05
	GABBR2	rs7865648－rs669095－rs585819			
欧裔美国人	*GABBR1*	rs29230	FTND	0.56	0.02
	GABBR2	rs7865648－rs6478676－rs585819			

CPD：每日吸烟数（cigarettes smoked per day）；FTND：Fagerström 尼古丁成瘾分数（Fagerström test for nicotine dependence）；HSI：吸烟强度指数（heaviness of smoking index）；SQ：吸烟量（smoking quantity）

然而应当注意的是，*GABBR2* 中存在相互作用的 SNP 位于内含子区域。因此，除非在外显子中和这些显著 SNP 具有较强的连锁不平衡（linkage disequilibrium，LD）致病变异体，这些多态性并不影响跨膜和细胞质亚基的氨基酸序列。但是，这些 SNP 可能通过选择性剪接影响 GABA$_{B2}$ 的成熟 mRNA 的结构，并最终改变 GABA$_{B2}$ 蛋白亚基。尽管上述分子机制尚未阐明，但 GABA$_{B2}$（http：//www.ncbi.nlm.nih.gov/IEB/Research/Acembly/）的六种可变剪接 mRNA 的存在，增加了 *GABBR2* 内含子区域存在功能性 SNP 的可能性。

我们的遗传相互作用分析结果证实了吸烟成瘾与 *GABBR2* 多态性的直接关联，以及与 *GABBR1* 多态性之间较弱的间接关联。GABA$_B$ 受体在吸烟成瘾中的作用，已经在许多使用动物模型的研究中被报道[33]，尤其最近对基因断裂转座子诱变突变后的斑马鱼进行尼古丁行为的正向筛选研究[36]。

四、*BDNF* 和 *NTRK2* 中的变异体相互作用影响烟草成瘾

脑源性神经营养因子（BDNF）是神经营养因子家族的成员之一，其与经典的神经生长因子相关，并且被发现于脑和周围神经元中。BDNF 作用于中枢神经系统（central nervous system，CNS）和周围神经系统的某些神经元，有助于成熟神经元的存活，并促进新生神经元和突触的生长和分化。BDNF 必须通过其高亲和力的受体神经营养酪氨酸激酶 2 型受体（NTRK2）起作用，以支持多种神经元群体的存活和生长，并影响化学突触的形式和功能[37]。此外，尼古丁能在 RNA 和蛋白质水平上影响 *BDNF* 和 *NTRK2* 的表达，表明尼古丁可调节 BDNF/TrkB 信号通路[38-40]。

虽然 *BDNF* 与 *NTRK2* 之间在生物学上的相互作用已经通过体外－和动物模型实验所证实，但没有报道表明两者之间存在遗传学层面的"基因－基因"间上位相互作用效应。如表 11-1 所示，我们检测到 *BDNF* 和 *NTRK2* 对吸烟成瘾有高度显著的相互作用效应（预测精度为 0.565~0.593；$P<0.01$）。为了确定每个基因对之间的相互作用分析是否比单基因分析方法更加准确，我们还对包含在每个基因的最优相互作用模型中的 SNP 进行了相互作用分析。通过对每个基因对和相应单个基因预测准确性和 P 值的比较（预测精度为 0.494~0.564；P 为 0.020~0.454），进一步证实了我们的结论，即这两个基因间在对吸烟成瘾的影响上存在有显著的"基因－基因"相互作用。

总之，这些研究结果表明，*BDNF* 与 *NTRK2* 之间存在显著遗传相互作用，为这两个基因在分子机制上的相互作用提供了遗传流行病学依据。这同时解释了传统关联分析可能无法鉴定所有易感基因的原因，因此通过基因相互作用分析来寻找易感基因是十分必要的。

五、*CHRNA5/A3/B4* 基因簇的遗传易感位点相互作用影响吸烟成瘾

尼古丁的药理学功能主要通过多种功能的神经元 nAChRs 实现。nAChRs 是一种广泛分布在大脑中的配体门控离子通道家族，参与大脑和外周神经系统的多种生理功能[41]。迄今为止，已有 12 种神经元 nAChR 亚基被报道，包含由 9 个 α 亚基（α2-α10）和 3 个 β 亚基（β2-β4）（详见第十八章）。除了 α8 以外，所有这些亚基的人类基因已被成功的

克隆[42]。这 11 个 nAChR 亚基基因分别位于第 1、4、8、11、15 和 20 号染色体上，其中 *CHRNA5*、*CHRNA3* 和 *CHRNB4* 以基因簇的形式分布在染色体 15q24 上[43]。*CHRNA3* 和 *CHRNA5* 以尾－尾的方向分别位于互补 DNA 链上，并且有部分 3'-UTR 的重叠[44]。*CHRNB3* 和 *CHRNA6* 位于染色体 8p11。*CHRNA5/A3/B4* 和 *CHRNB3/A6* 的成簇分布现象可能影响其表达[45, 46]。

nAChR 亚基基因与人类吸烟成瘾和其他吸烟相关表型的关联性已被多次报道[47, 48]。Saccone 等报道了多个位于 *CHRNA5/A3/B4* 基因簇的吸烟成瘾相关联 SNP，然而这些结果的显著性未能通过多重测试校正。此后的多个全基因组关联分析和候选基因研究也表明，*CHRNA5/A3/B4* 基因簇与尼古丁依赖显著相关（详见第五章）[49-56]。

鉴于除了 α7 之外的所有 nAChR 亚基必须在适合的生理条件下组装为功能性受体，我们对 *CHRNA5/A3/B4* 基因簇中的变异体进行了"基因－基因"相互作用分析，结果显示了一些 SNP 之间存在显著的相互作用（表 11–3）。例如，在韩国的男性吸烟样本中，LOC123688 中的 rs7163730 和 *CHRNB4* 的 5'－末端下游基因间区域中 rs11072793 之间的区域中，若干遗传易感位点通过"基因－基因"相互作用来影响抽烟起始年龄[57]。该结果与我们最近研究中得到的欧洲裔美国人（EA）和非洲裔美国人（AA）样本中吸烟成瘾关联区域的研究结果类似[58]。

表 11–3 非裔美国人和混合样本中影响吸烟成瘾的最优模型中 *CHRNA5/A3/B4* 基因簇 SNP 位点

样本	位点数量	最优模型	尼古丁依赖评估指标	预测准确度	基于置换的 *P* 值
非裔美国人样本	4	*CHRNA5*：rs684513 和 rs615470	SQ	0.553	0.002
		CHRNA3：rs1317286	HSI	0.543	0.016
		CHRNB4：rs12441088	FTND	0.531	0.041
	6	*CHRNA5*：rs684513 和 rs621849	SQ	0.546	0.005
		CHRNA3：rs578776、rs1317286 和 rs12914385	HSI	0.549	0.003
		CHRNB4：r12441088	FTND	0.529	0.044
混合样本	3	*CHRNA5*：rs621849	SQ	0.530	0.011
		CHRNA3：rs3743078	HSI	0.520	0.061
		CHRNB4：rs11637890	FTND	0.516	0.106

CPD：每日吸烟数（cigarettes smoked per day）；FTND：Fagerström 尼古丁成瘾分数（Fagerström test for nicotine dependence）；HSI：吸烟强度指数（heaviness of smoking index）；SQ：吸烟量（smoking quantity）

六、Serotonin 基因的遗传易感位点相互作用影响吸烟成瘾

5–HT3A 亚基以同源结构存在于中枢神经系统。当 5–HT3A 亚基与 5–HT3B 亚基组合时，形成药理学上更有效的 5–HT3AB 异戊二酸受体复合物，分布在与成瘾相关的边缘结构中[59-61]。另一方面，5–羟色胺转运蛋白（5–HTT）是目前唯一已知的调节突触 5–羟色胺浓度的生物分子，它通过再摄入突触前神经末梢的 5–羟色胺，达到调节 5–羟色胺分子与 5–HT3AB 受体结合的功能。

鉴于调控血清素信号通路同时涉及 HTR3A、HTR3B 和 SLC6A4 等三个基因的生物学和药理学功能，我们对其中 17 个 SNP 位点进行了相互作用分析，检测了所有可能的 2–5 个 SNP 位点组合的相互作用模型，以期在 AA、EA 和合并样本中检测三种吸烟成瘾表型中的最优上位效应模型。表 11–4 显示了每种样本组合中检测到的最优相互作用模型，对所有三种吸烟成瘾水平显著的遗传相互作用效应，约束条件为：$P<0.01$，交叉验证一致性（CVC）至少为 7/10，测试精度（TA）>50%，重采样检验次数为 10^6。唯一不理想的结果出现在 AA 样本中，在对 Fagerström 尼古丁依赖检验量表（Fagerström test for nicotine dependence，FTND）这一表型进行检测时，并没有发现显著的相互作用信号（$P = 0.057$）。在三种样本组合中，合并样本在这些表型中所检测到的相互作用模型的上位效应最强，P 为 0.00025~0.00085。

表 11–4　基因 SLC6A4、HTR3A 和 HTR3B 上影响吸烟成瘾的互作 SNP 位点

样本	SNP 互作组合	尼古丁依赖评估指标	检测准确度	交叉验证一致性	基于置换的 P 值
欧裔美国人	HTR3A：rs1062613 和 rs1150220	SQ	0.5678	7	0.003
	HTR3B：rs1176744	HSI	0.5699	9	0.002
	SLC6A4：5–HTTLPR 和 rs1042173	FTND	0.5703	10	0.002
非裔美国人	HTR3A：rs10160548	SQ	0.5500	10	0.005
	SLC6A4：5–HTTLPR 和 rs1042173	HSI	0.5458	10	0.009
混合样本	HTR3A：rs1062613 和 rs10160548	SQ	0.5516	8	0.00051
	HTR3B：rs1176744	HSI	0.5547	8	0.00025
	SLC6A4：5–HTTLPR 和 rs1042173	FTND	0.5479	10	0.00085

CPD：每日吸烟数（cigarettes smoked per day）；FTND：Fagerström 尼古丁成瘾分数（Fagerström test for nicotine dependence）；HSI：吸烟强度指数（heaviness of smoking index）；SQ：吸烟量 (smoking quantity)

在合并的 AA 和 EA 样本中，最显著的上位效应相互作用模型由 5 个位于 HTR3A、

HTR3B 和 *SLC6A4* 基因上的 SNP 组成。这些 SNP 分别是 *HTR3A* 中的 rs1062613 和 rs10160548、*HTR3B* 中的 rs1176744 和 *SLC6A4* 的 5–HTTLPR 和 rs1042173。值得注意的是，这五个位点的次要等位基因频率（minor allele frequency，MAF）都较高，AA 样本中 *SLC6A4* 的 rs1042173 最低频率为 0.211，EA 样本中 *HTR3A* 中的 rs1062613 为 0.244。其中，三个 SNP 均影响各自基因编码的 RNA 或蛋白质的表达[62]。例如，rs1062613 是位于 *HTR3A* mRNA 翻译起始位点上游开放阅读框中的翻译调节位点[62]。*SLC6A4* 中的，5–HTTLPR 和 rs1042173 分别通过转录调节和 mRNA 转录物降解来改变 5–HTT 表达水平[63-66]。rs10160548 位于 6 号内含子，靠近内含子－外显子边界，因此可能通过选择性剪接来改变功能性 *HTR3A* 转录物的表达。*HTR3B* 中的 rs1176744 虽不改变表达，但是通过改变 5–HT3AB 受体复合体的门控动力学显著改变 5– 羟色胺信号通路[67]。

通过对 AA 和 EA 样本独立分析，我们发现每个种族的相互作用模型略有不同。使用 AA 样本对三种吸烟成瘾表型的分析中，*HTR3A* 的 rs10160548，以及 *SLC6A4* 上的 5–HTTLPR 和 rs1042173 具有显著的相互作用。而在 EA 样本中，相互作用模型包含三个额外的 SNP 位点：*HTR3A* 中的 rs1062613、rs1150220 以及 *HTR3B* 的 rs1176744。在其他研究组的成果中，*HTR3A* 的 rs1062613 在欧裔样本中和几种精神类疾病呈现显著相关[68, 69]。rs1062613 的顺式作用是否具有种族特异性，以及对 AAs 和 EA 中 *HTR3A* 的翻译水平是否有影响等问题，仍有待进一步研究。将 rs1062613 纳入合并样本中的最佳交互模型中后，得到了比 EA 中更强的相互作用效应，为今后的研究方向提供了可能性。在 EA 样本中检测到 *HTR3A* 的 SNP 位点 rs1150220，在 EA 和 AA 样本中都与 *HTR3A* 基因 3′ 末端的 rs10160548 存在较强的连锁不平衡（在 AA 中 $r^2 = 0.42$，在 EA 中的 $r^2 = 0.51$）。AA 和 EA 样本之间存在第二个主要区别，即在 AA 样本的相互作用模型中包含 *HTR3B* 的 rs1176744 位点，而在 EA 的相互作用模型中并未发现。此外，尽管 AA 样本中，rs1176744 和 *SLC6A4* 中的 5–HTTLPR 都与酒精依赖性显著相关[61]，但是我们并未在 AA、EA 或合并样本中发现其与吸烟成瘾的关联性。虽然 5–HTTLPR 仅在 EA 样本中显示出与 FTND 存在微弱的关联，然而对 AA、EA 和合并样本的遗传相互作用分析表明，*SLC6A4* 上的两个多态性通过与 *HTR3A* 和 *HTR3B* 上其他 SNP 的相互作用在吸烟成瘾中起重要作用。

七、其他吸烟成瘾的"基因－基因"相互作用

证明相互作用存在的其他成功例子还有以下基因型的组合。譬如，*COMT* Met/Met 和 DAT 10R 的组合，或者 *COMT* Val/Val 和 DAT 9R 的组合，均显示出与腹侧纹状体钝化存在显著相关[70]。考虑到奖赏灵敏度降低和成瘾类疾病的相关性，这些研究结果给成瘾易感性奠定了一种潜在的遗传基础。

八、"基因－环境"相互作用对成瘾的贡献

如前所述，成瘾性疾病的遗传力在 0.4 至 0.7 的范围内[47, 71, 72]，这表明成瘾性疾病中存在相当程度的环境影响，其他的复杂性状也面临同样的状况。然而，与许多其他复杂性状不同的是，不论群体的遗传构成如何不同，环境因素始终是所有成瘾性疾病的必要组成部分。目前的广泛共识是，环境因素在所有成瘾性疾病的病因中起关键作用，然而如何定义和衡量它们以及如何评估其与遗传因素的互相作用，仍然没有有效的解决方法[73]。在某种程度上，确定环境以及"基因－环境"相互作用效应对成瘾性的贡献，是寻找成瘾性疾病基因的最大困难和挑战之一[74]。考虑到遗传关联研究的特点是不一致性和难以重复，有建议对成瘾类疾病的研究不应局限于单独的遗传或环境影响，而是应该包括"基因－环境"相互作用[73, 74]。

然而，除了少数酒精成瘾研究[73, 75, 76]，大多数药物成瘾研究尚未涉及基因与环境的相互作用。在精神病理学领域，典型的"基因－环境"相互作用案例来自 Caspi 等[77] 的长期前瞻性研究，其结果表明 *MAOA* 基因中的一个 SNP 位点与反社会问题有关，但只在孩子曾被父母虐待这一条件存在时出现。其他研究团队却得到了不一致的结果[76]。另一个"基因－环境"相互作用研究的例子与 5-HTTLPR 多态性对酒精成瘾的贡献有关，该研究使用荟萃分析，发现酒精饮用量增加与 5-HTTLPR 的多态性呈显著关联[78]。然而，与"基因－环境"相互作用结果的不一致性也多次被报道。例如，Nilsson 等的结果表明，当青少年的家庭关系不佳时，5-HTTLPR 基因型对酒精依赖的影响尤为显著[79]。相反地，Dick 等[80] 发现 5-HTTLPR 基因型与酒精依赖导致的压力生活事件之间不存在显著关联。此外，位于基因启动子区域被称为 MAOA－连锁多态性区域（MAOA-LPR）的一个功能多态性，在影响不正当控制行为（包括酒精依赖和反社会人格障碍）的基因应激相互作用方面已有大量证据[75]。

九、总结

尽管长期以来的共识中，"基因－基因"和"基因－环境"相互作用对尼古丁成瘾和其他精神疾病有很大的贡献，但是仅有几个"基因－基因"相互作用的实例被报道。在本章中，我们介绍了吸烟成瘾中检测到的"基因－基因"相互作用的几个较为成功的例子。这包括 *CHRNA4* 和 *CHRNB2*、*BDNF* 和 *NTRK2*、*GABAB1* 和 *GABAB2*、*CHRNA5/A3/B4* 簇和 *SLC6A4*，以及 *HTR3A* 和 *HTR3B* 等变异体之间的显著相互作用。而且重要的是，这些"基因－基因"相互作用的大多数得到了生化和药理学研究的支持。

　　然而，正如 Milne 等[81]指出，通过独立样品对观察到的"基因－基因"相互作用进行验证至关重要。在验证过程中特别需要注意的是，因为不同研究人群（如 AA 和 EA 样本）之间的 LD 差异，可能对更高级别的"基因－基因"相互作用有重要影响。即使在验证研究中观察到显著的相互作用效应，在阐明确切构成这种验证效应的生物学意义时，仍然需要谨慎处理。因此，在理想情况下，观察到的"基因－基因"相互作用不仅要从统计学角度进行验证，更需要生物学方面的实验验证。

参 考 文 献

1. Jung J, Sun B, Kwon D, et al. Allelic-based gene-gene interaction associated with quantitative traits. Genet Epidemiol, 2009, 33(4):332-343.

2. Zuk O, Hechter E, Sunyaev SR, et al. The mystery of missing heritability: Genetic interactions create phantom heritability. Proc Natl Acad Sci U S A, 2012, 109(4):1193-1198.

3. Robson KJ, Lehmann DJ, Wimhurst VL, et al. Synergy between the C2 allele of transferrin and the C282Y allele of the haemochromatosis gene(HFE)as risk factors for developing Alzheimer's disease. J Med Genet, 2004, 41(4):261-265.

4. Williams SM, Addy JH, Phillips JA 3rd, et al. Combinations of variations in multiple genes are associated with hypertension. Hypertension, 2000, 36(1):2-6.

5. Rodriguez E, Mateo I, Llorca J, et al. Genetic interaction between two apolipoprotein E receptors increases Alzheimer's disease risk. J Neurol, 2006, 253(6):801-803.

6. Ritchie MD, Hahn LW, Roodi N, et al. Multifactor-dimensionality reduction reveals high-order interactions among estrogen-metabolism genes in sporadic breast cancer. Am J Hum Genet, 2001, 69(1):138-147.

7. Nelson MR, Kardia SL, Ferrell RE, et al. A combinatorial partitioning method to identify multilocus genotypic partitions that predict quantitative trait variation. Genome Res, 2001, 11(3):458-470.

8. Culverhouse R, Klein T, Shannon W. Detecting epistatic interactions contributing to quantitative traits. Genet Epidemiol, 2004, 27(2):141-152.

9. Lou XY, Chen GB, Yan L, et al. A Generalized Combinatorial Approach for Detecting Gene-by-Gene and Gene-by-Environment Interactions with Application to Nicotine Dependence. Am J Hum Genet, 2007, 80(6):1125-1137.

10. Lou XY, Chen GB, Yan L, et al. A combinatorial approach to detecting gene-gene and gene-environment interactions in family studies. Am J Hum Genet, 2008, 83(4):457-467.

11. Motsinger-Reif AA, Reif DM, Fanelli TJ, et al. A comparison of analytical methods for genetic association studies. Genet Epidemiol, 2008, 32(8):767-778.

12. Moore JH. The ubiquitous nature of epistasis in determining susceptibility to common human diseases. Hum Hered, 2003, 56(1-3):73-82.

13. Flores CM, Rogers SW, Pabreza LA, et al. A subtype of nicotinic cholinergic receptor in rat brain is composed of alpha 4 and beta 2 subunits and is up-regulated by chronic nicotine treatment. Mol Pharmacol, 1992, 41(1):31-37.

14. Marks MJ, Pauly JR, Gross SD, et al. Nicotine binding and nicotinic receptor subunit RNA after chronic nicotine treatment. J Neurosci, 1992, 12(7):2765-2784.

15. Whiteaker P, Sharples CG, Wonnacott S. Agonist-induced up-regulation of alpha4beta2 nicotinic acetylcholine receptors in M10 cells: pharmacological and spatial definition. Mol Pharmacol, 1998, 53(5):950-962.

16. Tapper AR, McKinney SL, Nashmi R, et al. Nicotine activation of alpha4*receptors：sufficient for reward, tolerance, and sensitization. Science, 2004, 306 (5698): 1029-1032.

17. Picciotto MR, Zoli M, Rimondini R, et al. Acetylcholine receptors containing the beta2 subunit are involved in the reinforcing properties of nicotine. Nature, 1998, 391 (6663): 173-177.

18. Li MD, Beuten J, Ma JZ, et al. Ethnic-and gender-specific association of the nicotinic acetylcholine receptor alpha4 subunit gene (CHRNA4) with nicotine dependence. Hum Mol Genet, 2005, 14 (9): 1211-1219.

19. Feng Y, Niu T, Xing H, et al. A common haplotype of the nicotine acetylcholine receptor alpha 4 subunit gene is associated with vulnerability to nicotine addiction in men. Am J Hum Genet, 2004, 75 (1): 112-121.

20. Hutchison KE, Allen DL, Filbey FM, et al. CHRNA4 and tobacco dependence：from gene regulation to treatment outcome. Arch Gen Psychiatry, 2007, 64 (9): 1078-1086.

21. Hancock DB, Reginsson GW, Gaddis NC, et al. Genome-wide meta-analysis reveals common splice site acceptor variant in CHRNA4 associated with nicotine dependence. Transl Psychiatry, 2015, 5 : e651.

22. Lueders KK, Hu S, McHugh L, et al. Genetic and functional analysis of single nucleotide polymorphisms in the beta2-neuronal nicotinic acetylcholine receptor gene (CHRNB2). Nicotine Tob Res, 2002, 4 (1): 115-125.

23. Silverman MA, Neale MC, Sullivan PF, et al. Haplotypes of four novel single nucleotide polymorphisms in the nicotinic acetylcholine receptor beta2-subunit (CHRNB2) gene show no association with smoking initiation or nicotine dependence. Am J Med Genet, 2000, 96 (5): 646-653.

24. Conti DV, Lee W, Li D, et al. Nicotinic acetylcholine receptor beta2 subunit gene implicated in a systems-based candidate gene study of smoking cessation. Hum Mol Genet, 2008, 17 (18): 2834-2848.

25. Picciotto MR. Nicotine as a modulator of behavior：beyond the inverted U. Trends Pharmacol Sci, 2003, 24 (9): 493-499.

26. Li MD. Identifying susceptibility loci for nicotine dependence：2008 update based on recent genome-wide linkage analyses. Hum Genet, 2008, 123 (2): 119-131.

27. Gelernter J, Panhuysen C, Weiss R, et al. Genomewide linkage scan for nicotine dependence：identification of a chromosome 5 risk locus. Biol Psychiatry, 2007, 61 (1): 119-126.

28. Bergen AW, Korczak JF, Weissbecker KA, et al. A genome-wide search for loci contributing to smoking and alcoholism. Genet Epidemiol, 1999, 17 Suppl 1 : S55-S60.

29. Bierut LJ, Rice JP, Goate A, et al. A genomic scan for habitual smoking in families of alcoholics：common and specific genetic factors in substance dependence. Am J Med Genet A, 2004, 124A (1): 19-27.

30. Li MD, Ma JZ, Cheng R, et al. A genome-wide scan to identify loci for smoking rate in the Framingham Heart Study population. BMC Genet, 2003, 4 Suppl 1 : S103.

31. Li MD, Payne TJ, Ma JZ, et al. A genomewide search finds major susceptibility Loci for nicotine dependence on chromosome 10 in african americans. Am J Hum Genet, 2006, 79 (4): 745-751.

32. Beuten J, Ma JZ, Payne TJ, et al. Single-and multilocus allelic variants within the GABA (B) receptor subunit 2 (GABAB2) gene are significantly associated with nicotine dependence. Am J Hum Genet, 2005, 76 (5): 859-864.

33. Bettler B, Kaupmann K, Mosbacher J, et al. Molecular structure and physiological functions of GABA (B) receptors. Physiol Rev, 2004, 84 (3): 835-867.

34. Cousins MS, Roberts DC, de Wit H. GABA (B) receptor agonists for the treatment of drug addiction：a review of recent findings. Drug Alcohol Depend, 2002, 65 (3): 209-220.

35. Cousins MS, Stamat HM, de Wit H. Effects of a single dose of baclofen on self-reported subjective effects and tobacco smoking. Nicotine Tob Res, 2001, 3 (2): 123-129.

36. Petzold AM, Balciunas D, Sivasubbu S, et al. Nicotine response genetics in the zebrafish. Proc Natl Acad Sci U

159

S A,2009,106(44):18662-18667.

37. Bramham CR,Messaoudi E. BDNF function in adult synaptic plasticity:the synaptic consolidation hypothesis. Prog Neurobiol,2005,76(2):99-125.

38. Serres F,Carney SL. Nicotine regulates SH-SY5Y neuroblastoma cell proliferation through the release of brain-derived neurotrophic factor. Brain Res,2006,1101(1):36-42.

39. Sun D,Huang W,Hwang YY,et al. Regulation by nicotine of Gpr51 and Ntrk2 expression in various rat brain regions. Neuropsychopharmacology,2007,32(1):110-116.

40. Yamada K,Nabeshima T. Brain-derived neurotrophic factor/TrkB signaling in memory processes. J Pharmacol Sci,2003,91(4):267-270.

41. Gotti C,Clementi F. Neuronal nicotinic receptors:from structure to pathology. Prog Neurobiol,2004,74(6): 363-396.

42. Graham A,Court JA,Martin-Ruiz CM,et al. Immunohistochemical localisation of nicotinic acetylcholine receptor subunits in human cerebellum. Neuroscience,2002,113(3):493-507.

43. Raimondi E,Rubboli F,Moralli D,et al. Chromosomal localization and physical linkage of the genes encoding the human alpha 3,alpha 5,and beta 4 neuronal nicotinic receptor subunits. Genomics,1992,12(4):849-850.

44. Duga S,Solda G,Asselta R,et al. Characterization of the genomic structure of the human neuronal nicotinic acetylcholine receptor CHRNA5/A3/B4 gene cluster and identification of novel intragenic polymorphisms. J Hum Genet,2001,46(11):640-648.

45. Flora A,Schulz R,Benfante R,et al. Transcriptional regulation of the human alpha5 nicotinic receptor subunit gene in neuronal and non-neuronal tissues. Eur J Pharmacol,2000,393(1-3):85-95.

46. Xu X,Scott MM,Deneris ES. Shared long-range regulatory elements coordinate expression of a gene cluster encoding nicotinic receptor heteromeric subtypes. Mol Cell Biol,2006,26(15):5636-5649.

47. Li MD,Burmeister M. New insights into the genetics of addiction. Nat Rev Genet,2009,10(4):225-231.

48. Lessov-Schlaggar CN,Pergadia ML,Khroyan TV,et al. Genetics of nicotine dependence and pharmacotherapy. Biochem Pharmacol,2008,75(1):178-195.

49. Sherva R,Wilhelmsen K,Pomerleau CS,et al. Association of a single nucleotide polymorphism in neuronal acetylcholine receptor subunit alpha 5(CHRNA5)with smoking status and with 'pleasurable buzz'during early experimentation with smoking. Addiction,2008,103(9):1544-1552.

50. Chen X,Chen J,Williamson VS,et al. Variants in nicotinic acetylcholine receptors alpha5 and alpha3 increase risks to nicotine dependence. Am J Med Genet B Neuropsychiatr Genet,2009,150B(7):926-933.

51. Greenbaum L,Kanyas K,Karni O,et al. Why do young women smoke?I. Direct and interactive effects of environment,psychological characteristics and nicotinic cholinergic receptor genes. Mol Psychiatry,2006,11(3): 312-322,223.

52. Schlaepfer IR,Hoft NR,Collins AC,et al. The CHRNA5/A3/B4 gene cluster variability as an important determinant of early alcohol and tobacco initiation in young adults. Biol Psychiatry,2008,63(11):1039-1046.

53. Berrettini W,Yuan X,Tozzi F,et al. Alpha-5/alpha-3 nicotinic receptor subunit alleles increase risk for heavy smoking. Mol Psychiatry,2008,13(4):368-373.

54. Bierut LJ,Stitzel JA,Wang JC,et al. Variants in Nicotinic Receptors and Risk for Nicotine Dependence. Am J Psychiatry,2008,165(9):1163-1171.

55. Saccone SF,Hinrichs AL,Saccone NL,et al. Cholinergic nicotinic receptor genes implicated in a nicotine dependence association study targeting 348 candidate genes with 3713 SNPs. Hum Mol Genet,2007,16(1): 36-49.

56. Weiss RB,Baker TB,Cannon DS,et al. A candidate gene approach identifies the CHRNA5-A3-B4 region as a

risk factor for age–dependent nicotine addiction. PLoS Genet,2008,4(7):e1000125.

57. Li MD,Yoon D,Lee JY,et al. Associations of variants in CHRNA5/A3/B4 gene cluster with smoking behaviors in a Korean population. PLoS One,2010,5(8):e12183.

58. Li MD,Xu Q,Lou XY,et al. Association and interaction analysis of variants in CHRNA5/CHRNA3/CHRNB4 gene cluster with nicotine dependence in African and European Americans. Am J Med Genet B Neuropsychiatr Genet,2010,153B(3):745–756.

59. Davies PA,Pistis M,Hanna MC,et al. The 5–HT3B subunit is a major determinant of serotonin–receptor function. Nature,1999,397(6717):359–363.

60. Dubin AE,Huvar R,D'Andrea MR,et al. The pharmacological and functional characteristics of the serotonin 5–HT(3A) receptor are specifically modified by a 5–HT(3B) receptor subunit. J Biol Chem,1999,274(43): 30799–30810.

61. Enoch MA,Gorodetsky E,Hodgkinson C,et al. Functional genetic variants that increase synaptic serotonin and 5–HT3 receptor sensitivity predict alcohol and drug dependence. Mol Psychiatry,2011,16(11):1139–1146.

62. Niesler B,Flohr T,Nothen MM,et al. Association between the 5'UTR variant C178T of the serotonin receptor gene HTR3A and bipolar affective disorder. Pharmacogenetics,2001,11(6):471–475.

63. Heils A,Mossner R,Lesch KP. The human serotonin transporter gene polymorphism—basic research and clinical implications. J Neural Transm(Vienna),1997,104(10):1005–1014.

64. Heils A,Teufel A,Petri S,et al. Allelic variation of human serotonin transporter gene expression. J Neurochem, 1996,66(6):2621–2624.

65. Seneviratne C,Huang W,Ait–Daoud N,et al. Characterization of a functional polymorphism in the 3'UTR of SLC6A4 and its association with drinking intensity. Alcohol Clin Exp Res,2009,33(2):332–339.

66. Vallender EJ,Priddy CM,Hakim S,et al. Functional variation in the 3'untranslated region of the serotonin transporter in human and rhesus macaque. Genes Brain Behav,2008,7(6):690–697.

67. Krzywkowski K,Davies PA,Feinberg–Zadek PL,et al. High–frequency HTR3B variant associated with major depression dramatically augments the signaling of the human 5–HT3AB receptor. Proc Natl Acad Sci U S A, 2008,105(2):722–727.

68. Walstab J,Rappold G,Niesler B. 5–HT(3)receptors:role in disease and target of drugs. Pharmacol Ther,2010, 128(1):146–169.

69. Gatt JM,Williams LM,Schofield PR,et al. Impact of the HTR3A gene with early life trauma on emotional brain networks and depressed mood. Depress Anxiety,2010,27(8):752–759.

70. Yacubian J,Sommer T,Schroeder K,et al. Gene–gene interaction associated with neural reward sensitivity. Proc Natl Acad Sci U S A,2007,104(19):8125–8130.

71. Agrawal A,Lynskey MT. The genetic epidemiology of cannabis use,abuse and dependence. Addiction,2006, 101(6):801–812.

72. Goldman D,Oroszi G,Ducci F. The genetics of addictions:uncovering the genes. Nat Rev Genet,2005,6(7): 521–532.

73. van der Zwaluw CS,Engels RC. Gene–environment interactions and alcohol use and dependence:current status and future challenges. Addiction 2009,104(6):907–914.

74. Flint J,Munafo MR. Forum:Interactions between gene and environment. Curr Opin Psychiatry,2008,21(4): 315–317.

75. Ducci F,Enoch MA,Hodgkinson C,et al. Interaction between a functional MAOA locus and childhood sexual abuse predicts alcoholism and antisocial personality disorder in adult women. Mol Psychiatry,2008,13(3): 334–347.

161

76. Gelernter J, Kranzler HR. Genetics of alcohol dependence. Hum Genet, 2009, 126 (1): 91–9.

77. Caspi A, McClay J, Moffitt TE, et al. Role of genotype in the cycle of violence in maltreated children. Science, 2002, 297 (5582): 851–854.

78. Feinn R, Nellissery M, Kranzler HR. Meta–analysis of the association of a functional serotonin transporter promoter polymorphism with alcohol dependence. Am J Med Genet B Neuropsychiatr Genet, 2005, 133B (1): 79–84.

79. Nilsson KW, Sjoberg RL, Damberg M, et al. Role of the serotonin transporter gene and family function in adolescent alcohol consumption. Alcohol Clin Exp Res, 2005, 29 (4): 564–570.

80. Dick DM, Plunkett J, Hamlin D, et al. Association analyses of the serotonin transporter gene with lifetime depression and alcohol dependence in the Collaborative Study on the Genetics of Alcoholism (COGA) sample. Psychiatr Genet, 2007, 17 (1): 35–38.

81. Milne RL, Fagerholm R, Nevanlinna H, et al. The importance of replication in gene–gene interaction studies: multifactor dimensionality reduction applied to a two–stage breast cancer case–control study. Carcinogenesis, 2008, 29 (6): 1215–1218.

第十二章
与吸烟行为的起始与发展、尼古丁依赖和
戒烟过程相关生物学通路的鉴定

基于双生子和家系样本的遗传研究显示，遗传因素对于吸烟起始与发展、尼古丁依赖和戒烟等行为表型具有显著的影响。这些与吸烟有关的行为，特别是尼古丁依赖，都被报道与众多基因有关。然而，至今还没有一项研究对这些主要吸烟相关表型所涉及的遗传因素进行全面而系统的分析。通过收集和整理与上述吸烟行为有关的研究结果，我们分别鉴定出与吸烟的起始与发展、尼古丁依赖和戒烟相关的 16 个、99 个和 75 个基因。然后，我们分析了这些基因是否富集于一些与神经和大脑功能相关的重要通路上。我们发现与吸烟起始与发展、尼古丁依赖和戒烟相关的基因分别富集于 9 条、21 条和 13 条重要神经通路中。在这些通路中，有四条信号通路在以上三种表型中均被发现显著富集，它们分别是钙信号通路、环磷酸腺苷介导的通路、多巴胺受体信号通路和 G 蛋白偶联受体信号通路。此外，5- 羟色胺受体信号通路和色氨酸代谢通路是吸烟的起始与发展及尼古丁依赖两种表型所共有的通路，紧密连接信号通路则是吸烟的起始与发展和戒烟所共有的通路，而缝隙连接通路、神经营养素 / 络氨酸激酶信号通路、突触长时程增强和酪氨酸代谢通路则是尼古丁依赖和戒烟共有的通路。总体而言，这些发现证明以上三个吸烟相关表型间存在显著的遗传机制的重叠。虽然鉴定与吸烟相关行为表型的易感基因仍处于早期阶段，但本研究使用的方法具有克服由遗传异质性和小样本等因素造成的障碍的潜力，由此可以更深入地了解这些复杂表型背后的遗传机制。

一、引言

吸烟是一种受心理、生理和社会等多方面因素影响的复杂行为。对个体而言，吸烟

行为的形成是一个渐进的过程，大体包括起始、尝试、常吸、依赖、戒断和复吸等多个阶段。尽管我们已经知道，每个阶段的吸烟行为都毫无疑问受到多种环境因素的影响，但是基于双生子、家系和收养群体的众多研究所提供的有力证据表明，遗传因素在吸烟相关行为的病因学机制中起着十分重要的作用[1-4]。早前的研究就揭示了遗传因素对于吸烟起始、依赖的风险性以及戒烟成功可能性等表型具有不容忽视的贡献。因此，从遗传分析入手，鉴定与不同阶段的吸烟相关行为的关联易感基因并明确这些基因之间的相互关系，是深入探究吸烟成瘾的分子机制的基础。

到目前为止，绝大多数吸烟成瘾的候选基因关联研究都集中在为数不多的、可能通过参与关键神经传递信号通路（例如多巴胺和5-羟色胺通路）或者影响尼古丁响应（例如烟碱乙酰胆碱受体和尼古丁代谢）从而对成瘾行为的易感性产生潜在影响的重要基因上。然而，已有的遗传学研究表明，对于像吸烟这样的复杂行为表型，个体间的差异很可能是由于数百乃至上千个基因和其各种变异所导致的。对于生物学功能各异的一系列基因，很可能单个基因的效应都很小，但它们也许通过彼此之间的协同作用共同来决定个体吸烟行为的遗传易感性。具体而言，这些位于吸烟成瘾的相关基因上的多个遗传变异可能以一种共同或相互作用的、而非"孤军奋战"的方式影响个体吸烟的遗传风险。与此观点一致，在过去的几十年里，越来越多的基因被发现与吸烟行为有关。尽管一些似乎十分可信的候选基因（例如烟碱乙酰胆碱受体基因和多巴胺信号通路中的基因）与吸烟行为的显著关联已经被不同的研究所多次报道并验证，同时许多与其他生物过程和通路有关的基因同样被发现与不同的吸烟行为相关。特别是在目前全基因组关联分析已成为包括吸烟在内的诸多复杂性状的遗传研究的常用研究方法这一情境下，这种趋势变得越发明显。并且对于GWAS所发现的潜在遗传因素，可以通过高通量或者更为综合性的方法进行深入探究。在这种情况下，一个能够成功揭示与吸烟行为的易感基因相关的生化过程或通路的系统性研究方法，将不仅能够帮助我们认识这些基因之间的关系，还能为基于单个候选基因的关联研究的结果的可靠性提供进一步的证据。

二、与吸烟行为相关的基因的鉴定

目前，与吸烟行为相关的遗传关联研究主要集中在吸烟的起始、由起始阶段向依赖的发展，尼古丁依赖和戒烟等方面。其中，对尼古丁依赖的研究可以依据（美国）精神障碍诊断和统计手册、尼古丁依赖检测量表、Fagerström耐受性问卷（Fagerström tolerance questionnaire，FTQ）或吸烟数量等不同的量表或指标进行评价。由于已有的研究中只有很少一部分是关于吸烟的起始和由起始阶段向依赖的发展这两种表型，同时又考虑到这两种高度相关的吸烟行为之间潜在的遗传机制的重叠性，我们将它们合并成一类，即吸烟的起始和进展。因此，我们在此文中所研究的与吸烟相关的行为表型包括三个，即吸烟的起始和进展、尼古丁依赖和戒烟。

我们以"（Smoking［MeSH］OR Tobacco Use Disorder［MeSH］）AND（Polymorphism［MeSH］OR Genotype［MeSH］OR Alleles［MeSH］）NOT（Neoplasms［MeSH］）"此主题词组合在 PubMed 文献数据库（http：//www.ncbi.nlm.nih.gov/pubmed/）中进行了检索。通过对摘要部分的阅读，所有的关于以上三个吸烟相关表型中任一表型的关联研究被保留下来。然后，我们将注意力集中在报告一个基因或多个基因与三个表型中任一表型具有显著性关联的文献上，从而缩小了我们的选择范围。为了尽可能减少假阳性结果的数量，我们排除了没有或报道的关联并不显著的研究，尽管这些研究中报道的一些基因很可能与我们感兴趣的表型有关。我们对所选研究工作的全部报告进行了单独审查，以确保研究结论得到数据的支持。从这些研究中，我们选择了与每个表型相关的基因构建了各自的候选基因集来进行我们后续分析。

对于吸烟的起始与发展，我们从 15 项研究中鉴定了 16 个基因，并且所有这些研究都是在单个基因水平上进行的。其中，五个是烟碱乙酰胆碱受体的亚基的编码基因，即烟碱乙酰胆碱能受体 α3 亚基（CHRNA3）、烟碱乙酰胆碱能受体 α5 亚基（CHRNA5）、烟碱乙酰胆碱能受体 α6 亚基（CHRNA6）、烟碱乙酰胆碱能受体 β3 亚基（CHRNB3）和烟碱乙酰胆碱能受体 β4 亚基（CHRNB4），还有多巴胺受体 D2（DRD2）和多巴胺受体 D4（DRD4）及一个 5- 羟色胺受体（HTR6）的编码基因，以及包括编码多巴胺（DAT1 或 SLC6A3）和 5- 羟色胺（5-HTT 或 SLC6A4）的一些转运蛋白的基因。其他基因则涉及与尼古丁或神经递质代谢 / 合成有关的功能，例如 COMT、CYP2A6 和 TPH1，以及与信号转导（即 PTEN 和 RHOA）或免疫反应（即白介素 8 基因，IL8）相关的基因。

对于尼古丁依赖，共筛选出了 76 个研究，其中包括 73 个基于单一或少数基因的研究。在这 73 项研究中，共有 63 个基因被报道与尼古丁依赖显著关联。而其他的三项研究都是在全基因组范围内进行的[5, 6]，或者是关于数百个候选基因的研究[7]，这些研究中共发现了 41 个可能与尼古丁依赖有关的基因。最终，我们确定了 99 个基因。这些基因中，最引人注意的是那些编码 nAChR 亚基的基因（CHRM1、CHRM5、CHRNA4、CHRNA5 和 CHRNB2）、多巴胺受体基因（DRD1、DRD2、DRD3 和 DRD4）、γ- 氨基丁酸（GABA）受体基因（GABRA2、GABRB2、GABARAP 和 GABRA4）、5- 羟色胺受体基因（HTR1F 和 HTR2A）和一些涉及尼古丁或神经递质代谢 / 合成有关蛋白质的基因（即 CYP2A6、DBH、MAOA 和 TPH1）。

对于戒烟，共有 24 项相关研究报道，其中一项是 GWAS 研究，报道了 63 个基因[8]；而另外 23 项是基于候选基因的关联研究，总共报道了 12 个基因。这些基因参与了多种信号传导功能，例如多巴胺受体（*DRD2*、*DRD4* 和 *SLC6A3*），谷氨酸受体（*GRIK1*、*GRIK2*、*GRIN2A* 和 *SLC1A2*）和钙信号（例如 *CACNA2D3*、*CACNB2*、*CDH13* 和 *ITPR2*）。

在与三种吸烟表型相关联的所有基因中，有五个基因重复地出现在所有的表型里，它们是 *COMT*、*CYP2A6*、*DRD2*、*DRD4* 和 *SLC6A3*。*CHRNA3*、*CHRNA5*、*CHRNB3*、*PTEN*、*SLC6A4* 和 *TPH1* 这 6 个基因被报道与吸烟的起始与发展和尼古丁依赖都相关。另外有十个基因，它们分别是 *A2BP1*、*ARRB2*、*CDH13*、*CHRNB2*、*CSMD1*、*CYP2B6*、*DBH*、*OPRM1*、*PRKG1* 和 *PTPRD*，与尼古丁依赖和戒烟都相关。

三、与各吸烟表型相关基因的生物学通路的富集

基于构建的各个吸烟表型相关的候选基因集，我们利用 IPA（Ingenuity Pathway Analysis；http：//www.ingenuity.com/）、DAVID（the Database for Annotation，Visualization，and Integrated Discovery；http：//david.abcc.ncifcrf.gov）、GeneTrail（http：//genetrail.bioinf.uni-sb.de）、Onto Pathway-Express（http：//vortex.cs.wayne.edu/ontoexpress/）等工具或它们的组合来鉴定这些基因所富集的生化通路。

对于吸烟的起始与发展，我们确定了 9 个显著富集的通路（$P<0.05$；表 12-1），其中包括 16 个候选基因。这些通路中有 5 个信号通路，即钙信号通路、多巴胺受体信号通路、5-羟色胺受体信号通路、cAMP 介导的受体信号通路和 G 蛋白耦合的受体信号通路，它们校正后仍保持统计显著性（false discovery rate，FDR<0.05）；其他通路（色氨酸代谢通路、白介素 8 信号通路和整合素信号通路）的 FDR 值则稍微高一些（0.085~0.116）。

表 12-1　吸烟起始与发展相关基因的富集通路

信号通路	P	FDR	包含的基因
钙信号通路	2.24×10^{-6}	8.51×10^{-5}	*CHRNA3*、*CHRNA5*、*CHRNA6*、*CHRNB3* 和 *CHRNB4*
多巴胺受体信号通路	2.57×10^{-6}	4.88×10^{-5}	*COMT*、*DRD2*、*DRD4* 和 *SLC6A3*
5-羟色胺受体信号通路	1.12×10^{-5}	1.42×10^{-4}	*HTR6*、*SLC6A4* 和 *TPH1*
cAMP 介导的受体信号通路	0.001	0.010	*DRD2*、*DRD4* 和 *HTR6*
G 蛋白耦合的受体信号通路	0.002	0.015	*DRD2*、*DRD4* 和 *HTR6*
色氨酸代谢通路	0.013	0.085	*CYP2A6* 和 *TPH1*
紧密连接信号通路	0.018	0.099	*PTEN* 和 *RHOA*
白介素 8 信号通路	0.021	0.102	*IL8* 和 *RHOA*
整合素信号通路	0.028	0.116	*PTEN* 和 *RHOA*

在与 99 个尼古丁依赖相关联的基因中，有 51 个基因属于显著富集的 21 个通路的成员（$P<0.05$；表 12-2）。其中，有 14 个信号通路（例如多巴胺受体信号通路、cAMP 介导的受体

信号通路、G 蛋白耦合的受体信号通路和 5- 羟色胺受体信号通路等）的校正后 FDR<0.05，而其他通路（例如脂肪酸代谢通路和突触长时程增强通路）的 FDR 均 <0.14。

表 12-2　ND 相关基因的富集通路

信号通路	P	FDR	包含的基因
多巴胺受体信号通路	1.58×10^{-13}	1.03×10^{-11}	*COMT*、*DDC*、*DRD1*、*DRD2*、*DRD3*、*DRD4*、*MAOA*、*MAOB*、*PPP1R1B*、*SLC18A2*、*SLC6A3* 和 *TH*
cAMP 介导的受体信号通路	3.16×10^{-12}	1.03×10^{-10}	*ADRA2A*、*CHRM1*、*CHRM5*、*CREB1*、*DRD1*、*DRD2*、*DRD3*、*DRD4*、*GRM7*、*HTR1F*、*OPRM1*、*PDE1C*、*PDE4D* 和 *RAPGEF3*
G 蛋白偶联受体信号通路	5.01×10^{-12}	1.03×10^{-10}	*ADRA2A*、*CHRM1*、*CHRM5*、*CREB1*、*DRD1*、*DRD2*、*DRD3*、*DRD4*、*GRM7*、*HTR1F*、*HTR2A*、*OPRM1*、*PDE1C*、*PDE4D* 和 *RAPGEF3*
5- 羟色胺受体信号通路	6.31×10^{-11}	1.03×10^{-9}	*DDC*、*HTR2A*、*MAOA*、*MAOB*、*SLC18A2*、*SLC6A4*、*TPH1* 和 *TPH2*
色氨酸代谢通路	3.80×10^{-7}	4.94×10^{-6}	*CYP2A6*、*CYP2B6*、*CYP2D6*、*CYP2E1*、*DDC*、*MAOA*、*MAOB*、*TPH1* 和 *TPH2*
钙信号通路	3.55×10^{-6}	3.53×10^{-5}	*CHRNA3*、*CHRNA4*、*CHRNA5*、*CHRNA7*、*CHRNB1*、*CHRNB2*、*CHRNB3*、*CREB1* 和 *TRPC7*
酪氨酸代谢通路	3.80×10^{-6}	3.53×10^{-5}	*COMT*、*DBH*、*DDC*、*MAOA*、*MAOB* 和 *TH*
GABA 受体信号通路	2.04×10^{-5}	1.66×10^{-4}	*DNM1*、*GABARAP*、*GABBR2*、*GABRA2* 和 *GABRA4*
亚油酸代谢通路	4.37×10^{-4}	3.16×10^{-3}	*CYP2A6*、*CYP2B6*、*CYP2D6*、*CYP2E1* 和 *OC90*
苯丙烷代谢通路	1.66×10^{-3}	0.011	*DDC*、*MAOA* 和 *MAOB*
花生四烯酸代谢通路	2.09×10^{-3}	0.012	*CYP2A6*、*CYP2B6*、*CYP2D6*、*CYP2E1* 和 *OC90*
细胞色素 P450 异种生物的代谢通路	2.57×10^{-3}	0.014	*CYP2A6*、*CYP2B6*、*CYP2D6*、*CYP2E1* 和 *EPHX1*
组氨酸代谢通路	3.55×10^{-3}	0.018	*DDC*、*MAOA* 和 *MAOB*
神经营养蛋白 / 络氨酸激酶信号通路	0.011	0.049	*BDNF*、*CREB1* 和 *NTRK2*
LPS/IL-1 介导的 RXR 功能抑制通路	0.012	0.051	*ABCC4*、*CD14*、*CYP2A6*、*MAOA* 和 *MAOB*
脂肪酸代谢通路	0.013	0.051	*CYP2A6*、*CYP2B6*、*CYP2D6* 和 *CYP2E1*
PXR/RXR 激活通路	0.013	0.051	*CYP2A6*、*CYP2B6* 和 *NR3C1*
突触长时程增强通路	0.039	0.140	*CREB1*、*GRM7* 和 *RAPGEF3*
缝隙连接通路	0.005	0.078	*DRD1*、*DRD2*、*HTR2A* 和 *PRKG1*

续表

信号通路	P	FDR	包含的基因
MAPK 信号通路	0.006	0.078	*ARRB1*、*ARRB2*、*BDNF*、*CD14*、*FGF14* 和 *NTRK2*
肌动蛋白细胞骨架调节通路	0.012	0.096	*ACTN2*、*CD14*、*CHRM1*、*CHRM5* 和 *FGF14*

对于戒烟，与此表型相关的 75 个基因中的 18 个被富集在 13 个通路中（$P<0.05$；表 12-3）。其中，4 个通路（多巴胺受体信号通路、谷氨酸受体信号通路、cAMP 介导的受体信号通路和钙信号通路）的 FDR<0.05，而其他通路（如突触长期增强通路、G 蛋白耦合的受体信号通路和突触长期抑郁通路）的 FDR 为 0.082~0.18。

表 12-3　戒烟相关基因的富集通路

信号通路	P	FDR	包含的基因
多巴胺受体信号通路	2.29×10^{-6}	1.03×10^{-4}	*COMT*、*DRD2*、*DRD4*、*FREQ*、*PPP2R2B* 和 *SLC6A3*
谷氨酸受体信号通路	1.82×10^{-4}	4.10×10^{-3}	*GRIK1*、*GRIK2*、*GRIN2A* 和 *SLC1A2*
cAMP 介导的受体信号通路	1.15×10^{-3}	0.017	*AKAP13*、*CREB5*、*DRD4*、*DRD2* 和 *OPRM1*
钙信号通路	1.91×10^{-3}	0.022	*CHRNB2*、*CREB5*、*GRIK1*、*GRIN2A* 和 *ITPR2*
昼夜节律信号通路	9.12×10^{-3}	0.082	*CREB5* 和 *GRIN2A*
肌萎缩性脊髓侧索硬化症信号通路	0.012	0.086	*GRIK2*、*GRIN2A* 和 *SLC1A2*
突触长时程增强通路	0.017	0.096	*CREB5*、*GRIN2A* 和 *ITPR2*
G 蛋白偶联受体信号通路	0.017	0.096	*CREB5*、*DRD2*、*DRD4* 和 *OPRM1*
突触长时程抑制通路	0.034	0.17	*ITPR2*、*PPP2R2B* 和 *PRKG1*
酪氨酸代谢通路	0.037	0.17	*COMT* 和 *DBH*
神经营养蛋白 / 络氨酸激酶信号通路	0.043	0.18	*CREB5* 和 *SORCS1*
紧密连接通路	0.0070	0.10	*CTNNA2*、*MAGI1*、*PARD3* 和 *PPP2R2B*
缝隙连接通路	0.022	0.17	*DRD2*、*ITPR2* 和 *PRKG1*

在这些与各个吸烟表型相关联的基因所富集的所有通路中，有 4 个通路（即钙信号通路、cAMP 介导的受体信号通路、多巴胺受体信号通路和 G 蛋白耦合的受体信号通路）与所有三种吸烟行为相关的（表 12-4），有 2 个通路（即 5- 羟色胺受体信号通路和色氨酸代谢通路）与吸烟的起始与发展及尼古丁依赖相关，另外有 3 个通路［即神经营养因子 / 络氨酸激酶信号通路、突触 LTP（long-term potentiation）和酪氨酸代谢通路］在尼古丁依赖和戒烟两个表型中被发现。这些现象与突触传递相关生物过程的实际情况相符；例如，尼

古丁-nAChR 结合和多巴胺信号传导都是不同吸烟相关行为背后的关键生化组成部分。这也意味着，参与这三种吸烟表型的基因确实显著地交叉重叠。在这些生物化学关联的基础上，我们在图 12-1 中总结并展示了一个与三个表型相关的主要通路的示意图。

表 12-4　三种吸烟行为表型相关基因鉴定出的共有和特异的富集通路

信号通路	吸烟起始与发展	ND	戒烟
钙信号通路	+	+	+
cAMP 介导的受体信号通路	+	+	+
多巴胺受体信号通路	+	+	+
G 蛋白偶联受体信号通路	+	+	+
5- 羟色胺受体信号通路	+	+	-
色氨酸代谢通路	+	+	-
缝隙连接通路	-	+	+
神经营养蛋白 TRK 信号通路	-	+	+
突触长时程增强通路	-	+	+
酪氨酸代谢通路	-	+	+
整合素信号通路	+	-	-
紧密连接通路	+	-	+
花生四烯酸代谢通路	-	+	-
脂肪酸代谢通路	-	+	-
GABA 受体信号通路	-	+	-
组氨酸代谢通路	-	+	-
亚油酸代谢通路	-	+	-
LPS/IL-1 介导的 RXR 功能抑制通路	-	+	-
MAPK 信号通路	-	+	-
细胞色素 P450 异种生物的代谢通路	-	+	-
苯基丙氨酸代谢通路	-	+	-
PXR/RXR 激活通路	-	+	-
肌动蛋白细胞骨架调节通路	-	+	-
肌萎缩性脊髓侧索硬化症信号通路	-	-	+
昼夜节律信号通路	-	-	+
谷氨酸受体信号通路	-	-	+
突触长时抑制通路	-	-	+

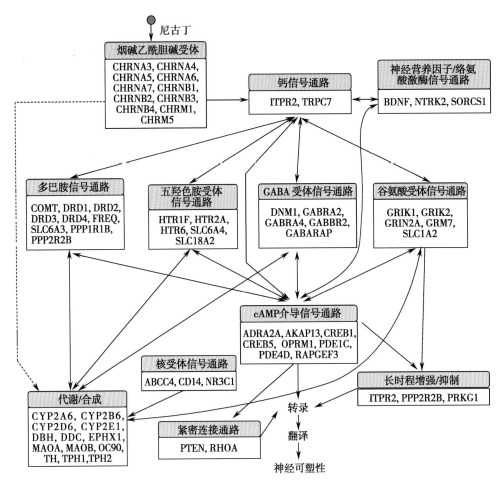

图 12-1　与吸烟起始与发展、依赖和戒烟相关的基因和主要通路的示意图
遗传学研究表明吸烟是一种复杂的疾病，在与吸烟的起始与发展、尼古丁依赖和戒烟相关基因的研究基础之上，我们发现了与每个表型相对应的富集通路。然后，基于它们之间的生物学上的联系，这些通路被相互连接起来。由于这三个表型之间有许多重叠，为了方便起见，所有的通路都显示在了一起

四、在通路水平上研究吸烟行为易感基因的重要性

近几十年来，我们通过动物模型或细胞模型积累了大量与尼古丁的生物学效应相关的分子机制方面的知识，发现了许多与此直接或间接相关的基因和通路。然而，尚不清楚这些基因和通路是否与人类的烟草依赖同样有关。流行病学的研究表明，遗传因素对吸烟的起始、尼古丁依赖以及戒烟成功可能性有着重要影响[1, 9-12]，而且，许多遗传机制在这三种表型中是共有的[13-15]。因此，确定与这三种表型相关的易感基因及生化通路，不仅可对不同吸烟行为的遗传因素进行系统的总结，而且还将有助于指导我们筛选其中的关键基因以做进一步的深入研究。通过详尽收集与吸烟行为遗传风险相关的基因，并应用多种通路

分析工具对这些基因的相互关系进行系统的分析，我们得以全面地认识这三种主要吸烟表型所涉及的生化通路（图 12-1）。

五、单基因关联分析与通路分析

尽管基于候选基因的关联研究为我们提供了关于吸烟行为背后遗传机制的很多知识，但在本项研究中，系统性的研究方法展现出显而易见的优势。对于吸烟成瘾这样的复杂疾病，群体的遗传异质性以及大量单个基因水平对疾病风险贡献小却具有相互作用的基因的存在，是通过遗传关联研究探索疾病的机制的主要干扰因素[13, 16]。虽然已发现许多遗传因素可能与吸烟有关联，但是在很多情况下，这些发现不能被其他独立研究所证实。与此同时，由于预算等资源的限制，相当多的遗传研究很可能缺乏足够的样本数量或验证样本，难以有效地避免由于多重检验所造成的关联结果的假阳性率过高，这点在那些同时分析成千上万个 SNP 的 GWAS 研究中显得尤为突出。在此情况下，基于通路分析的系统性方法，由于能够考虑来自关联研究确定的基因的生化相关性，因而不仅可以有效尽量避免由于标记的低密度、小样本、种族差异性、样本内和样本间的异质性等因素所导致的潜在的假阳性结果，同时可以对吸烟行为的遗传机制产生更全面的认识。此外，与候选基因关联研究中目标基因的选择通常局限于某些特定的生物过程或通路上所不同，GWAS 研究发现的结果往往更加多样化。在这种情况下，通路水平的分析更有必要，以便检测功能各异的基因所参与的主要生物学过程。例如，Vink 等[17]鉴定了与吸烟的起始和当前吸烟状态相关的 302 个基因，但是这些基因并没有包括一些经典的靶标，比如多巴胺受体信号相关基因或者 nAChR 基因。然而，他们发现了与谷氨酸受体信号、酪氨酸激酶信号和细胞黏附蛋白相关的基因。在我们基于不包括 Vink 等所确定基因的分析中，也发现谷氨酸受体信号通路与戒烟相关，络氨酸激酶信号通路与尼古丁依赖和戒烟相关（表 12-2、表 12-3，图 12-1）中。因此，随着人们对应用 GWAS 研究吸烟相关行为和其他复杂性状的兴趣越来越大，这种基于通路分析的方法将变得更加有用。

六、通路分析的潜在局限性

不可否认，这种类型的研究也有其局限性。首先，我们的分析完全基于报道的各个吸烟相关行为表型的关联基因。由于对每个表型的易感基因的发现仍在继续进行之中，因此我们确定的也可能仅仅只是与这些表型相关的通路的一部分，它也将随着相关研究成果的积累而不断充实或修正。对于吸烟的起始与发展以及戒烟两种表型尤其如此，因为相比于尼古丁依赖，目前针对这些表型的研究较少，已确定的基因也明显不足。第二，我们的分析基于每项研究的原作者的结论。这意味着，我们的一些结论的可靠性可能会因为这些研究中存在的样本数量少、群体异质性或缺少多重测验校正等限制而受到影响。我们也曾试图采用统一标准来分析所收集的所有研究结果，但是由于这些研究工作所涉及的时间跨度、群体特征及样本大小等差异较大，对其进行重新分析难度很大而最终放弃了这样的尝试。然而，我们不认为目前采取的方式会对我们的分析结果产生很大的影响，因为我们已经尽可能广泛地收集了与这几个表型相关的基因，大大降低了结果产生偏差的可能性。第三，为了简化分析并增加每个吸烟表型的基因数量，我们将上百个不同群体吸烟相关行为的研究分为三类，即吸烟的起始与发展、尼古丁依赖和戒烟。尤其是对于前两类行为表型而言，这种相对宽泛的分类肯定会带来一定的异质性问题。第四，遗传关联的方向性也是一个重要问题。例如，有些变异对吸烟的起始和尼古丁依赖具有保护作用，另一些变异则增加了这种倾向的风险。考虑到关联的方向取决于对给定表型研究的遗传变异，我们在目前的分析中没有对其进行考虑。因为在此研究中，我们更感兴趣的是与吸烟行为有关的基因和通路，因此只关注基因而不考虑关联的方向并不会有什么问题。此外，为了简化分析和减少假阳性基因数量，我们没有收集负面或不显著结果的研究，这种做法可能会遗漏一些与吸烟行为相关的基因。

七、与吸烟行为相关的重要通路

我们发现钙信号、多巴胺受体信号和 cAMP 介导信号是所有三种吸烟表型的主要通路。与每个表型相关联的最突出的钙信号相关基因是 nAChR。这些尼古丁的特异受体作为配体门控的阳离子通道，通过控制胞内钙离子浓度，从而对包括神经递质释放等在内的多种神经活动发挥重要的调节作用[18, 19]。一些转录因子，例如环磷腺苷效应元件结合蛋白（cAMP response element–binding proteins，CREBs），对于细胞膜上的受体结合信号向胞内传导以改变基因表达至关重要。通过药物滥用或压力刺激来调节 CREB 的活性，对于动物应对情绪刺激的反应有着深远的影响[20, 21]。另外，神经元内 CREB 的功能通常还受到谷氨酸能和多巴胺能的输入信号的调控[22]。

位于中脑边缘的多巴胺通路被认为是多种药物成瘾背后的核心通路之一[23]，因而这一通路的基因也是研究尼古丁依赖的主要靶标。尽管这一通路在三种与吸烟相关的表型中都被富集，但是与每个表型对应的基因却不尽相同。与吸烟的起始与发展相关的基因，如 COMT、DRD2、DRD4 和 SLC6A3，也是尼古丁依赖和戒烟的易感基因。而对于戒烟，有两个基因，FREQ 和 PPP2R2B，还没有证据表明它们与其他两个表型相关。FREQ 蛋白（也称为神经元钙离子感应器 1，NCS1）是神经钙感应器家族的一员，它参与调控了膜运输、细胞存活、离子通道和受体信号等[24]一系列的神经功能。在哺乳动物细胞中，FREQ 可以

通过与 *DRD2* 的直接相互作用，将多巴胺信号通路与钙信号通路结合在一起，这意味着它在正常及患病大脑中的多巴胺能信号调控中均起着重要的作用[25]。并且，有证据表明，*DRD2* 和 *FREQ* 的变异之间的相互作用对尼古丁替代疗法（nicotine replacement treatment，NRT）的疗效有显著影响[26]。*PPP2R2B* 则编码一个在大脑中特异表达的蛋白质磷酸酶 2A（*PP2A*）的调节亚基，并能在神经元中产生多种可变剪切转录本[27, 28]。该基因所编码的蛋白质被认为存在于外线粒体膜中，通过线粒体裂变/融合的平衡来参与神经元的生存调节[29]。此外还发现该基因非编码区域的一个 CAG 重复序列的扩展与 12 型小脑萎缩症（spinocerebellar ataxia type 12，SCA12）这种神经退行性失调疾病存在关联[30]。尽管多巴胺受体通路在所有三种吸烟表型中都起着重要作用，但是这一通路与每种吸烟表型相关的部分很可能各不相同，与戒烟相比，吸烟的起始与发展和尼古丁依赖之间具有更大的相似性。鉴于这一通路对药物成瘾的重要性，需要对更多的基因进行深入研究，以便更好地理解它在每个表型中更为具体的作用。

神经递质 5- 羟色胺可以调节多巴胺的释放，而且与尼古丁生理作用的强化有关。早期的研究表明，尼古丁给药处理会使得动物神经系统中 5- 羟色胺的浓度增加，而中断尼古丁给药时其浓度则又会降低。我们的研究结果表明，5- 羟色胺受体信号通路在与吸烟的起始与发展以及和尼古丁依赖两种表型相关，但是却未在与戒烟相关的基因中富集。在最近几个旨在探索 5- 羟色胺受体信号通路中的基因与戒烟之间联系的研究中，并没有得到有显著性的结果[31-35]。与 5- 羟色胺受体信号通路相似，色氨酸代谢通路是参与合成 5- 羟色胺的通路，它在与吸烟的起始与发展相关的基因中富集，但却也未在与戒烟相关的基因中富集。与此发现相一致的是，迄今为止，基于 5- 羟色胺的药物在戒烟过程中的临床效果大多是阴性的[36]。虽然还需要做更多的研究，但是这些结果似乎提示我们 5- 羟色胺受体信号通路和色氨酸代谢通路中基因的变异在戒烟过程中可能并不那么重要。

在我们的研究中，谷氨酸受体信号通路被发现仅被与戒烟相关的基因所富集。在一项 GWAS 研究中[17]，谷氨酸受体信号通路中的多个基因被发现与吸烟的起始和当前吸烟状态有关。同样地，谷氨酸受体信号通路中的一些基因也在另一个 GWAS 报道中被发现与戒烟相关[8]。其中，与戒烟相关的基因包括 *GRIK1*、*GRIK2*、*GRIN2A* 和 *SLC1A2*，而与吸烟的起始和当前吸烟状态有关的基因则包括 *GRIN2A*、*GRIN2B*、*GRIK2* 和 *GRM8*[17]。在一个较早期的 GWAS 研究中，另一个基因 *GRM7* 也被发现与尼古丁依赖相关[5]。综上所述，谷氨酸受体信号通路可能与我们所分析的三个表型都有关联。此外，到目前为止，这一通路中与吸烟相关的大多数基因都是由 GWAS 所鉴定的，这显示了这一工具在发现与吸烟行为相关的遗传变异方面的巨大潜力。

173

此外，LTP 通路也在与尼古丁依赖和戒烟相关的基因中富集，而同时长时程抑制（long-term depression，LTD）通路则在与戒烟相关的基因中富集。我们知道，当神经元持续经受尼古丁处理时最终会导致神经元所在的神经回路功能的改变，而 LTP 和 LTD 均被认为是导致神经可塑性改变的关键机制[37-39]。在尼古丁依赖的发展过程中，LTP 和 LTD 通路可能是神经元形成新突触并消除一些不必要的突触来适应新环境的必要条件。在戒烟的过程中，这些通路可能被调用来中断在尼古丁成瘾的发展过程中形成的一些神经元连接，从而帮助奖赏神经回路恢复到正常状态。到目前为止，只有少数与 LTP 和 LTD 相关的基因在关联研究中被发现。考虑到这些通路在尼古丁依赖发展和戒烟中的重要性，与它们相关联的其他基因可能是未来研究这些吸烟行为表型的潜在靶标分子。

八、结束语

本研究所发现的一系列显著富集的通路揭示了在吸烟起始和发展、尼古丁依赖和戒烟这些不同情景下尼古丁 - 神经元相互作用的神经元应答（图 12-1）。在尼古丁的配体结合作用下，nAChR 这一阳离子通道打开并导致 Ca^{2+} 和 Na^+ 进入突触前神经元，引起去极化，激活 Ca^{2+} 信号的级联。这种级联直接与神经递质（包括多巴胺、5- 羟色胺、氨基丁酸和谷氨酸等）在不同的神经元中的突触前释放有关。神经递质与它们的特定受体相互作用，激活一系列信号通路，例如 cAMP 介导的信号通路和蛋白质激酶 C 信号通路。随着这些通路的调控，神经兴奋性和能量代谢等多种生理过程可能被介导调控。通路中某些基因的变异可能会改变通路的效率或功能，最终改变与吸烟相关的精神病理表型。尽管已经发现了与这些通路相关的许多基因，但我们对吸烟行为中遗传因素所起作用的认知仍处于早期研究阶段[40]。可以预期，随着更多的遗传因素被发现，我们对吸烟行为中的通路以及相关分子机制的理解将更加深入和全面。

致谢

本章改编自笔者团队在 *Neuropsychopharmacology* 上发表的文章（Wang and Li，2010，35：702-719）。

························· 参 考 文 献 ·························

1. Lerman C, Berrettini W. Elucidating the role of genetic factors in smoking behavior and nicotine dependence. Am J Med Genet B Neuropsychiatr Genet, 2003, 118 (1):48-54.

2. Goode EL, Badzioch MD, Kim H, et al. Multiple genome-wide analyses of smoking behavior in the Framingham Heart Study. BMC Genet, 2003, 4 Suppl 1 :S102.

3. Osler M, Holst C, Prescott E, et al. Influence of genes and family environment on adult smoking behavior assessed in an adoption study. Genet Epidemiol, 2001, 21 (3):193-200.

4. Lerman CE, Schnoll RA, Munafo MR. Genetics and smoking cessation improving outcomes in smokers at risk. Am J Prev Med, 2007, 33 (6 Suppl): S398-S405.

5. Uhl GR, Liu QR, Drgon T, et al. Molecular genetics of nicotine dependence and abstinence: whole genome association using 520,000 SNPs. BMC Genet, 2007, 8: 10.

6. Bierut LJ, Madden PA, Breslau N, et al. Novel genes identified in a high-density genome wide association study for nicotine dependence. Hum Mol Genet, 2007, 16 (1): 24-35.

7. Saccone SF, Hinrichs AL, Saccone NL, et al. Cholinergic nicotinic receptor genes implicated in a nicotine dependence association study targeting 348 candidate genes with 3713 SNPs. Hum Mol Genet, 2007, 16 (1): 36-49.

8. Uhl GR, Liu QR, Drgon T, et al. Molecular genetics of successful smoking cessation: convergent genome-wide association study results. Arch Gen Psychiatry, 2008, 65 (6): 683-693.

9. Mayhew KP, Flay BR, Mott JA. Stages in the development of adolescent smoking. Drug Alcohol Depend, 2000, 59 Suppl 1: S61-S81.

10. Li MD, Cheng R, Ma JZ, et al. A meta-analysis of estimated genetic and environmental effects on smoking behavior in male and female adult twins. Addiction, 2003, 98 (1): 23-31.

11. Sullivan PF, Kendler KS. The genetic epidemiology of smoking. Nicotine Tob Res, 1999, 1 Suppl 2: S51-7, discussion S69-S70.

12. Hamilton AS, Lessov-Schlaggar CN, Cockburn MG, et al. Gender differences in determinants of smoking initiation and persistence in California twins. Cancer Epidemiol Biomarkers Prev, 2006, 15 (6): 1189-1197.

13. Ho MK, Tyndale RF. Overview of the pharmacogenomics of cigarette smoking. Pharmacogenomics J, 2007, 7 (2): 81-98.

14. Kendler KS, Neale MC, Sullivan P, et al. A population-based twin study in women of smoking initiation and nicotine dependence. Psychol Med, 1999, 29 (2): 299-308.

15. Maes HH, Sullivan PF, Bulik CM, et al. A twin study of genetic and environmental influences on tobacco initiation, regular tobacco use and nicotine dependence. Psychol Med, 2004, 34 (7): 1251-1261.

16. Lessov-Schlaggar CN, Pergadia ML, Khroyan TV, et al. Genetics of nicotine dependence and pharmacotherapy. Biochem Pharmacol, 2008, 75 (1): 178-195.

17. Vink JM, Smit AB, de Geus EJ, et al. Genome-wide association study of smoking initiation and current smoking. Am J Hum Genet, 2009, 84 (3): 367-379.

18. Wonnacott S. Presynaptic nicotinic ACh receptors. Trends Neurosci, 1997, 20 (2): 92-98.

19. Marshall DL, Redfern PH, Wonnacott S. Presynaptic nicotinic modulation of dopamine release in the three ascending pathways studied by in vivo microdialysis: comparison of naive and chronic nicotine-treated rats. J Neurochem, 1997, 68 (4): 1511-1519.

20. Conti AC, Blendy JA. Regulation of antidepressant activity by cAMP response element binding proteins. Mol Neurobiol, 2004, 30 (2): 143-155.

21. Carlezon WA, Jr, Duman RS, Nestler EJ. The many faces of CREB. Trends Neurosci, 2005, 28 (8): 436-445.

22. Dudman JT, Eaton ME, Rajadhyaksha A, et al. Dopamine D1 receptors mediate CREB phosphorylation via phosphorylation of the NMDA receptor at Ser897-NR1. J Neurochem, 2003, 87 (4): 922-934.

23. Nestler EJ. Is there a common molecular pathway for addiction? Nat Neurosci, 2005, 8 (11): 1445-1449.

24. Burgoyne RD. Neuronal calcium sensor proteins: generating diversity in neuronal Ca2+ signalling. Nat Rev Neurosci, 2007, 8 (3): 182-193.

25. Kabbani N, Negyessy L, Lin R, et al. Interaction with neuronal calcium sensor NCS-1 mediates desensitization of the D2 dopamine receptor. J Neurosci, 2002, 22 (19): 8476-8486.

175

26. Dahl JP, Jepson C, Levenson R, et al. Interaction between variation in the D2 dopamine receptor (DRD2) and the neuronal calcium sensor-1 (FREQ) genes in predicting response to nicotine replacement therapy for tobacco dependence. Pharmacogenomics J, 2006, 6 (3): 194-199.

27. Schmidt K, Kins S, Schild A, et al. Diversity, developmental regulation and distribution of murine PR55/B subunits of protein phosphatase 2A. Eur J Neurosci, 2002, 16 (11): 2039-2048.

28. Dagda RK, Zaucha JA, Wadzinski BE, et al. A developmentally regulated, neuron-specific splice variant of the variable subunit Bbeta targets protein phosphatase 2A to mitochondria and modulates apoptosis. J Biol Chem, 2003, 278 (27): 24976-24985.

29. Dagda RK, Merrill RA, Cribbs JT, et al. The spinocerebellar ataxia 12 gene product and protein phosphatase 2A regulatory subunit Bbeta2 antagonizes neuronal survival by promoting mitochondrial fission. J Biol Chem, 2008, 283 (52): 36241-36248.

30. Holmes SE, O'Hearn EE, McInnis MG, et al. Expansion of a novel CAG trinucleotide repeat in the 5'region of PPP2R2B is associated with SCA12. Nat Genet, 1999, 23 (4): 391-392.

31. Munafo MR, Johnstone EC, Wileyto EP, et al. Lack of association of 5-HTTLPR genotype with smoking cessation in a nicotine replacement therapy randomized trial. Cancer Epidemiol Biomarkers Prev, 2006, 15 (2): 398-400.

32. David SP, Munafo MR, Murphy MF, et al. The serotonin transporter 5-HTTLPR polymorphism and treatment response to nicotine patch: follow-up of a randomized controlled trial. Nicotine Tob Res, 2007, 9 (2): 225-231.

33. O'Gara C, Knight J, Stapleton J, et al. Association of the serotonin transporter gene, neuroticism and smoking behaviours. J Hum Genet, 2008, 53 (3): 239-246.

34. Brody CL, Hamer DH, Haaga DA. Depression vulnerability, cigarette smoking, and the serotonin transporter gene. Addict Behav, 2005, 30 (3): 557-566.

35. David SP, Johnstone EC, Murphy MF, et al. Genetic variation in the serotonin pathway and smoking cessation with nicotine replacement therapy: new data from the Patch in Practice trial and pooled analyses. Drug Alcohol Depend, 2008, 98 (1-2): 77-85.

36. Fletcher PJ, Le AD, Higgins GA. Serotonin receptors as potential targets for modulation of nicotine use and dependence. Prog Brain Res, 2008, 172: 361-383.

37. Thomas MJ, Malenka RC. Synaptic plasticity in the mesolimbic dopamine system. Philos Trans R Soc Lond B Biol Sci, 2003, 358 (1432): 815-819.

38. Saal D, Dong Y, Bonci A, et al. Drugs of abuse and stress trigger a common synaptic adaptation in dopamine neurons. Neuron, 2003, 37 (4): 577-582.

39. Kauer JA. Learning mechanisms in addiction: synaptic plasticity in the ventral tegmental area as a result of exposure to drugs of abuse. Annu Rev Physiol, 2004, 66: 447-475.

40. Munafo MR, Johnstone EC. Genes and cigarette smoking. Addiction, 2008, 103 (6): 893-904.

第十三章
神经蛋白质组学及其在尼古丁和其他药物滥用研究中的应用

近年来，快速兴起的神经蛋白质组学技术能够准确追踪蛋白表达和修饰的改变，在生物领域得到了广泛的应用，其中就包括在与药物成瘾相关的神经系统疾病中的应用。在生理条件下，该技术可对蛋白质的表达和修饰进行监测，因此，在研究药物依赖机制中蛋白质的功能、生化调控通路和蛋白质相互作用方面有广泛的前景。在本章中，首先，我们介绍了蛋白质组学技术和一些可用来分析这些数据的生物信息学工具；其次，我们总结了蛋白质组学的最新应用，即运用该技术分析一些模型中的蛋白质表达谱，这些模型主要包括摄入尼古丁、酒精、安非他明、布托啡诺、可卡因以及吗啡的人和动物。通过比较尼古丁长期暴露模型和其他药物滥用模型中的蛋白质表达谱，我们鉴定出三个在多种药物滥用中共同存在的潜在的生物学过程，即能量代谢、氧化应激反应以及蛋白质降解和修饰。尽管这些药物的化学性质及其相互作用的受体存在明显的不同，但是，在神经元的细胞活性和生物学过程中，这些药物可能都会引起一些相似的变化。

一、前言

近年来，随着基因组学技术和生物信息学的快速发展，使得在特定细胞系或组织中分析完整的基因表达完全成为可能。这些技术的发展极大地促进了从基因组、转录组和蛋白组三个主要组学的整合分析。基因组是指一个生物体的完整的 DNA 序列，转录组是指某一组织所能转录的所有 RNA 分子，而蛋白质组是指在特定时间和特定情况下，存在于某个组织中的所有蛋白质的集合。转录组和蛋白质组受不同生理信号的影响会呈现出不同的变化，这些影响包括发育过程、性别、氧化应激、药物的使用、细胞外环境的改变以及疾病的发生等。

在转录组的研究中，大规模微阵列芯片技术的发展使得可以同时比较上千个基因的表达。高通量分子技术的出现则为在特定实验中绘制复杂的生物学通路和新基因的鉴定提供了一个更为有效的技术手段。近年来，有多个微阵列芯片的研究聚焦于尼古丁和其他一些成瘾性药物对基因表达谱的影响，比如酒精、可卡因和吗啡等[1-10]。毋庸置疑的是通过研究这些成瘾性药物导致的 RNA 表达谱的改变，为药物滥用和成瘾的分子机制研究奠定了坚实的基础[4, 10-12]。然而，正如我们所知，尼古丁和其他药物对人和动物的许多药理和生理的影响不仅仅表现在 RNA 水平，同时也表现在蛋白质水平或者翻译后蛋白修饰水平的调控。而且，mRNA 表达的不同并不能准确地预测蛋白质表达的不同。目前，尽管已经有大量的关于成瘾性药物对单一蛋白表达调控影响的研究，但是，使用高通量蛋白质组学的方法系统地分析整体的蛋白质表达谱的研究则甚少。

虽然蛋白质组学技术在尼古丁和其他药物滥用方面的研究已有部分报道，但他们对生物体的影响在很大程度上仍然知之甚少。比如尼古丁，被认为是烟草中奖赏习惯性吸烟的最主要致瘾成分。流行病学和分子生物学的研究均显示尼古丁刺激能够影响多个基因和蛋白的表达。尽管已有大量的体内和体外的研究报道一个基因或者蛋白是如何受尼古丁调节的，然而，在长期尼古丁暴露处理条件下，仅有为数不多的基于基因表达谱的系统性报道，蛋白组水平的系统性研究更是空白。因此尼古丁对脑部影响的具体机制仍很不清楚，虽然人们普遍认为，其是通过对 RNA 和蛋白质的表达进行调控的。

近年来，新兴起的蛋白质组学作为一个以技术为导向，多学科融合的科学，主要关注于系统地、大规模地结构和功能分析以及存在于生物系统中的多种蛋白质的含量。"蛋白质组学"这个概念的提出可以追溯到 20 世纪 80 年代，距今仅有三十多年的时间。早期，鉴定蛋白质常用的方法是免疫印迹和与已知的已纯化的蛋白质在一维凝胶电泳中的共迁移[13]。目前，随着二维凝胶电泳（或双向电泳）[14-17]和蛋白质微阵列芯片[18-21]被逐渐应用到蛋白质组学的研究中，从而使科学家们大规模地鉴定某实验样品中的蛋白质表达谱成为可能。

总体来说，蛋白质组学研究主要有四个目标：①鉴定蛋白质组中所有存在的蛋白质，并建立一个蛋白质信息目录；②分析与疾病、细胞状态或者处理相关的蛋白质的差异表达；③通过发现蛋白质的功能、细胞定位和翻译后修饰（post-translation modifications，PTMs）等来注释一些新型蛋白质；④阐释蛋白质间相互作用网络。

二、药物滥用研究中的蛋白质动力学和复杂性

快速兴起的蛋白质组学为细胞的蛋白质特性和活性提供了一个综合视图。由于一个基

因可以编码多种蛋白质，因此蛋白质组学研究比基因组学更为复杂。这种表达的多样性可能来自于信使 RNA（mRNA）转录本的可变剪切、翻译起始或终止位点的多种选择性以及读码框的移码（不同的一套三联密码子被翻译成蛋白质）等。

从人、小鼠以及大鼠的基因组研究中，我们惊奇地发现，在哺乳动物的基因组中，基因的数量远比植物要少。目前，在人类基因组中，有 20 000 至 25 000 个编码蛋白质的基因被预测出，但其却仅占总基因组序列数的不到 2%。最近，使用瓦片阵列（tiling arrays）的表达分析和转录起始和终止位点的综合性注释为目前这一明显相对低复杂度的基因组信息提供了新的认知 [22, 23]。有报道显示，通过对小鼠的 1 000 000 个序列的分析，得到了大约 181 047 个单一转录本，远远超过已经预测的小鼠基因数量的将近 10 倍 [24]。其中，大约有 56 000 个转录本可编码蛋白质，其中许多蛋白质之前尚未被发现；另外，发现至少有 65% 的转录单元被剪切修饰，还有大量新的剪接变体被鉴定出来。

高度动态的蛋白质组需要相似的蛋白质通路的动态定量模型来采集细胞对药物的整个反应过程。在正常的生理状态下，一个蛋白质的表达保持着合成和分解的动态平衡，当受到刺激时，蛋白质组可以通过改变蛋白质表达和翻译后修饰来维持其内部环境稳定，进一步维持机体的正常生理功能。一个细胞表型的改变包含多个受环境影响的动态过程。在药物滥用后，从转录组到蛋白质组的转变涉及多个修饰过程，其中就包括转录提示和翻译后修饰这两类。

细胞蛋白质组在时间和空间动态上的复杂性是由于多个基因的不同形式的存在而引起的。一个基因据估测可以产生大约十种蛋白异构体 [25, 26]。现在已知存在近 300 种翻译后修饰，比如氨基和羧基端的分解、磷酸化、糖基化和酰基化等 [27, 28]。人类的蛋白质组中包含 100 000 多种假定的磷酸化位点，其中大约 50% 的蛋白质据说是被已知的 500 多种蛋白激酶中的一种进行磷酸化修饰的 [29]。另外，蛋白质的高度复杂性还表现在糖基化上。如今，已经鉴定出 2700 多种独特的多糖结构。这些多种多样的多糖结构的形成，主要依赖于单糖残基的类型、数量和位置，分支的程度以及乙酰化、甲基化、磷酸化和硫化的水平 [30]。研究显示，一个蛋白质的形成平均要经历 2~20 次翻译后修饰 [31]。考虑到已经存在的 56 000 多种编码蛋白质的转录本以及脑转录组的复杂性，在神经系统中可能存在至少几十万种蛋白质发挥作用。在接受药物处理后，转录组会发生许多修饰，新的被修饰的 mRNA 转录本会导致产生不同的蛋白质，进而被进一步修饰，比如被激酶和磷酸酶磷酸化和去磷酸化，发生蛋白质水解、乙酰化和糖基化等。蛋白质也可以被谷氨酰胺转移酶交联或与诸如泛素或小泛素样修饰蛋白（a small ubiquitin–like modifier）等小标签蛋白形成共轭。总之，翻译后修饰是蛋白质获取新功能或状态以应对特定的细胞状态（比如激活，翻转，下调，构建和定位等）[32] 的重要过程。

三、神经蛋白质组学在尼古丁和其他药物滥用中的研究进展

目前，由于蛋白质组学的极其复杂性，对动物完整的蛋白质组学的综合分析已远远超出了现有的技术水平。一个较为可行的方法是专注于动物的局部结构，比如大脑及其组成部分。在过去的几年中，蛋白质组学已被应用于检测动物或人脑中不同区域或神经元对一些药物的反应所引起的蛋白质的表达变化，这些药物包括尼古丁、安非他明、酒精、可卡因和吗啡等。然而，蛋白质组学技术在研究具体的滥用性药物方面的应用仍然很匮乏；因此，对近年来蛋白质组学技术在滥用性药物方面的研究进行概括，将有助于我们能更全面地理解这个技术，从而能更好地去运用。

1. 尼古丁

首先，Yeom 等[33]分析了大鼠纹状体（striatum）中与尼古丁相关联的蛋白质的表达，发现七个蛋白质存在差异调控。其中，锌指结合蛋白 -89（zinc-finger binding protein-89，ZBP-89），环核苷酸磷酸二酯酶（cyclic nucleotide phosphodiesterase，CNP1）和脱氧核糖核酸酶 1L3（deoxyribonuclease 1-like 3，DNASE1L3）的表达均升高，而串联孔域型氟烷抑制钾离子通道 2（tandem pore domain halothane-inhibited potassium channel 2，THIK2），脑特异性透明质酸结合蛋白（brain-specific hyaluronan-binding protein，BRAL1），死亡效应结构域蛋白（death effector domain-containing protein，DEDD）和脑源性神经营养因子（brain-derived neurotrophic factor，BDNF）的表达均降低。尽管该研究只检测了一个脑区中蛋白质的表达变化，但是通过蛋白组学技术，找到了新的与尼古丁处理相关联的蛋白。最近，我们课题组进行了一项更为完整的研究[34]，通过微型渗透泵（osmotic pump）对大鼠进行 7 天尼古丁处理，然后收集杏仁核（amygdala），伏隔核（nucleus accumbens，NA），前额皮质（prefrontal cortex，PFC），纹状体和腹侧被盖区（ventral tegmental area，VTA）五个脑区的样本进行蛋白质表达谱的分析。我们从这五个脑区中分别鉴定出 14，11，19，13 和 19 个差异表达的蛋白质。其中，有一些蛋白质在多个脑区中均存在差异表达，例如：发动蛋白（dynamin1），层粘连蛋白受体（laminin receptors），醛缩酶 A（aldolase A），突触相关蛋白（SNAP-β）和 N- 乙基顺丁烯二酰亚胺敏感融合蛋白（N-ethylmaleimide-sensitive fusion protein）。基于基因分类（gene ontology，GO）分析，这些差异表达的蛋白质被归类于几个不同的生物学过程，包括能量代谢，氧化应激反应以及蛋白质修饰和降解。

2. 酒精

Witzmann 等[35, 36]比较了来自于同系交配（inbred）的嗜酒（alcohol-preferring）大鼠和非嗜酒（alcohol-nonpreferring）大鼠的海马体和伏隔核中蛋白质的表达差异。其中，与细胞内信号转导相关的两种蛋白质，细胞视黄酸结合蛋白 1（cellular retinoic acid-binding protein 1，CRABP1）和钙调素依赖性蛋白激酶（calmodulin-dependent protein kinase，CAMK1）在这两个脑区均呈高表达，但是在非嗜酒大鼠中的表达高于嗜酒大鼠。此外，该研究组还对嗜酒大鼠进行了超过六周的不同酒精处理，然后检测了其杏仁核和伏隔核中蛋白质的表达变化[37]。结果显示，这些差异表达的蛋白质功能上可以划分为几个生物学过程，例如细胞内信号转导，细胞骨架，新陈代谢，细胞应激反应和突触传导等。与此类似，Damodaran 等[38]使用酒精对斑马鱼进行了四周处理后，发现脑中的蛋白质表达发生改变。结果显示，有八种差异表达的蛋白质被认定为与酒精相关，包括电压依赖性阴离子通道蛋白（voltage-dependent anion channel proteins，VDAC1 和 VDAC2），热休克蛋白 70（Heat-shock protein 70，HSP70），G 蛋白 α 亚基 O1（alpha subunit of Go，GNAO1）和转运 ATP 酶催化结构域 A 亚单位（Subunit A of the catalytic domain of H+-transporting ATPase，ATP6V1A1）。除此之外，Lewhol 等[39]和 Alexander-Kaufman 等[40]采用蛋白质组学的方法对来自于尸检时采集的人脑组织提取物进行了分析。Lewhol 等[39]发现在嗜酒者的前额皮质中有 182 种蛋白质发生了显著的改变，这些蛋白质与抗氧化如过氧化物酶 2（peroxiredoxin 2）和抗氧化蛋白 2（antioxidant protein 2），能量代谢如丙酮酸激酶 M1 或 M2（pyruvate kinase M1 or M2）和热休克蛋白（Heat-shock proteins 7 and 8，HSPA7 和 HSPA8）等相关。Alexander-Kaufman 等[40]发现一些在能量代谢方面非常重要的酶，例如，肌酸激酶 B（creatine kinase chain B，CKB）、NADH 辅酶 Q（NADH ubiquinone，MTND1）和醛缩酶 C（fructose-bisphosphate aldolase C，ALDOC），这些酶在酗酒者的脑部均呈表达抑制状态。

3. 吗啡

吗啡的多种生理学和药理学影响主要归结于与 G 蛋白偶联受体家族的阿片样受体（opioid receptors）的相互作用，进而引起多个信号转导通路的改变。Kim 等[41]使用蛋白质组学技术分析了接受吗啡处理后大鼠的脑部磷酸酪氨酸（phosphotyrosyl，p-Tyr）蛋白质的变化，发现 19 个 p-Tyr 的表达在前额皮质呈显著上调，其中包括 14-3-4 蛋白 γ（14-3-4 gamma，YWHAG）、α- 可溶性 NSF 附着蛋白（α-soluble NSF attachment protein，NAPA）和 β 型蛋白酶体前体（Pproteasome subunit β-type precursor）。另外还发现许多与能量代谢相关的酶，比如丙酮酸激酶（pyruvate kinase，PK1）、γ- 烯醇酶（γ-enolase，ENO2）、果糖二磷酸醛缩酶 C（aldolase C，ALDOC）和苹果酸脱氢酶 2（malate dehydrogenase 2，MDH2）。Bierczynska-Krzysik 等[42]在大鼠脑中发现了许多与吗啡成瘾相关的生物标记物，比如：与蛋白质修饰和降解相关的蛋白质，包括 26S 蛋白酶非 ATP 酶调节亚单位 9（26S proteasome non-ATPase regulatory subunit 9，PSMD9）、泛醇细胞色素 C 还原酶（ubiquinol-cytochrome C reductase ion-sulfur subunit，UQCRFS1）、谷胱甘肽 S 转移酶 P（glutathione S-transferase P，GSTP1）、超氧化物歧化酶（superoxide dismutase，SOD1）和腺苷酸激酶

（adenylate kinase，AK1）。Li 等[43] 检测了慢性地间歇性暴露于吗啡的大鼠脑部伏隔核中的蛋白质表达。结果发现，吗啡调控的蛋白质主要是与能量代谢相关的蛋白质，比如 γ- 烯醇酶（ENO2）、ATP 酶合酶 β（ATPase synthase β）和 NADH 泛醌氧化还原酶（NADH-ubiquinone oxidoreductase）。Prokai 等[44] 运用同位素标记的亲和标签（isotope-coded affinity tag，ICAT）的方法，结合毛细管反相液相色谱或电喷射离子化质谱和串联质谱，分析了慢性吗啡暴露对大鼠突触细胞膜亚蛋白质组的影响。结果发现，吗啡抑制了钠 / 钾 ATP 酶等调控细胞膜电位的蛋白质。

4. 安非他明

Freeman 等[45] 分析了在过渡自发摄入安非他明的大鼠海马体中的蛋白质表达谱。结果发现，同对照组、高摄入组和复发组相比，许多蛋白质的表达在戒断组中呈下调趋势，这些蛋白质包括果糖二磷酸醛缩酶 C（aldolase C，ALDOC）、天冬氨酸转氨酶（aspartate transaminase，GOT1）、异戊酰基辅酶 A 脱氢酶（isovaleryl coenzyme a dehydrogenase，IVD）、rab-6 相互作用蛋白 2（Rab6-interacting protein 2，RAB6IP2）、烯醇酶（enolase 1，ENO1）和热休克蛋白 60（heat-shock 60 kDa protein 1，HSPD1），而 β 肌动蛋白（β-actin，ACTB）和过氧化物酶 2（peroxiredoxin 2，PRDX2）的表达在该组中则被上调。Iwazaki 等[46] 研究了急性甲基苯丙胺（methamphetamine）——这一与安非他明非常相似但具有更强的潜在的精神刺激作用从而对中枢神经系统有更严重的危害的药物——处理的大鼠纹状体中的蛋白质表达谱。研究发现，与能量代谢、氧化应激反应或者信号转导相关的蛋白质均被显著调节，这些蛋白质包括磷酸甘油酸激酶 1（phosphoglycerate kinase 1，PGK1）、二氢硫辛酰胺脱氢酶（dihydrolipoamide dehydrogenase，DLD）、Rho-GDP 分解抑制剂 α（Rho GDP dissociation inhibitor α，ARHGDIA）、过氧化物酶 2（PRDX2）和泛素羧基水解酶 L1（ubiquitin carboxy-terminal hydrolase L1，UCHL1）等。

5. 可卡因

Tannu 等[47] 分析了过量使用可卡因的患者脑部伏隔核中的蛋白质表达谱，发现有 47 个蛋白质在这些患者中存在差异表达。在这些蛋白质中，有一些蛋白质表达上调，比如 β 微管蛋白（β-tubulin）、酪氨酸磷酸酶受体相互作用蛋白（liprin-α3）和神经元烯醇酶（enolase 2，ENO2），另外，还有一些蛋白质表达下调，比如小白蛋白（parvalbumin）、ATP 合成酶 β 链（ATP synthase β-chain）和过氧化酶 2（peroxiredoxin 2）。

6. 布托啡诺

布托啡诺是一种激动剂 - 拮抗剂混合的阿片样镇痛药物。Kim 等[26] 研究了接受慢性布托啡诺处理的大鼠的脑前额皮质中的蛋白质表达谱。结果发现超过 60 种 p-Tyr 在药物处理组和对照组的大鼠脑中均存在差异表达，大多数 p-Tyr 的表达在接受药物处理的大鼠脑中升高，其中 53 个 p-Tyr 蛋白被鉴定为属于细胞骨架、细胞代谢和细胞信号转导分子一类的蛋白质。

四、在蛋白质水平上所揭示的药物成瘾分子机制

和其他高通量技术（如微阵列芯片技术）一样，蛋白质组学技术真正发挥其有力作用的是，能够对蛋白质家族以及特定情况下（如暴露于某种药物处理）引起的通路的变化提供相对完整的分析。微阵列芯片和蛋白质组学技术作为两种在功能基因组学领域使用最广泛的高通量技术，能够在整个基因组范围内从 mRNA 水平和蛋白质水平分别提供 RNA 和蛋白质表达的信息。因此，这两种方法具有互补性。在特定的感兴趣的实验处理条件下，蛋白质组学技术为绘制复杂的生物学通路和鉴定某一感兴趣实验条件下受调控的蛋白质提供了有效途径。并且，在不同的、但是相关的实验条件下，这种技术可以用来比较通路或者功能相关的蛋白质的表达。尤其是在对药物成瘾方面的研究更有意义，因为这种比较不仅能够帮助研究者了解不同药物所引发的生理反应的特异性，还可以展现出这些不同的成瘾性药物之间相似的分子和细胞机制。

如上所述，我们通过使用蛋白质组学技术来鉴定在慢性尼古丁处理下蛋白质表达谱的变化，结果在 5 个脑区中（包括杏仁核，伏隔核，前额皮质，纹状体和中脑腹侧被盖区）共发现了 63 个差异表达的蛋白质[34]。在这些于一个或多个脑区中受尼古丁调节的蛋白质中，有 39 个蛋白质也受到酒精、安非他明、布托啡诺、可卡因和吗啡等其他滥用性药物的差异调节（表 13-1）。这些能够被多种滥用药物调控的蛋白质属于受滥用性药物暴露调节的主要分子，因而这些蛋白质可作为潜在的研究对象。基于这些蛋白质的 GO 富集信息，可以将其划分在几个生物学过程或者通路中，主要包括能量代谢、氧化应激反应、蛋白质修饰和降解、信号转导和突触功能等。在这一部分，我们将结合本课题组前期的研究成果主要讨论前三种生物学过程[34]。

1. 能量代谢

在真核细胞中，大多数可用的能量，比如 ATP，都是通过有氧呼吸形成的。在这个过程中，糖、脂、蛋白质被转变成二氧化碳和水。共有四个代谢通路参与此过程：①糖酵解，即将含有能量的分子，如葡萄糖转变成丙酮酸；②丙酮酸脱羧反应，即将丙酮酸转变为乙酰辅酶 A（acetyl-coenzyme A，CoA）；③三羧酸循环（tricarboxylic acid cycle，TCA），即乙酰辅酶 A 被氧化形成二氧化碳并脱氢，质子将传递给辅酶 - 烟酰胺腺嘌呤二核苷酸（nicotinamide adenine dinucleotide，NAD^+）和黄素腺嘌呤二核苷酸（flavine adenine dinucleotide，FAD），使之成为 NADH 和 $FADH_2$；④氧化磷酸化，即将电子从 NADH 或者

表 13-1　表达受尼古丁以及至少一种其他滥用药物影响的蛋白质

蛋白质和生物学过程	功能	尼古丁	酒精	安非他明/甲基安非他明	布托啡诺	可卡因	吗啡
氨基酸和蛋白质代谢							
GLN1	谷氨酰胺合成酶	+					+[44]
GOT1	谷氨酸草酰乙酸转氨酶 1	+					
能量代谢							
ACO2	线粒体乌头酸酶 2	+	+[48]	+[49,50]			+[44,51,52]
AKR1B4	醛酮还原酶家族 1 成员 B4	+	+[37]			+[53]	
ALDH5A1	线粒体琥珀酸半醛脱氢酶	+	+[38]	+[49,54]			
ALDOA	果糖二磷酸醛缩酶	+	+[37,55]	+[56]	+[57]	+[58]	+[43]
ATP5G1	ATP 合酶，H⁺ 运输，线粒体 F0 复合物，A，亚型 1	+	+[37]	+[45,59]		+[47]	+[44]
ATP6V1A1	ATP 酶，H⁺ 运输，V1 亚单位 A，亚型 1 类似物	+	+[38]	+[57]	+[57]		+[60]
DLD	二氢硫辛酰胺脱氢酶	+	+[48]	+[46,50]			+[61]
DLAT	二氢硫辛酰乙酰转移酶	+		+[50]			+[44,52]
ENO1	烯醇酶 1	+	+[39,62]	+[45,46,50,54]	+[57]	+[47,58,63]	+[52,61,64]
GLUD1	谷氨酸脱氢酶 1	+	+[62]	+[49]			+[44]
IDH3A	异柠檬酸脱氢酶 3A	+	+[65]	+[49,50]		+[47]	+[44]
LDHB	乳糖脱氢酶 B 链	+	+[48,65]	+[46,49]		+[63]	+[60]
MOR1	线粒体苹果酸脱氢酶	+	+[36]		+[57]		+[44]
NDUFA10	NADH 脱氢酶 1A 亚型 10	+	+[66]	+[67]		+[68]	+[61]
NDUFS2	NADH 脱氢酶铁 – 硫蛋白 2	+	+[37,40]	+[45]			+[64]

续表

蛋白质和生物学过程	功能	尼古丁	酒精	安非他明/甲基安非他明	布托啡诺	可卡因	吗啡
PDHB	丙酮酸脱氢酶（硫辛酰胺）β	+	+[39,48,66]	+[50]			
PGAM1	磷酸甘油酸变位酶1	+	+[38]	+[49,56]			
PKM2	M2丙酮酸激酶	+	+[39]	+[46,50,56]	+[57]		+[1,6,21,25]
SIRT2	NAD依赖的去乙酰化酶2	+	+[69]				
TKT	转酮醇	+	+[40,48]			+[68]	+[41]
TPI1	磷酸丙糖异构酶1	+	+[40,48,62,70,71]	+[49,50,54,56]	+[57]	+[53]	+[60]
UQCRC1	泛醇-细胞色素C还原酶核心蛋白1	+	+[72]	+[46,49,56]		+[47]	+[42]
氧化应激反应							
GSTO1	谷胱甘肽S-转移酶ω1	+				+[53,73]	+[44]
GSTP1	谷胱甘肽S转移酶P1	+	+[65]	+[49]			+[42]
PRDX2	过氧化物氧还蛋白2	+	+[35,36,39,70]	+[45,46,50]		+[47,63,68]	
蛋白质修饰和降解							
CTSD	组织蛋白酶D	+	+[70]		+[57]		+[41]
HSC70-ps1	热休克蛋白70变异体	+	+[37]	+[67]			
HSP60	60kDa热休克蛋白-1	+				+[58,63]	
HSPA2	70kDa热休克蛋白2	+	+[37,39,69]	+[56]		+[53]	
HSPA8	70kDa热休克蛋白8	+	+[37,39,69]	+[50,56,67]		+[53,63]	
HSPD1	伴侣蛋白60	+		+[45,56,67]		+[47,68]	+[44]
PPIA	肽基脯氨酰异构酶A	+			+[57]		+[44]
UCHL1	泛素羧基末端水解酶L1	+	+[39,40,62,71]	+[46,50,56]			+[43,74]

185

续表

蛋白质和生物学过程	功能	尼古丁	酒精	安非他明/甲基安非他明	布托啡诺	可卡因	吗啡
信号转导							
ANXA5	膜联蛋白 A5	+	+[37,65]				+[75]
GNAO	GTP 结合蛋白 AO	+	+[66]		+[57]		+[41]
GNB1	鸟嘌呤核苷酸结合蛋白 β1 亚基	+	+[71]	+[49,50,67]			+[74,75]
PHB	抗增殖蛋白	+	+[72]	+[50]			
突触功能							
DNM1	发动蛋白 1	+					+[64]
NAPA	N-乙基马来酰亚胺敏感的融合蛋白附着蛋白 A	+					+[41,75]
NAPB	可溶性 N-乙基马来酰亚胺敏感的融合蛋白附着蛋白（SNAP-β）类似物	+			+[57]	+[63]	
NSF	N-乙基马来酰亚胺敏感的融合蛋白	+	+[55]	+[49]			+[44]
STXBP1	突触结合蛋白 1	+	+[62,66]	+[56,67]			+[44,52,64]
SYN2	突触素 2	+	+[62]	+[49,50,54]			+[43,52]
其他							
CRYM	晶体蛋白 μ	+	+[70]	+[50]	+[57]	+[68]	+[41]
VDAC1	电压依赖性阴离子通道 1	+	+[37-39]	+[46,49,50]			+[44,64]
SEPT5	氯苄乙胺 5	+		+[50]			+[75]

$FADH_2$ 转移到分子氧，通过一系列位于线粒体内膜的蛋白质复合物最终形成 ATP 提供能量。在真核生物中，糖酵解发生在细胞质，丙酮酸脱羧反应只发生在线粒体基质中，三羧酸循环和氧化磷酸化则分别发生在线粒体的基质和内膜中。这个过程是极其复杂的，每一步都被一系列酶或者酶复合物催化。

在使用慢性尼古丁处理的研究中，通过蛋白质组学分析的结果表明：在所有研究的脑区中，一些参与有氧呼吸的蛋白质受到慢性尼古丁处理的调控[34]。比如，果糖二磷酸醛缩酶 A（fructose-bisphosphate aldolase A，ALDOA）是一个参与糖酵解反应的酶，该酶在脑部的伏隔核和中脑腹侧被盖区被尼古丁显著调控。有趣的是，这个蛋白质也被酒精[37, 55]、布托啡诺[26] 和吗啡[43] 所调控（表 13-1）。另一个来自同一家族的蛋白质——ALDOC，也受到安非他明[45] 和可卡因[47] 的调控。除此之外，其他一些和能量形成有关的酶，比如 ATP5G1、ATP6V1A1、ENO1、GAPDH、MOR1、TPI1 等，同样受到许多滥用性药物的调控。

许多参与糖酵解反应的蛋白质也受这一类药物的调控。例如，醛缩酶是一个很常见的酶，该酶可催化可逆的果糖二磷酸分解产生二羟基丙酮磷酸盐和甘油醛三磷酸的过程。脊椎动物的醛缩酶包括三个同工酶[76]，醛缩酶 A 主要在肌肉和脑部表达，而醛缩酶 B 和 C 则主要分别在肝脏[77] 和脑部[78] 表达。醛缩酶在神经系统和其他组织的发育和功能运转方面起基础性作用，其异常表达与许多疾病有关，比如肌无力、不成熟的肌肉疲劳[79, 80]、中风[81]、阿尔茨海默病[82] 以及癌症[83] 等。另外，醛缩酶 A 和 C 被认为可以调控神经纤维丝 mRNA 的稳定性[84, 85] 和大神经元的细胞骨架的组成，这些将有助于维持其不同的状态。除此之外，烯醇酶（比如 ENO1 和 ENO2）、GAPDH，丙酮酸脱氢酶、M2 丙酮酸激酶（M2 pyruvate kinase，PK）和磷酸丙糖异构酶 1（triosephosphate isomerase 1，TPI1）等也受尼古丁及其他滥用性药物的调控。

受尼古丁和其他滥用性药物调控的线粒体蛋白质主要包括 ATP5G1、ATP6V1A1、线粒体顺乌头酸酶 2（mitochondrial aconitase 2，ACO2）、异柠檬酸脱氢酶 3［isocitrate dehydrogenase 3（NAD^+）alpha，IDH3A］、苹果酸脱氢酶 1（malate dehydrogenase，MOR1）、NADH 脱氢酶 1（NADH dehydrogenase 1 alpha subcomplex 10-like protein，NDUFA10），和 NADH 脱氢酶铁 - 硫蛋白 2［NADH dehydrogenase（ubiquinone）Fe-S protein 2，NDUFS2］等。在线粒体中，ATP 使用来自于质子梯度的能量，通过 F_1F_o-ATP 合成酶而合成[86-88]。这种酶是一个包括 ATP5G1 在内的多亚基的复合物。ATP5G1 受尼古丁和其他滥用性药物调控，这意味着在这种状态下细胞合成 ATP 的能力将会受到影响。ACO2 是一个依赖铁的代谢酶，这种酶通过三羧酸循环中的顺乌头酸，催化柠檬酸盐立体特性的异构化而形成异柠檬酸[89]。IDH3A 是异柠檬酸盐脱氢酶 3 的一个亚基，催化异柠檬酸盐的氧化脱羧反应形成 α- 酮戊二酸[90]。MOR1 催化一个可逆的反应，将 L- 苹果酸盐和 NAD 转变成草酰乙酸和

$NADH^{91}$。所有这些酶在三羧酸循环中都具有很重要的作用。在线粒体中，ACO2 在应对促氧化剂的反应中也存在可逆的柠檬酸盐依赖的修饰，这个过程对维持线粒体 DNA 的稳定性是必需的[92-94]。NDUFA10 和 NDUFS2 这两个蛋白质是 NADH- 泛醌氧化还原酶的亚基，是呼吸链中的第一个多聚体，催化 NADH 氧化并伴随着泛醌还原和质子从线粒体中排出。

使用神经蛋白质组学的方法检测滥用性药物对能量代谢中的蛋白质调控，目前几乎所有的结果都表明在神经元对每种药物处理的反应中，与能量形成相关的通路有着很重要的作用。并且，许多参与能量代谢的线粒体蛋白质也被滥用性药物所调控，进一步说明与能量代谢相关的通路被尼古丁和其他滥用性药物高度调控。实际上，滥用性药物能够影响线粒体的活性，比如，尼古丁处理不仅引起线粒体肿胀和结构损伤[95-97]，也调节一些诸如蛋白质周转率[98]、酶活性[99-101] 和活性氧的形成[102-104] 的活性。酒精、安非他明、可卡因、海洛因和吗啡对线粒体也有相似的影响[105-114]。然而，这些药物和线粒体的相互作用调控机制仍然不清楚，其中一个可能的原因就是这些药物强迫神经元去适应被药物改变了的中枢神经系统的新环境。而线粒体的结构和功能会根据细胞内外环境的改变进行自我调节。线粒体中被滥用性药物调控的蛋白质以及细胞质中与能量形成和转运相关的蛋白质，可能会造成能量供应不足，进一步导致神经元发生改变。另外，这些药物也可能直接与线粒体中特定的通路发生相互作用。Cormier 等[102, 104] 的研究表明尼古丁是一个 NADH 的竞争者，可以抑制线粒体的 NADH- 泛醌还原酶的活性，并显著降低脑中线粒体呼吸的比例。Xie 等[101] 发现尼古丁通过尼古丁乙酰胆碱受体调节线粒体膜上位于呼吸链复合物 I（respiratory chain complex I）位点的电子漏（electron leak）。Cunha-Oliveira 等[109] 的研究显示可卡因和安非他明均能干预线粒体中的呼吸链。能量形成通路的异常清晰地表明线粒体功能紊乱是由药物处理所引起的。另外，线粒体功能的紊乱将不仅导致能量缺乏，也会增加活性氧和活性氮（reactive nitrogen species，RNS）造成的伤害。

2. 氧化应激反应

过氧化物酶 1 和过氧化物酶 2（peroxiredoxins 1 and 2，PRDX1 and PRDX2）是抗氧化剂家族的两个成员，这两个蛋白质分别在大鼠的伏隔核和前额皮质两个脑区中被尼古丁下调表达[34]。在接受慢性安非他明处理后的处于给药中止阶段的大鼠海马体中[115] 和酗酒的人脑中[116]，PRDX2 均呈激活状态。然而，在过量使用可卡因的患者的脑部伏隔核中[117, 118] 和接受急性甲基苯丙胺处理的大鼠的纹状体中[119-121]，该蛋白质则表现为抑制状态。另外，在近亲交配的嗜酒和非嗜酒大鼠的伏隔核、海马体和皮质中，这个蛋白质也呈现出差异表达[122, 123]。另一方面，PRDX2 是一个表达丰富的胞浆蛋白，也是一个细胞表面受体产生的 H_2O_2 的主要调控蛋白[115]。该蛋白在神经元中表达，但在胶质细胞中并不表达。此外，在易受缺血性氧化应激损伤的细胞中，发现也有该蛋白的表达[124]。PRDX2 在抵抗氧化损伤和调控细胞凋亡方面发挥着重要的作用，前者是通过保护蛋白质和脂类发挥其作用的，后者则是通过清除代谢过程中形成的过氧化物来发挥作用[125-127]。

这个家族的其他成员也可被滥用性药物调节，例如，PRDX6 在受到慢性布托啡诺或吗啡处理的大鼠的前额皮质脑区中表达呈上调[26, 41]。此外，可卡因也可以导致该蛋白在人脑伏隔核中的表达上调[53]。PRDX5 是该家族中的另一个成员，在急性甲基安非他明暴露的大鼠的纹状体中，PRDX5 受到了明显的调控[46]。

研究表明，醛酮还原酶家族 1B4（aldo-keto reductase family 1 member B4，AKR1B4）在尼古丁处理的大鼠的纹状体中呈抑制状态[34]。与此类似，可卡因导致该蛋白在人脑的伏隔核中也表达下调[53]。醛糖还原酶是单体 NADPH 相关的醛酮还原酶家族中的一员，参与机体的葡萄糖代谢和渗透调节。它对机体有着重要的保护作用，可以抵抗来自于脂质过氧化反应和类固醇生成过程中产生的有毒醛类物质，从而避免了有毒物质过度积累而影响细胞的生长和分化[128]。

谷胱甘肽 S- 转移酶（glutathione S-transferases，GSTs）是一种利用谷胱甘肽促进包括致癌物质、治疗药物和氧化应激的产物在内的多种内源性和外源性化合物转化的第二相反应的生物酶类。谷胱甘肽 S- 转移酶能够通过直接的抗氧化活性抵抗由第一相酶代谢（phase I enzyme metabolism）反应产生的多种毒性化学物的代谢产物来阻止多巴胺能的退化[129-131]。此外，这些酶还可以促进细胞的内源性毒素的清除，因而可能具有神经保护的作用[132]。GSTP1（glutathione S-transferase π 1）和 GSTO1（glutathione S-transferase ω 1）是这个家族的两个成员。研究发现接受尼古丁处理的大鼠的纹状体中 GSTP1 和 GSTO1 的表达均受到抑制[34]，慢性吗啡处理作用于大鼠后，发现 GSTP1 和 GSTO1 蛋白的表达也被下调[42, 44]。相反地，在过量使用可卡因的患者的脑部则发现 GSTO1 轻微上调[53]。

成瘾性药物的促氧化特性一直是药物成瘾研究中的一个焦点之一。尼古丁曾被认为是中枢神经系统的抗氧化剂，虽然因为其可以降低一些诸如阿尔茨海默病和帕金森等神经退行性疾病的发病风险[133]，但是它也能够诱导神经元和其他细胞发生氧化应激反应，比如脂质过氧化反应、自由基的增加以及自由基解毒酶的抑制[134-137]。当中枢神经系统受到酒精[138-140]、吗啡[141, 142]、可卡因[143-145] 和安非他明[146, 147] 等刺激时，也会有氧化应激反应发生。这些药物与尼古丁的作用相类似，他们诱导的氧化应激会对神经元的活力造成伤害，进一步导致细胞凋亡。蛋白质组学研究显示，在中枢神经系统中，和抗氧化剂相关的蛋白质受许多成瘾性药物的调节，这进一步表明氧化应激可能是这些药物的主要生理效应之一。由于脑部含有较高比例的多元不饱和脂肪酸和较低含量的氧化酶[138]，大脑是最易受氧化应激影响的器官。因此，当慢性的和过量的氧化应激存在时会对大脑造成严重损害，并且可能加剧神经退行性疾病的恶化。

氧化应激是由于促氧化和抗氧化系统的不平衡造成的[148]。线粒体是细胞内活性氧和活性氮的主要来源。在氧化磷酸化过程中，氧被还原为水，并产生ATP。然而，氧的还原反应是不完整的，通过位于线粒体膜上电子转运链中的复合物形成了活性氧或活性氮，比如H_2O_2[106]。正常情况下，为了维持线粒体的氧化还原状态，大多数的氧化物会被清除，而有的氧化物则可能扩散穿过线粒体外膜而进入细胞质。从生物学角度，这些活性物质有双重作用。在低浓度时，他们扮演着细胞防御和信号传导的角色；而在高浓度时，他们通过氧化一些重要的结构和大分子产生有害影响。氧化应激可以引起一些大分子发生可逆的或者不可逆的修饰，比如在神经元中发生蛋白质氧化[149]、脂质过氧化[150]和DNA或RNA氧化[151, 152]，进而引起这些分子发生功能紊乱，使细胞失去还原能力。抗氧化蛋白PRDX1和PRDX2是线粒体和细胞质的硫氧还原蛋白还原酶，活性氧的集聚可诱导这些抗氧化蛋白发挥作用，使细胞在氧化损伤中幸存下来。如当有过量的活性氧存在时，细胞可招募这两个抗氧化蛋白来清除这些过量的活性氧。然而，这些抗氧化系统可能会受到滥用性药物的干扰。研究表明尼古丁和其他滥用性药物可以下调PRDX1和PRDX2的表达，这将导致氧自由基累积，并且加剧神经系统的损伤。从另一方面也可说明这些蛋白质的异常表达可能是由于细胞中氧自由基的增加所致。

3. 蛋白质修饰和降解

多种蛋白质的修饰和降解受尼古丁和其他药物调控。比如在尼古丁处理的大鼠脑组织中，有许多分子伴侣蛋白受尼古丁调控，包括热休克蛋白70-A8（Heat-shock 70-kD protein 8，HSPA8）、伴侣蛋白60（chaperonin 60，HSPD1）、伴侣蛋白TCP-1复合体6α亚型（chaperonin-containing t-complex polypeptide 1 subunit 6α，CCT6A）以及热休克蛋白70变异体（Heat-shock protein 70-kDa variant，HSC70-ps1）等（表13-1）。此外，研究发现HSPA8和HSPD1这两个蛋白质都被吗啡调控。另外，HSPA8还被酒精调控，HSPD1还被安非他明调控。神经蛋白质组学分析显示肽脯氨酰异构酶（peptidyl-prolyl isomerase A，PPIA），也被称作亲环素A（cyclophilin A），受尼古丁、吗啡和布托啡诺三种药物的调控[26, 34, 44]。PPIA是一个18kD的蛋白质，具有肽基脯氨酰异构酶活性，在包括大脑在内的所有组织中都表达丰富[153]。它可以加速蛋白质底物肽脯氨酰异构化，因此被认为参与了蛋白质的折叠和细胞内蛋白质的转运过程[154]。分子伴侣蛋白参与了新合成的蛋白质的折叠以及在环境刺激下变性蛋白质的复性。因此，这些分子伴侣蛋白质在调控蛋白质的形成、跨膜运动、受体可用性和酶活性等方面扮演着重要角色[155]。由于它们的这种建设性功能，分子伴侣蛋白可能会协同其他蛋白质修饰和降解途径一起维持细胞的稳态和可塑性。因而，这些蛋白质的调控可能会改变神经元结构和功能的平衡。

以往的研究已经证明热休克蛋白受滥用性药物的调控，比如 HSP70 是脑组织中主要的可诱导性热休克蛋白之一，在 mRNA 和蛋白质水平都受尼古丁[156]、安非他明[157]、酒精[156, 158]和可卡因[159]的调控，这和蛋白质组学的研究结果是一致的（表 13-1）。然而，目前尚不清楚药物诱导的不同脑区的热休克蛋白在 mRNA 和蛋白质水平的表达变化是否与给药后的一般应激状态有关，例如氧化应激或应对药物潜在的危害细胞的效应而产生的反调控作用，这一过程很可能是由于药物对细胞的毒性作用激活了神经元的补偿保护机制。

在新环境下，泛素－蛋白酶体途径是细胞维持稳态的一个机制。泛素是一种高度保守的蛋白质，通过 26S 蛋白酶体复合物降解靶向蛋白质。由于泛素化的特异性，泛素不仅靶向变性的蛋白质，而且靶向那些完好的但以时间或部位相关的方式受调控的蛋白质。由于可以破坏通路中的关键信号，蛋白质泛素系统是许多生物学通路（比如细胞周期、信号传导、转录调控和内吞作用）中的一个很重要的组件。另外，在受到应激时，蛋白质可能会变性或者丧失功能，产生一种具有细胞毒性的环境。而泛素－蛋白酶体系统能够清除这些累积的变性的或无功能的蛋白质，因此，在维持细胞健康状态方面扮演着非常重要的角色。

使用蛋白质组学技术对接受尼古丁处理的大鼠脑部的蛋白质进行分析，发现在大鼠的伏隔核中，尼古丁下调泛素羧基末端水解酶 Ll（ubiquitin carboxyl-terminal hydrolase-L1，UCH-L1）的表达[34]。另外，这个蛋白质在酗酒者的前额皮质脑区[39, 40]和吗啡间歇性处理的大鼠的伏隔核脑区中[43]均呈抑制状态。UCHL1 是去泛素化酶家族的一员，它可以通过清除靶蛋白中的聚泛素和水解单体泛素来影响下游的信号通路[160]。这个蛋白的变化表明泛素－蛋白酶体通路参与细胞对药物刺激的反应过程。我们前期的研究显示，在多个脑区中，这个通路均受慢性尼古丁处理的高度调控[161]。我们也发现该通路中的蛋白质同样也受其他药物不同程度地调控，比如安非他明[162]、海洛因、吗啡[163, 164]、酒精[165-167]和可卡因[168]等。

五、总结

通过使用蛋白质组学技术，我们可以大规模地分析神经系统中由药物滥用引起的蛋白质的表达变化。尽管通过传统的分子生物学技术已鉴定出一些与药物滥用相关的蛋白质，但是神经蛋白质组学技术可以为这些蛋白质的功能和相互作用提供一个更为广泛和全面的认识。虽然只依靠蛋白质组学的结果很难准确地了解所有已鉴定出的蛋白质的生物学功能，但是，通过对差异表达的蛋白质及其在药物处理后相应的生物学通路的鉴定，为进一步了解潜在药物－神经元相互作用机制提供了一个重要而崭新的见解。另外，对所有的滥用药物中共同存在的蛋白质和生物学过程的鉴定，不仅可以为这些蛋白质的功能提供线索，也有助于我们理解神经元对不同滥用药物反应的生化机制之间的相似性。

通过比较慢性尼古丁暴露后和酒精、安非他明、布托啡诺、可卡因和吗啡处理后的各自的蛋白质表达谱，我们发现了一些受多种药物都调控的生物学过程。在本章中，我们主要对其中的三个通路进行了详细的描述，它们分别是能量代谢相关通路、氧化应激反应通路、蛋白质降解和修饰通路。尽管这些成瘾药物的化学性质和相互作用的受体存在明显的不同，但是这种相似性表明这些药物在神经元中可以引起类似的细胞活性和生物学过程的改变。具体表现在药物滥用可以直接或间接地扰乱线粒体的结构和功能，从而影响细胞中能量的产生。这不仅改变了能量代谢相关蛋白质的表达，而且调节了与异常能量供应相关的其他活动。能量形成的异常往往伴随着活性氧浓度的升高，进而改变线粒体和细胞质的氧化还原状态，最终导致高氧化应激状态。这种应激最终引起一系列细胞反应，比如蛋白质和DNA的氧化，热休克蛋白的诱导以及信号转导的调节。此外，功能紊乱的线粒体可能会破裂并引起细胞凋亡。最终，不同通路和生物过程的调节可能导致神经元的许多改变，例如细胞结构、突触传递和神经元可塑性的改变。图13-1详细展示了多种滥用药物所产生的生理影响。

在此，我们只讨论了受不同滥用药物调控的蛋白质表达谱。为了进一步阐明药物依赖的生物学机制，一个有效的方法就是比较滥用药物处理的细胞和其他没有潜在成瘾性的精神类药物处理的细胞的蛋白质表达谱的差异。由于这种系统的比较偏离了本章的重点，加上精神类药物的多样性，因此，在本章节中并没有进行详细论述。然而，基于滥用药物和许多抗精神类药物（比如利培酮[169]、氟西汀[170-172]和氯氮平[173, 174]）的蛋白质表达谱的初步比较，我们发现只有少数的蛋白质同时受这两类药物的调控。这表明中枢神经系统对这两类药物的反应有着不同的作用机制。另一方面，我们发现许多存在于生物学过程中受成瘾药物调控的蛋白质也受其他抗精神类药物的调控。例如，通过利培酮[169]或氟西汀[171, 172]慢性处理的大鼠，果糖二磷酸缩醛酶和烯醇酶受到调节，而一些ATP合成酶的亚基[169]则被氯氮平[174]或者氟西汀[170]修饰，这意味着由抗精神类药物和成瘾性药物所致的神经元对环境的适应之间存在一定程度的相似的分子机制。另外，抗精神类药物导致的能量代谢异常和突触密度的降低[169]、神经保护的损伤[169]以及囊泡运输的异常[170]有着密切的联系，这最终导致神经元可塑性的改变。随着越来越多可利用的蛋白质组学数据的报道，对蛋白质表达谱的综合比较将有助于我们更好地了解共同存在于神经元和药物之间的相互作用机制，这些药物包括成瘾性药物和无成瘾性的精神类药物，以及其他特定种类的药物。

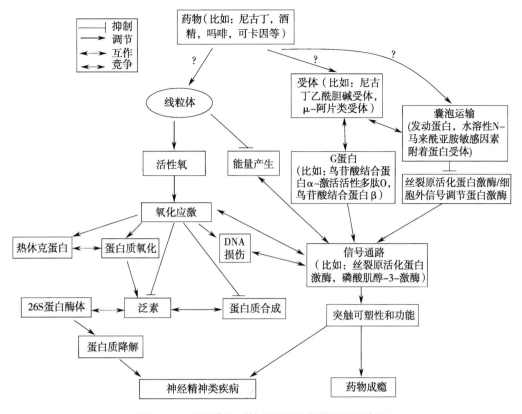

图 13-1　滥用药物对神经元的生物学作用示意图

这些药物调节线粒体结构和功能,扰乱能量形成和产生氧化应激。异常的能量供给可能会引起细胞内环境的紊乱,从而强迫细胞去适应这种异常,而这种状态几乎影响神经元活动的方方面面。氧化应激会导致蛋白质氧化和 DNA 损伤,这种影响可能调节细胞中负责维持稳态的系统,比如涉及蛋白质降解的泛素－蛋白酶体系统、辅助蛋白质折叠的伴侣蛋白系统以及清除活性氧和活性氮的抗氧化系统。最终结果可能是和突触传递密切相关的囊泡运输系统的调节,以及与细胞命运和神经元可塑性相关的信号传导途径的调节。这些通路的调节可以引起神经元活力和结构的改变,最终导致药物依赖和其他神经系统疾病。这个模型是在我们以前的模型的基础上修改并扩展的[3,161]。鸟苷酸结合蛋白 α－激活活性多肽 O(GNAO1,guanine nucleotide-binding protein,α-activating activity polypeptide O);鸟苷酸结合蛋白 β(GNB,guanine nucleotide-binding protein β);丝裂原活化蛋白激酶(MAPK,mitogen-activated protein kinase);丝裂原活化蛋白激酶/细胞外信号调节蛋白激酶(MEK,MAPK/ERK kinase);μ－阿片类受体(MOR,μ opioid receptor);发动蛋白(DMN,dynamin);尼古丁乙酰胆碱受体(nAChR,nicotinic acetylcholine receptor);磷酸肌醇 -3- 激酶(PI3K,phosphoinositide-3-kinase,catalytic,α polypeptide);水溶性 N- 马来酰亚胺敏感因素附着蛋白受体(SNAREs,soluble N-ethylmaleimide-sensitive factor attachment protein receptors)

　　我们已经通过侧重于一个或几个基因或者蛋白质的相对传统的方法对药物和神经元之间的相互作用关系有了较为广泛的认识。这种方法在探索药物成瘾机制方面是至关重要的。然而,新兴起的高通量蛋白质分析技术,比如神经蛋白质组学技术,可以更大规模地提供关于蛋白质的功能和相互作用的信息。通过这种方法,除了能获得相对全面的代谢和细胞信号传导通路的信息外,神经蛋白质组学技术并不需要筛选和成瘾性药物导致的神经元活动相关的目标蛋白。因此,通过这种方法得到的结果更为客观,这一点在鉴定成瘾性药物对神经元影响中的新蛋白质至关重要而且更有前途。甚至在早期阶段，神经蛋白组学技术就已经被证明是检测和鉴定药物依赖中蛋白质的动态变化和生物学过程的一个强大的工具。最后，神经蛋白质组学技术和其他常规的分子生物学技术将不仅有助于我们阐明神经元在结构、突触传递和信号级联方面响应滥用药物处理的机制，而且也能够加速对药物依赖治疗新靶点的鉴定。

致谢

本章主要改编自本课题组前期发表在 *Molecular Neurobiology* 上的文章（Wang et al，2011，44：269-286）。

参 考 文 献

1. Dunckley T，Lukas RJ. Nicotine modulates the expression of a diverse set of genes in the neuronal SH-SY5Y cell line. J Biol Chem，2003，278（18）：15633-15640.

2. Konu O，Kane JK，Barrett T，et al. Region-specific transcriptional response to chronic nicotine in rat brain. Brain Res，2001，909（1-2）：194-203.

3. Konu O，Xu X，Ma JZ，et al. Application of a customized pathway-focused microarray for gene expression profiling of cellular homeostasis upon exposure to nicotine in PC12 cells. Brain research Molecular brain research，2004，121（1-2）：102-113.

4. Li MD，Konu O，Kane JK，et al. Microarray technology and its application on nicotine research. Molecular neurobiology，2002，25（3）：265-285.

5. Li MD，Kane JK，Wang J，et al. Time-dependent changes in transcriptional profiles within five rat brain regions in response to nicotine treatment. Brain research Molecular brain research 2004；132（2）：168-80.

6. Zhang S，Day IN，Ye S. Microarray analysis of nicotine-induced changes in gene expression in endothelial cells. Physiol Genomics，2001，5（4）：187-192.

7. Kerns RT，Ravindranathan A，Hassan S，et al. Ethanol-responsive brain region expression networks：implications for behavioral responses to acute ethanol in DBA/2J versus C57BL/6J mice. J Neurosci，2005，25（9）：2255-2266.

8. Bahi A，Dreyer JL. Cocaine-induced expression changes of axon guidance molecules in the adult rat brain. Mol Cell Neurosci，2005，28（2）：275-291.

9. McClung CA，Nestler EJ，Zachariou V. Regulation of gene expression by chronic morphine and morphine withdrawal in the locus ceruleus and ventral tegmental area. J Neurosci，2005，25（25）：6005-6015.

10. Rhodes JS，Crabbe JC. Gene expression induced by drugs of abuse. Curr Opin Pharmacol，2005，5（1）：26-33.

11. Pollock JD. Gene expression profiling：methodological challenges，results，and prospects for addiction research. Chem Phys Lipids，2002，121（1-2）：241-256.

12. Yuferov V，Nielsen D，Butelman E，et al. Microarray studies of psychostimulant-induced changes in gene expression. Addict Biol，2005，10（1）：101-118.

13. Thrift RN，Forte TM，Cahoon BE，et al. Characterization of lipoproteins produced by the human liver cell line，Hep G2，under defined conditions. J Lipid Res，1986，27（3）：236-250.

14. Lewis TS，Hunt JB，Aveline LD，et al. Identification of novel MAP kinase pathway signaling targets by functional proteomics and mass spectrometry. Mol Cell，2000，6（6）：1343-1354.

15. Gerner C，Frohwein U，Gotzmann J，et al. The Fas-induced apoptosis analyzed by high throughput proteome

analysis. J Biol Chem, 2000, 275 (50): 39018–39026.

16. Kanamoto T, Hellman U, Heldin CH, et al. Functional proteomics of transforming growth factor–beta1–stimulated Mv1Lu epithelial cells: Rad51 as a target of TGFbeta1–dependent regulation of DNA repair. Embo J, 2002, 21 (5): 1219–1230.

17. Predic J, Soskic V, Bradley D, et al. Monitoring of gene expression by functional proteomics: response of human lung fibroblast cells to stimulation by endothelin–1. Biochemistry, 2002, 41 (3): 1070–1078.

18. Haab BB, Dunham MJ, Brown PO. Protein microarrays for highly parallel detection and quantitation of specific proteins and antibodies in complex solutions. Genome Biol, 2001, 2 (2): RESEARCH0004.

19. Sreekumar A, Nyati MK, Varambally S, et al. Profiling of cancer cells using protein microarrays: discovery of novel radiation–regulated proteins. Cancer Res, 2001, 61 (20): 7585–7593.

20. Miller JC, Zhou H, Kwekel J, et al. Antibody microarray profiling of human prostate cancer sera: antibody screening and identification of potential biomarkers. Proteomics, 2003, 3 (1): 56–63.

21. Nielsen UB, Cardone MH, Sinskey AJ, et al. Profiling receptor tyrosine kinase activation by using Ab microarrays. Proc Natl Acad Sci U S A, 2003, 100 (16): 9330–9335.

22. Claverie JM. Fewer genes, more noncoding RNA. Science, 2005, 309 (5740): 1529–1530.

23. Mendes Soares LM, Valcarcel J. The expanding transcriptome: the genome as the 'Book of Sand'. Embo J, 2006, 25 (5): 923–931.

24. Carninci P, Kasukawa T, Katayama S, et al. The transcriptional landscape of the mammalian genome. Science, 2005, 309 (5740): 1559–1563.

25. Liebler DC. Proteomic approaches to characterize protein modifications: new tools to study the effects of environmental exposures. Environ Health Perspect, 2002, 110 Suppl 1: 3–9.

26. Kim SI, Voshol H, van Oostrum J, et al. Neuroproteomics: expression profiling of the brain's proteomes in health and disease. Neurochem Res, 2004, 29 (6): 1317–1331.

27. Huber LA. Is proteomics heading in the wrong direction? Nat Rev Mol Cell Biol, 2003, 4 (1): 74–80.

28. Garavelli JS. The RESID Database of Protein Modifications as a resource and annotation tool. Proteomics, 2004, 4 (6): 1527–1533.

29. Manning G, Whyte DB, Martinez R, et al, Sudarsanam S. The protein kinase complement of the human genome. Science, 2002, 298 (5600): 1912–1934.

30. Cooper CA, Joshi HJ, Harrison MJ, et al. GlycoSuiteDB: a curated relational database of glycoprotein glycan structures and their biological sources. 2003 update. Nucleic Acids Res, 2003, 31 (1): 511–513.

31. Fountoulakis M. Application of proteomics technologies in the investigation of the brain. Mass Spectrom Rev, 2004, 23 (4): 231–258.

32. Morrison RS, Kinoshita Y, Johnson MD, et al. Proteomic analysis in the neurosciences. Mol Cell Proteomics, 2002, 1 (8): 553–560.

33. Yeom M, Shim I, Lee HJ, et al. Proteomic analysis of nicotine–associated protein expression in the striatum of repeated nicotine–treated rats. Biochemical and biophysical research communications, 2005, 326 (2): 321–328.

34. Hwang YY, Li MD. Proteins differentially expressed in response to nicotine in five rat brain regions: identification using a 2–DE/MS–based proteomics approach. Proteomics, 2006, 6 (10): 3138–3153.

35. Witzmann FA, Li J, Strother WN, et al. Innate differences in protein expression in the nucleus accumbens and hippocampus of inbred alcohol–preferring and–nonpreferring rats. Proteomics, 2003, 3 (7): 1335–1344.

36. Witzmann FA, Strother WN. Proteomics and alcoholism. International review of neurobiology, 2004, 61: 189–214.

37. Bell RL, Kimpel MW, Rodd ZA, et al. Protein expression changes in the nucleus accumbens and amygdala of

inbred alcohol-preferring rats given either continuous or scheduled access to ethanol. Alcohol,2006,40 (1):3-17.

38. Damodaran S,Dlugos CA,Wood TD,et al. Effects of chronic ethanol administration on brain protein levels:a proteomic investigation using 2-D DIGE system. European journal of pharmacology,2006,547(1-3):75-82.

39. Lewohl JM,Van Dyk DD,Craft GE,et al. The application of proteomics to the human alcoholic brain. Ann N Y Acad Sci,2004,1025 :14-26.

40. Alexander-Kaufman K,James G,Sheedy D,et al. Differential protein expression in the prefrontal white matter of human alcoholics:a proteomics study. Mol Psychiatry,2006,11(1):56-65.

41. Kim SY,Chudapongse N,Lee SM,et al. Proteomic analysis of phosphotyrosyl proteins in morphine-dependent rat brains. Brain Res Mol Brain Res,2005,133(1):58-70.

42. Bierczynska-Krzysik A,Bonar E,Drabik A,et al. Rat brain proteome in morphine dependence. Neurochem Int, 2006,49(4):401-406.

43. Li KW,Jimenez CR,van der Schors RC,et al. Intermittent administration of morphine alters protein expression in rat nucleus accumbens. Proteomics,2006,6(6):2003-2008.

44. Prokai L,Zharikova AD,Stevens SM. Effect of chronic morphine exposure on the synaptic plasma-membrane subproteome of rats:a quantitative protein profiling study based on isotope-coded affinity tags and liquid chromatography/mass spectrometry. J Mass Spectrom,2005,40(2):169-175.

45. Freeman WM,Brebner K,Amara SG,et al. Distinct proteomic profiles of amphetamine self-administration transitional states. Pharmacogenomics J,2005,5(3):203-214.

46. Iwazaki T,McGregor IS,Matsumoto I. Protein expression profile in the striatum of acute methamphetamine-treated rats. Brain Res,2006,1097(1):19-25.

47. Tannu N,Mash DC,Hemby SE. Cytosolic proteomic alterations in the nucleus accumbens of cocaine overdose victims. Mol Psychiatry,2007,12(1):55-73.

48. Alexander-Kaufman K,Harper C,Wilce P,et al. Cerebellar vermis proteome of chronic alcoholic individuals. Alcoholism,clinical and experimental research,2007,31(8):1286-1296.

49. Iwazaki T,McGregor IS,Matsumoto I. Protein expression profile in the amygdala of rats with methamphetamine-induced behavioral sensitization. Neuroscience letters,2008,435(2):113-119.

50. Faure JJ,Hattingh SM,Stein DJ,et al. Proteomic analysis reveals differentially expressed proteins in the rat frontal cortex after methamphetamine treatment. Metabolic brain disease,2009,24(4):685-700.

51. Shui HA,Ho ST,Wang JJ,et al. Proteomic analysis of spinal protein expression in rats exposed to repeated intrathecal morphine injection. Proteomics,2007,7(5):796-803.

52. Yang L,Sun ZS,Zhu YP. Proteomic analysis of rat prefrontal cortex in three phases of morphine-induced conditioned place preference. Journal of proteome research,2007,6(6):2239-2247.

53. Hemby SE. Assessment of genome and proteome profiles in cocaine abuse. Progress in brain research,2006, 158 :173-195.

54. Iwazaki T,McGregor IS,Matsumoto I. Protein expression profile in the striatum of rats with methamphetamine-induced behavioral sensitization. Proteomics,2007,7(7):1131-1139.

55. Park B,Jeong SK,Lee WS,et al. A simple pattern classification method for alcohol-responsive proteins that are differentially expressed in mouse brain. Proteomics,2004,4(11):3369-3375.

56. Kobeissy FH,Warren MW,Ottens AK,et al. Psychoproteomic analysis of rat cortex following acute methamphetamine exposure. Journal of proteome research,2008,7(5):1971-1983.

57. Kim SY,Chudapongse N,Lee SM,et al. Proteomic analysis of phosphotyrosyl proteins in the rat brain:effect of butorphanol dependence. Journal of neuroscience research,2004,77(6):867-877.

58. Reynolds JL, Mahajan SD, Bindukumar B, et al. Proteomic analysis of the effects of cocaine on the enhancement of HIV-1 replication in normal human astrocytes (NHA). Brain research, 2006, 1123 (1): 226-236.

59. Li X, Wang H, Qiu P, Luo H. Proteomic profiling of proteins associated with methamphetamine-induced neurotoxicity in different regions of rat brain. Neurochemistry international, 2008, 52 (1-2): 256-264.

60. Bierczynska-Krzysik A, Pradeep John JP, Silberring J, et al. Proteomic analysis of rat cerebral cortex, hippocampus and striatum after exposure to morphine. International journal of molecular medicine, 2006, 18 (4): 775-784.

61. Bodzon-Kulakowska A, Suder P, Mak P, et al. Proteomic analysis of striatal neuronal cell cultures after morphine administration. Journal of separation science, 2009, 32 (8): 1200-1210.

62. Hargreaves GA, Quinn H, Kashem MA, et al. Proteomic analysis demonstrates adolescent vulnerability to lasting hippocampal changes following chronic alcohol consumption. Alcoholism, clinical and experimental research, 2009, 33 (1): 86-94.

63. Tannu NS, Howell LL, Hemby SE. Integrative proteomic analysis of the nucleus accumbens in rhesus monkeys following cocaine self-administration. Molecular psychiatry, 2010, 15 (2): 185-203.

64. Moron JA, Abul-Husn NS, Rozenfeld R, et al. Morphine administration alters the profile of hippocampal postsynaptic density-associated proteins: a proteomics study focusing on endocytic proteins. Molecular & cellular proteomics: MCP, 2007, 6 (1): 29-42.

65. Kashem MA, Harper C, Matsumoto I. Differential protein expression in the corpus callosum (genu) of human alcoholics. Neurochemistry international, 2008, 53 (1-2): 1-11.

66. McBride WJ, Schultz JA, Kimpel MW, et al. Differential effects of ethanol in the nucleus accumbens shell of alcohol-preferring (P), alcohol-non-preferring (NP) and Wistar rats: a proteomics study. Pharmacology, biochemistry, and behavior, 2009, 92 (2): 304-313.

67. Yang MH, Kim S, Jung MS, et al. Proteomic analysis of methamphetamine-induced reinforcement processes within the mesolimbic dopamine system. Addiction biology, 2008, 13 (3-4): 287-294.

68. del Castillo C, Morales L, Alguacil LF, et al. Proteomic analysis of the nucleus accumbens of rats with different vulnerability to cocaine addiction. Neuropharmacology, 2009, 57 (1): 41-48.

69. Kashem MA, James G, Harper C, Wilce P, et al. Differential protein expression in the corpus callosum (splenium) of human alcoholics: a proteomics study. Neurochemistry international, 2007, 50 (2): 450-459.

70. Kashem MA, Etages HD, Kopitar-Jerala N, et al. Differential protein expression in the corpus callosum (body) of human alcoholic brain. Journal of neurochemistry, 2009, 110 (2): 486-495.

71. Matsuda-Matsumoto H, Iwazaki T, Kashem MA, et al. Differential protein expression profiles in the hippocampus of human alcoholics. Neurochemistry international, 2007, 51 (6-7): 370-376.

72. Sari Y, Zhang M, Mechref Y. Differential expression of proteins in fetal brains of alcohol-treated prenatally C57BL/6 mice: a proteomic investigation. Electrophoresis, 2010, 31 (3): 483-496.

73. Bindukumar B, Mahajan SD, Reynolds JL, et al. Genomic and proteomic analysis of the effects of cannabinoids on normal human astrocytes. Brain research, 2008, 1191: 1-11.

74. Li Q, Zhao X, Zhong LJ, et al. Effects of chronic morphine treatment on protein expression in rat dorsal root ganglia. European journal of pharmacology, 2009, 612 (1-3): 21-28.

75. Neasta J, Uttenweiler-Joseph S, Chaoui K, et al. Effect of long-term exposure of SH-SY5Y cells to morphine: a whole cell proteomic analysis. Proteome Sci, 2006, 4: 23.

76. Berardini TZ, Drygas-Williams M, Callard GV, et al. Identification of neuronal isozyme specific residues by comparison of goldfish aldolase C to other aldolases. Comp Biochem Physiol A Physiol, 1997, 117 (4): 471-476.

77. Cox TM. Aldolase B and fructose intolerance. Faseb J, 1994, 8 (1): 62-71.

197

78. Ahn AH, Dziennis S, Hawkes R, et al. The cloning of zebrin II reveals its identity with aldolase C. Development, 1994, 120(8): 2081–2090.

79. Kreuder J, Borkhardt A, Repp R, et al. Brief report: inherited metabolic myopathy and hemolysis due to a mutation in aldolase A. N Engl J Med, 1996, 334(17): 1100–1104.

80. DiMauro S, Bruno C. Glycogen storage diseases of muscle. Curr Opin Neurol, 1998, 11(5): 477–484.

81. Linke S, Goertz P, Baader SL, et al. Aldolase C/zebrin II is released to the extracellular space after stroke and inhibits the network activity of cortical neurons. Neurochem Res, 2006, 31(11): 1297–1303.

82. Mor F, Izak M, Cohen IR. Identification of aldolase as a target antigen in Alzheimer's disease. J Immunol, 2005, 175(5): 3439–3445.

83. Asaka M, Kimura T, Meguro T, et al. Alteration of aldolase isozymes in serum and tissues of patients with cancer and other diseases. J Clin Lab Anal, 1994, 8(3): 144–148.

84. Canete-Soler R, Reddy KS, Tolan DR, et al. Aldolases a and C are ribonucleolytic components of a neuronal complex that regulates the stability of the light-neurofilament mRNA. J Neurosci, 2005, 25(17): 4353–4364.

85. Stefanizzi I, Canete-Soler R. Coregulation of light neurofilament mRNA by poly (A)-binding protein and aldolase C: Implications for neurodegeneration. Brain Res, 2007, 1139: 15–28.

86. Wilkens S. Rotary molecular motors. Adv Protein Chem, 2005, 71: 345–382.

87. Fillingame RH, Angevine CM, Dmitriev OY. Mechanics of coupling proton movements to c-ring rotation in ATP synthase. FEBS Lett, 2003, 555(1): 29–34.

88. Berry RM. ATP synthesis: the world's smallest wind-up toy. Curr Biol, 2005, 15(10): R385–387.

89. Beinert H, Kennedy MC. Aconitase, a two-faced protein: enzyme and iron regulatory factor. Faseb J, 1993, 7(15): 1442–1449.

90. LaPorte DC. The isocitrate dehydrogenase phosphorylation cycle: regulation and enzymology. J Cell Biochem, 1993, 51(1): 14–8.

91. Ball ST, Moseley HJ, Peters J. Mor2, supernatant malate dehydrogenase, is linked to wa2 and Hba on mouse chromosome 11 in a region of homology with human chromosome 2p. Genomics, 1994, 24(2): 399–400.

92. Bulteau AL, O'Neill HA, Kennedy MC, et al. Frataxin acts as an iron chaperone protein to modulate mitochondrial aconitase activity. Science, 2004, 305(5681): 242–245.

93. Chen XJ, Wang X, Kaufman BA, et al. Aconitase couples metabolic regulation to mitochondrial DNA maintenance. Science, 2005, 307(5710): 714–717.

94. Shadel GS. Mitochondrial DNA, aconitase 'wraps' it up. Trends Biochem Sci, 2005, 30(6): 294–296.

95. Zimmerman M, McGeachie J. The effect of nicotine on aortic endothelium. A quantitative ultrastructural study. Atherosclerosis, 1987, 63(1): 33–41.

96. Jin Z, Roomans GM. Effects of nicotine on the uterine epithelium studied by X-ray microanalysis. J Submicrosc Cytol Pathol, 1997, 29(2): 179–186.

97. Onal A, Uysal A, Ulker S, et al. Alterations of brain tissue in fetal rats exposed to nicotine in utero: possible involvement of nitric oxide and catecholamines. Neurotoxicol Teratol, 2004, 26(1): 103–112.

98. Katyare SS, Shallom JM. Altered cerebral protein turnover in rats following prolonged in vivo treatment with nicotine. J Neurochem, 1988, 50(5): 1356–1363.

99. Galvin RJ, Ramp WK, Lenz LG. Smokeless tobacco contains a nonnicotine inhibitor of bone metabolism. Toxicol Appl Pharmacol, 1988, 95(2): 292–300.

100. Barbieri RL, Friedman AJ, Osathanondh R. Cotinine and nicotine inhibit human fetal adrenal 11 beta-hydroxylase. J Clin Endocrinol Metab, 1989, 69(6): 1221–1224.

101. Xie YX, Bezard E, Zhao BL. Investigating the receptor-independent neuroprotective mechanisms of nicotine in

mitochondria. J Biol Chem, 2005, 280(37): 32405–32412.

102. Cormier A, Morin C, Zini R, et al. Nicotine protects rat brain mitochondria against experimental injuries. Neuropharmacology, 2003, 44(5): 642–652.

103. Soto-Otero R, Mendez-Alvarez E, Hermida-Ameijeiras A, et al. Effects of (−)-nicotine and (−)-cotinine on 6-hydroxydopamine-induced oxidative stress and neurotoxicity: relevance for Parkinson's disease. Biochem Pharmacol, 2002, 64(1): 125–135.

104. Cormier A, Morin C, Zini R, et al. In vitro effects of nicotine on mitochondrial respiration and superoxide anion generation. Brain Res, 2001, 900(1): 72–79.

105. Hajnoczky G, Buzas CJ, Pacher P, et al. Alcohol and mitochondria in cardiac apoptosis: mechanisms and visualization. Alcohol Clin Exp Res, 2005, 29(5): 693–701.

106. Brown JM, Yamamoto BK. Effects of amphetamines on mitochondrial function: role of free radicals and oxidative stress. Pharmacol Ther, 2003, 99(1): 45–53.

107. Yuan C, Acosta D, Jr. Cocaine-induced mitochondrial dysfunction in primary cultures of rat cardiomyocytes. Toxicology, 1996, 112(1): 1–10.

108. Yuan C, Acosta D, Jr. Effect of cocaine on mitochondrial electron transport chain evaluated in primary cultures of neonatal rat myocardial cells and in isolated mitochondrial preparations. Drug Chem Toxicol, 2000, 23(2): 339–348.

109. Cunha-Oliveira T, Rego AC, Cardoso SM, et al. Mitochondrial dysfunction and caspase activation in rat cortical neurons treated with cocaine or amphetamine. Brain Res, 2006, 1089(1): 44–54.

110. Cunha-Oliveira T, Rego AC, Garrido J, et al. Street heroin induces mitochondrial dysfunction and apoptosis in rat cortical neurons. J Neurochem, 2007.

111. Oliveira MT, Rego AC, Macedo TR, et al. Drugs of abuse induce apoptotic features in PC12 cells. Ann N Y Acad Sci, 2003, 1010: 667–670.

112. Mastronicola D, Arcuri E, Arese M, et al. Morphine but not fentanyl and methadone affects mitochondrial membrane potential by inducing nitric oxide release in glioma cells. Cell Mol Life Sci, 2004, 61(23): 2991–2997.

113. Ramachandran V, Perez A, Chen J, et al. In utero ethanol exposure causes mitochondrial dysfunction, which can result in apoptotic cell death in fetal brain: a potential role for 4-hydroxynonenal. Alcohol Clin Exp Res, 2001, 25(6): 862–871.

114. Boess F, Ndikum-Moffor FM, Boelsterli UA, et al. Effects of cocaine and its oxidative metabolites on mitochondrial respiration and generation of reactive oxygen species. Biochem Pharmacol, 2000, 60(5): 615–623.

115. Rhee SG, Chae HZ, Kim K. Peroxiredoxins: a historical overview and speculative preview of novel mechanisms and emerging concepts in cell signaling. Free Radic Biol Med, 2005, 38(12): 1543–1552.

116. Mizusawa H, Ishii T, Bannai S. Peroxiredoxin I (macrophage 23 kDa stress protein) is highly and widely expressed in the rat nervous system. Neurosci Lett, 2000, 283(1): 57–60.

117. Ishii T, Itoh K, Takahashi S, et al. Transcription factor Nrf2 coordinately regulates a group of oxidative stress-inducible genes in macrophages. J Biol Chem, 2000, 275(21): 16023–16029.

118. Das KC, Pahl PM, Guo XL, et al. Induction of peroxiredoxin gene expression by oxygen in lungs of newborn primates. Am J Respir Cell Mol Biol, 2001, 25(2): 226–232.

119. Chae HZ, Chung SJ, Rhee SG. Thioredoxin-dependent peroxide reductase from yeast. J Biol Chem, 1994, 269(44): 27670–27678.

120. Bryk R, Griffin P, Nathan C. Peroxynitrite reductase activity of bacterial peroxiredoxins. Nature, 2000, 407

(6801):211–215.

121. Peshenko IV, Shichi H. Oxidation of active center cysteine of bovine 1-Cys peroxiredoxin to the cysteine sulfenic acid form by peroxide and peroxynitrite. Free Radic Biol Med, 2001, 31(3):292–303.

122. Butterfield LH, Merino A, Golub SH. et al. From cytoprotection to tumor suppression: the multifactorial role of peroxiredoxins. Antioxid Redox Signal, 1999, 1(4):385–402.

123. Fujii J, Ikeda Y. Advances in our understanding of peroxiredoxin, a multifunctional, mammalian redox protein. Redox Rep, 2002, 7(3):123–130.

124. Sarafian TA, Verity MA, Vinters HV, et al. Differential expression of peroxiredoxin subtypes in human brain cell types. J Neurosci Res, 1999, 56(2):206–212.

125. Yim MB, Chae HZ, Rhee SG, et al. On the protective mechanism of the thiol-specific antioxidant enzyme against the oxidative damage of biomacromolecules. J Biol Chem, 1994, 269(3):1621–1626.

126. Netto LES, Chae HZ, Kang SW, et al. Removal of hydrogen peroxide by thiol-specific antioxidant enzyme(TSA) is involved with its antioxidant properties. TSA possesses thiol peroxidase activity. J Biol Chem, 1996, 271(26):15315–15321.

127. Kim H, Lee TH, Park ES, et al. Role of peroxiredoxins in regulating intracellular hydrogen peroxide and hydrogen peroxide-induced apoptosis in thyroid cells. J Biol Chem, 2000, 275(24):18266–18270.

128. Lefrancois-Martinez AM, Bertherat J, Val P, et al. Decreased expression of cyclic adenosine monophosphate-regulated aldose reductase(AKR1B1) is associated with malignancy in human sporadic adrenocortical tumors. J Clin Endocrinol Metab, 2004, 89(6):3010–3019.

129. Harada S, Fujii C, Hayashi A, et al. An association between idiopathic Parkinson's disease and polymorphisms of phase II detoxification enzymes: glutathione S-transferase M1 and quinone oxidoreductase 1 and 2. Biochem Biophys Res Commun, 2001, 288(4):887–892.

130. Miller MC, 3rd, Mohrenweiser HW, Bell DA. Genetic variability in susceptibility and response to toxicants. Toxicol Lett, 2001, 120(1–3):269–280.

131. Santt O, Baranova H, Albuisson E, et al. Interaction between GSTM1-null and CYP2D6-deficient alleles in the pathogenesis of Parkinson's disease. Eur J Neurol, 2004, 11(4):247–251.

132. Baez S, Segura-Aguilar J, Widersten M, et al. Glutathione transferases catalyse the detoxication of oxidized metabolites(o-quinones) of catecholamines and may serve as an antioxidant system preventing degenerative cellular processes. Biochem J, 1997, 324(Pt 1):25–28.

133. Newhouse PA, Potter A, Levin ED. Nicotinic system involvement in Alzheimer's and Parkinson's diseases. Implications for therapeutics. Drugs Aging, 1997, 11(3):206–228.

134. Newman MB, Arendash GW, Shytle RD, et al. Nicotine's oxidative and antioxidant properties in CNS. Life Sci, 2002, 71(24):2807–2820.

135. Husain K, Scott BR, Reddy SK, et al. Chronic ethanol and nicotine interaction on rat tissue antioxidant defense system. Alcohol, 2001, 25(2):89–97.

136. Sener G, Sehirli O, Ipci Y, et al. Protective effects of taurine against nicotine-induced oxidative damage of rat urinary bladder and kidney. Pharmacology, 2005, 74(1):37–44.

137. Slotkin TA, Seidler FJ, Qiao D, et al. Effects of prenatal nicotine exposure on primate brain development and attempted amelioration with supplemental choline or vitamin C: neurotransmitter receptors, cell signaling and cell development biomarkers in fetal brain regions of rhesus monkeys. Neuropsychopharmacology, 2005, 30(1):129–144.

138. Sun AY, Sun GY. Ethanol and oxidative mechanisms in the brain. J Biomed Sci, 2001, 8(1):37–43.

139. Goodlett CR, Horn KH. Mechanisms of alcohol-induced damage to the developing nervous system. Alcohol

Res Health,2001,25(3):175-184.

140. Goodlett CR,Horn KH,Zhou FC. Alcohol teratogenesis:mechanisms of damage and strategies for intervention. Exp Biol Med(Maywood),2005,230(6):394-406.

141. Ozmen I,Naziroglu M,Alici HA,et al. Spinal morphine administration reduces the fatty acid contents in spinal cord and brain by increasing oxidative stress. Neurochem Res,2007,32(1):19-25.

142. Guzman DC,Vazquez IE,Brizuela NO,et al. Assessment of oxidative damage induced by acute doses of morphine sulfate in postnatal and adult rat brain. Neurochem Res,2006,31(4):549-554.

143. Bashkatova V,Meunier J,Maurice T,et al. Memory impairments and oxidative stress in the hippocampus of in-utero cocaine-exposed rats. Neuroreport,2005,16(11):1217-1221.

144. Poon HF,Abdullah L,Mullan MA,et al. Cocaine-induced oxidative stress precedes cell death in human neuronal progenitor cells. Neurochem Int,2007,50(1):69-73.

145. Bashkatova V,Meunier J,Vanin A,et al. Nitric oxide and oxidative stress in the brain of rats exposed in utero to cocaine. Ann N Y Acad Sci,2006,1074:632-642.

146. Yamamoto BK,Bankson MG. Amphetamine neurotoxicity:cause and consequence of oxidative stress. Crit Rev Neurobiol,2005,17(2):87-117.

147. Davidson C,Gow AJ,Lee TH,et al. Methamphetamine neurotoxicity:necrotic and apoptotic mechanisms and relevance to human abuse and treatment. Brain research Brain research reviews,2001,36(1):1-22.

148. Butterfield DA,Perluigi M,Sultana R. Oxidative stress in Alzheimer's disease brain:new insights from redox proteomics. Eur J Pharmacol,2006,545(1):39-50.

149. Stadtman ER. Protein oxidation and aging. Free Radic Res,2006,40(12):1250-1258.

150. Butterfield DA,Lauderback CM. Lipid peroxidation and protein oxidation in Alzheimer's disease brain:potential causes and consequences involving amyloid beta-peptide-associated free radical oxidative stress. Free Radic Biol Med,2002,32(11):1050-1060.

151. Gabbita SP,Lovell MA,Markesbery WR. Increased nuclear DNA oxidation in the brain in Alzheimer's disease. J Neurochem,1998,71(5):2034-2040.

152. Nunomura A,Perry G,Hirai K,et al. Neuronal RNA oxidation in Alzheimer's disease and Down's syndrome. Ann N Y Acad Sci,1999,893:362-364.

153. Lad RP,Smith MA,Hilt DC. Molecular cloning and regional distribution of rat brain cyclophilin. Brain Res Mol Brain Res,1991,9(3):239-244.

154. Schmid FX. Prolyl isomerases. Adv Protein Chem,2001,59:243-282.

155. Sharp FR,Massa SM,Swanson RA. Heat-shock protein protection. Trends Neurosci,1999,22(3):97-99.

156. Canoz O,Gunes T,Deniz K,et al. Perinatal expression of HSP70 and VEGF in neonatal rat lung vessels exposed to nicotine during gestation. Apmis,2006,114(1):10-14.

157. Miller EK,Raese JD,Morrison-Bogorad M. Expression of heat shock protein 70 and heat shock cognate 70 messenger RNAs in rat cortex and cerebellum after heat shock or amphetamine treatment. J Neurochem,1991,56(6):2060-2071.

158. Calabrese V,Testa G,Ravagna A,et al. HSP70 induction in the brain following ethanol administration in the rat:regulation by glutathione redox state. Biochem Biophys Res Commun,2000,269(2):397-400.

159. Novikova SI,He F,Bai J,et al. Cocaine-induced changes in the expression of apoptosis-related genes in the fetal mouse cerebral wall. Neurotoxicol Teratol,2005,27(1):3-14.

160. Nijman SM,Luna-Vargas MP,Velds A,et al. A genomic and functional inventory of deubiquitinating enzymes. Cell,2005,123(5):773-786.

161. Kane JK,Konu O,Ma JZ,et al. Nicotine coregulates multiple pathways involved in protein modification/

degradation in rat brain. Brain research Molecular brain research, 2004, 132(2): 181−191.

162. Iacovelli L, Fulceri F, De Blasi A, et al. The neurotoxicity of amphetamines: bridging drugs of abuse and neurodegenerative disorders. Exp Neurol, 2006, 201(1): 24−31.

163. Drakenberg K, Nikoshkov A, Horvath MC, et al. Mu opioid receptor A118G polymorphism in association with striatal opioid neuropeptide gene expression in heroin abusers. Proc Natl Acad Sci U S A, 2006, 103(20): 7883−7888.

164. Rambhia S, Mantione KJ, Stefano GB, et al. Morphine modulation of the ubiquitin−proteasome complex is neuroprotective. Med Sci Monit, 2005, 11(11): BR386−396.

165. Gutala R, Wang J, Kadapakkam S, et al. Microarray analysis of ethanol−treated cortical neurons reveals disruption of genes related to the ubiquitin−proteasome pathway and protein synthesis. Alcohol Clin Exp Res, 2004, 28(12): 1779−1788.

166. Donohue TM Jr, Osna NA. Intracellular proteolytic systems in alcohol−induced tissue injury. Alcohol Res Health, 2003, 27(4): 317−324.

167. Sokolov BP, Jiang L, Trivedi NS, et al. Transcription profiling reveals mitochondrial, ubiquitin and signaling systems abnormalities in postmortem brains from subjects with a history of alcohol abuse or dependence. J Neurosci Res, 2003, 72(6): 756−767.

168. Dietrich JB, Mangeol A, Revel MO, et al. Acute or repeated cocaine administration generates reactive oxygen species and induces antioxidant enzyme activity in dopaminergic rat brain structures. Neuropharmacology, 2005, 48(7): 965−974.

169. O'Brien E, Dedova I, Duffy L, et al. Effects of chronic risperidone treatment on the striatal protein profiles in rats. Brain Res, 2006, 1113(1): 24−32.

170. Carboni L, Vighini M, Piubelli C, et al. Proteomic analysis of rat hippocampus and frontal cortex after chronic treatment with fluoxetine or putative novel antidepressants: CRF1 and NK1 receptor antagonists. Eur Neuropsychopharmacol, 2006, 16(7): 521−537.

171. Khawaja X, Xu J, Liang JJ, et al. Proteomic analysis of protein changes developing in rat hippocampus after chronic antidepressant treatment: Implications for depressive disorders and future therapies. J Neurosci Res, 2004, 75(4): 451−460.

172. Cecconi D, Mion S, Astner H, et al. Proteomic analysis of rat cortical neurons after fluoxetine treatment. Brain Res, 2007, 1135(1): 41−51.

173. Paulson L, Martin P, Ljung E, et al. Proteome analysis after co−administration of clozapine or haloperidol to MK−801−treated rats. J Neural Transm, 2007.

174. La Y, Wan C, Zhu H, et al. Hippocampus protein profiling reveals aberration of malate dehydrogenase in chlorpromazine/clozapine treated rats. Neurosci Lett, 2006, 408(1): 29−34.

第十四章

MicroRNA 对于成瘾和其他精神疾病的调控作用

成瘾的核心问题在于药物引起的突触信号变化如何转变成对长期神经性刺激的适应。有证据显示，microRNAs（miRNAs）通过对细胞信号的快速反应和对 mRNA 的动态调控机制在成瘾过程中发挥重要作用。由于一个 miRNA 可以靶向结合成百上千个 mRNA，miRNA 表达量的微小变化即可显著影响细胞应答、突触可塑性和转录等过程。在成瘾调控过程中，miRNA 的主要调控对象是成瘾相关的基因，其中最典型的是脑源性神经营养因子 *BDNF*（brain derived neurotrophic factor）、转录因子 *CREB*（cAMP-responsive element-binding protein）和甲基化 CpG 岛结合蛋白 *MeCP2*（methyl CpG binding protein 2）。本章阐述了近年来关于 miRNAs 在神经可塑性和适应机制方面的研究进展，并着重介绍与成瘾相关的 miRNA 调控案例。总之，miRNA 介导的基因调控将环境信号转化为神经反应，在成瘾和其他精神疾病中发挥着重要作用。

一、简介

要研究成瘾的遗传机制，首先要针对成瘾物质来筛选候选基因，然后确定是什么原因导致候选基因与成瘾表型关联，即这涉及什么分子机制，有哪些分子参与了该过程。在遗传学中，我们通常会从候选基因的编码或调控区域的基因多态性方面来研究候选基因的作用机制。通常，编码区域内的非同义突变对蛋白质功能的影响是比较容易研究的，因为这类突变会直接改变编码蛋白质的氨基酸种类。然而这类变异只占了总变异的很小一部分，更为常见的是位于 5' 和 3' 端调控区域内的变异，虽然它们不影响蛋白质序列，但是能改变 mRNA 与转录因子（或 miRNAs）的结合，从而调控 mRNA 的表达，这类变异也具有重要的研究意义。

在过去的十余年里，基因组的概念发生了重大变化。非编码 DNA 序列曾经被认为是"垃圾序列"（或称为"进化遗迹"），而现在却被认为是复杂的生命进化和发展过程中重要的调控因子[1]。这个新的概念使得对于非编码 RNA（noncoding RNA，ncRNA）的研究更为广泛，因为 98% 的人类基因组是非蛋白质编码序列[2]。

miRNA 是新发现的一类短序列非编码单链 RNA，长度约为 21-23 个核苷酸，具有高度进化保守性，可以通过与 mRNA 的 3' 端非编码区（3'-UTR）直接结合调控基因表达[3]。对于哺乳动物细胞来说，miRNA 是细胞增殖、分化和凋亡等过程的重要调控器[4, 5]。到目前为止，我们已经发现了超过 1000 个 miRNA 序列，人体中超过三分之一的基因都受到 miRNA 的调控，每个 miRNA 家族可靶向 500 多个 RNA 转录本[6]。

miRNA 能够迅速适应环境变化，得益于它们自身的特性和参与基因调控的方式。首先，它们的序列很短且不编码蛋白，这使它们比那些序列很长且必须经过翻译才能发挥功能的基因反应更为迅速[7]。其次，由于 miRNA 可以与靶基因 mRNA 结合，直接在核糖体上调控蛋白质合成。利用 miRNA 的这种特性，我们可以对 miRNA 的调控过程进行亚细胞定位（例如在树突中的定位[7, 8]）。这也为研究突触活动如何介导相关基因的表达改变使神经元获得突触适应性提供了新思路[9]。

miRNA 分布广泛，且大脑中含量非常丰富[10, 11]，因此 miRNA 与神经系统疾病的关系也极为密切。已被证明与 miRNA 相关的中枢神经系统疾病，包括图雷特综合征[12] 和雷特综合征[13]；神经退行性疾病包括帕金森病[14]、亨廷顿病[15] 和阿尔茨海默病[16, 17]；精神疾病包括精神分裂症[18, 19] 和药物成瘾[20, 21]。

miRNA 通过改变突触可塑性在成瘾中发挥重要作用。长时程突触易化（long-term facilitation，LTF）被认为是成瘾、强迫和依赖形成的主要机制[22-24]。药物滥用会改变多个脑区的突触信号传递，尤其是腹侧被盖区（ventral tegmental area，VTA）[25]、纹状体（striatum）[26]、伏隔核（nucleus accumbens，NAc）[27] 和前额皮质（prefrontal cortex，PFC）[28]。miRNA 通过独特的表达模式和作用方式快速响应突触信号的改变，从而产生突触适应性。

二、miRNA 在突触可塑性和神经调节中的作用

ERK/MAPK（extracellular signal-regulated kinase/mitogen-activated protein kinase）家族是一类可被细胞表面受体和理化胁迫激活的信号转导酶[29]。MAPK/ERK 信号通路能使 miRNA 复合物磷酸化并调控局部 miRNA 的表达[30]，将细胞外信号快速转化为 miRNA 介导的细胞响应。miRNA 参与调控神经适应性的方式主要有两种：一是直接调控蛋白质的合成，这类反应在突触可塑性中起着重要作用[31, 32]；另一类是与转录因子相互作用介导整个细胞中的持久性神经可塑性变化。

1. 树突形态

在树突中，miRNA 不仅是参与构成突触可塑性的重要元素，也可以增强其他分子在突触可塑性中的作用。脑源性神经营养因子（BDNF）是一种对于脑皮质生存至关重要的神经营养因子，同时也是新神经元和突触生长过程中重要的营养因子[33, 34]。该蛋白可与成熟的 miRNA 相互作用[35]，诱导含有 miRNA 的基因转录[36]。研究发现，用 BDNF 处理新生大鼠的皮质细胞会上调 miR-132 前体的表达。进一步研究发现，BDNF 通过调控 CREB（cAMP-response element binding protein，CREB）的表达间接调控 miR-132 的表达[37]，成熟的 miR-132 通过抑制 p250GAP 蛋白（一种抑制神经形成的蛋白）的形成来刺激轴突生长过程[37]，从而实现了 BDNF 对于轴突生长的调控通路。体内研究还证明了 miR-132 具有增加树突棘厚度的功能[38]。基于大鼠海马体细胞的研究还发现了 BDNF 通过 miR-134 调控突触生长的另一通路。miR-134 是大脑中的特异性 miRNA，它能抑制蛋白激酶 Limk1（Lim domain-containing protein kinase 1）的翻译[35]。Limk1 蛋白可以参与调节肌动蛋白丝的动力，是树突棘发育所必需的蛋白[39]。BNDF 通过解除 miR-134 对 Limk1 的抑制，从而刺激树突棘的生长。这一机制是一个可逆的动态过程，BDNF 会根据突触活性开启或关闭 miRNA 对 Limk1 的翻译抑制功能[35]。

最近的两项研究为 miRNA 如何影响树突结构提供了新证据[40, 41]。首先，在大鼠海马神经元中发现，miR-138 通过抑制酰基蛋白硫酯酶 1 来抑制树突生长[41]。钙流入会降低 miR-138 前体的含量并降低酶对它的切割活性，从而增强对突触刺激的响应强度。第二项研究着重于小鼠海马神经元中与 FMRP（fragile-X mental retardation protein）相关的 miRNA。过表达 miR-132 和 miR-125b 会产生完全相反的树突形态表型：miR-132 产生较厚的树突棘，miR-125b 则产生较薄的树突棘[41]。尽管 FMRP 蛋白上并没有这两种 miRNA 的识别位点，但敲除 FMRP 蛋白却可以抵消 miRNA 过表达的作用[41]，说明 FMRP 可能通过间接调控的方式来改变下游蛋白的表达。综上所述，这些研究证明 miRNA 参与的一系列蛋白合成调控是形成突触可塑性的重要机制。

2. 基因调控和记忆

具有 miRNA 靶点的转录因子（如 CREB）能提供效果更加广泛和持久的神经元调控作用。CREB 诱导的转录是神经元从短期可塑性向长期可塑性转换的重要过程[42]，也是形成长期记忆所必需的过程[43]。CREB 蛋白浓度增加会增强杏仁核和伏隔核的兴奋性[44, 45]，CREB 的磷酸化程度则关系到对可卡因[46]和吗啡[47]的敏感性。

多序列比较分析显示，神经元中 miRNA 的表达与 cAMP 反应元件以及神经元限制性沉默元件的表达呈正相关，说明 CREB 可能是这些基因的正向调控因子，REST（RE1-silencing transcription factor）则发挥负调控功能[48]。由于一些神经元 miRNA 也直接靶向

CREB 和 REST，因此 CREB、REST 和 miRNAs 之间可能通过反馈网络来调控靶基因的表达，形成稳定的基因调控网络模块[49]，miRNAs 和转录因子的共同靶基因可以看作是基因组、转录组和蛋白质组间交互作用的关键点。

miR-124 是大脑中含量最丰富的 miRNA，具有促进神经细胞生长和分化的作用[50]。它与 REST 有共同的靶基因，但两者对于神经和非神经转录本的作用是相反的[51]，这种作用对于细胞分化和分裂具有重要意义[52]。在成熟的神经元中，mirR-124 根据突触活性的不同而选择性地抑制 CREB 的活性[53]。研究表明，miR-124 能迅速降低海马神经元中神经递质 5-羟色胺（5-HT）的表达量，引起 CREB 表达量升高并诱发长时程易化[53]。在正常情况下，长时程易化需要 5 个间隔的 5-羟色胺脉冲，而如果 miR-124 下调或者 CREB 上调，只需一个脉冲即可诱发长时程易化。因此可以认为 miR-124 和 CREB 协同调控 5-羟色胺诱导的学习性神经反应。

Gao 等还发现了一个对记忆过程非常重要的 miRNA-CREB 通路[54]。SIRT1 基因缺陷会导致小鼠的神经可塑性和记忆形成受损，并引起与树突形态相关的 miR-134 过表达。预测表明 miR-134 在 CREB mRNA 的 3'-UTR 区域有三个结合位点，荧光素酶报告试验也证实了 miR-134 能与 CREB 直接结合。SIRT1 通常在 miR-134 基因上游形成抑制复合体，对其表达进行负调控。在不受抑制的情况下，过表达 miR-134 会下调 CREB 和 BDNF 的表达，并导致可塑性破坏和记忆缺陷。SIRT1 敲除的小鼠中，miR-134 的表达受阻，也逆转了小鼠的神经缺陷现象[54]。有趣的是，Renthal 等报道慢性可卡因暴露可增加大脑伏隔核区域的 SIRT1 表达量，而 SIRT1 的表达量与药物奖赏的效果相关[55]。由此可见，可卡因引起的 SIRT1 上调是通过 miRNA-CREB 通路而发挥功能。

由 miRNA 和转录因子介导的染色质重塑可能是形成神经适应性的另一个方式。例如，miR-132 和转录因子 CREB 共同参与树突形态的发生。在视交叉上核细胞中，CREB 能激活 miRNA-132 的表达，miR-132 能调控 MeCP2，p300 和 JARID1A 的表达引起染色质重塑，从而降低生物钟对于光线的敏感性[56]。MeCP2 是一种能与染色质结构紧密结合的 DNA 结合蛋白[57]，它通过竞争性结合启动子区域，或者与组蛋白脱乙酰酶或辅阻遏物形成复合体来抑制转录[58]，也可以与 CREB1 联合激活转录[59]。MeCP2 在神经元中含量非常丰富，对神经元正常运作至关重要，它的表达异常会损害神经功能。*MeCP2* 基因突变会引起雷特综合征[60]，一种几乎只影响女性的灰质紊乱疾病。有证据表明，MeCP2 作为主要抑制因子，能通过与 miRNA 转录单位的启动子区域的结合来调控 miR-132 等一系列 miRNA 的表达[61]。对一些富集于突触表达的 miRNA 的靶基因预测发现可以靶向 BDNF 是其靶向目标，它们通过下调 *BNDF* 基因的表达挽回 Rett 综合征的缺陷[62]。相反，miRNA-132 也能抑制 MeCP2 的表达，并被 BDNF 激活，可见 miRNA 通过一系列自调控循环[61]来稳定 BDNF 和

MeCP2 的表达 [63]。

miR-132、CREB、MeCP2 和 BDNF 都是学习和记忆形成的重要组成成分 [38, 43, 64, 65]，它们组成一个多层次的调控网络，在突触的蛋白功能水平上快速响应神经活动，同时在转录和转录后水平上持续不断产生反馈调控，形成长期变化来参与记忆形成。这类复杂的表观遗传调控网络中的精确调控关系还有待研究，特别是在 miRNA 的水平上，大量潜在的靶基因对于研究者来说是一个巨大的挑战。总之，miRNAs 在调控神经元基因表达和突触信号传导中都占据着重要的位置，对记忆和成瘾都有重要的影响。

三、microRNA 与成瘾

药物成瘾被广泛认为是神经可塑性障碍。依据奖赏学习机制 [23]，可以认为 miRNA 介导的突触可塑性机制有利于成瘾的形成。在过去的几年里，越来越多证据表明，miRNA 在持续药物暴露引起的神经适应性途径中发挥着重要的作用。

1. 可卡因成瘾

纹状体是与吸毒成瘾相关的大脑区域，Hollander 等 [66] 报道了可卡因诱导的纹状体中的 miRNA 的表达变化 [67]。在过度摄入可卡因的小鼠中（6h/d），miR-132 和 miR-212 的表达量升高，而在限制摄入的小鼠中则无此现象。在不限制摄入的情况下，miR-212 表达量与可卡因的主动摄入量呈负相关，表明 miRNA 能降低可卡因的激励效应，以防止过度摄入。miR-212 可能通过上调纹状体中的 CREB 基因的表达来上调 cAMP 通路 [66]，从而发挥对慢性药物暴露的补偿反应 [68]，比如伏隔核中 CREB 基因表达量升高会降低可卡因的奖赏效应 [69]。该团队之后的研究 [70] 进一步证明 MeCP2 与 miR-212 之间具有一个稳定的相互作用来控制 BDNF 的表达和可卡因的摄入量。MeCP2 会减弱可卡因对 miR-212 和 CREB 信号通路的上调作用，而 miR-212 会抑制 MeCP2 的表达。在缺乏神经活动的情况下，MeCP2 会作为 BDNF 的转录抑制因子 [60]，而大脑中 MeCP2 蛋白的浓度与 BDNF 的含量也是密切相关的 [71]，MeCP2 的磷酸化会调控 BDNF 的表达 [72]。这些研究结果表明，可卡因成瘾过程受到 BDNF-MeCP2 网络的调控，而大脑伏隔核中 BDNF 的表达会促进强迫性可卡因摄入行为，并增强可卡因奖赏 [73, 74]。由于 CREB 可诱导 BDNF [75] 和 MeCP2 [63] 的表达，可以推测 miR-212 通过抑制 MeCP2 和 BDNF 的表达来调控 CREB 响应基因 [70]。

另一项研究揭示了与 miRNA 相关的神经元耐受性机制。可卡因会上调 BDNF 的表达 [76]，BDNF 作用于 TrkB 受体则会诱导 miR-212 和 miR-132 转录 [36]，这解释了大鼠摄入可卡因后 miR-212 显著增加的现象。若可卡因摄入量持续增加，BDNF 的活性依赖性分泌会相应减少，这会引起每次可卡因暴露的奖赏效应逐渐降低，因此要达到相同的效果就需要摄入更多的可卡因（图 14-1）。

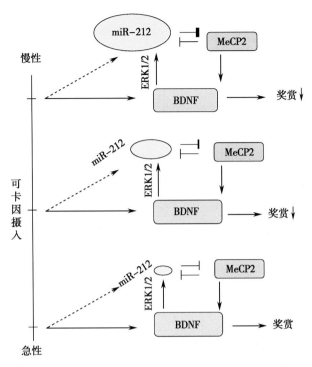

图 14-1　miR-212、MeCP2 和 BDNF 之间的关系介导慢性可卡因暴露的适应性反应
可卡因会增加 BDNF 浓度[76]，BDNF 在药物的激励和奖赏机制中发挥重要作用[77]。BDNF
在突触上的信号通过 ERK1/2 通路增加 miR-212 的转录[36]，该 miRNA 与 MeCP2 相互抑
制，而 MeCP2 是 BDNF 在神经活动反应中所必需的转录因子[72]。因此，慢性可卡因处理
会引起 miR-212 表达量的增加，这是由 BDNF 转录抑制介导的一种伏隔核耐受机制

Chandrasekar 和 Dreyer[78] 用 miRNA 预测软件鉴别可能靶向与成瘾相关的可卡因反应基因
的 miRNA，发现了 miR-124、let-7d 和 miR-181a 三种 miRNA。对大鼠脑边缘切片的 miRNA
定量实验显示，慢性可卡因暴露可引起 miR-124 和 let-7d 明显下调，以及 miR-181a 的显著
上调。进一步研究[79] 表明，伏隔核中 miR-124 和 let-7d 的过表达减弱了可卡因诱导的条件
性位置偏好（conditioned place preference，CPP），而 miR-181a 过度表达增强可卡因诱导的
CPP。沉默这些 miRNA 会产生相反的效果。该研究进一步展示了在不同条件下的一系列与
成瘾相关的基因表达变化。值得注意的是，miR-124 和 let-7d 的过度表达上调了多巴胺转运
体的表达，而 miR-181a 的过表达则会使之下调。由于 DAT 是可卡因的直接抑制目标，并能
影响多巴胺能系统[80]，这些发现表明，miRNA 可能与间接可卡因奖赏机制 CPP 的调控密切相
关，例如其中 miR-124 和 let-7d 会发生代偿性变化，miR-181a 也会发生变化。miRNA 还能调
控许多其他基因的表达，包括 *ΔFos* 和 *Fos B*、*DRD2* 和 *DRD3*、*Nac1*、*Per2*、*GRIA2* 及 *7MYT1*，
可见 miRNA 表达改变会对于突触信号传导（如受体）和转录因子产生多种影响效果。

依据上述的调控网络来看，miRNA 对 BDNF、CREB 和 MeCP2 的调控非常有趣。miR-124 的沉默会引起 BDNF 的表达降低，let-7d 的过表达和沉默都会产生同样的效果。也就是说，当其中任意一种 miRNA 被沉默时，MeCP2 都会显著下调，其中 miR-124 的作用是最显著的，MeCP2 下降了约 10 倍。但是 miR-124 被沉默时 CREB 蛋白的表达却显著增加[80]。

Chandrasekar 和 Dreyer[78] 发现，慢性可卡因暴露会诱导 REST 表达。之前讨论过 miR-124 和 REST 的拮抗关系可能是为了适应慢性可卡因暴露而形成的 miRNA 与转录因子之间相互平衡。miR-124 和 REST 都靶向并抑制 BDNF 的表达，因此 REST 的诱导作用可能是从翻译水平（通过 miRNA 调控）到转录水平（通过 REST 抑制）传输 BDNF 抑制信号。REST 并不直接作用于 CREB，而是通过 miR-124 发挥作用，因此上述 miR-124 沉默实验中，CREB 的上调可能是由 REST 表达量的改变所引起的（图 14-2）。前额皮质中发现 BDNF 的表达调控机制会发生时间变换：在童年时期，BDNF 的表达与 BDNF 基因启动子的转录调控（如开放染色质相关组蛋白 H3 甲基化）联系更紧密；而在青春期和成年后，miRNA 成为主要的调控因子[81]。由于 miR-124 促进神经元的形成，而 REST 会抑制该作用，

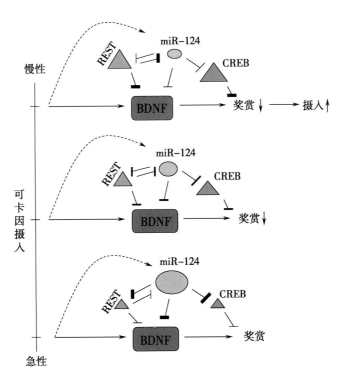

图 14-2 miR-124 介导可卡因成瘾的作用机制

在慢性可卡因处理条件下，miR-124 表达量下降使得 CREB 持续增加，而 miR-124 通过抑制 CREB 在学习和记忆方面发挥作用[53]。慢性接触可卡因后，该 miRNA 被下调，它的两个靶基因 CREB 和 REST 上调[78]。由于 miR-124 和 REST 均能抑制 BDNF 的表达，因此 miR-124 的下调标志着 miR-124 对 BDNF 的抑制作用发生了改变。从而使 CREB 的浓度升高，降低了可卡因的奖赏效果[84]

因此可卡因的作用会使神经元朝着"不成熟"的表型发展。慢性可卡因处理后 BDNF 基因的染色质重塑[82, 83]也支持了上述调控方式转变的现象。综上所述，CREB 很可能与学习性成瘾有关，如可卡因诱发成瘾[79]和可卡因奖赏性成瘾[69]。

虽然 BDNF 与 CREB 的表达呈正相关关系，但两者在成瘾中的作用截然不同。大脑伏隔核中的 CREB 蛋白含量高会降低对可卡因的自我控制和复吸[85]，但 BDNF 含量提高会增强自我控制和复吸[77]。这可能也体现了可卡因信号效应的增强与减弱之间的一种平衡，miRNA（如 miR-124 和 miR212）可能通过选择性靶向调控和活性依赖性表达来调节这种平衡。

2. 尼古丁成瘾

成瘾药物的一个共同特征是诱导突触中的多巴胺无条件增加[86]，因此多巴胺受体表达是药物成瘾反应中一个潜在的重要因素。最近，我们研究了 *DRD1* 在尼古丁响应过程中的差异表达[21]。在之前的候选基因关联分析研究中，我们发现该基因包含一个与尼古丁成瘾（ND）显著关联的单核苷酸多态性（SNP；rs686）[87]。由于 rs686 位于 3′-UTR 区域，我们假设该多态性和尼古丁成瘾的显著性关联可能是由 miRNA 所介导。对候选 miRNA 的研究发现，miR-504 可以直接靶向 DRD1，并能显著上调该基因的表达。此外，"A"等位基因对于 DRD1 的上调作用更为显著。计算机预测结果表明 miR-504 与含有"A"等位基因的转录本之间的结合可能更强，这与上述实验结果相符合[21]。结合多巴胺信号通路在奖赏和神经兴奋上的作用，证明 miRNA 通过增加受尼古丁影响的突触中 DRD1 的合成，来使吸烟行为持续。这也可能影响下游突触的可塑性，因为 D1 受体信号通路可以使 CREB[88]磷酸化，而伏隔核中磷酸化的 CREB 是尼古丁诱导条件位置偏好所必需的[89]。

在另一项研究中，我们使用了 miRNA 芯片来研究尼古丁刺激对大鼠 PC12 细胞中 miRNA 表达的影响[20]。在使用的几百个探针集中我们发现了 25 个 miRNA 有显著的表达改变，表明尼古丁对 miRNA 的调控有特定而广泛的影响。靶基因预测结果显示 miR-140* 在 GTP 酶基因 Dnm1 上有很强的结合位点，该酶对于突触内吞作用非常重要，而突触内吞与尼古丁成瘾显著关联[90]。随后，我们证明了在尼古丁处理中 miR-140* 的表达显著上调，并能直接结合 Dnm1 抑制该基因的表达[20]。蛋白相互作用分析发现 Dnm1 能结合 nAChRs 的 β2 亚基，该亚基是构成含量最丰富且具有高亲和性的含 α4β2* 的 nAChR 的重要组分[91]。Dnm1 可以终止 G 蛋白偶联受体 GPCRs（G-protein-coupled receptors）- 包括多巴胺和阿片受体 - 的信号传导，从而在化学成瘾过程中发挥作用；同时 Dnm1 也可能改变这些受体的敏感性，产生严重的药物效应[92]。吗啡与非成瘾性衍生物的区别在于其不能诱导受体的内吞作用来干扰信号终止和脱敏[93]。由于 Dnm1 的表达对于 GPCRs 发挥内吞作用至关重要[94]，因此 miR-140* 下调 Dnm1 的表达会引起对尼古丁的高度依赖，比如产生耐受和渴望。

有趣的是，在本研究中发现的与尼古丁成瘾相关的 miRNA 可能与精神分裂症和其他神经退行性疾病也有关系。例如，被尼古丁上调的 miR-181b 在精神分裂症患者的颞叶皮层中的表达也高于健康对照[95]；miR-30a-5p（在前额皮质中靶向 BDNF）[81] 和 miR-29c 均被尼古丁下调，在精神分裂症死者的大脑前额皮质中也被下调[18]。一般来说，精神分裂症和吸烟成瘾会表现出高度的共发性[96, 97]，也就是说大多数患精神分裂症的人会吸烟。miRNA 也许能解释这种共发性，比如 miRNA 对于吸烟的响应恰好也可以影响精神病的症状，是一种类似自我药疗的效果。

miRNA 还能将尼古丁成瘾与阿尔茨海默病联系起来。在 AD 患者的海马体中发现，miR-125b 可以被尼古丁上调[98]；而通常被尼古丁上调的 miR-97 在 AD 患者皮质中却被下调[99]。最可信的关联可能是 miR-328，其能被尼古丁上调而且在 AD 病因学中起着重要作用。对 AD 患者大脑的尸检研究发现其中含有高浓度的淀粉蛋白前体 β- 分解酶 1（β-amyloid precursor protein-converting enzyme protein，BACE1）[100, 101]，这会导致淀粉样 β 蛋白在大脑中累积并产生老年斑病，这是神经退行性病变的主要原因[102]。BACE1 被预测为 miR-328 的靶基因之一，在 AD 啮齿动物模型中，这种 miRNA 靶向和抑制 BACE1 的表达[103]。由于尼古丁受体刺激可以保护神经元免受淀粉样 β 蛋白的毒性[102]，因此可以推测尼古丁通过上调 miR-328 来发挥保护机制。无论如何，miRNA 被认为在精神障碍病因学和神经功能方面发挥着重要作用。表 14-1 列出了药物和精神疾病同时引起的 miRNA 失调情况。

表 14-1 miRNAs 在成瘾和精神疾病中的作用

miRNA	靶基因	生物功能	相关疾病
mir-124	REST[51]	神经元特性[51]	可卡因成瘾[78]，阿尔茨海默病[15]
	CREB[53]	5-HT 诱发的学习机制[53]	
	BDNF[78]	可塑性[78]	
miR-132	P250GAP[37]	神经形成[37]	可卡因成瘾[66]，亨廷顿病[15]
miR-181b	VSNL1[95]	细胞内信号转导[95]	尼古丁成瘾[20]，精神分裂症[95]
	GLIA1[95]	神经传递[95]	
miR-30a-5p	BDNF[81]	可塑性	
miR-29c			
miR-125b	Lin-28[15]	神经形成[15]	尼古丁成瘾[20]，阿尔茨海默病[15]
	NR2A[40]	神经传递 / 可塑性[40]	
miR-93	VEGF[104]	细胞信号[104]	
miR-328	BACE1[103]	轴突引导，增强作用[105]	尼古丁成瘾[20]，阿尔茨海默病[15]，精神分裂症[105]

3. 酒精成瘾

酒精暴露会引起小鼠肝脏中约 2% 的 miRNA 差异表达[106]，其中许多 miRNA 在大脑中也有表达，因此酒精成瘾是否也与 miRNA 相关这一问题同样值得探索[107]。在小鼠的纹状体神经元和成年大鼠神经元发现，酒精会引起 miR-9 显著上调，该 miRNA 可能通过对大电导钾离子通道（big potassium channel，BK 通道）的调控来增强对酒精的耐受[107]。由于 BK 通道参与调节兴奋性，形成动作电位以及释放神经递质[31, 108]，因此与神经元功能密切相关。在哺乳动物中，酒精能诱发 BK 通道的耐受性[109]。由于 miR-9 优先靶向并降解对酒精敏感的 BK 通道转录本，而对酒精耐受的转录本一般缺乏 miR-9 结合位点[31]，因此酒精诱导 miR-9 上调，会引起酒精耐受亚型的 BK 通道大量表达。miR-9 还能靶向 DRD2，酒精成瘾会引起该受体的表达下降[110]，表明 miR-9 除了与酒精耐受性相关外，还可能影响酒精的奖赏效应。

酒精成瘾相关的系统遗传学研究发现，大脑 GABA 能（GABAergic）系统功能的不同主要是由遗传因素引起的。根据 3'-UTR 区域的差异分析和 miRNA 结合亲和力预测的结果，Gnb1（G protein subunit beta 1）可能是一个典型的被 miRNA 调控的与饮酒量相关的转录本[111]。多个软件平台预测结果显示，miR-101a/b 和 miR-218 是最可能靶向 Gnb1 的两个 miRNA，然而这两个 miRNA 对于酒精成瘾的具体作用机制还有待研究。为了研究 GABA 能系统在酒精成瘾中的作用，将 GABA$_A$ alpha siRNA 载体（pHSVsiLA2）导入大鼠的中央核区，发现有酗酒行为的大鼠酒精摄入减少[112]。上述实验中对特定大脑区域微注射的精准控制和行为学实验的成功，展现了基因疗法在精神疾病治疗领域的前景[112]。

四、总结

从最初的药物暴露到对化学物质依赖和成瘾，这个过程展现了神经适应过程中分子的变化。最近，基于药物滥用对 miRNA 影响的研究表明，这些小分子调控因子可能参与成瘾过程（如 miR-504 上调 DRD1 的表达量的例子），也可能发挥完全相反的作用来抵抗药物的刺激效应（如 miR-212 上调 CREB 的例子）。这两种完全相反的生物学效应代表了成瘾过程中"拉"和"推"的两种力的较量，是大脑的奖赏学习机制与神经内稳态之间的较量。尽管两者的敏感性和耐受性都不相同，但它们都是从信号短期变化到基因表达长期变化的多层次适应过程（如 miR-124 响应 5-HT 的例子），并调控局部蛋白的合成，同时也介导转录因子和染色质重构。因此，我们认为 miRNA 能将神经元短期可塑性转化为长期可塑性来调节神经适应性。

可塑性依赖于极其复杂的分子网络协调变化，滥用药物并不是通过该网络中的某一个成分，而是通过整个网络协调发挥作用。其中经典的基因调控网络是基于 miRNA 的反馈调控循环：药物刺激形成对 miRNA 或转录因子的短暂作用，在通过反馈恢复平衡之前，刺激基因表达的变化。特别是像 BDNF、CREB 和 MeCP2 这一类活性依赖蛋白需要非常精准的时空调节，因此需要稳定高效的反馈回路来参与内部复杂的分子变化。此外，miRNA-CREB 调控网络说明 miRNA 可以作为神经活动的标志物。进一步研究神经元中（尤其是海马区）的 miRNA 表达的时空效应，并结合早期被激活的基因，有助于进一步解释这个问题。

鉴定新的 miRNA 并预测相应的靶基因对于更深入地了解 miRNA 参与基因调控的作用以及 miRNA 的实际应用都是非常重要的。高通量测序已经建立了大规模 miRNA 图谱，但是鉴定不同细胞类型和特定神经突触中差异表达的 miRNA 对于功能研究还是必需的工作。对于 miRNA 靶基因的深入研究使得 miRNA 成为潜在的基因治疗的新靶标，因为 miRNA 能够调控下游众多靶基因并调控整个网络的基因表达。特别是在成瘾中，如果能够抑制药物引起的长期适应性，就能有效阻止疾病的进程，降低复发风险。当然在临床前的试验中，我们还需要更彻底地了解这种基因操纵的持久风险。

尽管我们认为 miRNAs 在细胞信号转化成基因表达的过程中发挥重要作用，但具体参与方式和程度我们并不清楚。在一个神经元内，基因表达会影响染色质结构从而发挥相应的功能。那么靶向该基因的 miRNA 会不会也被考虑进染色质重塑中？在上述的 BDNF 例子中，答案可能是肯定的，miR-132 调控 MeCP2，从而间接调控 BDNF。只不过在整个调控过程中，存在更大规模的协同调控。

尽管 miRNA 调控基因表达的能力还有待研究，我们相信它们在大脑正常运作中扮演着非常重要的角色。它们自身独特的性质使它们能在成瘾过程中发挥重要作用，越来越多研究也发现，它们的表达失调与精神分裂症、帕金森病和阿尔茨海默病等疾病也有很大关系。随着我们对于基因网络的了解越来越深入，越来越多的人会关注这类小的调控分子，因为它们可能是调控网络的关键环节。

致谢

本章改编自笔者发表在 *Molecular Psychiatry* 上的文章（Li and van der Vaart，2011，16：1159-1168）。

························· 参 考 文 献 ·························

1. Perkins DO, Jeffries C, Sullivan P. Expanding the 'central dogma': the regulatory role of nonprotein coding genes and implications for the genetic liability to schizophrenia. Molecular Psychiatry, 2005, 10(1): 69-78.

2. Mattick JS. Non-coding RNAs: the architects of eukaryotic complexity. Embo Reports, 2001, 2(11): 986-991.

3. Bartel DP. MicroRNAs: genomics, biogenesis, mechanism, and function. Cell, 2004, 116(2): 281-297.

4. Chen CZ, Li L, Lodish HF, et al. MicroRNAs modulate hematopoietic lineage differentiation. Science, 2004, 303 (5654):83–86.

5. Hwang HW, Mendell JT. MicroRNAs in cell proliferation, cell death, and tumorigenesis. British Journal of Cancer, 2006, 94(6):776–780.

6. Friedman RC, Farh KKH, Burge CB, et al. Most mammalian mRNAs are conserved targets of microRNAs. Genome Research, 2009, 19(1):92–105.

7. Hobert O. Gene regulation by transcription factors and microRNAs. Science, 2008, 319(5871):1785–1786.

8. Ashraf SI, McLoon AL, Sclarsic SM, et al. Synaptic protein synthesis associated with memory is regulated by the RISC pathway in Drosophila. Cell, 2006, 124(1):191–205.

9. Martin KC, Zukin RS. RNA trafficking and local protein synthesis in dendrites: An overview. Journal of Neuroscience, 2006, 26(27):7131–7134.

10. Lugli G, Torvik VI, Larson J, et al. Expression of microRNAs and their precursors in synaptic fractions of adult mouse forebrain. Journal of Neurochemistry, 2008, 106(2):650–661.

11. Sempere LF, Freemantle S, Pitha-Rowe I, et al. Expression profiling of mammalian microRNAs uncovers a subset of brain-expressed microRNAs with possible roles in murine and human neuronal differentiation. Genome Biology, 2004, 5(3):R13.

12. Abelson JF, Kwan KY, O'Roak BJ, et al. Sequence variants in SLITRK1 are associated with Tourette's syndrome. Science, 2005, 310(5746):317–320.

13. Urdinguio RG, Fernandez AF, Lopez-Nieva P, et al. Disrupted microRNA expression caused by Mecp2 loss in a mouse model of Rett syndrome. Epigenetics, 2010, 5(7):656–663.

14. Kim J, Inoue K, Ishii J, et al. A microRNA feedback circuit in midbrain dopamine neurons. Science, 2007, 317 (5842):1220–1224.

15. Maes OC, Chertkow HM, Wang E, et al. MicroRNA: Implications for Alzheimer Disease and other Human CNS Disorders. Current Genomics, 2009, 10(3):154–168.

16. Bicker S, Schratt G. microRNAs: tiny regulators of synapse function in development and disease. Journal of Cellular and Molecular Medicine, 2008, 12(5A):1466–1476.

17. Sethi P, Lukiw WJ. Micro-RNA abundance and stability in human brain: Specific alterations in Alzheimer's disease temporal lobe neocortex. Neuroscience Letters, 2009, 459(2):100–104.

18. Perkins DO, Jeffries CD, Jarskog LF, et al. microRNA expression in the prefrontal cortex of individuals with schizophrenia and schizoaffective disorder. Genome Biology, 2007, 8(2):R27.

19. Zhu YL, Kalbfleisch T, Brennan MD, et al. A MicroRNA gene is hosted in an intron of a schizophrenia-susceptibility gene. Schizophrenia Research, 2009, 109(1–3):86–89.

20. Huang WH, Li MD. Nicotine modulates expression of miR-140*, which targets the 3'-untranslated region of dynamin 1 gene(Dnm1). International Journal of Neuropsychopharmacology, 2009, 12(4):537–546.

21. Huang WH, Li MD. Differential Allelic Expression of Dopamine D1 Receptor Gene(DRD1) Is Modulated by microRNA miR-504. Biological Psychiatry, 2009, 65(8):702–705.

22. Hyman SE, Malenka RC. Addiction and the brain: The neurobiology of compulsion and its persistence. Nature Reviews Neuroscience, 2001, 2(10):695–703.

23. Hyman SE, Malenka RC, Nestler EJ. Neural mechanisms of addiction: The role of reward-related learning and memory. Annual Review of Neuroscience, 2006, 29 :565–598.

24. Koob GF. The neurocircuitry of addiction: Implications for treatment. Clinical Neuroscience Research, 2005, 5 (2–4):89–101.

25. Kauer JA. Learning mechanisms in addiction: Synaptic plasticity in the ventral tegmental area as a result of

exposure to drugs of abuse. Annual Review of Physiology, 2004, 66：447-475.

26. Gerdeman GL, Partridge JG, Lupica CR, et al. It could be habit forming：drugs of abuse and striatal synaptic plasticity. Trends in Neurosciences, 2003, 26(4)：184-192.

27. Russo SJ, Dietz DM, Dumitriu D, et al. The addicted synapse：mechanisms of synaptic and structural plasticity in nucleus accumbens. Trends Neurosci, 2010, 33(6)：267-276.

28. Kalivas PW, Volkow N, Seamans J. Unmanageable motivation in addiction：A pathology in prefrontal-accumbens glutamate transmission. Neuron, 2005, 45(5)：647-650.

29. Chang LF, Karin M. Mammalian MAP kinase signalling cascades. Nature, 2001, 410(6824)：37-40.

30. Paroo Z, Ye XC, Chen S, et al. Phosphorylation of the Human MicroRNA-Generating Complex Mediates MAPK/Erk Signaling. Cell, 2009, 139(1)：112-122.

31. Pietrzykowski AZ. The Role of microRNAs in Drug Addiction：A Big Lesson from Tiny Molecules. International Review of Neurobiology, 2010, 91(10)：1001-1005.

32. Smalheiser NR, Lugli G. microRNA Regulation of Synaptic Plasticity. Neuromolecular Medicine, 2009, 11(3)：133-140.

33. Acheson A, Conover JC, Fandl JP, et al. A Bdnf Autocrine Loop in Adult Sensory Neurons Prevents Cell Death. Nature, 1995, 374(6521)：450-453.

34. Huang EJ, Reichardt LF. Neurotrophins：Roles in neuronal development and function. Annual Review of Neuroscience, 2001, 24：677-736.

35. Schratt GM, Tuebing F, Nigh EA, et al. A brain-specific microRNA regulates dendritic spine development. Nature, 2006, 439(7074)：283-289.

36. Remenyi J, Hunter CJ, Cole C, et al. Regulation of the miR-212/132 locus by MSK1 and CREB in response to neurotrophins. Biochemical Journal, 2010, 428：281-291.

37. Vo N, Klein ME, Varlamova O, et al. A cAMP-response element binding protein-induced microRNA regulates neuronal morphogenesis. Proceedings of the National Academy of Sciences of the United States of America, 2005, 102(45)：16426-16431.

38. Hansen KF, Sakamoto K, Wayman GA, et al. Transgenic miR132 alters neuronal spine density and impairs novel object recognition memory. Plos One, 2010, 5(11)：e15497.

39. Endo M, Ohashi K, Sasaki Y, et al. Control of growth cone motility and morphology by LIM kinase and slingshot via phosphorylation and dephosphorylation of cofilin. Journal of Neuroscience, 2003, 23(7)：2527-2537.

40. Edbauer D, Neilson JR, Foster KA, et al. Regulation of Synaptic Structure and Function by FMRP-Associated MicroRNAs miR-125b and miR-132. Neuron, 2010, 65(3)：373-384.

41. Siegel G, Obernosterer G, Fiore R, et al. A functional screen implicates microRNA-138-dependent regulation of the depalmitoylation enzyme APT1 in dendritic spine morphogenesis. Nature Cell Biology, 2009, 11(6)：705.

42. Barco A, Alarcon JM, Kandel ER. Expression of constitutively active CREB protein facilitates the late phase of long-term potentiation by enhancing synaptic capture. Cell, 2002, 108(5)：689-703.

43. Benito E, Barco A. CREB's control of intrinsic and synaptic plasticity：implications for CREB-dependent memory models. Trends in Neurosciences, 2010, 33(5)：230-240.

44. Dong Y, Green T, Saal D, et al. CREB modulates excitability of nucleus accumbens neurons. Nat Neurosci, 2006, 9(4)：475-477.

45. Zhou Y, Won J, Karlsson MG, et al. CREB regulates excitability and the allocation of memory to subsets of neurons in the amygdala. Nat Neurosci, 2009, 12(11)：1438-1443.

46. Marin MT, Berkow A, Golden SA, et al. Context-specific modulation of cocaine-induced locomotor sensitization and ERK and CREB phosphorylation in the rat nucleus accumbens. European Journal of Neuroscience, 2009,

30(10):1931−1940.

47. Moron JA, Gullapalli S, Taylor C, et al. Modulation of Opiate−Related Signaling Molecules in Morphine−Dependent Conditioned Behavior: Conditioned Place Preference to Morphine Induces CREB Phosphorylation. Neuropsychopharmacology, 2010, 35(4):955−966.

48. Wu J, Xie XH. Comparative sequence analysis reveals an intricate network among REST, CREB and miRNA in mediating neuronal gene expression. Genome Biology, 2006, 7(9):R85.

49. Becskei A, Serrano L. Engineering stability in gene networks by autoregulation. Nature, 2000, 405(6786):590−593.

50. Lagos−Quintana M, Rauhut R, Yalcin A, et al. Identification of tissue−specific microRNAs from mouse. Current Biology, 2002, 12(9):735−739.

51. Visvanathan J, Lee S, Lee B, et al. The microRNA miR−124 antagonizes the anti−neural REST/SCP1 pathway during embryonic CNS development. Genes & Development, 2007, 21(7):744−749.

52. Conaco C, Otto S, Han JJ, Mandel G. Reciprocal actions of REST and a microRNA promote neuronal identity. Proceedings of the National Academy of Sciences of the United States of America, 2006, 103(7):2422−2427.

53. Rajasethupathy P, Fiumara F, Sheridan R, et al. Characterization of Small RNAs in Aplysia Reveals a Role for miR−124 in Constraining Synaptic Plasticity through CREB. Neuron, 2009, 63(6):803−817.

54. Gao J, Wang WY, Mao YW, et al. A novel pathway regulates memory and plasticity via SIRT1 and miR−134. Nature, 2010, 466(7310):1105−1109.

55. Renthal W, Kumar A, Xiao GH, et al. Genome−wide Analysis of Chromatin Regulation by Cocaine Reveals a Role for Sirtuins. Neuron, 2009, 62(3):335−348.

56. Alvarez−Saavedra M, Antoun G, Yanagiya A, et al. miRNA−132 orchestrates chromatin remodeling and translational control of the circadian clock. Hum Mol Genet, 2011, 20(4):731−751.

57. Georgel PT, Horowitz−Scherer RA, Adkins N, et al. Chromatin compaction by human MeCP2. Assembly of novel secondary chromatin structures in the absence of DNA methylation. J Biol Chem, 2003, 278(34):32181−32188.

58. Jones PL, Veenstra GJ, Wade PA, et al. Methylated DNA and MeCP2 recruit histone deacetylase to repress transcription. Nat Genet, 1998, 19(2):187−191.

59. Chahrour M, Jung SY, Shaw C, et al. MeCP2, a key contributor to neurological disease, activates and represses transcription. Science, 2008, 320(5880):1224−1229.

60. Martinowich K, Hattori D, Wu H, et al. DNA methylation−related chromatin remodeling in activity−dependent Bdnf gene regulation. Science, 2003, 302(5646):890−893.

61. Wu H, Tao JF, Chen PJ, et al. Genome−wide analysis reveals methyl−CpG−binding protein 2−dependent regulation of microRNAs in a mouse model of Rett syndrome. Proceedings of the National Academy of Sciences of the United States of America, 2010, 107(42):18161−18166.

62. Larimore JL, Chapleau CA, Kudo S, et al. Bdnf overexpression in hippocampal neurons prevents dendritic atrophy caused by Rett−associated MECP2 mutations. Neurobiol Dis, 2009, 34(2):199−211.

63. Klein ME, Lioy DT, Ma L, et al. Homeostatic regulation of MeCP2 expression by a CREB−induced microRNA. Nat Neurosci, 2007, 10(12):1513−1514.

64. Lonetti G, Angelucci A, Morando L, et al. Early Environmental Enrichment Moderates the Behavioral and Synaptic Phenotype of MeCP2 Null Mice. Biological Psychiatry, 2010, 67(7):657−665.

65. Caccamo A, Maldonado MA, Bokov AF, et al. CBP gene transfer increases BDNF levels and ameliorates learning and memory deficits in a mouse model of Alzheimer's disease. Proc Natl Acad Sci U S A, 2010, 107(52):22687−22692.

66. Hollander JA, Im HI, Amelio AL, et al. Striatal microRNA controls cocaine intake through CREB signalling.

Nature, 2010, 466(7303): 197-202.

67. Belin D, Everitt BJ. Cocaine seeking habits depend upon doparnine-dependent serial connectivity linking the ventral with the dorsal striatum. Neuron, 2008, 57(3): 432-441.

68. Nestler EJ, Aghajanian GK. Molecular and cellular basis of addiction. Science, 1997, 278(5335): 58-63.

69. Carlezon WA, Thome J, Olson VG, et al. Regulation of cocaine reward by CREB. Science, 1998, 282(5397): 2272-2275.

70. Im HI, Hollander JA, Bali P, et al. MeCP2 controls BDNF expression and cocaine intake through homeostatic interactions with microRNA-212. Nat Neurosci, 2010, 13(9): 1120-1127.

71. Chang Q, Khare G, Dani V, et al. The disease progression of Mecp2 mutant mice is affected by the level of BDNF expression. Neuron, 2006, 49(3): 341-348.

72. Zhou ZL, Hong EJ, Cohen S, et al. Brain-specific phosphorylation of MeCP2 regulates activity-dependent Bdnf transcription, dendritic growth, and spine maturation. Neuron, 2006, 52(2): 255-269.

73. Horger BA, Iyasere CA, Berhow MT, et al. Enhancement of locomotor activity and conditioned reward to cocaine by brain-derived neurotrophic factor. Journal of Neuroscience, 1999, 19(10): 4110-4122.

74. Schoenbaum G, Stalnaker TA, Shaham Y. A role for BDNF in cocaine reward and relapse. Nat Neurosci, 2007, 10(8): 935-936.

75. Choi KH, Whisler K, Graham DL, et al. Antisense-induced reduction in nucleus accumbens cyclic AMP response element binding protein attenuates cocaine reinforcement. Neuroscience, 2006, 137(2): 373-383.

76. Le Foll B, Diaz J, Sokoloff P. A single cocaine exposure increases BDNF and D-3 receptor expression: implications for drug-conditioning. Neuroreport, 2005, 16(2): 175-178.

77. Graham DL, Edwards S, Bachtell RK, et al. Dynamic BDNF activity in nucleus accumbens with cocaine use increases self-administration and relapse. Nat Neurosci, 2007, 10(8): 1029-1037.

78. Chandrasekar V, Dreyer JL. microRNAs miR-124, let-7d and miR-181a regulate Cocaine-induced Plasticity. Molecular and Cellular Neuroscience, 2009, 42(4): 350-362.

79. Chandrasekar V, Dreyer JL. Regulation of MiR-124, Let-7d, and MiR-181a in the Accumbens Affects the Expression, Extinction, and Reinstatement of Cocaine-Induced Conditioned Place Preference. Neuropsychopharmacology, 2011.

80. Luscher C, Malenka RC. Drug-evoked synaptic plasticity in addiction: from molecular changes to circuit remodeling. Neuron, 2011, 69(4): 650-663.

81. Mellios N, Huang HS, Grigorenko A, et al. A set of differentially expressed miRNAs, including miR-30a-5p, act as post-transcriptional inhibitors of BDNF in prefrontal cortex. Hum Mol Genet, 2008, 17(19): 3030-3042.

82. Kumar A, Choi KH, Renthal W, et al. Chromatin remodeling is a key mechanism underlying cocaine-induced plasticity in striatum. Neuron, 2005, 48(2): 303-314.

83. Sadri-Vakili G, Kumaresan V, Schmidt HD, et al. Cocaine-Induced Chromatin Remodeling Increases Brain-Derived Neurotrophic Factor Transcription in the Rat Medial Prefrontal Cortex, Which Alters the Reinforcing Efficacy of Cocaine. Journal of Neuroscience, 2010, 30(35): 11735-11744.

84. McClung CA, Nestler EJ. Regulation of gene expression and cocaine reward by CREB and Delta FosB. Nat Neurosci, 2003, 6(11): 1208-1215.

85. Self DW, Genova LM, Hope BT, et al. Involvement of cAMP-dependent protein kinase in the nucleus accumbens in cocaine self-administration and relapse of cocaine-seeking behavior. Journal of Neuroscience, 1998, 18(5): 1848-1859.

86. Hnasko TS, Sotak BN, Palmiter RD. Morphine reward in dopamine-deficient mice. Nature, 2005, 438(7069): 854-857.

87. Huang W, Ma JZ, Payne TJ, et al. Significant association of DRD1 with nicotine dependence. Human Genetics, 2008, 123 (2): 133–140.

88. Xing B, Kong H, Meng X, et al. Dopamine D1 but not D3 receptor is critical for spatial learning and related signaling in the hippocampus. Neuroscience, 2010, 169 (4): 1511–1519.

89. Brunzell DH, Mineur YS, Neve RL, et al. Nucleus accumbens CREB activity is necessary for nicotine conditioned place preference. Neuropsychopharmacology, 2009, 34 (8): 1993–2001.

90. Xu Q, Huang WH, Payne TJ, et al. Detection of Genetic Association and a Functional Polymorphism of Dynamin 1 Gene with Nicotine Dependence in European and African Americans. Neuropsychopharmacology, 2009, 34 (5): 1351–1359.

91. Kabbani N, Woll MP, Levenson R, et al. Intracellular complexes of the beta2 subunit of the nicotinic acetylcholine receptor in brain identified by proteomics. Proc Natl Acad Sci U S A, 2007, 104 (51): 20570–20575.

92. Koob GF, Nestler EJ. The neurobiology of drug addiction. Journal of Neuropsychiatry and Clinical Neurosciences, 1997, 9 (3): 482–497.

93. Whistler JL, Chuang HH, Chu P, et al. Functional dissociation of mu opioid receptor signaling and endocytosis: Implications for the biology of opiate tolerance and addiction. Neuron, 1999, 23 (4): 737–746.

94. Artalejo CR, Elhamdani A, Palfrey HC. Sustained stimulation shifts the mechanism of endocytosis from dynamin-1-dependent rapid endocytosis to clathrin-and dynamin-2-mediated slow endocytosis in chromaffin cells (vol 99, pg 6358, 2002). Proceedings of the National Academy of Sciences of the United States of America, 2002, 99 (13): 9082.

95. Beveridge NJ, Tooney PA, Carroll AP, et al. Dysregulation of miRNA 181b in the temporal cortex in schizophrenia. Hum Mol Genet, 2008, 17 (8): 1156–1168.

96. Volkow ND. Substance Use Disorders in Schizophrenia-Clinical Implications of Comorbidity. Schizophrenia Bulletin, 2009, 35 (3): 469–472.

97. Williams JM, Gandhi KK, Lu SE, et al. Higher nicotine levels in schizophrenia compared with controls after smoking a single cigarette. Nicotine & Tobacco Research, 2010, 12 (8): 855–859.

98. Lukiw WJ. Micro-RNA speciation in fetal, adult and Alzheimer's disease hippocampus. Neuroreport, 2007, 18 (3): 297–300.

99. Hebert SS, Horre K, Nicolai L, et al. Loss of microRNA cluster miR-29a/b-1 in sporadic Alzheimer's disease correlates with increased BACE1/beta-secretase expression. Proceedings of the National Academy of Sciences of the United States of America, 2008, 105 (17): 6415–6420.

100. Fukumoto H, Cheung B, Hyman B, Irizarry M. beta-site amyloid precursor protein cleaving enzyme (BACE) activity is increased in temporal neocortex of Alzheimer's disease. Neurobiology of Aging, 2002, 23 (1): S181.

101. Holsinger RMD, McLean CA, Masters CL, et al. BACE and beta-secretase product CTF beta are increased in sporadic Alzheimer's disease brain. Neurobiology of Aging, 2002, 23 (1): S177.

102. Kihara T, Shimohama S, Sawada H, et al. Nicotinic receptor stimulation protects neurons against beta-amyloid toxicity. Annals of Neurology, 1997, 42 (2): 159–163.

103. Boissonneault V, Plante I, Rivest S, et al. MicroRNA-298 and MicroRNA-328 Regulate Expression of Mouse beta-Amyloid Precursor Protein-converting Enzyme 1. Journal of Biological Chemistry, 2009, 284 (4): 1971–1981.

104. Long J, Wang Y, Wang W, et al. Identification of microRNA-93 as a novel regulator of vascular endothelial growth factor in hyperglycemic conditions. Journal of Biological Chemistry, 2010, 285 (30): 23457–23465.

105. Santarelli DM, Beveridge NJ, Tooney PA, et al. Upregulation of dicer and microRNA expression in the

dorsolateral prefrontal cortex Brodmann area 46 in schizophrenia. Biological psychiatry, 2011, 69 (2): 180–187.

106. Dolganiuc A, Petrasek J, Kodys K, et al. MicroRNA Expression Profile in Lieber–DeCarli Diet–Induced Alcoholic and Methionine Choline Deficient Diet–Induced Nonalcoholic Steatohepatitis Models in Mice. Alcoholism–Clinical and Experimental Research, 2009, 33 (10): 1704–1710.

107. Pietrzykowski AZ, Friesen RM, Martin GE, et al. Posttranscriptional regulation of BK channel splice variant stability by miR–9 underlies neuroadaptation to alcohol. Neuron, 2008, 59 (2): 274–287.

108. Shipston MJ. Alternative splicing of potassium channels: a dynamic switch of cellular excitability. Trends in Cell Biology, 2001, 11 (9): 353–358.

109. Martin G, Puig SI, Pietrzykowski A, et al, Treistman S. Restricted cellular localization of a specific BK–channel subtype controls ethanol sensitivity in the nucleus accumbens. Alcoholism–Clinical and Experimental Research, 2004, 28 (5): 61A.

110. Volkow ND, Wang GJ, Begleiter H, et al. High levels of dopamine D–2 receptors in unaffected members of alcoholic families–Possible protective factors. Archives of General Psychiatry, 2006, 63 (9): 999–1008.

111. Saba LM, Bennett B, Hoffman PL, et al. A systems genetic analysis of alcohol drinking by mice, rats and men: Influence of brain GABAergic transmission. Neuropharmacology, 2010.

112. Liu J, Yang AR, Kelly T, et al. Binge alcohol drinking is associated with GABAA{alpha}2–regulated Toll–like receptor 4 (TLR4) expression in the central amygdala. Proc Natl Acad Sci U S A, 2011, 108 (11): 4465–4470.

第十五章

吸烟、进食和体重

尼古丁不仅能促进吸烟起始、成瘾和增加戒烟难度，还能导致食欲衰退和体重减轻。因此一些吸烟者，尤其是女性烟民，常常希望利用吸烟来控制自己的体重。在过去的几十年里，科学家们对吸烟影响体重背后的分子生物学机制进行了大量的研究。例如，弓状核前阿片黑素促皮质激素原（POMC）神经元上的 α3β4 尼古丁胆碱受体（nAChR）受尼古丁刺激后，能通过激活黑皮质素神经回路控制体重。此外，结构中含有 α7 和 α4β2 亚基的尼古丁胆碱受体也参与尼古丁调控体重的过程，并且瘦素（leptin）、饥饿素（ghrelin）和酪酪肽（peptide YY，PYY）等外周荷尔蒙也发挥非常重要的作用。本章针对 α3β4、α7 和 α4β2 尼古丁胆碱受体、神经肽 Y（neuropeptide Y，NPY）、POMC、黑皮质素 4 受体（MC4R）、刺鼠相关蛋白（agouti related protein，AgRP）、瘦素、饥饿素和酪酪肽等食欲调节分子的药理学、分子遗传学、电生理学和进食研究进行阐述，以理清尼古丁在调节进食和体重方面的分子机制。

一、引言

吸烟和肥胖是很多疾病的重要病因[1, 2]。在美国，大概每三个成年人中就有一个是肥胖者[3]，并且约有 20% 的成年人吸烟。值得注意的是，从 1990 年到 2005 年，吸烟人数平均每年降低 1.4%，但是 BMI 值却平均每年增加了 0.5%[4]。很多流行病学研究发现相比非吸烟者及戒烟者，吸烟者的体重一般较轻，而且当代社会以瘦为美，这使得戒烟变得更加困难[5, 6]。部分吸烟者，尤其是年轻的女性烟民，甚至试图通过吸烟来控制体重。

大量的流行病学研究发现吸烟和体重呈负相关性[7, 8]，这种负相关也体现在大量的动物模型研究中[9, 10]。例如，balb/C 小鼠摄入尼古丁后，食物摄入量和体重都呈现明显下降，而且小鼠的脂肪也在尼古丁处理后显著减少。但同时需要注意的是，也有研究发现受尼古丁处理后小鼠体重增加[11]。

很多研究表明肥胖易感基因能影响进食和体重[12, 13]。通过对这些基因的研究，目前发现了一系列参与吸烟调控体重过程的关键分子。例如：① α3β4、α7 和 α4β2 尼古丁胆碱受体；②大脑中表达的食欲素、NPY、POMC 和 MC4R；③胃肠道中产生的饥饿素、酪酪肽、胃泌酸调节素、胆囊收缩素和胰高血糖素样肽 1；脂肪组织中合成的脂联素、瘦素、白介素 6 和解偶联蛋白（uncoupling protein，UCP）；④谷氨酸、γ 氨基丁酸、去甲肾上腺素、多巴胺和 5- 羟色胺等。

二、尼古丁胆碱受体和体重

1. 概述

研究表明 α3β4、α7 和 α4β2 尼古丁胆碱受体参与尼古丁调节体重的过程[14, 15]。α7 和 β2*（含 β2 亚基）受体是哺乳动物大脑中分布最广泛的受体[16, 17]，在放射性配体受体结合实验中，α7 和 β2* 受体主要分布在动物大脑的弓状核中[18, 19]。其中，α4β2 受体广泛分布于哺乳动物大脑内，而 α3* 和 β4* 受体主要分布在内侧缰核和脚间核这两个胆碱神经束中[20]。

尼古丁胆碱受体是由多个亚基组成的通道受体复合体，其能对尼古丁等特异性配体产生应答反应[17]。尼古丁胆碱受体的特异性配体常被用来作为吸烟和体重关系机制研究的工具。胞嘧啶（cytosine）不仅是 α3β4 受体的完全激动剂，也是 β2* 受体的部分激动剂[21, 22]。胞嘧啶处理能降低小鼠的进食量和体重，这表明 α3β4 和 β2* 受体是体重调节的重要分子[15]。左旋咪唑（levamisole）是 α3β4 受体的异构调节物，它能抑制小鼠体重的上升[23]。AT-1001 是 α3β4 受体的部分激动剂，该激动剂的浓度达到受体激活浓度时还能引起受体脱敏[24]。Sazetidine-A（SAZ-A）是 β2* 受体的相对选择性激配体和脱敏剂，它对 α4β2 受体具有很高的亲和力。动物实验证明 SAZ-A 能降低小鼠的进食量和体重[25]。甲基牛扁亭（methyllycaconitine）和二氢刺桐碱（DHβE）是含 α7 和 β2* 受体的选择拮抗剂，它们能在小鼠中抑制尼古丁诱导激活的 POMC 神经元[26]。

2. α3β4 尼古丁胆碱受体

尼古丁和胞嘧啶能降低小鼠的体重，并显示出剂量效性。这说明含 α3β4 的受体确有调节体重的作用[15]。但是，用腺病毒载体敲除小鼠弓状核 β4 基因后，胞嘧啶不再有抑制小鼠进食的作用。这进一步证明含 β4 亚基的受体在体重调节中十分关键[15]。POMC 神经元是哺乳动物大脑中公认抑制食欲的神经元。在 c-fos 免疫活性检测试验中，尼古丁和胞嘧啶能激活弓状核中的 POMC 神经元，表明 POMC 神经元也参与含 α3β4 受体调节进食的过程[15]。此外，大脑室旁核中的 MC4R 基因敲除会阻断胞嘧啶和尼古丁诱导的过低饮食现象，这说明 MC4R 表达神经元也在 α3β4 受体调节进食的过程中发挥重要的作用 [15]。

黑皮质素系统在体重调节中非常关键 [27]，该系统中的遗传变异体能够解释约 4% 的肥胖症遗传效应 [28]。在该系统中，黑皮质素能激活 MC4R，进而调节进食和能量消耗 [29]。由此可见，尼古丁不仅能通过 α3β4 受体作用于 POMC 神经元和 MC4R 神经元，还能通过与 MC 系统的相互作用进行体重调节 [15]。含 β4* 受体在尼古丁调节进食的过程中还具有很特殊的作用，大脑弓状核中的 β4 基因敲除能改变胞嘧啶对小鼠进食的调节作用，但是敲除 β2 基因无此作用 [15, 30]。因此，受体中的 β4 亚基被认为是控制食欲的靶点 [31]。但是也有报道称 β4* 受体和吸烟成瘾呈显著相关，所以通过 β4 亚基控制食欲可能也会影响吸烟行为 [32]。

全基因组关联研究发现了一些与 BMI 和吸烟成瘾相关的突变。例如，*CHRNA5/A3/B4* 基因簇中的突变和吸烟成瘾具有显著的相关性（见第六章）。值得注意的是，在吸烟和戒烟的人群中该基因簇中的 SNP rs1051730 和 BMI 也具有显著的相关，但是在非吸烟人群中并不显著 [33]，这表明 SNP rs1051730 能否与 BMI 相关受外界环境的控制。

3. α4β2 尼古丁胆碱受体

α4β2 受体对尼古丁具有很高的亲和力，而且受尼古丁刺激后脱敏十分缓慢 [34]。除尼古丁外，胞嘧啶、去毒毒素和伐伦克林等配体也能上调小鼠、大鼠和人类大脑中 α4β2 受体的表达 [32]。SAZ-A 能维持慢性尼古丁处理所诱导的 α4β2 受体的增加 [35]。但同时也有报道称尼古丁能减少动物大脑中含 β2 亚基的 α6β2 受体 [32]。另外，尼古丁成瘾研究发现 α4 和 β2 亚基都有尼古丁强化作用 [30, 36]，而且 α4β2 受体还能通过作用于中脑缘多巴胺释放的形式调控尼古丁的奖赏作用 [37-40]。

SAZ-A 具有减少肥胖小鼠进食量、抑制小鼠体重上升的作用 [25]。但是 β2 基因敲除小鼠在受 SAZ-A 处理后，体重未出现显著下降，而且进食量也无显著变化 [25]。这些证据表明，含 β2 受体在药物抑制进食和降低体重等过程中也能发挥重要作用。

α4β2 nAChR 作为位于多巴胺神经元中与药物滥用相关大脑奖励回路相关的受体，参与尼古丁诱导多巴胺释放的过程 [41, 42]。遗传学研究发现多巴胺神经元或 γ- 氨基丁酸神经元的 α4 和 β2 亚基和尼古丁自我给药、强化和耐受显著关联 [36, 43]。由此可见，食物和尼古丁很可能有共享的中枢奖赏通路 [44]。

4. α7 尼古丁胆碱受体

α7 受体是由 α7 亚基构成的同质型受体 [17]。与其他受体相比，α7 受体对乙酰胆碱的亲和力较低，而对钙离子的亲和力较高 [45]。α7 受体在大脑中广泛表达，而且也是海马中最丰富的受体 [16, 34, 45]。灵长类和鼠类动物的 α7 受体具有相似的表达模式 [16, 34]。除了大脑，小鼠的脂肪细胞和巨噬细胞也能表达 α7 受体 [46]。还有报道称 α7 受体在免疫系统中广泛表达并辅助防御病原体 [47]。最近有研究发现 α7 受体在体重调节方面发挥重要的作用 [48]。

α7 受体不仅与精神和神经类疾病有关联 [34]，还与 IL1、IL18 和 TNF-α 等炎症因子的免疫调节机制有关（见第十六章）。迷走神经和巨噬细胞表达的 α7 受体被激活后，能通过调节胆碱抗炎症通路抑制经典炎症通路中的基因表达 [49]。激活后的 α7 受体能抑制炎症因子的表达 [46]，而且其特异性拮抗剂能阻断这种抑制作用 [50]。这也证明了 α7 受体激动剂具有激活胆碱抗炎症通路的作用 [50]。在 α7 nAChR 敲除小鼠体内，脂多糖诱导产生的炎症因子前体如 TNFα、IL-1β 显著上调 [51]，而且这类小鼠体内，尼古丁未对炎症因子前体表达表现出抑制作用 [47]。有报道称轻度的慢性炎症与严重肥胖以及胰岛素抵制关系密切 [52-56]，所以 α7 nAChR 以及受其影响的炎症通路很可能是吸烟调节体重的重要机制之一。

长期刺激脂肪细胞中的 α7 受体能提高大鼠对胰岛素的敏感性 [14]。α7 受体激动剂不仅能提高小鼠机体代谢，还能降低小鼠体重 [14]。人类脂肪细胞中 α7 受体具有调节炎症基因表达的作用，而肥胖者的 α7 受体表达量一般比正常人低 [48]。研究发现 α7 受体选择激动剂 TC-7020 不仅能降低糖尿病模型小鼠的进食量和体重，还能抑制炎症因子前体的表达 [14]，而 α7 受体拮抗剂 MLA 恰好有相反的作用，进一步证明了 α7 受体对进食和体重的调节功能 [14]。有报道称尼古丁具有抗炎症作用 [51, 57]，并相对吸烟者，非吸烟者更容易罹患炎症性疾病 [57]。所以尼古丁很可能是通过激活 α7 受体抑制机体炎症反应，进而控制体重。尼古丁和 PNU-282987（α7 受体激动剂）处理能增强啮齿动物对胰岛素的敏感性，而相同处理的 α7 受体基因敲除动物却没有这种变化 [58]。对遗传或饮食诱导肥胖模型小鼠的研究中，受尼古丁刺激的 α7 受体对白色脂肪组织的炎症调节作用较小，而对糖代谢和胰岛素敏感性等的调节作用较为显著 [46, 57]。

三、尼古丁对进食和体重调节基因的作用

在过去的 20 多年间，我们对尼古丁调控进食和体重等机制的认识取得了很大进展。广泛分布尼古丁胆碱受体，尤其是被大量研究的 α3β4、α4β2 和 α7 受体，是尼古丁调节体重过程中的关键分子。MC 系统不仅能调节皮肤和头发颜色，还能调节瘦素、饥饿素和酪酪肽等外周体重调节激素。大脑 MC 系统是一个非常关键的体重调节系统 [27]，遗传学和药理学研究表明，MC4R 通过激活该系统中以降低进食量和体重 [27]。MC4R 受到 POMC 神经元和 AgRP 神经元的共同调节。其中 POMC 神经元能合成激活 MC4R 激活物的前体，AgRP 神经元能合成该受体的拮抗物 [59]。Mineur 等 [15] 发现下丘脑 α3β4 受体的激活能刺激 POMC 神经元，进而抑制小鼠的进食量。另一方面，POMC 基因敲除小鼠受尼古丁或者胞嘧啶处理后进食量并没有显著改变 [15]。

NPY 和 AgRP 神经元不仅能表达瘦素受体、饥饿素受体和酪酪肽受体，还能向 POMC 神经元传递信号。NPY 和 AgRP 神经元不仅能释放 GABA，在其表面受体 Y1 和 Y2 受到特

异性受体刺激后，这两种神经元会释放 NPY；当 MC3R 受体被激活后，它们能释放 AgRP。在接下来的章节里，我们将重点讨论于这些受尼古丁调节的进食和体重调控分子。

1. NPY

NPY 是由 36 个氨基酸组成的神经肽，广泛分布于中枢和外周神经元中，它也是哺乳动物大脑中尤其是下丘脑中最重要和丰富的食欲肽[60]。在下丘脑中，NPY 主要由弓状核（arcuate nucleus，ARC）中的神经元合成。NPY 和酪酪肽同源，并有 70% 的相似序列，因此 NPY 被认为属于酪酪肽所在胰多肽家族。尽管 NPY 最早发现于哺乳动物大脑组织中，但它在肠和肾上腺等外周组织中也有分布[61, 62]。NPY 受体属于 G 蛋白偶联受体超家族，现在已发现了 6 种 NPY 受体亚型，其中 Y1、Y2 和 Y5 受体在进食调节过程中最为重要。NPY 具有调节进食和能量动态平衡的功能[27, 44]。NPY 能通过血脑屏障到达没有突触连接的位置[63]，外源 NPY 处理能增加实验动物的进食量和体重。有研究发现慢性食物限制能增加 ARC 中 NPY 的 mRNA 表达，这可能是节食增加食欲的原因之一[64]。此外，NPY 是去甲肾上腺素辅助递质，能影响多巴胺相关通路[65, 66]。作为重要的体重调节分子之一，NPY 同样也受多种激动剂和拮抗剂的调控。例如：①外源瘦素有抑制 NPY 过表达的作用[67, 68]；②用阿片拮抗剂纳洛酮处理动物的中枢或外周能抑制 NPY 诱导产生的进食行为[69-72]；③ NorBIN（kappa opioid receptor agonist，KOR 激动剂）和 β-FNA（mu opioid receptor agonist，MOR 激动剂）均能抑制 NPY 诱导产生的促食行为；④ naltrindole（delta opioid receptor antagonist，DOR 拮抗剂）能促进 NPY 诱导产生的进食促进作用[69]。

急性尼古丁处理能下调下丘脑 NPY 的 mRNA 表达，但是也有研究发现慢性尼古丁处理虽然降低动物的进食量，但是 NPY 的 mRNA 水平上升[73, 74]。除了在 RNA 水平，尼古丁能上调 NPY 多肽水平[74]。尽管有报道称尼古丁处理能上调 NPY 表达[74]，但是也有实验观察到受尼古丁处理的大鼠下丘脑中 NPY 受体的表达被显著下调[75]，而且类似现象与存在于人体中。尼古丁降低吸烟者下丘脑 NPY 受体的密度很可能是导致其体重下降的主要原因之一[76]。这些研究的差异可能是药物剂量或者尼古丁处理方式不同所造成，例如，动物皮下尼古丁注射能上调 NPY 的 mRNA 水平，但是渗透微泵输入尼古丁却无此作用[77]。

在人类研究中，吸烟者的 NPY 表达量相比非吸烟者较低，而戒烟后 NPY 水平又会升高[6]。这不仅解释了流行病学研究发现吸烟者体重较轻的现象，而且也解释了为何戒烟能增加体重。不仅如此，NPY 和体重、BMI 以及腰围也是显著相关的[6]。尼古丁戒断除了能上调下丘脑中的 NPY，还能促进 AgRP 上调和 UCP3 下调，这也为戒烟者食欲增强和能量消耗降低提供了解释[78]。

尼古丁能调节中枢和外周神经系统中 NPY 和 POMC 等神经元，这是其能控制体重的关键。尽管尼古丁能同时刺激 NPY 和 POMC 两种神经元，并且它们分别具有促进进食和抑制进食效应，但尼古丁一直被认为是一种能减少体重的物质。针对这种现象，目前有三种假说：第一，尼古丁诱导的 POMC 神经元激活比 NPY 神经元激活更持久，尼古丁处理后激活的 c-fos 主要在 POMC 神经元中检测到，而非 NPY 神经元[61]；第二，尼古丁除了刺激 NPY 神经元兴奋，还能抑制 NPY 神经元的谷氨酸释放，但对 POMC 神经元无此作用[26]；第三，尼古丁诱导的 POMC 神经元去极化效应比 NPY 神经元更显著。

2. POMC

POMC 是黑皮质素蛋白家族的前体之一，该家族包括促肾上腺皮质激素（adrenocorticotropic hormone，ACTH）、α- 黑色素细胞刺激激素（alpha-melanocyte-stimulating hormone，α-MSH）和 β- 胺多酚等，它们能通过结合 MC 受体发挥功能[27]。激活大脑弓状核中的 POMC 细胞能减少进食和增加能量消耗[79]，而且人类和动物研究均发现 POMC 功能失调和肥胖有密切联系[80, 81]。

α3β47 受体被激活后能刺激 POMC 神经元活化并释放黑皮质素 4（MC4）[15]。MC4 则能激活室旁核（PVN）中的 MC4R 抑制小鼠进食，POMC 基因敲除后 MC4 则不再有此作用[15]。表达 POMC 和 CART 的神经元能和表达 NPY 和 AgRP 的神经元之间发生相互作用。POMC 和 NPY 神经元分别具有促进和抑制进食的作用[16]。饮食诱导肥胖小鼠下丘脑中的 POMC 和 AgRP 的 mRNA 水平下调，但是 NPY 也减少[82, 83]。在该研究中，尽管肥胖小鼠下丘脑的 NPY 下降，但抑食分子 POMC 和 AgRP 也都下降，这可能是机体维持能量平衡的机制。

3. MC4R

大脑 ARC 中的 MC 系统是 POMC 和 AgRP 神经元调节能量平衡和体重过程中的重要下游通路[27, 84]。黑皮质素能通过 MC3R 和 MC4R 降低进食量，以改变动物进食行为和能量平衡[29, 44]。MC4R 广泛分布于中枢神经系统，如下丘脑核团、丘脑室旁核（paraventricular thalamic nucleus，PVA）、被内侧核（dorsomedial nucleus）和下丘脑外侧区（lateral hypothalamic area，LHA）等。这些核团能发挥调节能量平衡、交感神经信号传导以及糖代谢的作用[85]。MC4R 功能失调会导致人或动物产生肥胖、胰岛素抵制以及糖尿病等症状[86, 87]。

POMC 能将尼古丁诱导的激活信号传导至次级神经元中 MC4R，进而抑制食欲。使用腺病毒载体转运 shRNA 敲除 PVN 中 MC4R 的实验中，尼古丁诱导的厌食作用被阻断。这些证据直接说明了 MC4R 在进食调节中十分关键[15]。研究还发现 MC3R 和 MC4R 激动剂具有阻断 β- 胺多酚的功能，从而诱导厌食[88]，选择性 MOR 拮抗剂则能抑制 MC3 和 MC4R 拮抗剂诱导的进食促进[88]。这些证据表明阿片系统和 MC 系统之间也一定存在紧密的相互作用。

4. AgRP

AgRP 是与 NPY 定位在下丘脑相同位置的另一种食欲促进分子，它和 AgRP、NPY 以及 POMC 神经元组成的神经亚群在第三脑室腹侧部旁中的 ARC 中构成主要中枢能量储存感受器[84]。值得注意的是，MC3R 和 MC4R 不仅是 α-MSH 的靶分子，同时也是 AgRP 的靶分子，并且 AgRP 和 α-MSH 分别是 MC3R 和 MC4R 这两个受体的拮抗剂和激动剂[89]。AgRP/NPY 神经元能通过释放 NPY、AgRP 和 GABA，将信号传递给 POMC 神经元，以抑制 POMC 神经元功能[89]。

纳洛酮（naloxone）能减弱 AgRP 诱导的进食促进作用[90, 91]。AgRP 和 NPY 神经元通过和 POMC 及 CART 神经元相互作用共同调节抑食和促食神经肽之间的平衡。不仅如此，有研究发现阻断 MOR 和 KOR 也能抑制 AgRP 的促食作用，这表明阿片受体也能影响进食行为[92]。AgRP 调节进食行为依赖于 AgRP 和阿片受体之间的相互作用[91]，此外也有报道称 AgRP 和阿片还有控制食物选择的作用。

尼古丁能降低小鼠下丘脑中的 AgRP[93, 94]，尼古丁戒断则能增加 AgRP[78]。ARC 中的 AgRP 和 NPY 不仅能诱导进食，还能增强食物奖赏[95]。这也说明了神经激素很可能是通过类似通路调节大脑奖励回路的。此外还有研究发现小鼠 AgRP 神经元中的胰岛素受体敲除后，其肝糖原的产生会受到抑制，可见 AgRP 在胰岛素及胰岛素相关的能量稳态调控中也可能具有关键作用[96]。

四、外周激素

1. 饥饿素

饥饿素（ghrelin）是一种包含 28 个氨基酸残基的多肽，主要由胃和下丘脑合成分泌，并在下丘脑中高表达，在中脑边缘多巴胺神经通路中的分布也十分广泛[97]。饥饿素不仅能增强食欲和促进进食，还能通过特异性受体影响脂肪储量和体重[98]。饥饿素和"下丘脑 – 垂体生长轴"也有密切联系[99]，有研究表明血液中的饥饿素对人和动物的食欲和饮食有非常重要的生理学作用[100, 101]。饥饿素还能调节饮食的起始时间和人的饥饿程度[102]。更有意思的是，饥饿素与焦虑和抑郁也是相关的，而且它还能通过海马生长激素促分泌素受体 1a（growth hormone secretagogue receptor 1a，GHS-R1A）影响动物的记忆形成[103, 104]。

GHS-R1A 在大脑腹侧被盖区（ventral tegmental area，VTA）的多巴胺神经元[105] 和外侧被该区（laterodorsal tegmental nucleus，LDTg）中的胆碱细胞中[106] 都有表达。血液中的饥饿素能通过血脑屏障[107]，并促进大脑伏核（accumbal）中的神经元释放多巴胺[107]。饥饿素能通过减少脂肪消耗来增加脂肪储存量，因此阻断该受体的功能很可能会达到治疗肥胖的效果[108]，所以饥饿素受体肥胖的潜在治疗靶点[97]。GHS-R1A 在饥饿素调节进食、脂肪积累和能量平衡的过程中发挥重要作用[109]。不仅如此，饥饿素和饥饿素受体还能调节血糖浓度、增加催乳素分泌、诱导睡眠、调节心血管系统[110] 和刺激胃蠕动[111]。

胆碱多巴胺奖励回路是奖励系统中非常重要的一环，该链路能强化自然奖赏和成瘾性药物的奖赏作用[112, 113]。用饥饿素处理 VTA 或 LDTg 中的核团能增加伏核中多巴胺的释放，并增加动物肢体运动量。还有证据表明外周或 LDTg 受饥饿素处理后，不仅 VTA 中的胆碱释放会增加，伏核中的多巴胺释放也会增加。相反地，GHS-R1A 拮抗剂能阻断外周饥饿素处理产生的效应[114]。可见，饥饿素和 GHS-R1A 在进食调节和奖励回路均发挥关键作用。而且有研究表明饥饿素能在 VTA 和 ARC 之间的中脑边缘奖赏通路中诱导饮食行为[105, 115]，这直接说明了饮食是一种受奖励系统调控的行为。

18-MC 是一种具有防止药物滥用[116]和减少蔗糖摄入[117]作用的 α3β4 nAChR 选择性拮抗剂。18-MC 不仅能阻断饥饿素诱导的蔗糖摄入增加，而且弱化 ARC 中饥饿素诱导的细胞外多巴胺增加，所以 α3β4 受体可能通过饥饿素影响糖代谢和大脑奖励[118]。饥饿素还能通过和 NPY Y1 受体和阿片受体结合提高食物奖励作用[119]。

在尼古丁相关的临床调查中，尼古丁能减少正常体重志愿者中脑边缘的饥饿素浓度[120]。动物研究还发现吸烟处理甚至能急剧降低大鼠的体重，但是该研究中未见血清饥饿素的明显改变[121]。除了 α3β4 nAChR，α3β2、β3* 和 α6* 受体在饥饿素诱导奖励的过程中也有重要作用[122]，非选择性尼古丁胆碱能受体拮抗剂美卡拉明（mecamylamine）能阻断饥饿素效应，从而抑制 ARC 中多巴胺的释放，但不会影响 VTA 中乙酰胆碱的释放，这也证明饥饿素能调节胆碱 - 多巴胺奖赏链路[114]。研究还发现人体饥饿素增加会促进戒烟失败[123]，这可能是由于饥饿素浓度升高导致大脑奖励通路被激活。

2. 瘦素

瘦素（leptin）是一种在白色脂肪组织中发现的 16 kDa 的非糖基化蛋白[124]，作为一种重要的能量稳态调节因子，它能通过调节厌食因子和促食因子减少进食、增加能量消耗[125]。外源瘦素处理后，瘦素缺陷小鼠体内的 NPY 表达被抑制[126]。瘦素除了能抑制 ARC 中的 AGRP 释放和促进 POMC 神经元兴奋[127]还能上调可卡因和安非他明调节转录（cocaine-and amphetamine-regulated transcript，CART）、胆囊收缩素（cholecystokinin，CCK）、MC4R 和促肾上腺皮质激素释放激素（corticotropin releasing hormone，CRH）[128]。另一方面，瘦素的合成也会受到进食、能量状态、性激素、免疫调节剂以及其他饮食相关激素的调控[129]。

瘦素通过结合瘦素受体（leptin receptor，LEPR）发挥其生物学作用。LEPR 属于 I 型细胞因子受体超家族，该家族中的受体分为溶解型受体和长亚型受体。其中长亚型受体是调节进食的主要 LEPR，此种受体亚型在下丘脑内侧基底部的饱腹中心（ARC）和饮食中心（LHA）中都有很高的表达量[130]，研究发现其可能通过 JAK-STAT 通路传递胞外瘦素信号[131]。除了能调控进食，瘦素还能提高小鼠的氧消耗量[132]以及增加小鼠棕色脂肪组织中的去甲肾上腺素[133]。

多数流行病学研究数据显示吸烟者体内的瘦素浓度显著低于非吸烟者[134, 135]，但也有研究称吸烟者体内的瘦素浓度更高[136]，也研究观察到尼古丁摄入变化并不会改变瘦素浓度[137]。我们通过动物实验发现，尼古丁处理大鼠的脂肪组织中瘦素 RNA 水平和血浆中瘦素均显著下降[138]。另外我们还检测到血浆瘦素和尼古丁浓度之间存在剂量效应[138]，这一结果在另一个研究中也得到了验证[6]。动物实验发现吸烟和戒烟均能降低大鼠血清瘦素浓度[121]，也有报道表明，吸烟暴露甚至能使小鼠血浆瘦素浓度下降 34%[139]。有研究检测了尼古丁对不同饮食小鼠体内瘦素水平的影响，结果表明尼古丁能下调正常脂肪饮食的小鼠体内瘦素浓度，但是高脂肪饮食肥胖小鼠体内的瘦素对尼古丁没有明显的应答反应[11]，所以尼古丁对瘦素的调控还受到动物行为的影响。

3. 酪酪肽

酪酪肽（peptide YY）是一种的 36 个氨基酸残基组成的抑食激素，主要由肠道 L 细胞分泌。酪酪肽能对进食产生应答反应并且有抑制进食的作用[140]，敲除酪酪肽基因会导致小鼠过度进食，快速酪酪肽回补则能改善过度进食的状况[141]。相对于正常体重人体和动物体，肥胖者体内的酪酪肽浓度显著偏低[142]，并且酪酪肽减少进食和体重的效应不依赖于肥胖状态[142-144]。血液中的酪酪肽能通过肠 – 脑轴信号传递增加饱腹感和减少进食[143, 145]。酪酪肽还能抑制胰腺激素分泌[143]和抑制肠动力[146]。但是目前血液酪酪肽对脂肪的影响仍不明确[147]。

酪酪肽还参与药物奖励的调控过程[148]。与一些成瘾性药物相似，酪酪肽能刺激中脑边缘多巴胺能通路[123]，并与过度进食和药物滥用相关的神经肽发生相互作用[149]。在下丘脑 ARC 中，酪酪肽对 NPY 神经元具有起抑制作用，而对 POMC 神经元具有起激活作用，酪酪肽可能是以此参与调节情感和奖励[143, 150]，而且已经有研究发现，敲除酪酪肽基因能增加小鼠的焦虑和抑郁行为[151]。

分别对 22[152] 和 27 个吸烟者[153]进行戒烟情况调查的两项研究中，虽然戒烟者体重显著增加，但酪酪肽未见明显变化。动物研究中，尼古丁处理会导致回肠酪酪肽的浓度升高，但同时伴随有结肠酪酪肽浓度下降[145]。因此，除了受实验样本和方法的影响外，身体不同部位的酪酪肽浓度可能受不同的机制调控。对吸烟戒断最初的 24~48 小时酪酪肽对吸烟复吸的预测能力研究中，酪酪肽和戒烟欲望呈现正相关，但是和复发未见明显关联[123]。这些研究者在 48 小时内试图戒烟却又复吸的吸烟者中发现，其酪酪肽显著增加[154]。

五、总结

大量的流行病学研究报道表明吸烟和体重呈负相关。尽管公众承认吸烟的危害非常严重，并且大力倡导禁烟和戒烟，但依然有很多人继续吸烟，其中甚至有些人吸烟的目的是为了控制体重。尼古丁能引发吸烟成瘾，增加戒烟难度的同时，戒烟引起的体重增加也让吸烟者更难以戒烟。在过去的几十年里，科学家们为揭示尼古丁减少进食的调控机制方面取得大量进展，本章总结了与其相关的几种中枢和外周进食调控分子。

本章主要探讨了尼古丁胆碱能受体、NPY、POMC、MC4R、AgRP、瘦素、饥饿素和酪酪肽等分子。其中的 NPY、AgRP 和饥饿素促进进食，其他分子抑制进食。尽管尼古丁处理能导致抑食激素上调或促食激素下调的作用，但是也有一些研究得到相反的结果。这种差异性很可能来源于神经元和进食调节分子之间复杂的相互作用，也可能来源于实验方法和样本异质性等因素。除此之外，食欲素、CCK、胰高血糖素样肽 –1、脂联素、IL–6、解偶联蛋白和一些小分子神经递质等也参与进食调节的过程。尼古丁对体重的作用不仅仅受到这些进食调节分子的影响，社会环境、生理和遗传等因素也发挥着重要的作用（图 15–1）。

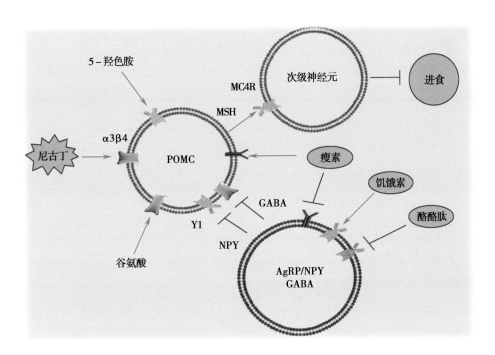

图 15–1 尼古丁在大脑内的食欲抑制机制

食欲调节分子通过刺激性（绿色）和抑制性（红色）信号转导机制调节大脑神经元兴奋性。促进进食的 AgRP/NPY 神经元通过食欲调节分子和受体，与抑制进食的 POMC 神经元发生相互作用。弓状核中 POMC 神经元上的 α3β4nAChR 受尼古丁刺激后，通过激活下游神经元 MC4R 抑制食欲[155, 156]

──────────── 参 考 文 献 ────────────

1. Haslam DW, James WP. Obesity. Lancet, 2005, 366(9492):1197–1209.

2. Jha P. Avoidable global cancer deaths and total deaths from smoking. Nat Rev Cancer, 2009, 9(9):655–664.

3. Flegal KM, Carroll MD, Kit BK, et al. Prevalence of obesity and trends in the distribution of body mass index among US adults, 1999–2010. JAMA, 2012, 307(5):491–497.

4. Stewart ST, Cutler DM, Rosen AB. Forecasting the effects of obesity and smoking on U. S. life expectancy. N Engl J Med, 2009, 361 (23): 2252-2260.

5. Aubin HJ, Farley A, Lycett D, et al. Weight gain in smokers after quitting cigarettes: meta-analysis. BMJ, 2012, 345: e4439.

6. Hussain T, Al-Daghri NM, Al-Attas OS, et al. Plasma neuropeptide Y levels relate cigarette smoking and smoking cessation to body weight regulation. Regulatory Peptides, 2012, 176 (1-3): 22-27.

7. Albanes D, Jones DY, Micozzi MS, et al. Associations between smoking and body weight in the US population: analysis of NHANES II. Am J Public Health, 1987, 77 (4): 439-444.

8. Klesges RC, Ward KD, Ray JW, et al. The prospective relationships between smoking and weight in a young, biracial cohort: the Coronary Artery Risk Development in Young Adults Study. J Consult Clin Psychol, 1998, 66 (6): 987-993.

9. Grunberg NE, Winders SE, Popp KA. Sex differences in nicotine's effects on consummatory behavior and body weight in rats. Psychopharmacology, 1987, 91 (2): 221-225.

10. Grunberg NE. Smoking cessation and weight gain. N Engl J Med, 1991, 324 (11): 768-769.

11. Hur YN, Hong GH, Choi SH, et al. High fat diet altered the mechanism of energy homeostasis induced by nicotine and withdrawal in C57BL/6 mice. Molecules and cells, 2010, 30 (3): 219-226.

12. Yang W, Kelly T, He J. Genetic epidemiology of obesity. Epidemiol Rev, 2007, 29: 49-61.

13. Rankinen T, Zuberi A, Chagnon YC, et al. The human obesity gene map: the 2005 update. Obesity (Silver Spring), 2006, 14 (4): 529-644.

14. Marrero MB, Lucas R, Salet C, et al. An alpha7 nicotinic acetylcholine receptor-selective agonist reduces weight gain and metabolic changes in a mouse model of diabetes. J Pharmacol Exp Ther, 2010, 332 (1): 173-180.

15. Mineur YS, Abizaid A, Rao Y, et al. Nicotine decreases food intake through activation of POMC neurons. Science, 2011, 332 (6035): 1330-1332.

16. Picciotto MR, Mineur YS. Molecules and circuits involved in nicotine addiction: The many faces of smoking. Neuropharmacology, 2014, 76 Pt B: 545-553.

17. Dani JA, Bertrand D. Nicotinic acetylcholine receptors and nicotinic cholinergic mechanisms of the central nervous system. Annu Rev Pharmacol Toxicol, 2007, 47: 699-729.

18. Han ZY, Le Novere N, Zoli M, et al. Localization of nAChR subunit mRNAs in the brain of Macaca mulatta. Eur J Neurosci, 2000, 12 (10): 3664-3674.

19. Han ZY, Zoli M, Cardona A, et al. Localization of [3H]nicotine, [3H]cytisine, [3H]epibatidine, and [125I] alpha-bungarotoxin binding sites in the brain of Macaca mulatta. J Comp Neurol, 2003, 461 (1): 49-60.

20. Grady SR, Moretti M, Zoli M, et al. Rodent habenulo-interpeduncular pathway expresses a large variety of uncommon nAChR subtypes, but only the alpha3beta4*and alpha3beta3beta4*subtypes mediate acetylcholine release. J Neurosci, 2009, 29 (7): 2272-2282.

21. Luetje CW, Patrick J. Both alpha-and beta-subunits contribute to the agonist sensitivity of neuronal nicotinic acetylcholine receptors. J Neurosci, 1991, 11 (3): 837-845.

22. Papke RL, Heinemann SF. Partial agonist properties of cytisine on neuronal nicotinic receptors containing the beta 2 subunit. Mol Pharmacol, 1994, 45 (1): 142-149.

23. Lewis JA, Yakel JL, Pandya AA. Levamisole: A positive allosteric modulator for the alpha3beta4 nicotinic acetylcholine receptors prevents weight gain in CD-1 mice on a high fat diet. Curr Pharm Des, 2017, 23 (12): 1869-1872.

24. Zaveri NT, Bertrand S, Yasuda D, et al. Functional characterization of AT-1001, an alpha3beta4 nicotinic acetylcholine receptor ligand, at human alpha3beta4 and alpha4beta2 nAChR. Nicotine Tob Res, 2015, 17 (3):

361–367.

25. Dezfuli G,Kellar KJ,Dretchen KL,et al. Evidence for the role of beta2*nAChR desensitization in regulating body weight in obese mice. Neuropharmacology,2016,110(Pt A):165–174.

26. Huang H,Xu Y,van den Pol AN. Nicotine excites hypothalamic arcuate anorexigenic proopiomelanocortin neurons and orexigenic neuropeptide Y neurons:similarities and differences. J neurophysiol,2011,106(3):1191–1202.

27. Schwartz MW,Woods SC,Porte D,et al. Central nervous system control of food intake. Nature,2000,404(6778):661–671.

28. Horvath TL,Diano S,Tschop M. Brain circuits regulating energy homeostasis. Neuroscientist,2004,10(3):235–246.

29. Tao YX. The melanocortin–4 receptor:physiology,pharmacology,and pathophysiology. Endocr Rev,2010,31(4):506–543.

30. Picciotto MR,Zoli M,Rimondini R,et al. Acetylcholine receptors containing the beta2 subunit are involved in the reinforcing properties of nicotine. Nature,1998,391(6663):173–177.

31. Picciotto MR,Mineur YS. Nicotine,food intake,and activation of POMC neurons. Neuropsychopharmacology,2013,38(1):245.

32. Marks MJ,O'Neill HC,Wynalda–Camozzi KM,et al. Chronic treatment with varenicline changes expression of four nAChR binding sites in mice. Neuropharmacology,2015,99：142–155.

33. Freathy RM,Kazeem GR,Morris RW,et al. Genetic variation at CHRNA5–CHRNA3–CHRNB4 interacts with smoking status to influence body mass index. Int J Epidemiol,2011,40(6):1617–1628.

34. Proulx E,Piva M,Tian MK,et al. Nicotinic acetylcholine receptors in attention circuitry:the role of layer VI neurons of prefrontal cortex. Cell Mol Life Sci,2014,71(7):1225–1244.

35. Hussmann GP,DeDominicis KE,Turner JR,et al. Chronic sazetidine–A maintains anxiolytic effects and slower weight gain following chronic nicotine without maintaining increased density of nicotinic receptors in rodent brain. J Neurochem,2014,129(4):721–731.

36. Tapper AR,McKinney SL,Nashmi R,et al. Nicotine activation of alpha4*receptors:sufficient for reward,tolerance,and sensitization. Science,2004,306(5698):1029–1032.

37. Corrigall WA,Franklin KB,Coen KM,et al. The mesolimbic dopaminergic system is implicated in the reinforcing effects of nicotine. Psychopharmacology(Berl),1992,107(2–3):285–289.

38. Maskos U,Molles BE,Pons S,et al. Nicotine reinforcement and cognition restored by targeted expression of nicotinic receptors. Nature,2005,436(7047):103–107.

39. McCallum SE,Parameswaran N,Bordia T,et al. Differential regulation of mesolimbic alpha 3/alpha 6 beta 2 and alpha 4 beta 2 nicotinic acetylcholine receptor sites and function after long–term oral nicotine to monkeys. J Pharmacol Exp Ther,2006,318(1):381–388.

40. Graupner M,Maex R,Gutkin B. Endogenous cholinergic inputs and local circuit mechanisms govern the phasic mesolimbic dopamine response to nicotine. PLoS Comput Biol,2013,9(8):e1003183.

41. Marks MJ,Pauly JR,Gross SD,et al. Nicotine binding and nicotinic receptor subunit RNA after chronic nicotine treatment. J Neurosci,1992,12(7):2765–2784.

42. Zoli M,Moretti M,Zanardi A,et al. Identification of the nicotinic receptor subtypes expressed on dopaminergic terminals in the rat striatum. J Neurosci,2002,22(20):8785–8789.

43. Nashmi R,Xiao C,Deshpande P,et al. Chronic nicotine cell specifically upregulates functional alpha 4*nicotinic receptors:basis for both tolerance in midbrain and enhanced long–term potentiation in perforant path. J Neurosci,2007,27(31):8202–8218.

231

44. Chen H, Saad S, Sandow SL, et al. Cigarette smoking and brain regulation of energy homeostasis. Front Pharmacol, 2012, 3：147.

45. Albuquerque EX, Pereira EF, Alkondon M, et al. Mammalian nicotinic acetylcholine receptors：from structure to function. Physiol Rev, 2009, 89(1)：73-120.

46. Wang X, Yang Z, Xue B, et al. Activation of the cholinergic antiinflammatory pathway ameliorates obesity-induced inflammation and insulin resistance. Endocrinology, 2011, 152(3)：836-846.

47. Kalkman HO, Feuerbach D. Modulatory effects of alpha7 nAChRs on the immune system and its relevance for CNS disorders. Cell Mol Life Sci, 2016, 73(13)：2511-2530.

48. Cancello R, Zulian A, Maestrini S, et al. The nicotinic acetylcholine receptor alpha7 in subcutaneous mature adipocytes：downregulation in human obesity and modulation by diet-induced weight loss. Int J Obes(Lond), 2012, 36(12)：1552-1557.

49. Bencherif M, Lippiello PM, Lucas R, et al. Alpha7 nicotinic receptors as novel therapeutic targets for inflammation-based diseases. Cell Mol Life Sci, 2011, 68(6)：931-949.

50. Cheng PY, Lee YM, Law KK, et al. The involvement of AMP-activated protein kinases in the anti-inflammatory effect of nicotine in vivo and in vitro. Biochem Pharmacol, 2007, 74(12)：1758-1765.

51. Wang H, Yu M, Ochani M, et al. Nicotinic acetylcholine receptor alpha7 subunit is an essential regulator of inflammation. Nature, 2003, 421(6921)：384-388.

52. Xu H, Barnes GT, Yang Q, et al. Chronic inflammation in fat plays a crucial role in the development of obesity-related insulin resistance. J Clin Invest, 2003, 112(12)：1821-1830.

53. Weisberg SP, McCann D, Desai M, et al. Obesity is associated with macrophage accumulation in adipose tissue. J Clin Invest, 2003, 112(12)：1796-1808.

54. Cancello R, Clement K. Is obesity an inflammatory illness? Role of low-grade inflammation and macrophage infiltration in human white adipose tissue. BJOG, 2006, 113(10)：1141-1147.

55. Bouloumie A, Curat CA, Sengenes C, et al. Role of macrophage tissue infiltration in metabolic diseases. Curr Opin Clin Nutr Metab Care, 2005, 8(4)：347-354.

56. Bourlier V, Bouloumie A. Role of macrophage tissue infiltration in obesity and insulin resistance. Diabetes Metab, 2009, 35(4)：251-260.

57. Lakhan SE, Kirchgessner A. Anti-inflammatory effects of nicotine in obesity and ulcerative colitis. J Transl Med, 2011, 9：129.

58. Xu TY, Guo LL, Wang P, et al. Chronic exposure to nicotine enhances insulin sensitivity through alpha7 nicotinic acetylcholine receptor-STAT3 pathway. PloS One, 2012, 7(12)：e51217.

59. Seeley RJ, Sandoval DA. Neuroscience：weight loss through smoking. Nature, 2011, 475(7355)：176-177.

60. Allen YS, Adrian TE, Allen JM, et al. Neuropeptide Y distribution in the rat brain. Science, 1983, 221(4613)：877-879.

61. Kageyama H, Takenoya F, Hirako S, et al. Neuronal circuits involving neuropeptide Y in hypothalamic arcuate nucleus-mediated feeding regulation. Neuropeptides, 2012, 46(6)：285-289.

62. Higuchi H, Yang HY, Costa E. Age-related bidirectional changes in neuropeptide Y peptides in rat adrenal glands, brain, and blood. J Neurochem, 1988, 50(6)：1879-1886.

63. Kastin AJ, Akerstrom V. Nonsaturable entry of neuropeptide Y into brain. Am J Physiol, 1999, 276(3 Pt 1)：E479-E482.

64. Brady LS, Smith MA, Gold PW, et al. Altered expression of hypothalamic neuropeptide mRNAs in food-restricted and food-deprived rats. Neuroendocrinology, 1990, 52(5)：441-447.

65. Burnstock G. Mechanisms of interaction of peptide and nonpeptide vascular neurotransmitter systems. J

Cardiovas Pharmacol, 1987, 10 Suppl 12: S74-S81.

66. Josselyn SA, Beninger RJ. Neuropeptide Y: intraaccumbens injections produce a place preference that is blocked by cis-flupenthixol. Pharmacol Biochem Behav, 1993, 46(3): 543-552.

67. Ahima RS, Prabakaran D, Mantzoros C, et al. Role of leptin in the neuroendocrine response to fasting. Nature, 1996, 382(6588): 250-252.

68. Stephens TW, Basinski M, Bristow PK, et al. The role of neuropeptide Y in the antiobesity action of the obese gene product. Nature, 1995, 377(6549): 530-532.

69. Kotz CM, Grace MK, Billington CJ, et al. The effect of norbinaltorphimine, beta-funaltrexamine and naltrindole on NPY-induced feeding. Brain Res, 1993, 631(2): 325-328.

70. Levine AS, Grace M, Billington CJ. The effect of centrally administered naloxone on deprivation and drug-induced feeding. Pharmacol Biochem Behav, 1990, 36(2): 409-412.

71. Rudski JM, Grace M, Kuskowski MA, et al. Behavioral effects of naloxone on neuropeptide Y-induced feeding. Pharmacol Biochem Behav, 1996, 54(4): 771-777.

72. Schick RR, Schusdziarra V, Nussbaumer C, et al. Neuropeptide Y and food intake in fasted rats: effect of naloxone and site of action. Brain Res, 1991, 552(2): 232-239.

73. Frankish HM, Dryden S, Wang Q, et al. Nicotine administration reduces neuropeptide Y and neuropeptide Y mRNA concentrations in the rat hypothalamus: NPY may mediate nicotine's effects on energy balance. Brain Res, 1995, 694(1-2): 139-146.

74. Li MD, Kane JK, Parker SL, et al. Nicotine administration enhances NPY expression in the rat hypothalamus. Brain Res, 2000, 867(1-2): 157-164.

75. Li MD, Parker SL, Kane JK. Regulation of feeding-associated peptides and receptors by nicotine. Mol Neurobiol, 2000, 22(1-3): 143-165.

76. Kane JK, Parker SL, Li MD. Hypothalamic orexin-A binding sites are downregulated by chronic nicotine treatment in the rat. Neurosci Lett, 2001, 298(1): 1-4.

77. Hiremagalur B, Sabban EL. Nicotine elicits changes in expression of adrenal catecholamine biosynthetic enzymes, neuropeptide Y and immediate early genes by injection but not continuous administration. Brain Res Mol Brain Res, 1995, 32(1): 109-115.

78. Fornari A, Pedrazzi P, Lippi G, et al. Nicotine withdrawal increases body weight, neuropeptide Y and Agouti-related protein expression in the hypothalamus and decreases uncoupling protein-3 expression in the brown adipose tissue in high-fat fed mice. Neurosci Lett, 2007, 411(1): 72-76.

79. Williams DL, Schwartz MW. The melanocortin system as a central integrator of direct and indirect controls of food intake. Am J Physiol Regul Integr Comp Physiol, 2005, 289(1): R2-R3.

80. Krude H, Biebermann H, Schnabel D, et al. Obesity due to proopiomelanocortin deficiency: three new cases and treatment trials with thyroid hormone and ACTH4-10. J Clin Endocr Metab, 2003, 88(10): 4633-4640.

81. Smart JL, Low MJ. Lack of proopiomelanocortin peptides results in obesity and defective adrenal function but normal melanocyte pigmentation in the murine C57BL/6 genetic background. Ann N Y Acad Sci, 2003, 994: 202-210.

82. Lin S, Storlien LH, Huang XF. Leptin receptor, NPY, POMC mRNA expression in the diet-induced obese mouse brain. Brain Res, 2000, 875(1-2): 89-95.

83. Wang H, Storlien LH, Huang XF. Effects of dietary fat types on body fatness, leptin, and ARC leptin receptor, NPY, and AgRP mRNA expression. Am J Physiol Endocrinol Metab, 2002, 282(6): E1352-E1359.

84. Cone RD. Anatomy and regulation of the central melanocortin system. Nat Neurosci, 2005, 8(5): 571-578.

85. Kishi T, Aschkenasi CJ, Lee CE, et al. Expression of melanocortin 4 receptor mRNA in the central nervous

system of the rat. J Comp Neurol, 2003, 457(3):213-235.

86. Vaisse C, Clement K, Durand E, et al. Melanocortin-4 receptor mutations are a frequent and heterogeneous cause of morbid obesity. J Clin Invest, 2000, 106(2):253-262.

87. Huszar D, Lynch CA, Fairchild-Huntress V, et al. Targeted disruption of the melanocortin-4 receptor results in obesity in mice. Cell, 1997, 88(1):131-141.

88. Grossman HC, Hadjimarkou MM, Silva RM, et al. Interrelationships between mu opioid and melanocortin receptors in mediating food intake in rats. Brain Res, 2003, 991(1-2):240-244.

89. Zoli M, Picciotto MR. Nicotinic regulation of energy homeostasis. Nicotine Tob Res, 2012, 14(11):1270-1290.

90. Olszewski PK, Wirth MM, Grace MK, et al. Evidence of interactions between melanocortin and opioid systems in regulation of feeding. Neuroreport, 2001, 12(8):1727-1730.

91. Hagan MM, Rushing PA, Benoit SC, et al. Opioid receptor involvement in the effect of AgRP-(83-132) on food intake and food selection. Am J Physiol Regul Integr Comp Physiol, 2001, 280(3):R814-R821.

92. Brugman S, Clegg DJ, Woods SC, et al. Combined blockade of both micro-and kappa-opioid receptors prevents the acute orexigenic action of Agouti-related protein. Endocrinology, 2002, 143(11):4265-4270.

93. Chen H, Hansen MJ, Jones JE, et al. Cigarette smoke exposure reprograms the hypothalamic neuropeptide Y axis to promote weight loss. Am J Respir Crit Care Med, 2006, 173(11):1248-1254.

94. Martinez de Morentin PB, Whittle AJ, Ferno J, et al. Nicotine induces negative energy balance through hypothalamic AMP-activated protein kinase. Diabetes, 2012, 61(4):807-817.

95. Fulton S. Appetite and reward. Front Neuroendocrinol, 2010, 31(1):85-103.

96. Shin AC, Filatova N, Lindtner C, et al. Insulin Receptor Signaling in POMC, but Not AgRP, Neurons Controls Adipose Tissue Insulin Action. Diabetes, 2017, 66(6):1560-1571.

97. Engel JA, Jerlhag E. Role of appetite-regulating peptides in the pathophysiology of addiction: implications for pharmacotherapy. CNS drugs, 2014, 28(10):875-886.

98. Wynne K, Stanley S, McGowan B, et al. Appetite control. J Endocrinol, 2005, 184(2):291-318.

99. Kojima M, Hosoda H, Date Y, et al. Ghrelin is a growth-hormone-releasing acylated peptide from stomach. Nature, 1999, 402(6762):656-660.

100. Egecioglu E, Jerlhag E, Salome N, et al. Ghrelin increases intake of rewarding food in rodents. Addict Biol, 2010, 15(3):304-311.

101. Wren AM, Seal LJ, Cohen MA, et al. Ghrelin enhances appetite and increases food intake in humans. J Clin Endocr Metab, 2001, 86(12):5992.

102. Cummings DE, Frayo RS, Marmonier C, et al. Plasma ghrelin levels and hunger scores in humans initiating meals voluntarily without time-and food-related cues. Am J Physiol Endocrinol Metab, 2004, 287(2):E297-E304.

103. Diano S, Farr SA, Benoit SC, et al. Ghrelin controls hippocampal spine synapse density and memory performance. Nat Neurosci, 2006, 9(3):381-388.

104. Hansson C, Haage D, Taube M, et al. Central administration of ghrelin alters emotional responses in rats: behavioural, electrophysiological and molecular evidence. Neuroscience, 2011, 180:201-211.

105. Abizaid A, Liu ZW, Andrews ZB, et al. Ghrelin modulates the activity and synaptic input organization of midbrain dopamine neurons while promoting appetite. J Clin Invest, 2006, 116(12):3229-3239.

106. Dickson SL, Hrabovszky E, Hansson C, et al. Blockade of central nicotine acetylcholine receptor signaling attenuate ghrelin-induced food intake in rodents. Neuroscience, 2010, 171(4):1180-1186.

107. Banks WA, Tschop M, Robinson SM, et al. Extent and direction of ghrelin transport across the blood-brain barrier is determined by its unique primary structure. J Pharmacol Exp Ther, 2002, 302(2):822-827.

108. Tschop M, Smiley DL, Heiman ML. Ghrelin induces adiposity in rodents. Nature, 2000, 407 (6806): 908-913.

109. Cowley MA, Smith RG, Diano S, et al. The distribution and mechanism of action of ghrelin in the CNS demonstrates a novel hypothalamic circuit regulating energy homeostasis. Neuron, 2003, 37 (4): 649-661.

110. van der Lely AJ, Tschop M, Heiman ML, et al. Biological, physiological, pathophysiological, and pharmacological aspects of ghrelin. Endocr Rev, 2004, 25 (3): 426-457.

111. Masuda Y, Tanaka T, Inomata N, et al. Ghrelin stimulates gastric acid secretion and motility in rats. Biochem Biophys Res Commun, 2000, 276 (3): 905-908.

112. Larsson A, Engel JA. Neurochemical and behavioral studies on ethanol and nicotine interactions. Neurosci Biobehav Rev, 2004, 27 (8): 713-720.

113. Soderpalm B, Ericson M. Neurocircuitry involved in the development of alcohol addiction: the dopamine system and its access points. Curr Top Behav Neurosci, 2013, 13: 127-161.

114. Jerlhag E, Janson AC, Waters S, et al. Concomitant release of ventral tegmental acetylcholine and accumbal dopamine by ghrelin in rats. PloS One, 2012, 7 (11): e49557.

115. Naleid AM, Grace MK, Cummings DE, et al. Ghrelin induces feeding in the mesolimbic reward pathway between the ventral tegmental area and the nucleus accumbens. Peptides, 2005, 26 (11): 2274-2279.

116. Pace CJ, Glick SD, Maisonneuve IM, et al. Novel iboga alkaloid congeners block nicotinic receptors and reduce drug self-administration. Eur J Pharmacol, 2004, 492 (2-3): 159-167.

117. Taraschenko OD, Rubbinaccio HY, Maisonneuve IM, et al. 18-methoxycoronaridine: a potential new treatment for obesity in rats? Psychopharmacology, 2008, 201 (3): 339-350.

118. McCallum SE, Taraschenko OD, Hathaway ER, et al. Effects of 18-methoxycoronaridine on ghrelin-induced increases in sucrose intake and accumbal dopamine overflow in female rats. Psychopharmacology, 2011, 215 (2): 247-256.

119. Skibicka KP, Shirazi RH, Hansson C, et al. Ghrelin interacts with neuropeptide Y Y1 and opioid receptors to increase food reward. Endocrinology, 2012, 153 (3): 1194-1205.

120. Kroemer NB, Wuttig F, Bidlingmaier M, et al. Nicotine enhances modulation of food-cue reactivity by leptin and ghrelin in the ventromedial prefrontal cortex. Addict Biol, 2015, 20 (4): 832-844.

121. Ypsilantis P, Politou M, Anagnostopoulos C, et al. Effects of cigarette smoke exposure and its cessation on body weight, food intake and circulating leptin, and ghrelin levels in the rat. Nicotine Tob Res, 2013, 15 (1): 206-212.

122. Jerlhag E, Egecioglu E, Dickson SL, et al. Alpha-conotoxin MII-sensitive nicotinic acetylcholine receptors are involved in mediating the ghrelin-induced locomotor stimulation and dopamine overflow in nucleus accumbens. Eur Neuropsychopharmacol, 2008, 18 (7): 508-518.

123. al'Absi M, Lemieux A, Nakajima M. Peptide YY and ghrelin predict craving and risk for relapse in abstinent smokers. Psychoneuroendocrinology, 2014, 49: 253-259.

124. Zhang Y, Proenca R, Maffei M, et al. Positional cloning of the mouse obese gene and its human homologue. Nature, 1994, 372 (6505): 425-432.

125. Rosenbaum M, Leibel RL. 20 years of leptin: role of leptin in energy homeostasis in humans. J Endocrinol, 2014, 223 (1): T83-96.

126. Schwartz MW, Seeley RJ, Campfield LA, et al. Identification of targets of leptin action in rat hypothalamus. J Clin Invest, 1996, 98 (5): 1101-1106.

127. Breen TL, Conwell IM, Wardlaw SL. Effects of fasting, leptin, and insulin on AGRP and POMC peptide release in the hypothalamus. Brain Res, 2005, 1032 (1-2): 141-148.

128. Elmquist JK, Maratos-Flier E, Saper CB, et al. Unraveling the central nervous system pathways underlying

responses to leptin. Nat Neurosci,1998,1(6):445-450.

129. Gualillo O,Eiras S,Lago F,et al. Elevated serum leptin concentrations induced by experimental acute inflammation. Life Sci,2000,67(20):2433-2441.

130. Leinninger GM,Jo YH,Leshan RL,et al. Leptin acts via leptin receptor-expressing lateral hypothalamic neurons to modulate the mesolimbic dopamine system and suppress feeding. Cell Metabolism,2009,10(2):89-98.

131. Fruhbeck G. Intracellular signalling pathways activated by leptin. Biochem J,2006,393(Pt 1):7-20.

132. Pelleymounter MA,Cullen MJ,Baker MB,et al. Effects of the obese gene product on body weight regulation in ob/ob mice. Science,1995,269(5223):540-543.

133. Collins S,Kuhn CM,Petro AE,et al. Role of leptin in fat regulation. Nature,1996,380(6576):677.

134. Hodge AM,Westerman RA,de Courten MP,et al. Is leptin sensitivity the link between smoking cessation and weight gain？ Int J Obes Relat Metab Disord,1997,21(1):50-53.

135. Wei M,Stern MP,Haffner SM. Serum leptin levels in Mexican Americans and non-Hispanic whites：association with body mass index and cigarette smoking. Ann Epidemiol,1997,7(2):81-86.

136. Eliasson B,Smith U. Leptin levels in smokers and long-term users of nicotine gum. Eur J Clin Invest,1999,29(2):145-152.

137. Oeser A,Goffaux J,Snead W,et al. Plasma leptin concentrations and lipid profiles during nicotine abstinence. Am J Med Sci,1999,318(3):152-157.

138. Li MD,Kane JK. Effect of nicotine on the expression of leptin and forebrain leptin receptors in the rat. Brain Res,2003,991(1-2):222-231.

139. Chen H,Vlahos R,Bozinovski S,et al. Effect of short-term cigarette smoke exposure on body weight,appetite and brain neuropeptide Y in mice. Neuropsychopharmacology,2005,30(4):713-719.

140. Valassi E,Scacchi M,Cavagnini F. Neuroendocrine control of food intake. Nutr Metab Cardiovasc Dis,2008,18(2):158-168.

141. Batterham RL,Heffron H,Kapoor S,et al. Critical role for peptide YY in protein-mediated satiation and body-weight regulation. Cell Metab,2006,4(3):223-233.

142. Batterham RL,Bloom SR. The gut hormone peptide YY regulates appetite. Ann N Y Acad Sci,2003,994：162-168.

143. Batterham RL,Cowley MA,Small CJ,et al. Gut hormone PYY(3-36)physiologically inhibits food intake. Nature,2002,418(6898):650-654.

144. Batterham RL,Cohen MA,Ellis SM,et al. Inhibition of food intake in obese subjects by peptide YY3-36. N Engl J Med,2003,349(10):941-948.

145. Karra E,Batterham RL. The role of gut hormones in the regulation of body weight and energy homeostasis. Mol Cell Endocrinol,2010,316(2):120-128.

146. Imamura M. Effects of surgical manipulation of the intestine on peptide YY and its physiology. Peptides,2002,23(2):403-407.

147. Boggiano MM,Chandler PC,Oswald KD,et al. PYY3-36 as an anti-obesity drug target. Obes Rev,2005,6(4):307-322.

148. Schloegl H,Percik R,Horstmann A,et al. Peptide hormones regulating appetite—focus on neuroimaging studies in humans. Diabetes Metab Res Rev,2011,27(2):104-112.

149. Volkow ND,Wang GJ,Fowler JS,et al. Food and drug reward：overlapping circuits in human obesity and addiction. Curr Top Behav Neurosci,2012,11：1-24.

150. Challis BG,Pinnock SB,Coll AP,et al. Acute effects of PYY3-36 on food intake and hypothalamic

neuropeptide expression in the mouse. Biochem Biophys Res Commun,2003,311(4):915-919.

151. Painsipp E,Herzog H,Holzer P. Evidence from knockout mice that neuropeptide-Y Y2 and Y4 receptor signalling prevents long-term depression-like behaviour caused by immune challenge. J Psychopharmacol, 2010,24(10):1551-1560.

152. Pankova A,Kralikova E,Kavalkova P,et al. No change in serum incretins levels but rise of leptin levels after smoking cessation:a pilot study. Physiol Res,2016,65(4):651-659.

153. Stadler M,Tomann L,Storka A,et al. Effects of smoking cessation on beta-cell function,insulin sensitivity, body weight,and appetite. Eur J Endocrinol,2014,170(2):219-217.

154. Lemieux AM,al'Absi M. Changes in circulating peptide YY and ghrelin are associated with early smoking relapse. Biol Psychol,2017,131:43-48.

155. Seeley R J,Sandoval D A. Weight loss through smoking. Nature,2011,475(7355):176-177.

156. Rubinstein M,Low M J. The smoking gun in nicotine-induced anorexia. Cell Metabolism,2011,14(2):145-147.

第十六章

α7 受体介导的尼古丁的先天免疫通路调节作用

尼古丁在多种类型的细胞中均能发挥抗炎作用，并可能通过炎症相关机制对包括阿尔茨海默病（Alzheimer's disease，AD）和帕金森病（Parkinson's disease，PD）在内的多种退行性疾病起神经保护作用。在众多的尼古丁受体中，α7 烟碱型乙酰胆碱受体（nAChR）被认为在尼古丁的抗炎和神经保护作用中具有重要贡献。α7 nAChR 在神经细胞和免疫细胞中均有表达，并具有较高的钙离子通透性。尽管科学家们已对尼古丁在治疗溃疡性结肠炎等炎性疾病中的作用进行了许多临床研究，但其中的分子机制仍不明确。在本章中，我们将对尼古丁通过 α7 受体在神经细胞和免疫细胞中调节炎症通路的现有证据进行阐述。深入了解尼古丁的抗炎作用和神经保护作用将对感染性疾病和神经退行性疾病的新药开发具有重要的指导作用。

一、背景介绍

虽然烟草成瘾在许多年前就已成为全球的研究热点之一，但直至近年吸烟和炎症相关疾病之间的关系才逐渐引起人们的关注。一方面，尼古丁是烟草中的主要成瘾成分，并能导致多种相关疾病。另一方面，尼古丁在某种程度上也有利于哺乳动物的认知功能。例如，尼古丁能够增进非吸烟者、AD 患者和精神分裂症患者的认知表现，尤其是注意力表现[1-6]。在动物模型中，急性和慢性的尼古丁给药均能增强实验动物的工作记忆[7]。此外，AD 中的认知缺陷也与大脑中的炎症相关，而尼古丁能降低小鼠模型中由髓磷脂（myelin）抗原引起的免疫反应，这一现象表明尼古丁可能在 AD 中发挥治疗作用[8]。

与中枢神经系统类似，在外周神经系统（peripheral nervous system，PNS）中，尼古丁潜在的抗炎作用也被多项流行病学研究所证明。其中最有力的证据之一来自对溃疡性结肠炎的研究。溃疡性结肠炎是一种典型的炎性肠道疾病，其90%的患者为非吸烟者，而有吸烟史的患者则很可能在戒烟后罹患该病[9-11]。慢性阻塞性肺疾病（chronic obstructive pulmonary disease，COPD）由肺部感染引起，并可被尼古丁持续性的抗炎作用加剧。这种疾病在吸烟者中更为常见[12]，且戒烟是唯一能够缓解肺功能降低的治疗策略[13]。综上，这些临床发现表明尼古丁在中枢神经系统和外周神经系统中均能发挥药理性的抗炎作用。本章将从分子通路水平对尼古丁先天免疫调节作用的最新研究进展进行综述。

二、尼古丁受体及其在免疫系统中的作用

尼古丁通过与细胞膜上的nAChR相互作用，发挥细胞黏附和抑制炎症等多种生化及药理作用。nAChR是由5个同源亚基构成的离子通道，其中含有配体结合位点（图16-1A）。每个亚基由4个疏水跨膜片段（M1-M4）和两个亲水环状结构组成。其中一个环状结构连接M1-M2，另一个连接M2-M3（图16-1B）。整个分子约290kDa[14]。这类受体在免疫系统的外周和中枢神经以及皮肤等其他非神经细胞中均有发现[15]。早在1905年，就已有报道发现尼古丁的受体类物质存在[16]，至今已有17种尼古丁受体亚基在脊椎动物中被鉴定出来，并被编号为α1-α10、β1-β4、γ、δ和ε。关于编码尼古丁受体亚基的基因及其进化关系的详细描述请见第十八章。

不同类型的nAChR与尼古丁之间的亲和性也不同。高亲和受体通常包含α4和β2亚基[17, 18]。在中枢神经系统中存在两种主要的nAChR：一种低亲和尼古丁并对α-bungarotoxin（α-Bgtx）不敏感，另一种高亲和尼古丁并对α-Bgtx敏感[19]。对α-Bgtx敏感的nAChR是由α7、α8、α9及α10亚基构成的同源多聚体或异源多聚体，而对α-Bgtx不敏感的受体则是由α（α2-α6）和β（β2-β4）亚基构成的异源多聚体。

不同的亚基参与了不同的生理病理过程。例如，α3亚基在掌跖脓疱病（palmoplantar pustulosis）和自主免疫性自主神经结病（autoimmune autonomic gangliopathy）中发挥作用；β2亚基与疼痛、心脏病、成瘾、癫痫、精神分裂、PD和AD有关；而α7则在免疫系统中起作用[20]。包括α7、β2和β4在内的多种亚基在源自骨髓的多种免疫细胞中均有表达，尤其是在免疫反应中发挥关键作用的巨噬细胞[21, 22]。与相同剂量的乙酰胆碱相比，TNF等炎性因子能够更显著地激活巨噬细胞，而尼古丁能够抑制这些炎性因子的表达。尼古丁通过与α7亚基的同源五聚体nAChR结合[23, 24]（结构如图16-1C所示），对TNF-α、IL-1和IL-1β等炎性因子的表达发挥调节作用[21]。虽然其他种类的nAChR，如包含α5亚基的受体[25]，也被报道参与了尼古丁的抗炎作用，但最受关注的仍是α7 nAChR，该受体在多种细胞类型中均能发挥免疫调节作用[26-30]。除α7 nAChR以外的其他受体由于相关信息较少且作用机制尚不明确，其免疫调节作用将不在本章进行讨论。

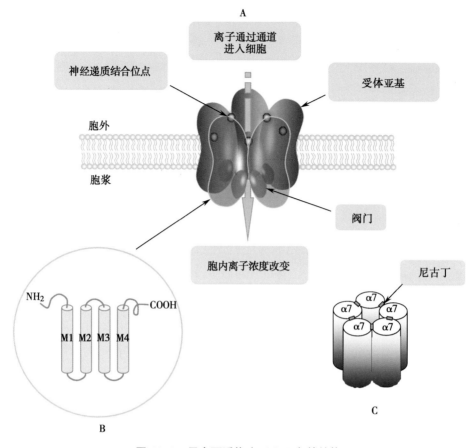

图 16-1　尼古丁受体（nAChR）的结构

A. nAChR 位于细胞质膜上，由五个亚基构成，其中包埋着配体结合位点。不同的受体其配体结合位点的数量也不相同。神经中多种类型细胞中的 nAChR 均为具有 Na^+ 和 Ca^{2+} 等阳离子通透性的离子通道。B. 每个 nAChR 的亚基均由四个疏水的跨膜片段（M1–M4）和连接 M1–M2 和 M2–M3 的两个亲水的环状结构组成。C. α7 nAChR 由五个同源亚基组成

三、尼古丁对先天免疫通路的调节作用

1. 尼古丁对活化的免疫细胞中炎症的抑制作用

免疫系统能够保护机体免受病原体的侵害，而这种保护作用部分来自促炎性细胞因子和抗炎性细胞因子的表达。当该系统失调时，免疫疾病会对机体造成伤害。这种疾病一般可分为两类：自身免疫性疾病和炎症。自身免疫性疾病是由针对机体自身蛋白的异常反应造成的，并将导致"自身攻击"的结果。而炎症则是由过度的免疫反应导致的。因此，对免疫反应的合理调控是预防和治疗免疫疾病的关键所在。近期，研究发现胆碱能通路在多种类型细胞中发挥抗炎作用，从而控制免疫反应[31-33]。与此前用于抑制免疫反应的抗炎性细胞因子和垂体-肾上腺糖皮质激素相比，这类通路的作用更为快速和局部。

在外周系统中，乙酰胆碱能够抑制 LPS 诱导的炎性因子表达，例如 α7 nAChR 在巨噬细胞的 TNF 转录后调控中发挥关键作用，且不影响 IL-10 等抗炎性细胞因子的表达[21]。α7 亚基缺失的巨噬细胞无法在 LPS 的刺激下对尼古丁或乙酰胆碱产生反应[34, 35]。同样，LPS 诱导产生的 high-mobility group box chromosomal protein 1（HMGB1）表达和核因子（nuclear factor，NF）-κB 的激活也能被尼古丁通过 α7 nAChR 进行抑制，而这两种蛋白是介导炎性反应的关键分子[36, 37]，它们在诱导活化的免疫细胞转录炎性因子的过程中发挥重要作用。而无论是在体内还是在体外试验中，α7 nAChR 的拮抗剂均能够对尼古丁的上述反应发挥剂量依赖性的抑制作用[33]。上述结论已被 α7 nAChR 的选择性激动剂 GTS-21 实验进一步证实。GTS-21 能够增加内毒素血症和严重败血症小鼠的存活率[38]。尼古丁还能抑制人类单核细胞中脂多糖（lipopolysaccharide，LPS）诱导的巨噬细胞炎症蛋白（macrophage inflammatory protein，MIP）-1α 和 MIP-1β 的 mRNA 表达[39]。

在中枢神经系统中，小胶质细胞是在急性或慢性刺激下进行局部先天免疫反应的主要细胞类型[40-42]。在正常状态下的健康大脑中，这类细胞通常处于静息状态，而它们被激活时则会释放细胞因子和自由基[43-45]。小胶质细胞所维持的局部炎性反应可能是包括 AD 和 PD 在内的一些神经退行性疾病发生的潜在分子机制。而尼古丁则有可能在这类疾病中对机体发挥保护作用[43, 46, 47]。尼古丁还能通过 α7 nAChR 抑制鼠源小胶质细胞在 LPS 刺激下释放 TNF 的过程，且这种作用能被 α7 nAChR 的选择性拮抗剂 α-Bgtx 抑制[48]。

此前，各国科学家已对尼古丁抗炎作用的相关信号通路进行了广泛的研究[31, 32, 35, 49-51]。如图 16-2 所示，多条先天免疫通路被报道参与了尼古丁的抗炎反应。在小胶质细胞中，p44/42 和 p38 两种促分裂原活化的蛋白激酶（mitogen-activated protein kinase，MAPK）均为尼古丁发挥效应的关键分子[48]。在巨噬细胞中，酪氨酸激酶 Jak2 能够与被尼古丁激活的 α7 nAChR 直接作用，并将信号转导及转录激活蛋白 3（signal transducer and activator of transcription 3，STAT3）磷酸化[50]，而 STAT3 作为抗凋亡级联反应中的关键分子，能够调节转录激活反应所介导的抗炎过程[52, 53]。尼古丁对促炎性因子表达的抑制作用依赖于磷酸化的 STAT3，STAT3 磷酸化后形成二聚体并进入细胞核参与基因转录。虽然 STAT3 不直接参与促炎性因子的表达过程，但 α7 nAChR 抑制细胞因子表达的功能可能是通过 NF-κB 和 Jak/STAT 通路共同作用来实现的[54]。这一过程能够被 α7 的选择性抑制剂 α-Bgtx 阻断，也能被 Jak2 磷酸化的抑制剂 methyllycaconitine（MLA）和 AG490 所拮抗。在 STAT3 缺失的巨噬细胞中，交感神经刺激无法像在野生型细胞中那样降低腹膜细胞因子的浓度或缓解小肠炎症。尼古丁还能诱导表达细胞因子信号传送阻抑物 3（suppressor of cytokine signaling 3，SOCS3），而 SOCS3 能够通过 Jak/STAT 通路下调细胞因子信号。然而，尼古丁对巨噬细胞活性的抑制作用并不依赖于 SOCS3[50]。尼古丁对 NF-κB 的抑制作用是由 inhibition of NF-κB inhibitor（IκB）的磷酸化介导的，但对 IκB 的表达没有影响。尼古丁作用于 α7 nAChR 后通过这一机制干扰 NF-κB 进入细胞核，且这一过程可被 α-Bgtx 中止[39]。HMGB1 最早被鉴定为一种转录因子和生长因子，但最近它被发现可作为一种促炎性细胞因子诱导 TNF、IL-1β 和 IL-6 的表达并介导败血症等疾病过程中的炎症反应[55-59]。HMGB1 序列具有高度的进化保守性[60-62]，并在几乎所有类型的细胞中均有表达，但其表达量存在差异。HMGB1 的释放受 NF-κB 控制，并且尼古丁能够通过降低 NF-κB 的活性来抑制 HMGB1 的分泌，但并不影响该细胞因子的总蛋白量及其细胞质中的 mRNA 量[33]。此外，尼古丁也并不诱导细胞外 HMGB1 的降解。这一机制与尼古丁对 LPS 诱导的 TNF、IL-1β 和 IL-6 的调控作用是截然不同的。

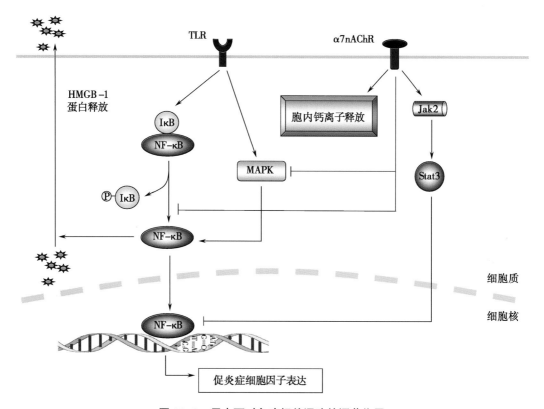

图 16-2　尼古丁对免疫相关通路的调节作用
尼古丁在巨噬细胞和小胶质细胞等激活的免疫细胞中通过作用于 α7 nAChR 发挥抗炎作用。激活的 α7 nAChR 直接作用于 Jak2，并激活 Jak2/STAT3 通路，干扰由 TLR 诱导的 NF-κB 的促炎性细胞因子的转录活性。活化的 α7 nAChR 在发挥抗炎作用的同时，还能抑制 IκB 磷酸化，导致 MAPK 的激活和细胞质中 HMGB1 的释放

Toll 样受体（Toll-like receptors，TLRs）是先天免疫系统中最为重要的受体家族之一，它们能介导多种病原体引发的炎症过程[63-66]。在 TLR 受体的下游有两条主要通路，它们依赖两种不同的衔接蛋白，即 Toll-like receptor adaptor molecule 1（TRIF）和 myeloid differentiation primary response gene 88（MyD88）。TLR 通路的激活依赖于细胞内钙信号[67]。激活 MyD88- 或

TRIF- 通路能够诱导细胞内钙库的释放、增加钙离子浓度，进而推动 calcium/calmodulin-dependent protein kinase Ⅱ（CaMKⅡ）的磷酸化，促进促炎性细胞因子和 I 型干扰素（type I interferon，IFN-1）的表达。有趣的是，nAChR 的激活能抑制单核细胞 / 巨噬细胞中 LPS 所诱导的炎症，且该作用是钙依赖性的[68]。虽然神经中的 nAChR 主要作为离子通道（大多为钙离子）发挥作用[69]，在免疫细胞中，它们却通常通过变构而不是配体门控离子通道来发挥效应[70, 71]。在单核细胞 / 巨噬细胞中激活 nAChR 能限制 LPS 诱导的钙释放，且这一过程依赖于 PI3K 和 PLC，进而抑制 TNF 的产生[68]。在小胶质细胞中，尼古丁依赖 PLC 来下调 LPS 诱导产生的胞外钙离子，具体表现为 LPS 刺激小胶质细胞产生的电流消失。此外，JNK 和 p38 MAPK 的活性在小胶质细胞中被尼古丁抑制，而这两种激酶参与了 TNF 的转录后调控[30]。

虽然科学家们已对尼古丁的抗炎作用进行了大量的研究并发现了多条尼古丁抗炎模型下的信号通路，但尼古丁究竟如何调节 TLR 通路仍不清楚。无论有无 LPS 的刺激，尼古丁均能抑制人血单核细胞中 CD14 和 TLR4 的表达[72]。在 TLR 家族中，TLR4 和 TLR3 是研究最为透彻的两个受体，并分别介导了细菌和病毒感染所引起的炎症反应。为了阐明尼古丁如何调控 TLR 系统，我们选择了以上两个受体的配体构建了炎症模型，并利用实时荧光定量 PCR 芯片，对尼古丁作用下 TLR 通路上 40 个基因的 RNA 表达变化进行了检测。

在该研究中，我们使用 100ng/ml 的 LPS 或 10μg/ml poly（I：C）刺激 RAW264.7 细胞，对比有无尼古丁（5μM）预处理组的基因表达差异。如图 16-3 所示，多个基因的表达水平均被尼古丁下调，说明 TLR 通路参与了尼古丁的抗炎作用，且结果显示 TLR3 通路上受尼古丁调控的基因更多。TLR3 通路依赖于 TRIF 衔接蛋白，而 TLR4 通路则依赖于 TRIF 和 MyD88，说明依赖 TRIF 的信号通路可能对尼古丁的处理更为敏感，但这一结论仍需进一步实验证实。

2. 尼古丁对静息状态免疫细胞的多种调节作用

长期的尼古丁处理能够诱导巨噬细胞系表达 TNF 和诱导型一氧化氮合酶（inducible nitric oxide synthase，iNOS），进而促进炎症状态的产生[73]。在动物模型中，包括 TNF、IL-1β 等细胞因子在内的血清中的炎性因子和角化细胞产生的化学因子均能在尼古丁的作用下表达增高[73]。另有研究显示，在敲除 α7 nAChR 小鼠的脾细胞中，TNF、干扰素（interferon，IFN）-γ 和 IL-6 的表达均显著下降[74]。人血单核细胞中 TLR4 和 CD14 的表达则可被尼古丁抑制[72]。

由于 α7 nAChR 是主要的钙离子通道，人们对 α7 nAChR 介导的钙信号进行了深入研究，发现长时间的尼古丁处理能够降低 α7 nAChR 的表达，进而抑制其介导的钙信号。同样，与非吸烟者相比，吸烟者外周单核细胞中 α7 nAChR 的 mRNA 表达也显著降低[75]。

3. 尼古丁对神经元的调节作用

在炎症状态下，神经元的损伤通常是由细胞因子或化学因子造成的。这些炎性分子一般来自神经元附近的免疫细胞（例如大脑中的小胶质细胞）或是由外周系统渗透进入中枢神经系统。尼古丁的免疫调节功能首先表现为抑制中枢神经系统中神经毒性成分的表达（图 16-4）。然而，尼古丁还能通过与神经细胞直接作用来调节免疫相关通路，它的这种神经保护作用已被多项独立研究所证实[76, 77]。尼古丁受体在神经系统中广泛表达，并能对多条信号通路中的基因发挥表达调控功能[78-80]。虽然神经元在表达细胞因子和化学因子进而引发炎症级联反应方面的能力有限，但尼古丁能够激活一些免疫相关的下游信号通路，尤其

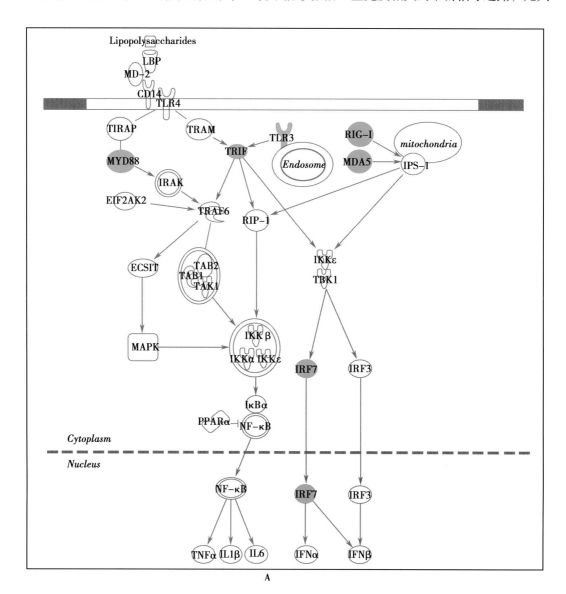

A

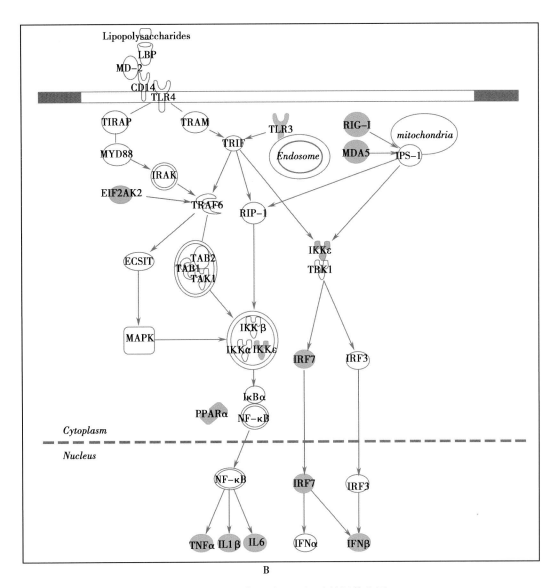

图 16-3　尼古丁对 TLR 通路的调节作用

A. 作为 TLR4 的配体,LPS 能够激活 MyD88 和 TRIF 依赖的信号通路,引起 NF-κB 的激活,进而转录出多种促炎性细胞因子和 I 型干扰素。MyD88 依赖的通路首先被激活,而 TRIF 依赖的通路则在后期被激活。RAW264.7 细胞被尼古丁(5 μM)预处理 30 分钟后加入 LPS(100 ng/ml)刺激 4 小时,与无尼古丁处理组进行比较,我们使用荧光实时定量 PCR 技术对 TLR4 信号通路上超过 40 个关键基因的 RNA 表达变化进行了检测。B. Poly(I:C)是 TLR3 的配体之一,能够激活 TRIF 依赖的信号通路。图中所有结果均来自 RAW264.7 细胞,有或无尼古丁预处理(5 μM,30min)后加入 Poly(I:C)(10 μg/ml)刺激 16 小时。被尼古丁显著调节的基因在图中用绿色标出。图 A 和图 B 均通过 Ingenuity Pathway Analysis 软件(www.ingenuity.com)完成并进行了适当修改

是钙离子依赖通路, 如 phosphatidylinositol 3-kinase(PI3K)、蛋白激酶 C(protein kinase C, PKC)以及 calcium/calmodulin-dependent protein kinase Ⅱ(CaMK Ⅱ)等, 进而调节神经递质释放、突触可塑性、细胞生存等, 并在 AD 和 PD 等一些神经退行性疾病中发挥保护作

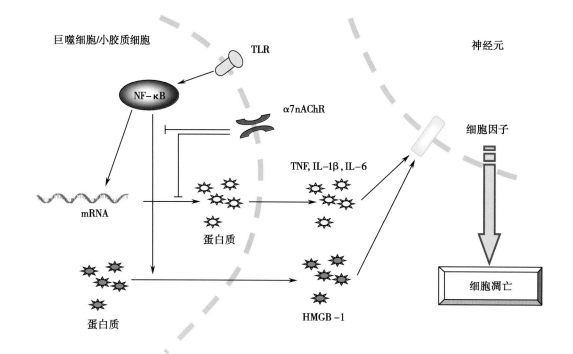

图 16-4 尼古丁的神经保护策略

小胶质细胞和进入大脑的巨噬细胞能释放潜在的神经毒性成分,如促炎性细胞因子和化学因子等,造成神经损伤。尼古丁的抗炎通路降低了 NF-κB 的活性,进而抑制了上述分子的表达,发挥了神经保护作用用[81-87]。然而,其适应症和能产生目的疗效的具体剂量尚不明确。

早前,哺乳动物神经元的 nAChR 就被发现能够介导 Na^+ 内流、诱导膜去极化,以及激活电压门控性钙离子通道[88,89]。α7 nAChR 是神经元中表达量最高的尼古丁受体之一,它具有较高的钙离子通透性[69]。在 α7 nAChR 激活的早期,在多种神经元中均能检测到磷酸化反应的发生。这一过程是由 Scr 家族激酶(Src-family kinases,SFKs)引发的,这类激酶能够与 α7 nAChR 位于细胞质中的环状结构直接相互作用并引发磷酸化过程,降低 α7 nAChR 的活性。而 α7 nAChR 又可被酪氨酸磷酸酶去磷酸化。当酪氨酸激酶被抑制时,α7 nAChR 的活性增强,而酪氨酸磷酸酶被抑制或细胞质中的酪氨酸残基发生突变时 α7 nAChR 的活性则减弱。α7 nAChR 的功能由以上两种酶之间的平衡决定[90]。在 SH-SY5Y 细胞中,尼古丁能够通过 α7 nAChR 激活 ERK 1/2。这一过程依赖于钙信号和依赖 cAMP 的蛋白激酶(cAMP-dependent protein kinase),并能被 α-Bgtx 和 MAP kinase-ERK kinase(MEK)的抑制剂 PD98059 拮抗,但不被 PKC、CaMK Ⅱ 或 PI3K 的抑制剂影响[91]。此外,尼古丁还能够激活 cAMP-responsive element binding protein(CREB)[92]。CREB 是调控与学习和记忆相关的多个基因表达的转录因子。尼古丁的这一激活过程依赖于钙内流和 MAPK 的活性。

Amyloid beta(Aβ)肽的积累和局部炎症是引发与 AD 相关的组织病理学变化的两个

因素。在针对 AD 的研究中发现，尼古丁能够在 PC12 细胞中激活 α7 nAChR，进而将信号通过 Jak2 传递至 PI3K 和 AKT 发挥针对 Aβ-（1-42）淀粉样蛋白的神经保护作用[85]。在 Aβ 前体蛋白转基因小鼠中，尼古丁能够减少 Aβ 在海马区和脑皮层的积累[93, 94]。这一过程同样是由 α7 nAChR 所介导的，并引起 MAPK 活性的降低，导致 NF-κB 和 c-Myc 活性被抑制，进而降低 NO 的产生[95]。

尼古丁还能够调节神经元中多种基因的表达[78-80]。为了研究尼古丁如何调节免疫相关信号通路，我们选择了能够在 TLR3 配体的诱导下表达 IFN-γ 的 SH-SY5Y 细胞系[96]，并使用尼古丁对其进行了短期处理，然后利用基因芯片技术对超过 3000 个基因的表达水平进行了检测。研究发现有六条免疫相关的信号通路受到了尼古丁的显著调节，分别为 TLR、ERK、p38、death receptor、PI3K/AKT 和 IL-6 通路[97, 98]。该结果肯定了尼古丁对免疫反应的有力影响。

四、主要结论

尼古丁通过作用于 α7 nAChR 介导的抗炎通路对许多细胞因子的表达进行调控，发挥神经保护作用。因此，α7 nAChR 可能成为多种疾病的潜在治疗靶点。体内和体外研究均发现，尼古丁能够在外毒素激活的免疫细胞中降低如 TNF 等促炎性细胞因子的表达，而不影响抗炎性细胞因子的表达，并能提高败血症模型动物的存活率。激活的 α9 nAChR 直接作用于 Jak2，诱发转录因子 STAT3 的磷酸化。Jak/STAT 则可能干扰 NF-κB 的活性，进而影响众多细胞因子的转录。在炎症模型中，尼古丁还能干扰 IκB 的磷酸化，导致 NF-κB 的活性降低，而这些由 α7 nAChR 介导的抗炎通路是否依赖钙内流还有待进一步研究。

TLR 通路上的多个基因的表达均能被尼古丁调节。有趣的是，在不同类型的静息细胞中，不同剂量的尼古丁对免疫相关通路的调节作用存在很大差异。在神经细胞中，尼古丁能够激活 ERK 1/2，进而促进细胞生存。这一过程依赖于钙信号和 PKA。同样，在 AD 的动物模型中，尼古丁能够通过 α7 nAChR 利用 Jak/STAT 和 PI3K/AKT 信号通路对抗 Aβ 的积累，从而发挥神经保护作用，并能抑制 NF-κB 和原癌基因 c-Myc 的活性以及 NO 的产生。

美国食品药品管理局（U.S.Food and Drug Administration，FDA）已批准通过电刺激交感神经治疗难治性癫痫和复发性抑郁症，而该刺激能够激发胆碱能的抗炎通路。尼古丁在治疗方面的潜在应用仍受到其作用的非特异性的制约。虽然尼古丁的抗炎通路说明其具有控制促炎性细胞因子释放的作用，并可能作为一种感染性疾病的治疗手段，但尼古丁处理与交感神经刺激不同，它还可能作用于其他类型的细胞和组织引起毒副作用。例如，尼古丁能抑制巨噬细胞中 NF-κB 的活性，降低促炎性细胞因子的释放。然而，在薄壁组织中，由于 NF-κB 能够抵抗细胞毒性成分，受到尼古丁的抑制则会引起细胞死亡。尼古丁还能

够与其他非 α7 的 nAChR 相互作用并引发多种严重的副作用。因此，尼古丁作为一把双刃剑，其临床价值很难预测。为了进一步推动尼古丁在治疗方面的潜在应用、设计对其他类型细胞没有副作用的 α7 nAChR 特异性新配体，我们还需对尼古丁发挥抗炎作用时所调节的信号通路进行更深入的研究。

致谢

本章修改自本课题组发表于 *Journal of NeuroImmune Pharmacology* 的文章（Cui and Li，2010，5：479-488）。

参 考 文 献

1. Sahakian B，Jones G，Levy R，et al. The effects of nicotine on attention，information processing，and short-term memory in patients with dementia of the Alzheimer type. Br J Psychiatry，1989，154：797-800.

2. Sahakian BJ，Coull JT. Nicotine and Tetrahydroaminoacradine-Evidence for Improved Attention in Patients with Dementia of the Alzheimer-Type. Drug Develop Res，1994，31（1）：80-88.

3. Glassman AH. Cigarette smoking：implications for psychiatric illness. Am J Psychiatry，1993，150（4）：546-553.

4. Dalack GW，Healy DJ，Meador-Woodruff JH. Nicotine dependence in schizophrenia：clinical phenomena and laboratory findings. Am J Psychiatry，1998，155（11）：1490-1501.

5. Kumari V，Gray JA，ffytche DH，et al. Cognitive effects of nicotine in humans：an fMRI study. Neuroimage，2003，19（3）：1002-1013.

6. Barr RS，Culhane MA，Jubelt LE，et al. The effects of transdermal nicotine on cognition in nonsmokers with schizophrenia and nonpsychiatric controls. Neuropsychopharmacology，2008，33（3）：480-490.

7. Rezvani AH，Levin ED. Cognitive effects of nicotine. Biol Psychiatry，2001，49（3）：258-267.

8. Shi FD，Piao WH，Kuo YP，et al. Nicotinic attenuation of central nervous system inflammation and autoimmunity. J Immunol，2009，182（3）：1730-1739.

9. Pullan RD，Rhodes J，Ganesh S，et al. Transdermal nicotine for active ulcerative colitis. N Engl J Med，1994，330（12）：811-815.

10. Rubin DT，Hanauer SB. Smoking and inflammatory bowel disease. Eur J Gastroenterol Hepatol，2000，12（8）：855-862.

11. Thomas GA，Rhodes J，Ingram JR. Mechanisms of disease：nicotine—a review of its actions in the context of gastrointestinal disease. Nat Clin Pract Gastroenterol Hepatol，2005，2（11）：536-544.

12. Nuorti JP，Butler JC，Farley MM，et al. Cigarette smoking and invasive pneumococcal disease. Active Bacterial Core Surveillance Team. N Engl J Med，2000，342（10）：681-689.

13. Barnes PJ. New concepts in chronic obstructive pulmonary disease. Annu Rev Med，2003，54：113-129.

14. Kalamida D，Poulas K，Avramopoulou V，et al. Muscle and neuronal nicotinic acetylcholine receptors. Structure，function and pathogenicity. Febs J，2007，274（15）：3799-3845.

15. Albuquerque EX，Pereira EF，Alkondon M，et al. Mammalian nicotinic acetylcholine receptors：from structure to function. Physiol Rev，2009，89（1）：73-120.

16. Langley JN. On the reaction of cells and of nerve-endings to certain poisons，chiefly as regards the reaction of striated muscle to nicotine and to curari. J Physiol，1905，33（4-5）：374-413.

17. Flores CM，DeCamp RM，Kilo S，et al. Neuronal nicotinic receptor expression in sensory neurons of the rat trigeminal ganglion：demonstration of alpha3beta4，a novel subtype in the mammalian nervous system. J

Neurosci,1996,16(24):7892-7901.

18. McCallum SE,Collins AC,Paylor R,et al. Deletion of the beta 2 nicotinic acetylcholine receptor subunit alters development of tolerance to nicotine and eliminates receptor upregulation. Psychopharmacology(Berl),2006, 184(3-4):314-327.

19. Gotti C,Clementi F. Neuronal nicotinic receptors:from structure to pathology. Prog Neurobiol,2004,74(6): 363-396.

20. D'Hoedt D,Bertrand D. Nicotinic acetylcholine receptors:an overview on drug discovery. Expert Opin Ther Targets,2009,13(4):395-411.

21. Wang H,Yu M,Ochani M,et al. Nicotinic acetylcholine receptor alpha7 subunit is an essential regulator of inflammation. Nature,2003,421(6921):384-388.

22. Galvis G,Lips KS,Kummer W. Expression of nicotinic acetylcholine receptors on murine alveolar macrophages. J Mol Neurosci,2006,30(1-2):107-108.

23. Rangwala F,Drisdel RC,Rakhilin S,et al. Neuronal alpha-bungarotoxin receptors differ structurally from other nicotinic acetylcholine receptors. J Neurosci,1997,17(21):8201-8212.

24. Drisdel RC,Green WN. Neuronal alpha-bungarotoxin receptors are alpha7 subunit homomers. J Neurosci, 2000,20(1):133-139.

25. Orr-Urtreger A,Kedmi M,Rosner S,et al. Increased severity of experimental colitis in alpha 5 nicotinic acetylcholine receptor subunit-deficient mice. Neuroreport,2005,16(10):1123-1127.

26. Skok M,Grailhe R,Agenes F,et al. The role of nicotinic acetylcholine receptors in lymphocyte development. J Neuroimmunol,2006,171(1-2):86-98.

27. Nouri-Shirazi M,Guinet E. Evidence for the immunosuppressive role of nicotine on human dendritic cell functions. Immunology,2003,109(3):365-373.

28. Guinet E,Yoshida K,Nouri-Shirazi M. Nicotinic environment affects the differentiation and functional maturation of monocytes derived dendritic cells(DCs). Immunol Lett,2004,95(1):45-55.

29. Aicher A,Heeschen C,Mohaupt M,et al. Nicotine strongly activates dendritic cell-mediated adaptive immunity:potential role for progression of atherosclerotic lesions. Circulation,2003,107(4):604-611.

30. Suzuki T,Hide I,Matsubara A,et al. Microglial alpha7 nicotinic acetylcholine receptors drive a phospholipase C/IP3 pathway and modulate the cell activation toward a neuroprotective role. J Neurosci Res,2006,83(8): 1461-1470.

31. Sugano N,Shimada K,Ito K,et al. Nicotine inhibits the production of inflammatory mediators in U937 cells through modulation of nuclear factor-kappaB activation. Biochem Biophys Res Commun,1998,252(1):25-28.

32. Saeed RW,Varma S,Peng-Nemeroff T,et al. Cholinergic stimulation blocks endothelial cell activation and leukocyte recruitment during inflammation. J Exp Med,2005,201(7):1113-1123.

33. Wang H,Liao H,Ochani M,et al. Cholinergic agonists inhibit HMGB1 release and improve survival in experimental sepsis. Nat Med,2004,10(11):1216-1221.

34. Wang H,Yu M,Ochani M,et al. Nicotinic acetylcholine receptor alpha7 subunit is an essential regulator of inflammation. Nature,2003,421(6921):384-388.

35. Borovikova LV,Ivanova S,Zhang M,et al. Vagus nerve stimulation attenuates the systemic inflammatory response to endotoxin. Nature,2000,405(6785):458-462.

36. Baeuerle PA,Henkel T. Function and activation of NF-kappa B in the immune system. Annu Rev Immunol 1994,12:141-179.

37. Li Q,Verma IM. NF-kappaB regulation in the immune system. Nat Rev Immunol,2002,2(10):725-734.

38. Pavlov VA,Ochani M,Yang LH,et al. Selective alpha7-nicotinic acetylcholine receptor agonist GTS-21

improves survival in murine endotoxemia and severe sepsis. Crit Care Med, 2007, 35(4):1139–1144.

39. Yoshikawa H, Kurokawa M, Ozaki N, et al. Nicotine inhibits the production of proinflammatory mediators in human monocytes by suppression of I-kappaB phosphorylation and nuclear factor-kappaB transcriptional activity through nicotinic acetylcholine receptor alpha7. Clin Exp Immunol, 2006, 146(1):116–123.

40. Benveniste EN. Role of macrophages/microglia in multiple sclerosis and experimental allergic encephalomyelitis. J Mol Med, 1997, 75(3):165–173.

41. Gehrmann J, Matsumoto Y, Kreutzberg GW. Microglia: intrinsic immuneffector cell of the brain. Brain Res Brain Res Rev, 1995, 20(3):269–287.

42. Kreutzberg GW. Microglia, the first line of defence in brain pathologies. Arzneimittel forschung, 1995, 45(3A): 357–360.

43. Streit WJ. Microglia as neuroprotective, immunocompetent cells of the CNS. Glia, 2002, 40(2):133–139.

44. Kreutzberg GW. Microglia: a sensor for pathological events in the CNS. Trends Neurosci, 1996, 19(8):312–318.

45. Nimmerjahn A, Kirchhoff F, Helmchen F. Resting microglial cells are highly dynamic surveillants of brain parenchyma in vivo. Science, 2005, 308(5726):1314–1318.

46. Wang HY, Lee DH, D'Andrea MR, et al. beta-Amyloid(1–42) binds to alpha7 nicotinic acetylcholine receptor with high affinity. Implications for Alzheimer's disease pathology. J Biol Chem, 2000, 275(8):5626–5632.

47. Wang HY, Lee DH, Davis CB, et al. Amyloid peptide Abeta(1–42) binds selectively and with picomolar affinity to alpha7 nicotinic acetylcholine receptors. J Neurochem, 2000, 75(3):1155–1161.

48. Shytle RD, Mori T, Townsend K, et al. Cholinergic modulation of microglial activation by alpha 7 nicotinic receptors. J Neurochem, 2004, 89(2):337–343.

49. Guarini S, Altavilla D, Cainazzo MM, et al. Efferent vagal fibre stimulation blunts nuclear factor-kappaB activation and protects against hypovolemic hemorrhagic shock. Circulation, 2003, 107(8):1189–1194.

50. de Jonge WJ, van der Zanden EP, The FO, et al. Stimulation of the vagus nerve attenuates macrophage activation by activating the Jak2-STAT3 signaling pathway. Nat Immunol, 2005, 6(8):844–851.

51. Siegel PZ, Huston SL, Powell KE, et al. Assessment of chronic disease epidemiology workforce in state health departments—United States, 2003. Prev Chronic Dis, 2007, 4(3):A76.

52. Takeda K, Clausen BE, Kaisho T, et al. Enhanced Th1 activity and development of chronic enterocolitis in mice devoid of Stat3 in macrophages and neutrophils. Immunity, 1999, 10(1):39–49.

53. Welte T, Zhang SS, Wang T, et al. STAT3 deletion during hematopoiesis causes Crohn's disease-like pathogenesis and lethality: a critical role of STAT3 in innate immunity. Proc Natl Acad Sci U S A, 2003, 100(4): 1879–1884.

54. de Jonge WJ, Ulloa L. The alpha7 nicotinic acetylcholine receptor as a pharmacological target for inflammation. Br J Pharmacol, 2007, 151(7):915–929.

55. Andersson U, Wang H, Palmblad K, et al. High mobility group 1 protein(HMG-1) stimulates proinflammatory cytokine synthesis in human monocytes. J Exp Med, 2000, 192(4):565–570.

56. Bustin M. At the crossroads of necrosis and apoptosis: signaling to multiple cellular targets by HMGB1. Sci STKE, 2002, 2002(151):pe39.

57. Yang H, Ochani M, Li J, et al. Reversing established sepsis with antagonists of endogenous high-mobility group box 1. Proc Natl Acad Sci U S A, 2004, 101(1):296–301.

58. Li J, Kokkola R, Tabibzadeh S, et al. Structural basis for the proinflammatory cytokine activity of high mobility group box 1. Mol Med, 2003, 9(1–2):37–45.

59. Wang H, Bloom O, Zhang M, et al. HMG-1 as a late mediator of endotoxin lethality in mice. Science, 1999, 285 (5425):248–251.

60. Ferrari S, Ronfani L, Calogero S, et al. The mouse gene coding for high mobility group 1 protein(HMG1). J Biol

Chem,1994,269(46):28803-28808.

61. Paonessa G,Frank R,Cortese R. Nucleotide sequence of rat liver HMG1 cDNA. Nucleic Acids Res,1987,15 (21):9077.

62. Wen L,Huang JK,Johnson BH,et al. A human placental cDNA clone that encodes nonhistone chromosomal protein HMG-1. Nucleic Acids Res,1989,17(3):1197-1214.

63. Beutler B. Toll-like receptors:how they work and what they do. Curr Opin Hematol,2002,9(1):2-10.

64. Hoebe K,Du X,Georgel P,et al. Identification of Lps2 as a key transducer of MyD88-independent TIR signalling. Nature,2003,424(6950):743-748.

65. Beutler B. Science review:key inflammatory and stress pathways in critical illness-the central role of the Toll-like receptors. Crit Care,2003,7(1):39-46.

66. Beutler B. Innate immune responses to microbial poisons:discovery and function of the Toll-like receptors. Annu Rev Pharmacol Toxicol,2003,43:609-628.

67. Liu X,Yao M,Li N,et al. CaMKII promotes TLR-triggered proinflammatory cytokine and type I interferon production by directly binding and activating TAK1 and IRF3 in macrophages. Blood,2008,112(13):4961-4970.

68. Blanchet MR,Israel-Assayag E,Daleau P,et al. Dimethyphenylpiperazinium,a nicotinic receptor agonist, downregulates inflammation in monocytes/macrophages through PI3K and PLC chronic activation. Am J Physiol Lung Cell Mol Physiol,2006,291(4):L757-L763.

69. Albuquerque EX,Pereira EF,Castro NG,et al. Nicotinic receptor function in the mammalian central nervous system. Ann N Y Acad Sci,1995,757:48-72.

70. Hecker A,Mikulski Z,Lips KS,et al. Pivotal Advance:Up-regulation of acetylcholine synthesis and paracrine cholinergic signaling in intravascular transplant leukocytes during rejection of rat renal allografts. J Leukoc Biol,2009,86(1):13-22.

71. Razani-Boroujerdi S,Boyd RT,Davila-Garcia MI,et al. T cells express alpha7-nicotinic acetylcholine receptor subunits that require a functional TCR and leukocyte-specific protein tyrosine kinase for nicotine-induced Ca^{2+} response. J Immunol,2007,179(5):2889-2898.

72. Hamano R,Takahashi HK,Iwagaki H,et al. Stimulation of alpha7 nicotinic acetylcholine receptor inhibits CD14 and the toll-like receptor 4 expression in human monocytes. Shock,2006,26(4):358-364.

73. Lau PP,Li L,Merched AJ,Zhang AL,et al. Nicotine induces proinflammatory responses in macrophages and the aorta leading to acceleration of atherosclerosis in low-density lipoprotein receptor(-/-)mice. Arterioscler Thromb Vasc Biol,2006,26(1):143-1439.

74. Fujii YX,Fujigaya H,Moriwaki Y,et al. Enhanced serum antigen-specific IgG1 and proinflammatory cytokine production in nicotinic acetylcholine receptor alpha7 subunit gene knockout mice. J Neuroimmunol,2007,189 (1-2):69-74.

75. Fujii T,Takada-Takatori Y,Kawashima K. Basic and clinical aspects of non-neuronal acetylcholine: expression of an independent,non-neuronal cholinergic system in lymphocytes and its clinical significance in immunotherapy. J Pharmacol Sci,2008,106(2):186-192.

76. Kihara T,Shimohama S,Sawada H,et al. Nicotinic receptor stimulation protects neurons against beta-amyloid toxicity. Ann Neurol,1997,42(2):159-163.

77. Kincade JE,Dougherty MC,Busby-Whitehead J,et al. Self-monitoring and pelvic floor muscle exercises to treat urinary incontinence. Urol Nurs,2005,25(5):353-363.

78. Gutala R,Wang J,Hwang YY,et al. Nicotine modulates expression of amyloid precursor protein and amyloid precursor-like protein 2 in mouse brain and in SH-SY5Y neuroblastoma cells. Brain Res,2006,1093(1):12-

19.

79. Dunckley T,Lukas RJ. Nicotinic modulation of gene expression in SH-SY5Y neuroblastoma cells. Brain Res, 2006,1116(1):39-49.

80. Dunckley T,Lukas RJ. Nicotine modulates the expression of a diverse set of genes in the neuronal SH-SY5Y cell line. J Biol Chem,2003,278(18):15633-15640.

81. Messing RO,Stevens AM,Kiyasu E,et al. Nicotinic and muscarinic agonists stimulate rapid protein kinase C translocation in PC12 cells. J Neurosci,1989,9(2):507-512.

82. Damaj MI. The involvement of spinal Ca(2+)/calmodulin-protein kinase II in nicotine-induced antinociception in mice. Eur J Pharmacol,2000,404(1-2):103-110.

83. Hejmadi MV,Dajas-Bailador F,Barns SM,et al. Neuroprotection by nicotine against hypoxia-induced apoptosis in cortical cultures involves activation of multiple nicotinic acetylcholine receptor subtypes. Mol Cell Neurosci, 2003,24(3):779-786.

84. Kihara T,Shimohama S,Sawada H,et al. alpha 7 nicotinic receptor transduces signals to phosphatidylinositol 3-kinase to block A beta-amyloid-induced neurotoxicity. J Biol Chem,2001,276(17):13541-13546.

85. Shaw S,Bencherif M,Marrero MB. Janus kinase 2,an early target of alpha 7 nicotinic acetylcholine receptor-mediated neuroprotection against Abeta-(1-42)amyloid. J Biol Chem,2002,277(47):44920-44924.

86. Liu Q,Kawai H,Berg DK. beta-Amyloid peptide blocks the response of alpha 7-containing nicotinic receptors on hippocampal neurons. Proc Natl Acad Sci U S A,2001,98(8):4734-4739.

87. Picciotto MR,Zoli M. Nicotinic receptors in aging and dementia. J Neurobiol,2002,53(4):641-655.

88. Colquhoun D. Molecular neurobiology. A new type of ion-channel block. Nature,1987,329(6136):204-205.

89. Derkach VA,Selyanko AA,Skok VI. Acetylcholine-induced current fluctuations and fast excitatory post-synaptic currents in rabbit sympathetic neurones. J Physiol,1983,336:511-526.

90. Charpantier E,Wiesner A,Huh KH,et al. Alpha7 neuronal nicotinic acetylcholine receptors are negatively regulated by tyrosine phosphorylation and Src-family kinases. J Neurosci,2005,25(43):9836-9849.

91. Dajas-Bailador FA,Soliakov L,Wonnacott S. Nicotine activates the extracellular signal-regulated kinase 1/2 via the alpha7 nicotinic acetylcholine receptor and protein kinase A,in SH-SY5Y cells and hippocampal neurones. J Neurochem,2002,80(3):520-530.

92. Berg DK,Conroy WG. Nicotinic alpha 7 receptors:synaptic options and downstream signaling in neurons. J Neurobiol,2002,53(4):512-523.

93. Nordberg A,Hellstrom-Lindahl E,Lee M,et al. Chronic nicotine treatment reduces beta-amyloidosis in the brain of a mouse model of Alzheimer's disease(APPsw). J Neurochem,2002,81(3):655-658.

94. Hellstrom-Lindahl E,Court J,Keverne J,et al. Nicotine reduces A beta in the brain and cerebral vessels of APPsw mice. Eur J Neurosci,2004,19(10):2703-2710.

95. Liu Q,Zhang J,Zhu H,et al. Dissecting the signaling pathway of nicotine-mediated neuroprotection in a mouse Alzheimer disease model. Faseb J,2007,21(1):61-73.

96. Zhou L,Wang X,Wang YJ,et al. Activation of toll-like receptor-3 induces interferon-lambda expression in human neuronal cells. Neuroscience,2009,159(2):629-637.

97. Cui WY,Wang J,Wei J,et al. Modulation of innate immune-related pathways in nicotine-treated SH-SY5Y cells. Amino acids,2012,43(3):1157-1169.

98. Cui WY,Zhao S,Polanowska-Grabowska R,et al. Identification and characterization of poly(I:C)-induced molecular responses attenuated by nicotine in mouse macrophages. Mol Pharmacol,2013,83(1):61-72.

第十七章
DNA 甲基化在吸烟导致癌症中的作用

大量的证据表明吸烟是许多癌症诱发的风险因子，尤其是肺癌。同时也有众多的证据表明，DNA 甲基化修饰在致癌过程中发挥着重要的调节作用。此前全基因组甲基化关联研究已经揭示了大量与吸烟相关的甲基化位点，我们要验证的是这些已发现的甲基化位点是否富集在癌症相关的基因和信号通路上。从 28 项基于血液和口腔组织样本（N=18 677）的研究中我们分别收集了两组与吸烟相关的差异甲基化基因。首先，我们对来自血液样本的 320 个基因进行通路富集分析，结果发现 57 条通路与癌症相关（FDR<0.05）。接着，利用相同的方法对口腔组织样本的 661 个基因进行分析，结果表明有 11 条通路在口腔样本中得以验证（$P<0.05$）。最后，我们对共同通路中的 48 个关键基因进行了癌症致病蛋白网络构建。在这 48 个基因中，我们发现许多基因，如 *DUSP4* 和 *AKT3* 等，在吸烟相关的肺癌发生中发挥着重要作用。总之，这些发现为吸烟通过改变 DNA 甲基化而导致癌症提供了有力的证据。

一、研究背景

吸烟是一种公众常见的、有害的社会行为，可导致一系列癌症的产生[1]，尤其是肺癌。吸烟可增加 5 到 10 倍肺癌发生的风险。在发达国家，吸烟导致的肺癌占总数的 80%[2]。根据 WHO 报道[3]，世界范围内每年由于吸烟导致的死亡人数估计达到了 600 多万，其中主要原因是由于吸烟导致的癌症。

香烟烟雾中含有 60 多种致癌物质[4]，包括多环芳烃、亚硝基二甲胺和芳香族碳氢基氨类物质等[5]。尼古丁本身不但是一种成瘾性物质，能够导致吸烟者持续吸烟，而且还是能参与癌症产生的遗传毒性物质[6]。绝大部分致癌物质需要代谢激活来形成 DNA 衍生物，这些DNA衍生物能够诱导遗传突变和表观遗传修饰。这些DNA水平的改变与基因组不稳定和其他变化有关，最终参与癌症的起始和发展[4]。

迄今为止，许多的遗传关联分析研究已经揭示了一定数量的遗传突变位点参与吸烟相关的癌症发生[7-9]。其中，最有力的证据是多项GWAS研究发现位于15号染色体上的*CHRNA5/A3/B4*基因簇上的遗传突变位点与尼古丁成瘾和肺癌都显著相关（见第六章）。但遗憾的是，目前基于遗传突变的证据还远不能解释吸烟诱导癌症产生的分子机制。因此，许多科研家将他们的工作重心转移到与吸烟相关的DNA甲基化上。

DNA甲基化是一个可逆的遗传修饰，是最早发现的表观遗传修饰途径之一。大量研究证据表明，DNA甲基化能够导致DNA构象、DNA稳定性、DNA与蛋白质之间的交互作用方式、以及染色质的结构发生改变，从而控制基因表达[10]、调节可变剪切[11]、影响基因组的完整性[12]等。通过甲基转移酶的催化作用，DNA序列上的CG两个核苷酸的胞嘧啶（cytosine）被选择性地添加甲基基团，形成了5-甲基胞嘧啶，此种情况常发生在基因的5'-CG-3'序列（图17-1）。DNA甲基化位点可以随着DNA的复制而遗传到下一代。

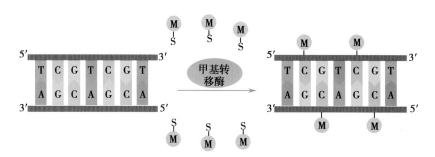

图17-1 DNA甲基化过程的示意图

DNA甲基化是在DNA甲基转移酶（DNA methyltransferase，DNMT）的催化下，以S-腺苷甲硫氨酸为甲基供体，将甲基转移到特定的碱基上。在哺乳动物中DNA甲基化主要发生在5'-CG-3'的C上，生成5-甲基胞嘧啶（5mC）

近年来，已经有许多研究报道DNA甲基化在癌症发生的早期阶段起到了非常重要的作用[13,14]。另外，基于候选基因甲基化关联研究的众多证据表明，与吸烟相关的基因启动子区域的异常DNA甲基化能带来癌症发生的风险[15]。随着二代测序技术和基因芯片平台的出现，我们的研究方法和观念已经从基于假设的探索模式转向了基于大数据挖掘的模式[16]。此前已经有许多全基因组甲基化关联研究报道了大量的DNA甲基化位点与母亲孕期吸烟[17]和成人吸烟[18]显著相关。除此之外，若干相关研究通过测量重复序列，如Sat2[19]和LINE-1[20]的甲基化程度表明持续不断的吸烟能够影响甲基化修饰的整体水平。

二、基于血液样本的吸烟相关 DNA 甲基化位点的富集基因

为了尽可能地找到所有关于吸烟和 DNA 甲基化关联的研究，我们从 NCBI PubMed 数据库内总共检索到了 1447 个已发表的论文（检索截止时间是 2015 年 6 月 13 日）。使用的关键词包括："Smoking""Smoke""Tobacco""Nicotine""Cigarette" 和 "Methylation"。我们对所有检索到的文献摘要进行阅读来寻找潜在符合入选条件的研究。另外，人工查询了所有入选研究的参考文献以便发现未在 PubMed 数据库索引到的研究。为了尽可能的消除或减少假阳性结果的影响，我们设定了严格的入选标准：只选择结果表明与吸烟显著关联的甲基化研究；而且一旦某项研究达到了入选标准，仔细阅读该研究的全文以确保其结论与内容相符。

经过严格系统地筛选之后，我们共收集到 28 项关于吸烟与 DNA 甲基化的关联研究。其中，包括 9 项候选基因甲基化关联研究和 19 项全基因组甲基化关联研究。在这些研究中，有 26 项研究是基于血液样本（N = 17 675），有 2 项研究是基于口腔组织样本。我们在血液样本中发现有 320 个吸烟相关的差异甲基化基因（基于至少 2 个以上独立证据），这些差异甲基化基因用于发现阶段的通路富集分析。

在这些来自血液样本的基因中，许多基因的甲基化位点，如 *AHRR*、*F2RL3*、*AKT3* 和 *GFI1* 基因等，被报道与吸烟呈显著的关联，且被独立样本多次验证。例如，位于 5 号染色体上的肿瘤抑制基因 *AHRR* 编码一种 E 类螺旋环状蛋白，它能抑制 AHR– 配体复合物迁移到核内。实验研究表明[21]，敲除 *AHRR* 基因可以导致多种组织包括肺、结肠、卵巢和乳房癌细胞侵染性增强。另外，*F2RL3* 基因编码蛋白与血小板激活和凝固及细胞信号传导相关。多项表观遗传学关联研究[22, 23]提供了有力的证据表明，*F2RL3* 基因的甲基化增加导致肺癌或结肠癌发生的风险。通过利用全基因组甲基化分析方法，Fasanelli 等[24]发现吸烟导致 *AHRR* 和 *F2RL3* 基因的低甲基化能增加肺癌的患病风险，这一结果进一步表明特定位点的 DNA 甲基化程度发生改变可以参与吸烟诱发癌症的发病机制。

三、血液样本差异甲基化基因的通路富集分析

为了从甲基化修饰的角度全面理解吸烟对癌症产生的影响，我们利用生物信息学软件 Ingenuity Pathway Analysis 对基于血液样本发现的 320 个差异甲基化基因进行了通路富集分析。我们共找到了 90 条显著富集的生物学通路（FDR<0.05），其中有 57 条通路是已经报道和癌症有关。例如，最显著的生物通路 MSP-RON 信号通路（FDR=2.2×10^{-4}，见表 17–1）被报道参与巨噬细胞应对炎症刺激的活性调节，与上皮细胞和白细胞致癌作用相关[25]。

255

第二显著的生物通路是 RAR 活化信号通路（FDR = 3.7 × 10⁻⁴），其富集了 12 个差异甲基化基因。研究表明[26]该通路与癌症发生发展显著相关。

表 17-1　血液样本报道基因所富集的与吸烟导致的癌症相关的通路（FDR<0.01）

富集通路	基因数量	P	FDR
MSP-RON 信号通路	8	6.17×10^{-7}	0.00022
RAR 活化信号通路	14	2.04×10^{-6}	0.00037
Rac 信号通路	10	6.17×10^{-6}	0.00071
肌动蛋白细胞骨架信号通路	14	7.94×10^{-6}	0.00071
芳烃受体信号通路	11	1.15×10^{-5}	0.00083
Rho 家族鸟苷磷酸酶信号通路	14	2.51×10^{-5}	0.0015
AMPK 信号通路	12	2.951×10^{-5}	0.0016
肾素血管紧张素信号通路	9	6.03×10^{-5}	0.0028
癌症分子机制信号通路	17	7.41×10^{-5}	0.0030
趋化因子受体信号通路	10	0.00017	0.0058
ERK/MAPK 信号通路	11	0.00021	0.0058
乳腺癌人类表皮生长因子受体 2 信号通路	7	0.00021	0.0058
凝血酶信号通路	11	0.00022	0.0058
肝细胞生长因子信号通路	8	0.00027	0.0060
松弛素信号通路	9	0.00028	0.0060
癌症组织因子作用信号通路	8	0.00033	0.0063
非小细胞肺癌信号通路	6	0.00060	0.0096

如表 17-1 所示，我们进一步发现富集得到的一些通路可能导致产生某种类型癌症；例如，富集的通路包括 non-small cell lung cancer 信号通路、small cell lung cancer 信号通路、pancreatic adenocarcinoma 信号通路、renal cell carcinoma 信号通路、ovarian cancer 信号通路和 prostate cancer 信号通路。另外，许多其他富集的通路则参与了多种癌症的致癌过程；例如，肌动蛋白细胞骨架信号通路、rho 家族鸟苷磷酸酶信号通路、AMPK 信号通路和 ERK/MAPK 信号通路。

四、血液和口腔样本中发现的共同通路

为了验证基于血液样本发现的通路，我们对来自口腔样本的差异甲基化基因进行了相

同的通路富集分析，共找到了 32 条显著富集的共同通路。在这些共同通路中，有 11 条通路与癌症相关（表 17-2），包括 RAR 活化信号通路、肌动蛋白细胞骨架信号通路、芳烃受体信号通路、rho 家族鸟苷磷酸酶信号通路和癌症分子机制信号通路。

表 17-2 血样和口腔样本中共有的 11 条癌症相关富集通路

富集通路	发现样本（血液样本）			验证样本（口腔样本）	
	基因数量	P	FDR	基因数量	P
RAR 活化信号通路	14	2.04×10^{-6}	0.00037	13	0.008
肌动蛋白细胞骨架信号通路	14	7.94×10^{-6}	0.0007	13	0.019
芳烃受体信号通路	11	1.15×10^{-5}	0.0008	11	0.004
Rho 家族鸟苷磷酸酶信号通路	14	2.51×10^{-5}	0.002	13	0.039
癌症分子机制信号通路	17	7.41×10^{-5}	0.003	28	1.55×10^{-5}
G 蛋白偶联受体信号通路	12	8.51×10^{-4}	0.012	17	0.004
PTEN 信号通路	7	0.003	0.021	9	0.014
轴突引导信号通路	15	0.004	0.025	22	0.020
结直肠癌转移信号通路	10	0.004	0.025	13	0.036
促性腺激素释放激素信号通路	7	0.005	0.025	9	0.021
乳腺癌 stathmin1 调节信号通路	8	0.012	0.049	12	0.020

注：发现样本的显著性阈值是 FDR 值 < 0.05；验证样本的显著性阈值是 P 值 < 0.05

在血液和口腔样本中的这一发现表明这些共同的信号通路很有可能参与了吸烟相关癌症的发病机制。特别是，芳烃受体信号通路对香烟烟雾中的有毒物质，包括多环芳烃、亚硝基二甲胺和芳香族碳氢基氨类物质等，有着重要的解毒作用[27]。如果这一信号通路中的重要基因发生异常甲基化修饰，这些香烟烟雾中的有毒物质便可直接影响血液细胞或其他组织，进而导致一系列的病变过程。利用敲除芳烃受体（aryl hydrocarbon receptor，AhR）的小鼠模型，一些研究[28]揭示了芳烃受体能在内皮细胞中激活血管内皮生长因子和在基质细胞中失活肿瘤生长 β 因子来调节血管生成过程，从而参与癌细胞的增殖。总体来说，芳烃受体信号通路中吸烟相关的甲基化异常可能导致更多的 DNA 衍生物产生，从而诱导 DNA 序列的错误编码（图 17-2）。在长期吸烟暴露下，DNA 序列经受着持续错误编码，可能导致富集的信号通路中的多种重要的致癌基因的甲基化程度发生改变，如 NOTCH1、ATK3、DUSP4、SMAD6 和 SMARCA4 基因，最终导致后续的致癌作用（图 17-3）。我们的结果表明芳烃受体信号通路很可能是吸烟相关的癌症发生的起始通路。

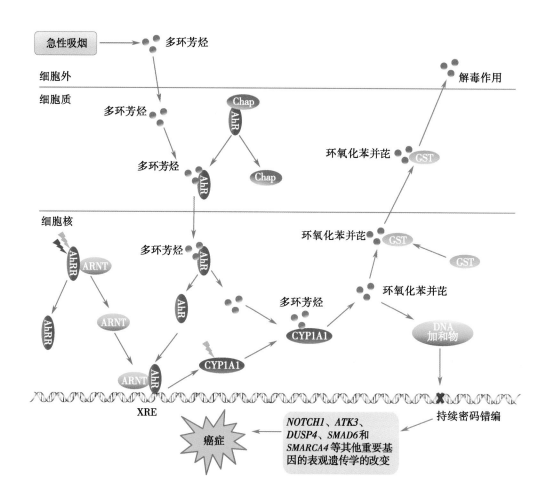

图 17-2　吸烟作用于芳烃受体信号通路示意图

在正常情况下,香烟烟雾中的有毒物质,包括多环芳烃(polycyclic aromatic hydrocarbon,PAHs)、亚硝基二甲胺和芳香族碳氢基氨类物质等,能够经过肺泡毛细血管系统进入血液循环系统,然后进入肺细胞。PAHs等有毒物质能够与 AhR 转录因子结合,导致 AhR 与 Chap 复合体解离。当 AhR–PAHs 结合体进入细胞核后,PAHs 与 AhR 转录因子分离,AhR 与 ARNT 形成二聚复合体(ARNT 来自于 AhRR–ARNT 复合体),产生的二聚复合体能与 *CYP1A1* 基因启动子区上的 XRE 区结合,增强 CYP1A1 蛋白的表达。然后 CYP1A1 将PAHs 有毒物质代谢成亲水中间体 BPDE〔B(a)–7,8–dihydrodiol–9,10–epoxide〕。一般情况下,BPDE 中间体能够被 GST(glutathione S–transferase)酶去毒化而转移出细胞,或者形成 DNA 衍生物。在异常情况下,如*CYP1A1* 低甲基化(–m)或者 AhRR 异常甲基化(–m/+m)可能异常增加 CYP1A1 蛋白的表达,从而能够诱导更多的 DNA 衍生物形成,最终导致 DNA 序列的错误编码。因此,在长期吸烟暴露的环境下,DNA 序列经受持续不段地错误编码并触发许多重要的致癌基因,如 *NOTCH1*、*ATK3*、*DUSP4*、*SMAD6* 和 *SMARCA4* 的 DNA甲基化的变化导致癌症产生。注解:箭头是指事件发生方向。–m 代指低甲基化,+m 代指高甲基化

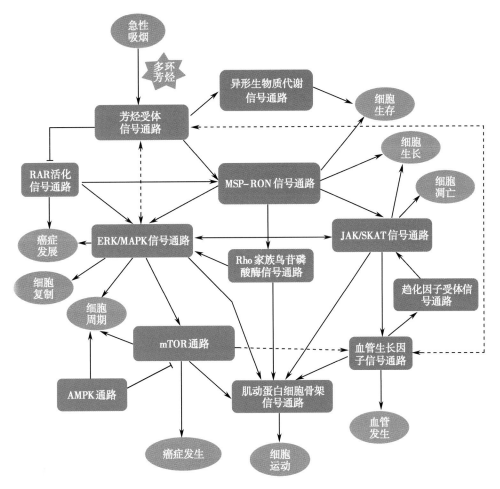

图 17-3　吸烟导致癌症产生的主要富集通路的分子机制图

此图所展示的生物通路是由我们发现的吸烟相关差异甲基化基因富集得到。这些通路之间的连接是基于 IPA 数据库和已报道文献。实线是基于 IPA 数据库;虚线是基于已报道文献

为了从病理学角度理解得到的差异甲基化基因,我们分别对来自血液和口腔样本的基因进行了基于疾病的富集分析。有趣的是,我们发现这些基因最显著富集的疾病是癌症(图 17-4)。此结果再次表明这些发现的差异甲基化基因与癌症发生有关。

五、基于 11 条共同癌症信号通路构建的蛋白－蛋白相互作用网络

在发现了 11 条共同癌症通路之后,我们基于它们的生物学功能和在通路中出现频率筛选了 48 个关键基因,并用它们进行吸烟相关癌症蛋白网络构建。如图 17-5 所示,这 48 个基因之间存在有显著的相互作用关系,说明我们找到的这些基因可能共同作用参与癌症发生。如位于该蛋白－蛋白相互作用网络的中心位置的基因 *NOTCH1*、*CDKN1A*、*EGR1*、*AKT3*、*TNF*、*MMP9* 和 *SMARCA4* 已被广泛报道与癌症相关。

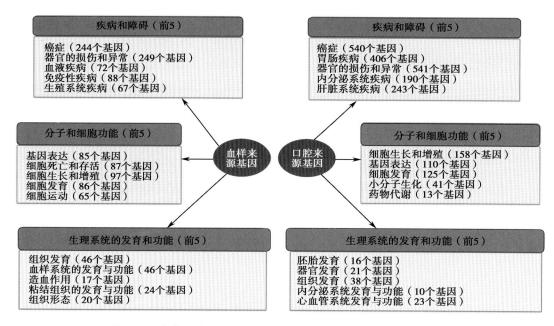

图17-4　来自血液和口腔样本的差异甲基化基因的功能性富集分析

此分析基于 Ingenuity Pathway Analysis 软件，依据 P 展示了每个分类中最显著的 5 个条目

六、检验 48 个吸烟相关差异甲基化基因与肺癌的关系

为了进一步检验我们发现的 48 个基因是否对肺癌产生有贡献，我们从 TCGA 癌症数据库（http：//cancergenome.nih.gov/）中下载了肺腺癌（lung adenocarcinoma，LUAD）和肺鳞状细胞癌（lung squamous cell carcinoma，LUSC）的 DNA 甲基化 III 级数据和 RNA 表达 III 级数据进行相关验证分析。在这 48 个基因中，有 148 个与吸烟相关的甲基化位点分布在基因组不同功能区域上，其中大部分在基因主体和 5′-UTR 上。通过检验 DNA 甲基化位点与 RNA 表达之间的关联关系，我们发现很大一部分甲基化位点分别在 LUAD 肺癌样本（图 17-6A）和 LUSC 肺癌样本（图 17-6B）中与 RNA 表达显著正或负相关。绝大部分与 RNA 表达相关的差异甲基化位点在 LUAD 和 LUSC 肺癌样本中分布在基因主体和 5′-UTR 上。

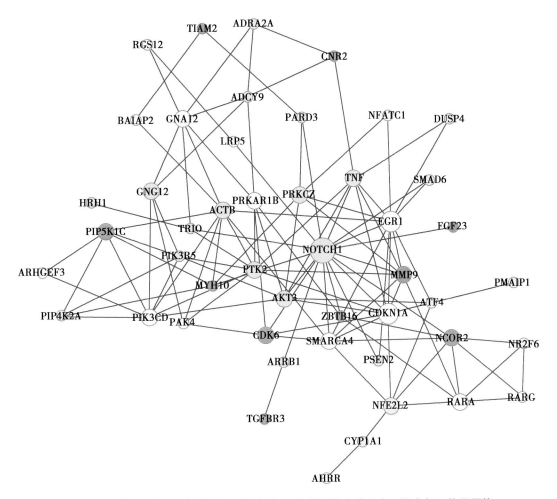

图 17-5　基于来自 11 条共同癌症通路的 48 个基因构建的蛋白－蛋白相互作用网络

所有蛋白与蛋白之间的相互作用关系是基于 STRING（v 10.0）数据库，并利用 Cytoscape 软件进行图形可视化。节点的颜色代表了基因甲基化的方向。红色节点代表此基因高甲基化，绿色节点代表此基因低甲基化，黄色节点代表此基因既含有高甲基化位点又含低甲基化位点。蓝色连接线代表两基因之间的功能关系。连接线的数量决定了节点的大小，图中可以看出 NOTCH1 是最大的节点

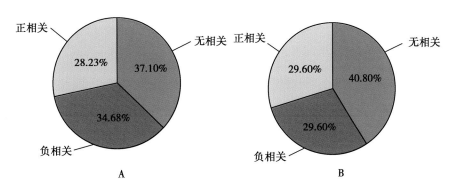

图 17-6　48 个基因上的甲基化位点总结

A. 在 LUAD 肺癌样本中差异甲基化位点与 RNA 表达呈线性正相关、负相关或不相关所占的比例；B. 在 LUSC 肺癌样本中差异甲基化位点与 RNA 表达呈线性正相关、负相关或不相关所占的比例

根据文献报道，这 48 个基因中的大部分与许多癌症的发生相关。例如，位于蛋白网络中心位置的 *NOTCH1* 基因，能编码 4 个 Notch 受体家族中的一个受体，在调节细胞生存、细胞增殖、肿瘤血管生成和癌细胞转移中发挥着重要作用[29]。通过与许多其他重要的致癌基因相互作用，*NOTCH1* 基因在癌症发生中起到核心的作用。因此，*NOTCH1* 基因异常的甲基化可能会导致吸烟相关癌症风险增加。另外，SWI/ShNF 染色质再塑复合体已被广泛地报道与肺癌、胰腺癌、乳房癌和结肠癌相关[30]，它包含一个催化亚基：SMARCA4 或 SMARCA2。通过利用 ATP 水解作用产生的能量，*SMARCA4* 基因产物能够调节基因的表达来改变染色质结构。研究表明在伯基特淋巴瘤[31]、卵巢癌[32]和肺癌[33]组织中 DNA 突变和甲基化可以影响 *SMARCA4* 基因表达。与之前报道的结果一致，我们发现在 LUSC 肺癌样本中 *SMARCA4* 基因上两个甲基化位点（cg18040892 和 cg23963476）与其基因表达呈负相关。相比于对照样本，cg23963476 甲基化位点在 LUSC 肺癌样本中显著低甲基化。鉴于之前报道吸烟者中此甲基化位点也为低甲基化[34]，可以推测吸烟可能会导致 *SMARCA4* 基因的低甲基化从而诱导肺癌发生。

另一方面，我们发现大多数与 RNA 表达相关的甲基化位点相比于对照样本在 LUAD 和 LUSC 肺癌样本中存在显著差异甲基化。在所有发现的基因中，*DUSP4* 基因证据最为显著。该基因共有两个 DNA 甲基化位点（cg07151117 和 cg24379915）在 LUAD（图 17-7A、B）和 LUSC 肺癌样本中显著地与 RNA 表达相关联。在 LUAD 样本中，cg07151117 甲基化位点与 RNA 表达有最高的负关联（r =-0.742；*P*<0.001；图 17-7A）。同样，cg24379915 甲基化位点在 LUAD 肺癌样本中与 RNA 表达显著关联（r =-0.657；*P*<0.001；图 17-7B）。相比于在正常组织样本，*DUSP4* 基因上的这两个甲基化位点在 LUAD 和 LUSC 肺癌样本中呈低甲基化（图 17-8A、B）。另外，我们还发现在 LUAD 肺癌样本中 *DUSP4* 基因上的两个甲基化位点与吸烟行为相关，揭示这两个甲基化位点在吸烟者中呈低甲基化；这一发现与之前关于吸烟与甲基化关联研究的结果相同[34, 35]。

DUSP4 基因在构建的蛋白致病网络中发挥着重要作用，它能够与蛋白网络中心位置基因 *TNF* 和 *EGR1* 相互作用。*DUSP4* 基因产物属于双特异性磷酸酶家族（DUSPs），这一家族蛋白能调节 MAPK 蛋白的活性剂定位。*DUSP4* 基因能够降低细胞外激酶活性。与 K-ras-mutant 细胞比较，*DUSP4* 基因在 EGFR-mutant 肺癌细胞系中表达上调[36]；同时，在 EGFR-mutant 肺癌细胞中 *DUSP4* 等位基因缺失能导致 *DUSP4* 基因的低表达[37]。除此之外，根据癌症类型的不同，*DUSP4* 基因可以对癌症发生有抑制作用[38, 39]，或者促进癌症的发展[40, 41]。在本项研究中，我们发现位于 *DUSP4* 基因上的两个吸烟相关的甲基化位点（cg07151117 和 cg24379915）能够影响 RNA 表达，且相比于正常组织样本，这两个位点在 LUAD 和 LUSC 肺癌样本呈显著低甲基化。这一结果表明 *DUSP4* 基因的低甲基化可以

影响吸烟相关的肺癌产生。总之，我们发现的基于 48 个基因的致病网络不仅富集了癌症相关的基因，而且共同作用于吸烟相关的癌症。

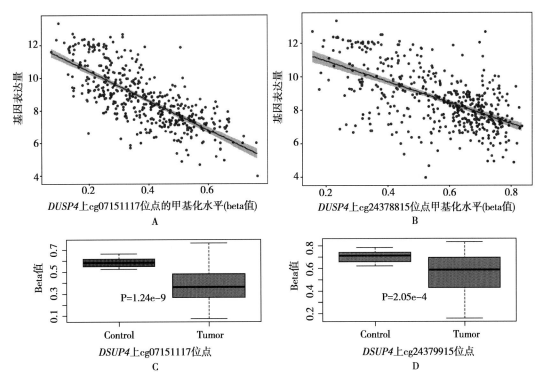

图 17-7　在 LUAD 肺癌样本中位于 *DUSP4* 基因上的两个甲基化位点的情况

A. cg07151117 甲基化位点与 *DUSP4* 基因 RNA 表达关联情况；B. cg24379915 甲基化位点与 *DUSP4* 基因 RNA 表达关联情况；C. 相比于正常样本，cg07151117 位点在 LUAD 肺癌样本中的甲基化程度；D. 相比于正常样本，cg24379915 位点在 LUAD 肺癌样本中的甲基化程度；*P* 是由非参数 Wilcoxon rank-sum 计算得到

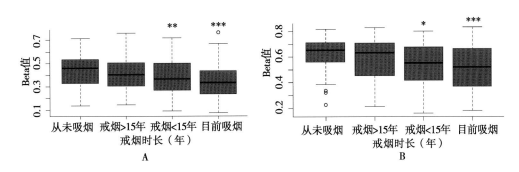

图 17-8　在 LUAD 肺癌样本中位于 *DUSP4* 基因上的两个甲基化位点与吸烟关联情况

A. cg07151117 甲基化位点；B. cg24379915 甲基化位点；* 代指 *P*<0.05，** 代指 *P*<0.01，*** 代指 *P*<0.001

七、结论

近些年来，已经有许多的研究把重点放在吸烟影响表观遗传学修饰的作用机制，其中DNA 甲基化修饰是最重要的表观遗传机制之一。目前，DNA 甲基化修饰被广泛认为是参与癌症发生的一个重要调节因素。鉴于大量的流行病学证据显示吸烟行为与癌症的发生高度关联，我们开展了系统全面的生物信息学分析从表观遗传学角度揭示吸烟导致癌症产生的分子机制。通过一系列分析，我们发现了一些重要的基因和生物学通路，它们可能参与吸烟相关的癌症的发生发展。基于本研究和已报道的证据，我们绘制了一个信号通路作用模型来揭示吸烟如何作用于癌症发生（图 17-3）。

我们首次利用全面系统的通路富集分析来研究吸烟相关的 DNA 甲基化位点修饰与癌症发生的关系，结果很好地揭示了吸烟改变的 DNA 甲基化位点富集在与癌症相关的基因和生物学信号通路上，这一结果为支持吸烟的致癌效应提供了全面有力的表观遗传学证据。

尽管如此，我们研究吸烟相关 DNA 甲基化修饰诱导癌症发生这一重要课题仍处于非常早期阶段，需要更多的关于吸烟与癌症之间关联关系的 DNA 甲基化研究及相关分子功能验证实验的开展。深入的理解吸烟导致癌症产生的表观遗传学机制将有利于临床精准治疗吸烟导致的癌症。

致谢

本章改编自笔者课题组发表在 *Scientific Reports* 上的文章（Ma and Li，2017，7：1811）。

参 考 文 献

1. Vineis P, Alavanja M, Buffler P, et al. Tobacco and cancer: recent epidemiological evidence. J Natl Cancer Inst, 2004, 96(2): 99-106.

2. CDC. Racial/Ethnic disparities and geographic differences in lung cancer incidence—38 States and the District of Columbia, 1998-2006. MMWR Morb Mortal Wkly Rep, 2010, 59(44): 1434-1438.

3. WHO. WHO Tobacco Fact sheet N°339 (http://www. who. int/mediacentre/factsheets/fs339/en/). World Health Organization, 2014.

4. Hecht SS. Tobacco carcinogens, their biomarkers and tobacco-induced cancer. Nat Rev Cancer, 2003, 3(10): 733-744.

5. Pfeifer GP, Denissenko MF, Olivier M, et al. Tobacco smoke carcinogens, DNA damage and p53 mutations in smoking-associated cancers. Oncogene, 2002, 21(48): 7435-7451.

6. Grando SA. Connections of nicotine to cancer. Nat Rev Cancer, 2014, 14(6): 419-429.

7. Amos CI, Wu X, Broderick P, et al. Genome-wide association scan of tag SNPs identifies a susceptibility locus for lung cancer at 15q25. 1. Nat Genet, 2008, 40(5): 616-622.

8. Thorgeirsson TE, Geller F, Sulem P, et al. A variant associated with nicotine dependence, lung cancer and peripheral arterial disease. Nature, 2008, 452(7187): 638-642.

9. Hung RJ, McKay JD, Gaborieau V, et al. A susceptibility locus for lung cancer maps to nicotinic acetylcholine receptor subunit genes on 15q25. Nature, 2008, 452 (7187): 633–637.

10. Bell JT, Pai AA, Pickrell JK, et al. DNA methylation patterns associate with genetic and gene expression variation in HapMap cell lines. Genome Biol, 2011, 12 (1): R10.

11. Laurent L, Wong E, Li G, et al. Dynamic changes in the human methylome during differentiation. Genome Res, 2010, 20 (3): 320–331.

12. Law JA, Jacobsen SE. Establishing, maintaining and modifying DNA methylation patterns in plants and animals. Nat Rev Genet, 2010, 11 (3): 204–220.

13. Jones A, Teschendorff AE, Li Q, et al. Role of DNA methylation and epigenetic silencing of HAND2 in endometrial cancer development. PLoS Med, 2013, 10 (11): e1001551.

14. Teschendorff AE, Jones A, Fiegl H, et al. Epigenetic variability in cells of normal cytology is associated with the risk of future morphological transformation. Genome Med, 2012, 4 (3): 24.

15. Sundar IK, Mullapudi N, Yao H, et al. Lung cancer and its association with chronic obstructive pulmonary disease: update on nexus of epigenetics. Curr Opin Pulm Med, 2011, 17 (4): 279–285.

16. Pastrello C, Pasini E, Kotlyar M, et al. Integration, visualization and analysis of human interactome. Biochem Biophys Res Commun, 2014, 445 (4): 757–773.

17. Maccani JZ, Maccani MA. Altered placental DNA methylation patterns associated with maternal smoking: current perspectives. Adv Genomics Genet, 2015, 2015 (5): 205–214.

18. Gao X, Jia M, Zhang Y, et al. DNA methylation changes of whole blood cells in response to active smoking exposure in adults: a systematic review of DNA methylation studies. Clin Epigenetics, 2015, 7: 113.

19. Flom JD, Ferris JS, Liao Y, et al. Prenatal smoke exposure and genomic DNA methylation in a multiethnic birth cohort. Cancer Epidemiol Biomarkers Prev, 2011, 20 (12): 2518–2523.

20. Furniss CS, Marsit CJ, Houseman EA, et al. Line region hypomethylation is associated with lifestyle and differs by human papillomavirus status in head and neck squamous cell carcinomas. Cancer Epidemiol Biomarkers Prev, 2008, 17 (4): 966–971.

21. Zudaire E, Cuesta N, Murty V, et al. The aryl hydrocarbon receptor repressor is a putative tumor suppressor gene in multiple human cancers. J Clin Invest, 2008, 118 (2): 640–650.

22. Shenker NS, Polidoro S, van Veldhoven K, et al. Epigenome-wide association study in the European Prospective Investigation into Cancer and Nutrition (EPIC-Turin) identifies novel genetic loci associated with smoking. Hum Mol Genet, 2013, 22 (5): 843–851.

23. Zhang Y, Yang R, Burwinkel B, et al. F2RL3 methylation in blood DNA is a strong predictor of mortality. Int J Epidemiol, 2014, 43 (4): 1215–1225.

24. Fasanelli F, Baglietto L, Ponzi E, et al. Hypomethylation of smoking-related genes is associated with future lung cancer in four prospective cohorts. Nat Commun, 2015, 6: 10192.

25. Yao HP, Zhou YQ, Zhang R, et al. MSP-RON signalling in cancer: pathogenesis and therapeutic potential. Nat Rev Cancer, 2013, 13 (7): 466–481.

26. Altucci L, Leibowitz MD, Ogilvie KM, et al. RAR and RXR modulation in cancer and metabolic disease. Nat Rev Drug Discov, 2007, 6 (10): 793–810.

27. Novakovic B, Ryan J, Pereira N, et al. Postnatal stability, tissue, and time specific effects of AHRR methylation change in response to maternal smoking in pregnancy. Epigenetics, 2014, 9 (3): 377–386.

28. Tsay JJ, Tchou-Wong KM, Greenberg AK, et al. Aryl hydrocarbon receptor and lung cancer. Anticancer Res, 2013, 33 (4): 1247–1256.

29. Fiuza UM, Arias AM. Cell and molecular biology of Notch. J Endocrinol, 2007, 194 (3): 459–474.

30. Medina PP, Sanchez-Cespedes M. Involvement of the chromatin-remodeling factor BRG1/SMARCA4 in human cancer. Epigenetics, 2008, 3(2):64-68.

31. Kretzmer H, Bernhart SH, Wang W, et al. DNA methylome analysis in Burkitt and follicular lymphomas identifies differentially methylated regions linked to somatic mutation and transcriptional control. Nat Genet, 2015, 47(11):1316-1325.

32. Jelinic P, Mueller JJ, Olvera N, et al. Recurrent SMARCA4 mutations in small cell carcinoma of the ovary. Nat Genet, 2014, 46(5):424-426.

33. Medina PP, Carretero J, Fraga MF, et al. Genetic and epigenetic screening for gene alterations of the chromatin-remodeling factor, SMARCA4/BRG1, in lung tumors. Genes Chromosomes Cancer, 2004, 41(2):170-177.

34. Dogan MV, Shields B, Cutrona C, et al. The effect of smoking on DNA methylation of peripheral blood mononuclear cells from African American women. BMC Genomics, 2014, 15:151.

35. Guida F, Sandanger TM, Castagne R, et al. Dynamics of smoking-induced genome-wide methylation changes with time since smoking cessation. Hum Mol Genet, 2015, 24(8):2349-2359.

36. Britson JS, Barton F, Balko JM, et al. Deregulation of DUSP activity in EGFR-mutant lung cancer cell lines contributes to sustained ERK1/2 signaling. Biochem Biophys Res Commun, 2009, 390(3):849-854.

37. Chitale D, Gong Y, Taylor BS, et al. An integrated genomic analysis of lung cancer reveals loss of DUSP4 in EGFR-mutant tumors. Oncogene, 2009, 28(31):2773-2783.

38. Armes JE, Hammet F, de Silva M, et al. Candidate tumor-suppressor genes on chromosome arm 8p in early-onset and high-grade breast cancers. Oncogene, 2004, 23(33):5697-5702.

39. Waha A, Felsberg J, Hartmann W, et al. Epigenetic downregulation of mitogen-activated protein kinase phosphatase MKP-2 relieves its growth suppressive activity in glioma cells. Cancer Res, 2010, 70(4):1689-1699.

40. Lawan A, Al-Harthi S, Cadalbert L, et al. Deletion of the dual specific phosphatase-4(DUSP-4) gene reveals an essential non-redundant role for MAP kinase phosphatase-2(MKP-2) in proliferation and cell survival. J Biol Chem, 2011, 286(15):12933-12943.

41. Gröschl B, Bettstetter M, Giedl C, et al. Expression of the MAP kinase phosphatase DUSP4 is associated with microsatellite instability in colorectal cancer(CRC) and causes increased cell proliferation. Int J Cancer, 2013, 132(7):1537-1546.

第十八章
烟碱乙酰胆碱受体亚基间的进化关系

在人类和其他物种中已发现许多烟碱乙酰胆碱受体（nAChR）亚基，但它们之间的进化关系和生物学功能基本上仍是未知的。本章的主要目的是探究 nAChRs 分子之间的进化历史和分界演变时间，并确定乙酰胆碱辅区域上结合所必需的氨基酸残基位点。通过多种生物信息学方法分析来自 23 个物种的 123 条核苷酸序列，我们发现同源寡聚体形成（α7-α10）亚基的演化是脊椎动物和无脊椎动物的进化分界点。在发生分界后，其他的 α 亚基和非 α 亚基在各自的谱系内独立进化，但在进化的过程中又逐渐趋同。在无脊椎动物谱系中，这个基因的扩增事件似乎发生在线虫和昆虫的进化分界前。此外，我们还认为环 E 区的第 4 位氨基酸上的天冬酰胺是组成乙酰胆碱结合位点的辅区域所必需的氨基酸残基。

一、引言

自从丁氏双鳍电鳐的电器官分离的 nAChR 亚基被成功地克隆和测序，研究者在脊椎和无脊椎动物的脑和肌肉组织中发现了一类同源的编码多种 nAChR 亚基的基因家族。大量研究表明，nAChRs 与多种神经元活动相关，包括认知功能和神经发育及退化[1, 2]。

迄今为止，在脊椎动物中已经报道了 10 种 α 亚基（α1-α10）和 4 种 β 亚基（β1-β4）。人类的所有已知 nAChR 亚基见表 18-1 所示。其中至少六种 α 亚基（α2-α7）和三种 β 亚基（β2-β4）在哺乳动物的枢神经系统中表达，并执行离子型胆碱的功能。每个 nAChR 受体分子由五个排列在中心离子通道周围的同源亚基组成。由于当 nAChR 分子的 α5 和 β3 亚基单独表达或与其他亚基的形成二聚体时，不能形成功能性的受体，所以人们认为它们只起到结构或辅助作用。然而，它们似乎拥有整合到复合体的能力，形成的复合体包含至少一个其他 α 和 β 亚基[3, 4]。nAChR 受体的分子组合包含多种形式：单个 α 亚基（α7，α8，α9）[5, 6]；多个 α 亚基包含 β 亚基（α2α5β2，α3α5β2，α3α5β4 和 α4α5 β2）[7-10] 或不含 β 亚基（α7α8 和 α9α10）[11, 12]；单个 α 和多个 β 亚基（α3β2β4，α3β3β4，α6β2β3）[13-16]；多个 α 和多个 β 亚基（α3β2β4α5，α6α4β2β3）[16, 17]；及通过 α2、α3、α4、α5、α6 或 α7 与 β2 或 β4 亚基成对组合形成异构体 nAChRs [18-22]。因此，nAChRs 存在可能的亚型数量是非常多的，并且在多数情况下确定每种组合的化学计量也是一个巨大的挑战 [23]。相似的挑战还有如何在无脊椎动物中将 nAChR 亚基分类为 α 或 β 并且确定 nAChR 分子亚型及其化学计量 [24, 25]。例如，秀丽隐杆线虫基因组含有迄今为止发现最大的 nAChR 基因家族，其中 29 个亚基可被预测判断为 nAChR 亚基，但其他的 32 个亚基仍被称为 "孤儿" 亚基 [24]，它们与脊椎和无脊椎动物的 nAChR 亚基均具有相似的同源性。因此，通过计算机模拟来预测脊椎和无脊椎动物中这些 nAChR 亚基的分子组合的生物学意义是非常有用的方法。

表 18-1　人类 16 中烟碱乙酰胆碱受体亚基的编码基因染色体位置和特征

nAChR 亚基	染色体位置	基因长度 (kb)	外显子数目	mRNA 长度 (bp)	蛋白质大小 (含有氨基酸个数)
CHRNA1	2q31.1	16.64	10	1816	482
CHRNA2	8p21.2	18.51	8	2684	529
CHRNA3	15q25.1	28.24	9	2321	622
CHRNA4	20q13.33	14.75	9	2206	627
CHRNA5	15q25.1	29.71	6	3578	515
CHRNA6	8p11.21	15.93	6	2164	494
CHRNA7	15q13.2	142.25	13	6162	534
CHRNA9	4p14	19.63	5	2015	479
CHRNA10	11p15.4	5.8	5	1945	450
CHRNB1	17p13.1	12.65	11	2557	501
CHRNB2	1q21.3	12.25	6	5866	502
CHRNB3	8p11.21	39.99	7	2293	458
CHRNB4	15q25.1	17.48	15	2972	498
CHRND	2q37.1	10.48	12	2941	517
CHRNG	2q37.1	6.6	12	2187	517
CHRNE	17p13.2	5.3	13	3030	496

鉴于该基因家族的复杂性及其广泛的生物学功能，了解 nAChR 亚基如何进化以及它们如何相互关系是非常重要的。一些关于 nAChR 基因家族进化的研究表明 [26-28]，这些亚基

的进化事件主要有两次：第一次基因扩增事件大约发生在 10 亿 ~16 亿年前，第二次大约发生在 4 亿年前。但此推测仍存在诸多问题。例如，所有早期的研究[26-28]表明进化分界首次发生在 α7 和 α8 亚基的分离，但后续的进化过程没有更进一步的深入探究。虽然 nACh 基因家族的进化研究在一些模式生物或重要的经济和医学价值的物种中取得了一些进展[29, 30]，但是针对无脊椎动物的亚基仍缺少足够的研究，所以还不能很清楚地描绘出无脊椎动物系统发育的进化图谱。因此，为了更好地探索 nAChR 亚基之间的进化关系，我们需要使用最新的序列信息来进行更全面的研究，这是非常必要的。

不同亚基的神经递质结合位点由环 A、环 B 和环 C 的主区域及环 D、环 E 和环 F 的辅区域所构成[31]。在环 C 区中存在的两个连续的半胱氨酸，它们在维持主区域的特性中起到至关重要的作用[32]，但辅区域中尚不清楚是否也存在必需的氨基酸残基。因此，本研究的另一个目的是通过多重序列比对来确定辅区域中必需氨基酸残基是否存在及其位点的位置。此外，我们提出了一种基于肌肉组织类型、同源寡聚体 α7 和异源寡聚 α4β2 受体的更广泛的四元组合 nAChRs 模型[31]。虽然大量的实验研究主要集中在胆碱受体亚基，但脊椎动物中的 α5 和 β3 亚基组合的生物学作用和无脊椎动物中的大多数亚基的功能还未完全了解清楚。

二、用于推导进化关系的不同物种的 123 个 nAChR 亚基序列的信息

所有研究序列来自 DDBJ/EMBL/GenBank 数据库，通过关键字搜索获得。预测的所有 nAChR 亚基序列来自线虫和黑腹果蝇。经过 GenBank 数据库中每个亚基的冗余序列过滤后，本研究共使用了代表 23 个物种的 123 条亚基序列进行分析。表 18-2 给出了这些亚基的名称、缩写、数据库编号和参考文献等详细信息。

表 18-2　本章所涉及的各物种烟碱乙酰胆碱受体基因一览表

基因缩写名	物种拉丁学名	GeneBank 识别名
Asu-α	蛔虫（*Ascaris suum*）	AJ011382
Bta-α1	牛（*Bos taurus*）	X02509
Bta-α3	牛（*Bos taurus*）	X57032
Bta-α7	牛（*Bos taurus*）	X93604
Bta-β1	牛（*Bos taurus*）	X00962
Bta-δ	牛（*Bos taurus*）	X02473
Bta-ε	牛（*Bos taurus*）	X02597

续表

基因缩写名	物种拉丁学名	GeneBank 识别名
Bta–γ	牛（*Bos taurus*）	M28307
Cau–α3	鲫鱼（*Carassius auratus*）	X54051
Cau–β2	鲫鱼（*Carassius auratus*）	X54052
Cau–nα2	鲫鱼（*Carassius auratus*）	X14786
Cau–nα3	鲫鱼（*Carassius auratus*）	M29529
Cel–deg3	秀丽隐杆线虫（*C. elegans*）	U19747
Cel–ce21	秀丽隐杆线虫（*C. elegans*）	X83887
Cel–acr3	秀丽隐杆线虫（*C. elegans*）	Y08637
Cel–ce13	秀丽隐杆线虫（*C. elegans*）	X83888
Cel–lev	秀丽隐杆线虫（*C. elegans*）	X98601
Cel–acr2	秀丽隐杆线虫（*C. elegans*）	X86403
Cel–acr4	秀丽隐杆线虫（*C. elegans*）	AF077307
Cel–unc38	秀丽隐杆线虫（*C. elegans*）	X98600
Cfa–α1	犬（*Canis familiaris*）	AB021708
Dme–sad	果蝇（*D. melanogaster*）	X52274
Dme–α3	果蝇（*D. melanogaster*）	Y15593
Dme–α4	果蝇（*D. melanogaster*）	AJ272159
Dme–als	果蝇（*D. melanogaster*）	X07194
Dme–rel	果蝇（*D. melanogaster*）	M20316
Dme–sbd	果蝇（*D. melanogaster*）	X55676
Dme–β3	果蝇（*D. melanogaster*）	AJ318761
Dre–α1	斑马鱼（*Danio rerio*）	U70438
Gga–α1	鸡（*Gallus gallus*）	AJ250359
Gga–α10	鸡（*Gallus gallus*）	AJ295624
Gga–α2	鸡（*Gallus gallus*）	X07339
Gga–α3	鸡（*Gallus gallus*）	M37336
Gga–α4	鸡（*Gallus gallus*）	X07348
Gga–α5	鸡（*Gallus gallus*）	J05642
Gga–α6	鸡（*Gallus gallus*）	X83889
Gga–α7	鸡（*Gallus gallus*）	X52295
Gga–α8	鸡（*Gallus gallus*）	X52296

基因缩写名	物种拉丁学名	GeneBank 识别名
Gga–α9	鸡（*Gallus gallus*）	AF082192
Gga–β2	鸡（*Gallus gallus*）	X53092
Gga–β3	鸡（*Gallus gallus*）	X83739
Gga–β4	鸡（*Gallus gallus*）	J05643
Gga–δ	鸡（*Gallus gallus*）	K02903
Gga–γ	鸡（*Gallus gallus*）	K02904
Hco–hcal	捻转血矛线虫（*Haemonchus contortus*）	U72490
Hsa–α1	人（*Homo sapiens*）	Y00762
Hsa–α2	人（*Homo sapiens*）	U62431
Hsa–α3	人（*Homo sapiens*）	Y08418
Hsa–α4	人（*Homo sapiens*）	X89741
Hsa–α5	人（*Homo sapiens*）	Y08419
Hsa–α6	人（*Homo sapiens*）	U62435
Hsa–α7	人（*Homo sapiens*）	X70297
Hsa–α9	人（*Homo sapiens*）	AJ243342
Hsa–α10	人（*Homo sapiens*）	AF199235
Hsa–β1	人（*Homo sapiens*）	X14830
Hsa–β2	人（*Homo sapiens*）	X53179
Hsa–β3	人（*Homo sapiens*）	Y08417
Hsa–β4	人（*Homo sapiens*）	Y08416
Hsa–δ	人（*Homo sapiens*）	X55019
Hsa–ε	人（*Homo sapiens*）	X66403
Hsa–γ	人（*Homo sapiens*）	X01715
Hvi–α1	绿棉铃虫（*Heliothis virescens*）	AJ000399
Hvi–α2	绿棉铃虫（*Heliothis virescens*）	AF096878
Hvi–α3	绿棉铃虫（*Heliothis virescens*）	AF096879
Hvi–α7–1	绿棉铃虫（*Heliothis virescens*）	AF143846
Hvi–α7–2	绿棉铃虫（*Heliothis virescens*）	AF143847
Hvi–β1	绿棉铃虫（*Heliothis virescens*）	AF096880
Lmi–α1	东亚飞蝗（*Locusta migratoria*）	AJ000390

续表

基因缩写名	物种拉丁学名	GeneBank 识别名
Lmi-α2	东亚飞蝗（*Locusta migratoria*）	AJ000391
Lmi-α3	东亚飞蝗（*Locusta migratoria*）	AJ000392
Lmi-β	东亚飞蝗（*Locusta migratoria*）	AJ000393
Mmu-α1	小鼠（*Mus musculus*）	X03986
Mmu-α4	小鼠（*Mus musculus*）	AF225912
Mmu-α5	小鼠（*Mus musculus*）	AF204689
Mmu-α6	小鼠（*Mus musculus*）	AJ245706
Mmu-α7	小鼠（*Mus musculus*）	L37663
Mmu-β1	小鼠（*Mus musculus*）	M14537
Mmu-β2	小鼠（*Mus musculus*）	AF145286
Mmu-δ	小鼠（*Mus musculus*）	L10076
Mmu-ε	小鼠（*Mus musculus*）	X55718
Mmu-γ	小鼠（*Mus musculus*）	M30514
Mmu-ht	小鼠（*Mus musculus*）	M74425
Mpe-α1	桃蚜（*Myzus persicae*）	X81887
Mpe-α2	桃蚜（*Myzus persicae*）	X81888
Mpe-α3	桃蚜（*Myzus persicae*）	AJ236786
Mpe-α4	桃蚜（*Myzus persicae*）	AJ236787
Mpe-α5	桃蚜（*Myzus persicae*）	AJ236788
Mse-als	烟草天蛾（*Manduca Sexta*）	Y09795
Ovo-nα	盘尾丝虫（*Onchocerca volvulus*）	L20465
Rno-α	大鼠（*Rattus norvegicus*）	M15682
Rno-α1	大鼠（*Rattus norvegicus*）	X74832
Rno-α10	大鼠（*Rattus norvegicus*）	AF196344
Rno-α2	大鼠（*Rattus norvegicus*）	M20292
Rno-α3	大鼠（*Rattus norvegicus*）	L31621
Rno-α4	大鼠（*Rattus norvegicus*）	L31620
Rno-α5	大鼠（*Rattus norvegicus*）	NM_017078
Rno-α6	大鼠（*Rattus norvegicus*）	L08227
Rno-α7	大鼠（*Rattus norvegicus*）	L31619
Rno-β1	大鼠（*Rattus norvegicus*）	NM_012528

续表

基因缩写名	物种拉丁学名	GeneBank 识别名
Rno-β2	大鼠（*Rattus norvegicus*）	L31622
Rno-β3	大鼠（*Rattus norvegicus*）	J04636
Rno-β4	大鼠（*Rattus norvegicus*）	J05232
Rno-δ	大鼠（*Rattus norvegicus*）	X74835
Rno-ε	大鼠（*Rattus norvegicus*）	X13252
Rno-γ	大鼠（*Rattus norvegicus*）	X74834
Rno-mls	大鼠（*Rattus norvegicus*）	X15834
Rra-α1	黑鼠（*Rattus rattus*）	X74832
Rra-α3	黑鼠（*Rattus rattus*）	L31621
Rra-α9	黑鼠（*Rattus rattus*）	U12336
Rra-β1	黑鼠（*Rattus rattus*）	X74833
Rra-β2	黑鼠（*Rattus rattus*）	L31622
Rra-δ	黑鼠（*Rattus rattus*）	X74835
Rra-γ	黑鼠（*Rattus rattus*）	X74834
Sgr-αl1	沙漠蝗（*Schistocerca gregaria*）	X55439
Tca-α1	电鳐（*Torpedo californica*）	J00963
Tca-β1	电鳐（*Torpedo californica*）	J00964
Tca-δ	电鳐（*Torpedo californica*）	J00965
Tca-γ	电鳐（*Torpedo californica*）	J00966
Tco-tar1	蛇形毛圆线虫（*Trichostrongylus colubriformis*）	U56903
Tma-α1	石纹电鳐（*Torpedo marmorata*）	M25893
Xla-α1	非洲爪蟾（*Xenopus laevis*）	X07067
Xla-α1a	非洲爪蟾（*Xenopus laevis*）	X17244
Xla-β1	非洲爪蟾（*Xenopus laevis*）	U04618
Xla-δ	非洲爪蟾（*Xenopus laevis*）	X07069
Xla-ε	非洲爪蟾（*Xenopus laevis*）	U19612
Xla-γ	非洲爪蟾（*Xenopus laevis*）	X07068

表的第一列基因缩写名中第一个字母为属名首字母，接下来两个字母则为种名拉丁名的前两个字母，而最后的希腊字母则表示其编码不同的烟碱乙酰胆碱受体亚基

273

1. nAChR 基因家族的进化关系

本研究使用了三个多重序列比对的软件，GCG 包的 PILEUP、CLUSTAL W 和 SAM-T99，其中 SAM-T99 软件效果最好。SAM-T99 分析产生的比对结果包含保守的隐马尔科夫模型（Hidden Makov Model，HMM）位点和非保守的插入位点。由于非保守位点在系统发育分析中的信息量较少，所以在分析中不纳入这些位点。氨基酸序列比对的结果被用于其 DNA 序列比对的标准模板。在氨基酸和核苷酸序列比对中，如果结果出现一个或多个核苷酸或氨基酸在所有序列中缺失，后续分析将删除这些位点以产生最佳保守位点的比对概型。比对上的 HMM 位点和最保守位点的每个密码子的第三个核苷酸位置将被删除以产生后续核苷酸比对序列的第一个和第二个密码子的位置。

然后，我们使用三种序列进化分析软件和方法，即 CLUSTAL W [33] 软件的 NJ（neighbor-joining）方法、GCG 软件的 MP（maximum parsimony）方法和 PHYLIP（v.3.69）软件（http：//evolution.genetics.washington.edu/phylip.html）的 ML（maximum likelihood）方法来构建系统发育树。每种方法产生了六种比对结果（两种用于氨基酸序列：HMM 位点和最保守位点；四种用于核苷酸序列：HMM 位点和最保守的第一和第二密码子位点）。通过自举法（Bootstrapping）检验系统发育假设的鲁棒性（robustness）。DNA 和氨基酸序列分析（NJ 和 MP 方法）的自举法检验是将原始序列进行 1000 次的重复比对。分析中需引入一个外部参考序列——5- 羟色胺门控离子通道受体亚基（Mmu-5HT）作为系统发育树的根（或参照物）。我们通过基于系统发育树中属于同一组的亚基具有相似的功能作用的假定，来预测未知亚基组合的生物学作用。

通过不同分析方法构建的系统发育树显示，123 个序列主要分为六组（图 18-1）。第 I 组（含有脊椎动物和无脊椎动物亚基）和烟芽夜蛾（昆虫）和秀丽隐杆线虫及第 II 组（仅脊椎动物亚基）从同一祖先开始进化到发生分界，此过程发生在 III 和 VI 组形成之前。所有其他无脊椎动物亚基被分为 III 或 IV 组，而其余的脊椎动物亚基被归为 V 组或 VI 组。上述的 III、IV、V 和 VI 组又可以进一步分为两个或四个亚组。不管使用哪种分析方法，I ～ VI 组的成员几乎相同，尽管一些亚组的拓扑结构可能略有不同。通过 1 000 次自举重复计数亚基出现在 I 组到 VI 组的概率分别为 95%、100%、100%、99%、79% 和 86%。在表 18-3 中，我们总结了每个组别及其亚组的亚基信息。

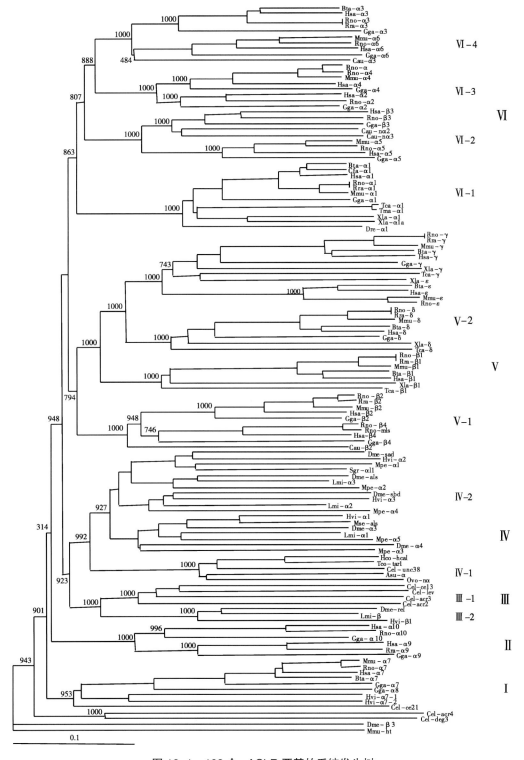

图 18-1　123 个 nAChR 亚基的系统发生树

123 个 nAChR 亚基的系统发生树代表了 23 个物种(12 个脊椎动物和 11 个无脊椎动物),其中血清素受体作为外部参照数据。根据 ML 方法,使用核苷酸 HMM 位点的比对结果构成该树。根据亚基的系统发育和生物学功能,将这些亚基分为六大类

表 18-3　系统树中各个组和亚组内所包含的不同物种的烟碱乙酰胆碱受体亚基的汇总

组	亚组	组内亚基
I	–	脊椎动物的 α7、α8 亚基 非脊椎动物中 Cel-ce21, Hvi-α7-1 and Hvi-α7-2
II	–	脊椎动物的 α9 和 α10 亚基
III	III-1	线虫纲的 β 亚基
	III-2	昆虫纲的 β 亚基
IV	IV-1	线虫纲的 α 亚基和 Ovo-nα 亚基
	IV-2	昆虫纲的 α 亚基和 Dme-sbd 亚基
V	V-1	脊椎动物的 β2 和 β4 亚基
	V-2	脊椎动物的非 α 亚基
VI	VI-1	脊椎动物的 α1 亚基
	VI-2	脊椎动物的 α5 和 β3 亚基
	VI-3	脊椎动物的 α2 和 α4 亚基
	VI-4	脊椎动物的 α3 和 α6 亚基

组 I 中，祖代基因包含脊椎动物亚基（α7 和 α8）和无脊椎动物（Hvi-α7-1，Hvi-α7-2 和 Cel-ce21）亚基。随后，组 I 演化分界为组 II 并生成 α9 和 α10 亚基。第三次分界又产生了两组，分别是组 III / IV 和组 V / VI 。组 III 和 IV 包含所有余下的无脊椎动物亚基，其中 VI 族（α 亚基，Dme-sbd 和 Ovo-nα）由组 III（非 α 亚基）演化分界而来。亚组 III-2 和 IV-2 仅由昆虫亚基组成，而亚组 III-1 和 IV-1 仅包含线虫亚基。在另一方面，组 V 和 VI 仅包含脊椎动物亚基，其中 V 组（非 α 亚基）由 VI 组（α 和 β3 亚基）演化分界而来。在组 V 中，亚组 V-1（β2 和 β4）由亚组 V-2（脊椎动物肌肉组织非 α 亚基）演化分界而来。在 VI 组中，亚组 VI-1（α2，α4）和 VI-2（α3，α6）分界演化比亚组 VI-3（α5，β3）和 VI-4（肌肉组织 α）的分界演化要更早。

2. nAChR 家族的进化史

系统发育树表明，在无脊椎动物 / 脊椎动物分界演化之前，共发生了两次 nAChR 家族祖先基因的扩增事件，第一个事件产生组 I 和第二个事件产生组 II 以及组 III ~ VI 的祖代基因。脊椎动物从无脊椎动物中分界演化之后，在脊椎动物中组 III ~ VI 的祖代基因产生了组 V 和 VI。在无脊椎动物中产生了第 III 和 IV 组，据推测这可能发生在线虫从昆虫中分界演变之前。根据以上系统发育的分析结果，该基因家族的进化模型如图 18-2 所示。

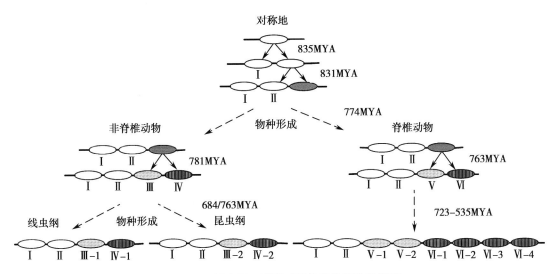

图18-2 尼古丁乙酰胆碱受体家族的进化模型

在脊椎动物和无脊椎动物分界演变前,两次基因扩增事件分别产生了组 I 和组 II。在脊椎动物中,一次基因扩增事件导致了昆虫和线虫的分界演化

系统发育分析结果显示,在无脊椎动物/脊椎动物分界演化之前,发生了 nAChR 家族祖先基因的两次扩增事件,第一个事件产生了组 I 和第二事件产生了组 II 以及 III~VI 组的祖先基因(图18-1、图18-2)。脊椎动物从无脊椎动物演化分界之后,组 III~VI 的祖代基因在脊椎动物中产生了组 V(非 α 亚基)和 VI(α 亚基),在无脊椎动物中产生了组 III(非 α 亚基)和组 IV(α 亚基),据推测这些可能发生在线虫从昆虫中演变分界之前。在脊椎动物和无脊椎动物中独立产生了 α 亚基和非 α 亚基,这表明 nAChR 亚基的进化具有趋同性。我们还发现环 E 区的 N4(第四位氨基酸)可能是乙酰胆碱辅区域上结合位点的必需氨基酸残基。

3. nAChR 家族发生进化分界的时间

为了获得该基因家族的进化时间,我们使用 MEGA2 包[34]计算出组间平均距离(p)来估计基因家族发生分界的时间。因为距离(p)不与进化时间成比例。因此,需要使用校正的泊松距离(d)来估计组间的分界时间。距离(p)和校正的泊松距离(d)之间的关系函数是 $d=-ln(1-p)$[35]。

根据考古记录,估计鸡类从哺乳动物中分界演化的时间为大约在 3.1 亿年前[36]。通过 α1-7、α9-10、β2-4、δ 和 γ 亚基在鸡类与哺乳动物中的距离计算初始距离,然后根据初始距离计算进化时间的距离比率。再根据这个相对比例,我们获得了这个基因家族发生主要扩增事件的分界时间。如表18-4所示,我们的结果显示,三次主要的基因扩增事件发生在 11 亿~15 亿年前,这与先前的研究结果相一致[26,27]。

表 18-4　nAChR 亚基的分组或亚组的进化分界时间表

nAChR 亚基分组 / 亚组	平均 Kimura 遗传距离	进化分界时间（百万年）
I cf. II–VI	0.918	835
II cf. III–VI	0.9141	831
III–IV cf. V–VI	0.8513	774
III cf. IV	0.8588	781
V cf. VI	0.8389	763
III–1 cf. III–2	0.7524	684
IV–1 cf. IV–2	0.7401	673
V–1 cf. V–2	0.7958	723
VI–1 cf. VI 2–4	0.7018	638
VI–2 cf. VI 3–4	0.6729	612
VI–3 cf. VI–4	0.588	535

4. 定义潜在辅区域上结合位点的必需氨基酸残基

所有的脊椎动物亚基（不包括 α5、α10 和 β3）可分为两类，一类含有结合位点的辅助区域，而另一类则没有此辅助区域。基于多重序列比对的结果，针对环 D、E 和 F 区，发现保守的氨基酸残基主要存在辅助区域，而不在非辅助区域。因此，我们认为这些残基对于辅助区域是必需的。

根据亚基对神经递质结合位点的作用不同，脊椎动物中的亚基可分为四类：①主辅区域亚基（PC 亚基；即 α7-9），对主区域和辅区域都有作用；②主亚基（P 亚基；即 α1-4 和 α6），对主区域有作用，但对辅区域无作用；③辅亚基（C 亚基，即 β2，β4，δ 和 ε），对辅区域有作用，但对主区域无作用；④结构亚基（S 亚基；即 β1），对主区域和辅区域均无作用。根据环 D、E 和 F 区的氨基酸序列比对的结果，我们发现在 C 亚基（脊椎动物 δ、ε、β 2 和 β 4）和 PC 亚基（脊椎动物 α7-9）中的环 E 区中第 4 位置（N4）的天冬酰胺具有保守性，但在 S 亚基（β1）或 P 亚基（脊椎动物 α1-4，α6）中不保守（图 18-3A）。这表明环 E 中的 N4 是这些亚基上的辅区域所必需的。

基于乙酰胆碱结合位点的必需氨基酸残基和本研究中提出的一个更为通用的 nAChRs 四元模型，我们可以根据氨基酸序列推断出 nAChR 亚基结合的功能。根据这一假设，我们预测脊椎动物 α10 亚基、无脊椎动物 Hvi-α7 和 Cel-α1 亚基代表了 PC 亚基。除了 Ovo-nα 亚基和 Dme-sbd 亚基，组 Ⅳ 中的亚基和脊椎动物的 α5 亚基代表了 P 亚基。组 Ⅲ 中的亚基代表 C 亚基，而脊椎动物的 β 3 亚基，Ovo-nα 亚基和 Dme-sbd 亚基代表 S 亚基（图 18-3B）。我们发现这些预测结果与系统发育分析的结果是惊人的一致，即属于 Ⅰ / Ⅱ 组的亚基可以形成同源寡聚体，而组Ⅲ中的亚基需要组Ⅳ中的亚基，来形成异寡聚体。实验研究表明在卵母细胞中共表达α5亚基和其他α，β亚基会减少nAChRs分子的结合亲和力[37-39]。而相同的处理，β3则不会[14]。这些发现支持了我们的假设：β3亚基是一个S亚基，而α亚基5是一个P亚基。先前一项研究报道α5不是一个P亚基，因为它在环C区中不具有保守的酪氨酸位点，在其他的α亚基中也是如此[38]。然而，这个结论与我们的预测结果不一致。此外，如果α5亚基不是一个主亚基，那么C9C10位点将会丢失，其他的C亚基和S亚基也是如此。因为缺乏一个保守的酪氨酸残基，我们认为α5亚基的结合能力可能与其他的α亚基不同。因为α5亚基不能与任何α亚基一起形成有功能的胆碱受体，这可能是所有具有α5亚基的nAChR分子都有两种P亚基（例如α2α5β2，α3α5β2，α3α5β4，α4α5β2等）。但值得注意的是，Fucile等的一项研究中表明，在人类nAChR中α5亚基能与β2或β4亚基一起形成功能受体[40]。因此，可能过在不久的将来，我们就知道nAChRα5亚基其实是一个P亚基。

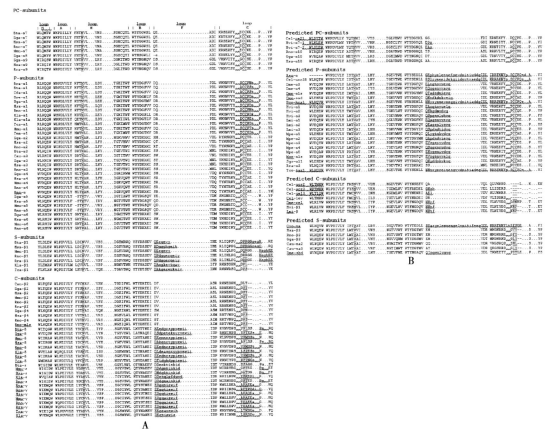

图18-3　神经递质结合环区的多个氨基酸序列比对的结果

A.脊椎动物中亚基结合作用经过实验验证的比对序列结果。环E区的N4位点在所有的辅区域中保守，但在非辅区域中不保守。B.亚基结合作用通过预测的比对序列结果。亚基结合作用由本章提出的假设进行预测

5. 脊椎动物与无脊椎动物之间不同 nAChR 亚基的进化关系

根据图 18-2 所示结果，我们认为在脊椎动物和无脊椎动物中都存在组 I 和组 II 的亚基，因为它们在脊椎动物 / 无脊椎动物发生进化分界之前就产生了。研究显示，在无脊椎动物中组 II 的亚基也是如此。然而，组 I 的亚基分类出现了问题。这可能是由于其他未知的无脊椎动物亚基出现在组 I 中。事实上，这一推断得到了 Szczupak 等[41]的一项研究所支持。该报道显示，在水蛭中存在具有类似于 nAChR 的 α9 亚基的药理学特征的受体。虽然脊椎动物的 α10 亚基、无脊椎动物的 Hvi-α7-1 亚基和 Hvi-α7-2 亚基的生物学功能仍是未知的，但我们预测它们能够形成功能性的同源寡聚体。这种预测是根据针对组 I / II 中的其他亚基的研究案例所推断的，例如脊椎动物的 α7-9 和 Cel-ce21 亚基，可以形成功能性的同源寡聚体[5, 6, 42, 43]。虽然我们预测脊椎动物的 α10 亚基是一个同型五聚体，但在大鼠体外试验或者在大鼠耳蜗和前庭毛的细胞中都没有检测到任何支持该预测的实验结果[12]。相反，有研究发现 α10 亚基与 α9 亚基在体外可以形成功能性的受体，这表明 α10 可能充当着 "结构亚基" 的作用[12]。此外，该研究作者根据间接的实验结果推断很有可能是体内存在 α9α10 受体。未来我们可能通过实验证明体内存在 α10 同型五聚体的 nAChR，而不是 α9α10-nAChR，来验证我们的系统发育分类的结果和假说。基因扩增事件导致组 I 和组 II 的分界以及在脊椎动物和无脊椎动物演化分裂之前的其他亚基的祖代基因产生。随后的基因扩增事件在脊椎动物和无脊椎动物中独立发生。在脊椎动物中，基因的扩增导致了组 VI（α）和组 V（非 α）的产生。有趣的是，亚组 V -1 和亚组 VI -1 或 VI -2 的亚基之间的共表达是形成乙酰胆碱门控离子通道（2α3β）的先决条件[44, 45]。类似地，亚组 V -2 与 VI -1 的共表达是脊椎动物中肌肉组织的 nAChR 分子发挥功能所必需的[46]。这一发现提示了组 V 或组 VI 的祖先亚基不能形成功能性的 nAChR 分子，除非它与其他亚基结合。

无脊椎动物中也发生了类似的进化过程。脊椎动物从无脊椎动物演化分界之后，通过基因扩增产生了组 VI 的祖代基因（α 亚基）和组 III 的祖代基因（非 α 亚基），这可能发生在线虫从昆虫中分界进化之前。根据这两个亚组亚基之间的遗传距离，我们推测这次的基因扩增事件大约发生在 120 万年前。随后，在线虫和昆虫中进一步独立发生基因扩增。许多来自脊椎动物的实验数据表明，组 IV 中的 α 亚基需要结合 III 组中的 β 亚基，来形成功能性的受体[47-51]。然而，一些研究小组[52-55]已经证明，在高浓度的激动剂条件下（在 mM 范围内），组 IV-2 中的 Sgr-αL1、Mpe-α1、Mpe-α2 和 Dme-ard 亚基可以形成同源寡聚体（在异源表达系统中）。因为这些同源寡聚体产生的向内电流是微弱的（在 nAmp 范围内），这意味着它们不可能是具有生理功能的同源寡聚体[52, 53, 56]。这表明它们需要组 III -2 中的配体 β 亚基，来形成功能的受体。类似地，Williamson 等[25]通过单独克隆和功能表达研究证实 IV 组中的蛔虫 α 亚基是一个真正的 α 亚基。

在系统发育树的六个组别中线虫的 Cel-deg3（编码 nAChR 的一个跨膜结构域 Ⅱ 区域的亚基，与大鼠和鸡类中神经元 α7 亚基最相似）不能被归类到的任何一个组中。Treinin 和 Chalfie[57] 证明线虫的 deg-3 和 des-2 是功能依赖性的乙酰胆碱亚基：它们共同组装形成功能受体。在 Jones 等的分析中[24]，线虫的 deg-3 组的其他 nAChR 亚基（包括 des-2）不能很明确的归类到 α 组或 β 组。事实上，根据线虫和黑腹果蝇的基因组序列预测的烟碱受体亚基，发现有些亚基不能被归类到六个组中的任何一个，同样 Jones 等[24] 也发现如此。虽然其中一些亚基被预测为乙酰胆碱受体亚基，但它们表现出与 Cys-loop 配体门控离子通道（Ligand-gated ion channel，LGIC）超基因家族高度类似，其中还包括 γ 氨基丁酸（GABA）、血清素（5-HT）、甘氨酸、谷氨酸、组胺受体和氯门控通道[58]。因此，这些亚基大多数不包含在我们的分析中。随着越来越多的人类、小鼠、大鼠和其他物种基因组序列数据的获得，我们预计在不久的将来可以发现更多 nAChR 亚基的分组或亚组。α 或 β 的分类方式可能不能很好的归类一些亚基，因为一些亚基是与其他蛋白质（参与组装和运输受体的辅助性蛋白质）共同组装来形成功能受体。Boulin 等[59] 发现线虫的左旋咪唑敏感的乙酰胆碱受体进行功能重组需要 8 个基因，这也支持了我们的观点。

6. nAChR 亚基家族基因进化的假说

根据上述结果我们推导出了以下的 nAChR 家族进化假说。事实上，nAChRs 的祖代亚基是作为同源寡聚体发挥功能的。例如，原始双鞭毛虫都具有环 C 区的 C9C10 和环 E 区的 N4。在脊椎动物和无脊椎动物分界演化之前，通过产生不同的同源寡聚体来增加 nAChR 家族的多样性。由于同源寡聚亚基"一体"的构型增大了结构压力，使得初始多样性的增加并没有获得更多的进化空间来提高药理学性质的多样性。在同源寡聚体中，只有一个亚基负责结合和构型转变。脊椎动物和无脊椎动物中独立地发生了 α 亚基和非 α 亚基的进化分界，使得主和辅结合位点出现在不同亚基上。主和辅结合位点的分离可能为进化提供了急需的空间，这可能是 α 亚基和非 α 亚基趋同进化的驱动力。根据结合作用的假说，我们认为这些亚基可能是 S 亚基，因为它们缺少环 C 区的 C9C10 和环 E 区的 N4。nAChRs 五聚体受体中的 S 亚基将带来更广阔的进化空间，来产生更多样化的药理学特性。例如，为了更好的生存，在信号快速转导的压力下神经肌肉接头脊椎动物的肌肉受体（化学计量：α1β1δγ）演变得更为复杂。两个辅亚基和一个结构亚基的特性使肌肉受体适应快速的信号转导。同样，在神经系统中，α5 亚基和 β3 亚基形成更复杂的神经元 nAChR 分子，以适应进化中更高级的功能需求。总之，nAChR 家族的进化史证实生物体往往会使用一切可能的方式从初代进化而成为更复杂的个体，以应对环境因素变化所带来的挑战。

三、小结

本章表明，在无脊椎动物/脊椎动物演化分界之前，发生了两次 nAChR 亚基的祖代基因扩增事件，第一次产生了组 I 亚基，第二次产生了组 II 亚基和 III～VI 组亚基的祖代基因。在脊椎动物从无脊椎动物演化分界之后，产生了 III～VI 组的祖代基因，分别独立进化。脊椎动物中产生了组 III 和 IV。在线虫从昆虫分界演化之前，无脊椎动物中产生了组 V 和 VI。我们的系统发育分析进一步证明，nAChRs 分子在脊椎动物和无脊椎动物中都从简单的同型寡聚体进化为复杂的异源寡聚体。异源寡聚体中，不同的亚基有不同的功能作用，例如主区域结合、辅区域结合和构型转变。这种药理学功能多样性的增多是复杂神经元活动的先决条件。最后，根据多重序列比较的结果，我们发现环 E 区的保守 N4 位点可能是辅区域上结合位点所必需的。我们提出了一个预测 nAChR 分子结合作用的假说，它是基于乙酰胆碱结合位点必需的氨基酸残基和一个更普遍的由 PC，P，C 和 S 亚基构成的四元组合模型来预测的。根据这一假说，我们预测了一些无脊椎动物受体和脊椎动物受体的结合作用。

致谢

本章改编自笔者课题组发表的著作 *Nicotinic Acetylcholine Receptor Techniques*（2016，第 227-254 页，Humana Press，Springer Science + Business Media LLC New York，由 Ming D.Li 主编）中的内容。

.... 参 考 文 献 ....

1. Changeux JP,Bertrand D,Corringer PJ,et al. Brain nicotinic receptors：structure and regulation,role in learning and reinforcement. Brain Res Brain Res Rev,1998,26(2-3):198-216.

2. Picciotto MR,Zoli M. Neuroprotection via nAChRs：the role of nAChRs in neurodegenerative disorders such as Alzheimer's and Parkinson's disease. Front Biosci,2008,13：492-504.

3. Conroy WG,Berg DK. Neurons can maintain multiple classes of nicotinic acetylcholine receptors distinguished by different subunit compositions. J Biol Chem,1995,270(9):4424-4431.

4. Kuryatov A,Onksen J,Lindstrom J. Roles of accessory subunits in alpha4beta2(*) nicotinic receptors. Mol Pharmacol,2008,74(1):132-143.

5. Couturier S,Bertrand D,Matter JM,et al. A neuronal nicotinic acetylcholine receptor subunit(alpha 7) is developmentally regulated and forms a homo-oligomeric channel blocked by alpha-BTX. Neuron,1990,5(6):847-856.

6. Elgoyhen AB,Johnson DS,Boulter J,et al. Alpha 9：an acetylcholine receptor with novel pharmacological properties expressed in rat cochlear hair cells. Cell,1994,79(4):705-715.

7. Conroy WG,Vernallis AB,Berg DK. The alpha 5 gene product assembles with multiple acetylcholine receptor subunits to form distinctive receptor subtypes in brain. Neuron,1992,9(4):679-691.

8. Conroy WG, Berg DK. Nicotinic receptor subtypes in the developing chick brain: appearance of a species containing the alpha4, beta2, and alpha5 gene products. Mol Pharmacol, 1998, 53(3): 392-401.

9. Balestra B, Vailati S, Moretti M, et al. Chick optic lobe contains a developmentally regulated alpha2alpha5beta2 nicotinic receptor subtype. Mol Pharmacol, 2000, 58(2): 300-311.

10. Vernallis AB, Conroy WG, Berg DK. Neurons assemble acetylcholine receptors with as many as three kinds of subunits while maintaining subunit segregation among receptor subtypes. Neuron, 1993, 10(3): 451-464.

11. Gotti C, Hanke W, Maury K, et al. Pharmacology and biophysical properties of alpha 7 and alpha 7-alpha 8 alpha-bungarotoxin receptor subtypes immunopurified from the chick optic lobe. Eur J Neurosci, 1994, 6(8): 1281-1291.

12. Elgoyhen AB, Vetter DE, Katz E, et al. alpha10: a determinant of nicotinic cholinergic receptor function in mammalian vestibular and cochlear mechanosensory hair cells. Proc Natl Acad Sci U S A, 2001, 98(6): 3501-3506.

13. Colquhoun LM, Patrick JW. Alpha3, beta2, and beta4 form heterotrimeric neuronal nicotinic acetylcholine receptors in Xenopus oocytes. J Neurochem, 1997, 69(6): 2355-2362.

14. Groot-Kormelink PJ, Luyten WH, Colquhoun D, et al. A reporter mutation approach shows incorporation of the "orphan" subunit beta3 into a functional nicotinic receptor. J Biol Chem, 1998, 273(25): 15317-15320.

15. Boorman JP, Groot-Kormelink PJ, Sivilotti LG. Stoichiometry of human recombinant neuronal nicotinic receptors containing the b3 subunit expressed in Xenopus oocytes. J Physiol, 2000, 529 Pt 3: 565-577.

16. Gotti C, Guiducci S, Tedesco V, et al. Nicotinic acetylcholine receptors in the mesolimbic pathway: primary role of ventral tegmental area alpha6beta2*receptors in mediating systemic nicotine effects on dopamine release, locomotion, and reinforcement. J Neurosci, 2010, 30(15): 5311-5325.

17. Gerzanich V, Wang F, Kuryatov A, et al. alpha 5 Subunit alters desensitization, pharmacology, Ca++ permeability and Ca++ modulation of human neuronal alpha 3 nicotinic receptors. J Pharmacol Exp Ther, 1998, 286(1): 311-320.

18. Boulter J, Connolly J, Deneris E, et al. Functional expression of two neuronal nicotinic acetylcholine receptors from cDNA clones identifies a gene family. Proc Natl Acad Sci U S A, 1987, 84(21): 7763-7767.

19. Goldman D, Deneris E, Luyten W, et al. Members of a nicotinic acetylcholine receptor gene family are expressed in different regions of the mammalian central nervous system. Cell, 1987, 48(6): 965-973.

20. Deneris ES, Connolly J, Boulter J, et al. Primary structure and expression of beta 2: a novel subunit of neuronal nicotinic acetylcholine receptors. Neuron, 1988, 1(1): 45-54.

21. Duvoisin RM, Deneris ES, Patrick J, et al. The functional diversity of the neuronal nicotinic acetylcholine receptors is increased by a novel subunit: beta 4. Neuron, 1989, 3(4): 487-496.

22. Liu Q, Huang Y, Xue F, et al. A novel nicotinic acetylcholine receptor subtype in basal forebrain cholinergic neurons with high sensitivity to amyloid peptides. J Neurosci, 2009, 29(4): 918-929.

23. Plazas PV, Katz E, Gomez-Casati ME, et al. Stoichiometry of the alpha9alpha10 nicotinic cholinergic receptor. J Neurosci, 2005, 25(47): 10905-10912.

24. Jones AK, Davis P, Hodgkin J, et al. The nicotinic acetylcholine receptor gene family of the nematode Caenorhabditis elegans: an update on nomenclature. Invert Neurosci, 2007, 7(2): 129-131.

25. Williamson SM, Robertson AP, Brown L, et al. The nicotinic acetylcholine receptors of the parasitic nematode Ascaris suum: formation of two distinct drug targets by varying the relative expression levels of two subunits. PLoS Pathog, 2009, 5(7): e1000517.

26. Le Novere N, Changeux JP. Molecular evolution of the nicotinic acetylcholine receptor: an example of multigene family in excitable cells. J Mol Evol, 1995, 40(2): 155-172.

283

27. Ortells MO,Lunt GG. Evolutionary history of the ligand-gated ion-channel superfamily of receptors. Trends Neurosci,1995,18(3):121-127.

28. Tsunoyama K,Gojobori T. Evolution of nicotinic acetylcholine receptor subunits. Mol Biol Evol,1998,15(5):518-527.

29. Jones AK,Grauso M,Sattelle DB. The nicotinic acetylcholine receptor gene family of the malaria mosquito, Anopheles gambiae. Genomics,2005,85(2):176-187.

30. Shao YM,Dong K,Zhang CX. The nicotinic acetylcholine receptor gene family of the silkworm,Bombyx mori. BMC Genomics,2007,8:324.

31. Corringer PJ,Le Novere N,Changeux JP. Nicotinic receptors at the amino acid level. Annu Rev Pharmacol Toxicol,2000,40:431-458.

32. Galzi JL,Changeux JP. Neuronal nicotinic receptors:molecular organization and regulations. Neuropharmacology,1995,34(6):563-582.

33. Sievers F,Wilm A,Dineen D,et al. Fast,scalable generation of high-quality protein multiple sequence alignments using Clustal Omega. Mol Syst Biol,2011,7:539.

34. Kumar S,Tamura K,Nei M. MEGA:Molecular Evolutionary Genetics Analysis software for microcomputers. Comput Appl Biosci,1994,10(2):189-191.

35. Nei M. Molecular Evolutionary Genetics. New York:Columbia University Press,1987.

36. Benton MJ. Phylogeny of the major tetrapod groups:morphological data and divergence dates. J Mol Evol,1990, 30(5):409-424.

37. Ramirez-Latorre J,Yu CR,Qu X,et al. Functional contributions of alpha5 subunit to neuronal acetylcholine receptor channels. Nature,1996,380(6572):347-351.

38. Wang F,Gerzanich V,Wells GB,et al. Assembly of human neuronal nicotinic receptor alpha5 subunits with alpha3,beta2,and beta4 subunits. J Biol Chem,1996,271(30):17656-17665.

39. Yu CR,Role LW. Functional contribution of the alpha5 subunit to neuronal nicotinic channels expressed by chick sympathetic ganglion neurones. J Physiol,1998,509(Pt 3):667-681.

40. Fucile S,Barabino B,Palma E,et al. Alpha 5 subunit forms functional alpha 3 beta 4 alpha 5 nAChRs in transfected human cells. Neuroreport,1997,8(11):2433-2436.

41. Szczupak L,Edgar J,Peralta ML,et al. Long-lasting depolarization of leech neurons mediated by receptors with a nicotinic binding site. J Exp Biol,1998,201(Pt 12):1895-1906.

42. Schoepfer R,Conroy WG,Whiting P,et al. Brain alpha-bungarotoxin binding protein cDNAs and MAbs reveal subtypes of this branch of the ligand-gated ion channel gene superfamily. Neuron,1990,5(1):35-48.

43. Gerzanich V,Anand R,Lindstrom J. Homomers of alpha 8 and alpha 7 subunits of nicotinic receptors exhibit similar channel but contrasting binding site properties. Mol Pharmacol,1994,45(2):212-220.

44. Anand R,Conroy WG,Schoepfer R,et al. Neuronal nicotinic acetylcholine receptors expressed in Xenopus oocytes have a pentameric quaternary structure. J Biol Chem,1991,266(17):11192-11198.

45. Cooper E,Couturier S,Ballivet M. Pentameric structure and subunit stoichiometry of a neuronal nicotinic acetylcholine receptor. Nature,1991,350(6315):235-238.

46. Machold J,Weise C,Utkin Y,et al. The handedness of the subunit arrangement of the nicotinic acetylcholine receptor from Torpedo californica. Eur J Biochem,1995,234(2):427-430.

47. Bertrand D,Ballivet M,Gomez M,et al. Physiological properties of neuronal nicotinic receptors reconstituted from the vertebrate beta 2 subunit and Drosophila alpha subunits. Eur J Neurosci,1994,6(5):869-875.

48. Fleming JT,Squire MD,Barnes TM,et al. Caenorhabditis elegans levamisole resistance genes lev-1,unc-29, and unc-38 encode functional nicotinic acetylcholine receptor subunits. J Neurosci,1997,17(15):5843-5857.

49. Lansdell SJ,Schmitt B,Betz H,et al. Temperature-sensitive expression of Drosophila neuronal nicotinic acetylcholine receptors. J Neurochem,1997,68(5):1812-1819.

50. Huang Y,Williamson MS,Devonshire AL,et al. Molecular characterization and imidacloprid selectivity of nicotinic acetylcholine receptor subunits from the peach-potato aphid Myzus persicae. J Neurochem,1999,73 (1):380-389.

51. Huang Y,Williamson MS,Devonshire AL,et al. Cloning,heterologous expression and co-assembly of Mpbeta1, a nicotinic acetylcholine receptor subunit from the aphid Myzus persicae. Neurosci Lett,2000,284(1-2):116-120.

52. Sawruk E,Schloss P,Betz H,et al. Heterogeneity of Drosophila nicotinic acetylcholine receptors:SAD,a novel developmentally regulated alpha-subunit. EMBO J,1990,9(9):2671-2677.

53. Gundelfinger ED,Hess N. Nicotinic acetylcholine receptors of the central nervous system of Drosophila. Biochim Biophys Acta,1992,1137(3):299-308.

54. Amar M,Thomas P,Wonnacott S,et al. A nicotinic acetylcholine receptor subunit from insect brain forms a non-desensitising homo-oligomeric nicotinic acetylcholine receptor when expressed in Xenopus oocytes. Neurosci Lett,1995,199(2):107-110.

55. Sgard F,Fraser SP,Katkowska MJ,et al. Cloning and functional characterisation of two novel nicotinic acetylcholine receptor alpha subunits from the insect pest Myzus persicae. J Neurochem,1998,71(3):903-912.

56. Sawruk E,Udri C,Betz H,et al. SBD,a novel structural subunit of the Drosophila nicotinic acetylcholine receptor,shares its genomic localization with two alpha-subunits. FEBS Lett,1990,273(1-2):177-181.

57. Treinin M,Chalfie M. A mutated acetylcholine receptor subunit causes neuronal degeneration in C. elegans. Neuron,1995,14(4):871-877.

58. Dent JA. Evidence for a diverse Cys-loop ligand-gated ion channel superfamily in early bilateria. J Mol Evol, 2006,62(5):523-535.

59. Boulin T,Gielen M,Richmond JE,et al. Eight genes are required for functional reconstitution of the Caenorhabditis elegans levamisole-sensitive acetylcholine receptor. Proc Natl Acad Sci U S A,2008,105(47): 18590-18595.

第十九章

吸烟成瘾的管理、药物治疗和精准医疗

尽管有 70% 的吸烟者想要戒烟，但长期戒烟的成功率仅有 4%~7%。之所以烟瘾难戒，主要因为香烟中尼古丁具有成瘾性以及现有疗法的低效性。戒烟成功与否受戒烟药物和遗传因素的影响。戒烟相关的遗传突变主要位于尼古丁代谢酶基因和烟碱乙酰胆碱受体亚基基因上。烟碱乙酰胆碱受体是尼古丁及戒烟药物的受体蛋白。研究发现携带某些特定突变的吸烟者，其戒烟成功率明显提高。在本章中，我们将重点阐述尼古丁依赖及其治疗相关基因突变的最新研究进展。这些研究有望指导个体化的戒烟方案从而提高戒烟的成功率。

一、尼古丁依赖的临床诊断标准

美国《精神障碍诊断与统计手册》（第五版）（DSM-5）将烟草使用障碍定义为吸烟导致明显的临床损伤或痛苦[1]。具体表现为，在过去的 12 个月内出现过下列情况中的至少两种以上：①比预期更多或更长时间的吸烟；②持续的控烟渴望，或控烟失败；③花费大量的时间找烟或吸烟；④强烈的渴望吸烟；⑤不断的吸烟导致无法正常履行在工作、学校、或家中的义务；⑥即使是影响到了社交和人际关系也要持续吸烟；⑦由于吸烟而放弃或减少重要的社交、职场、或娱乐活动；⑧当身体状况不宜吸烟时，也要反复吸烟；⑨在明知可能是由吸烟导致（或加重）的身体或心理问题的情况下仍继续吸烟；⑩出现烟草耐受，明显增加烟草使用量以达到期望的效果，或使用相同数量烟草的效果明显减弱；⑪出现戒断症状。

DSM 制定的尼古丁依赖诊断标准存在一定的局限性，其中最重要的一点就是没有量化尼古丁依赖的程度。因此，在临床和研究中常采用其他的测定工具作为 DSM 标准的补充或代替。

《Fagerström 吸烟者尼古丁依赖检验量表》（Fagerström Test for Nicotine Dependence，FTND）是使用最广泛的调查问卷之一，它可以用来测定吸烟者对香烟的依赖程度[2]（表19-1）。

表 19-1　Fagerström 尼古丁依赖量表

问题	选项	分值
1. 你每天吸多少支香烟？	○　1~10 ○　11~20 ○　21~30 ○　≥ 31	0 1 2 3
2. 你早晨醒来后多长时间吸第一支烟？	○　≤ 5 分钟 ○　6~30 分钟 ○　31~60 分钟 ○　> 60	3 2 1 0
3. 你是否早晨醒来后的前两小时吸烟的次数比其他时间更加频繁？	○　是 ○　否	1 0
4. 你认为哪一支香烟最不愿放弃？	○　早晨第一支 ○　其他	1 0
5. 你是否在禁烟场所很难控制吸烟的需求？	○　是 ○　否	1 0
6. 当你卧病在床时是否仍旧吸烟？	○　是 ○　否	1 0
总分		0~10

另一种常被用来测定尼古丁依赖程度的问卷称为"威斯康星吸烟依赖动机清单"，即 Wisconsin Inventory for Smoking Dependence Motives（WISDM）[3]。与 FTND 量表不同的是，WISDM 在吸烟动机方面提供了更多的信息。尽管这是一个相对较新的测定量表，但越来越多的研究证明了它的有效性。相比较而言，其他测定量表使用则较少，一般仅限在研究中使用，而且直接评估这些新量表的适用性的研究也很少。

二、尼古丁依赖的临床表现

每个吸烟者都有自己独特的吸烟方式，或偶尔或每天，或量多或量少、或一种类型烟或多种类型烟。每个吸烟者在不同环境刺激时（如，有其他人吸烟、使人痛苦或不高兴的状况下），吸烟方式和程度也会发生变化，包括烟草类型，吸烟强度，以及戒断症状持续的时间。因此，吸烟群体的一般特征有很大的不确定性。有证据显示，在社会阶层和教育水平低以及患有精神疾病的人群中，吸烟的比例一般较高。总体来说，特别是在没有得到专业医生帮助或者特定人群（如孕妇）的戒烟者中，戒烟后复吸率非常高。当吸烟的习惯持续一定时间后，吸烟者常会出现一些健康问题，而且随着吸烟时间的延长问题会越来越严重。在吸烟者中，抑郁或（和）焦虑相对常见，而且，应该引起临床医生重视的是，吸烟者的自杀率比普通人群要高，戒烟者的自杀风险居中。

三、尼古丁依赖的基因筛查

尽管有大量的研究证明了遗传因素会影响尼古丁依赖及治疗，但迄今为止并未发现孟德尔式的主效基因或突变。尼古丁依赖的家族聚集现象比较常见，但并非所有尼古丁依赖者都会出现家族聚集。虽然目前已经发现了许多影响尼古丁依赖及治疗的易感基因和遗传突变，但要将这些突变应用于临床，尚需进一步的研究来验证它们的作用。

截止到目前为止，将基因检测应用于尼古丁依赖和戒烟的研究证据仍不够清晰有力。尽管有些突变标记展示出广阔的应用前景，但大部分的遗传变异尚未得到临床验证。在许多与尼古丁依赖或治疗有关联的位于不同基因上的 SNP 中，只有少数几个 SNP 的作用在不同的独立研究中得到了具有一致性的结果，而大部分的突变影响尚未得到验证。当前研究认为，位于 15 号染色体的烟碱受体亚基（*CHRNA5/A3/B4*）基因簇上（详见第五章）的突变对尼古丁依赖的影响具有较强的说服力。在这个基因簇上，rs1051730 突变可以被用来预测欧洲人尼古丁依赖的易感风险。但是，*CHRNA5/A3/B4* 基因簇上的每个 SNP 对吸烟成瘾的贡献都比较小（<5%），因此，将这些突变预测得到的风险值应用于临床的可靠性并不高。

四、戒烟咨询和药物治疗

医疗保健为基础的临床有效干预措施是戒烟咨询和药物治疗，而且投入的努力或资源越多，临床干预的成功率就越高。换言之，在临床咨询方面，需要投入更长的咨询时间或更多的咨询课程，同时投入更多的来自不同领域的医护人员。在药物治疗方面，最新的证据表明，包括尼古丁替代治疗药物和其他临床戒烟药物可以通过适当的提高剂量、联合用药、延长疗程和更早的开始治疗等方法大大地提高戒烟成功率。

1. 社会心理学干预

尼古丁依赖的临床咨询可以极大地提高长期戒烟的成功率。心理干预有很多种方式，其中最关键的两点是提供实用的戒烟方法或问题解答，以及治疗过程中的信息支持。临床提供的戒烟咨询在强度和形式上存在差别，"强度"指的是咨询的时间长短、次数以及间隔。问题被解答的深度和患者的参与程度可能有一定关系。"形式"是指咨询信息传递的方式。以下是当前可选各种"形式"的简述。

（1）初级保健机构的简短干预：基层医护人员所在环境有利于他们执行简单化、标准化的干预措施。医生应利用自身的健康知识去唤起患者的戒烟动力，再提供专业的戒烟咨询和戒烟药物使用方案。这是非常高效的临床干预方式，但这项工作的成效受到咨询时间过短和无法通过医保支付这两方面的限制。

简短干预的具体方法可以根据门诊的日常运作进行自主调整。这些干预一般只需要极少的花费和时间（一般耗时不超过 3 分钟），但可促进吸烟者尝试戒烟并提高戒烟成功率。目前流行使用的"5A 戒烟法"已被广泛接受，具体内容是：①询问（ask）每个咨询者的吸烟情况；②建议（advice）所有吸烟者必须戒烟；③评估（assess）患者戒烟意愿；④帮助（assist）患者戒烟；⑤安排随访（arrange follow-up）。最后，如果干预没有成功，或者医生认为有必要提供更有效的干预方案，则可以向患者推荐更专业的咨询程序。

（2）强化干预：这个方式意味着最专业的治疗方案。强化戒烟干预一般由接受过戒烟治疗专科培训的医师来施行，包括多次课程，面对面（团体或个人）解答戒烟相关的问题等，直至戒烟成功。这些方案常常采用积极的药物治疗和复杂精细的咨询技巧，并且提供后续的服务。

（3）戒烟热线：电话咨询服务的优势在于不受地区限制、咨询更加细致、获取更加便利以及更容易保护患者的隐私。但对于药物戒烟来说，由于需要患者和医生密切配合以随时调整用药方案，通过电话就难以执行了。总体来讲，在线戒烟服务可被看作是专业性一般的服务，对许多患者来说这是一个不错的选择。全国戒烟热线是：400-888-5531、400-808-5531，卫生热线 12320。

（4）其他方式：最近也出现了一些其他的服务方式，包括网络和短信等。尽管数据有限，但据初步观察表明，这些方式也具有一定的实用价值。

2. 获得许可的戒烟药物

美国指南推荐所有要戒烟者都应该进行药物治疗，有用药禁忌的（如孕妇）除外；中国的戒烟指南指出"医生应向每一位希望获得戒烟帮助的吸烟者提供有效戒烟药物的信息"。经中国国家食品药品监督管理总局（CFDA）批准的戒烟药物是尼古丁替代治疗（nicotine replacement therapy，NRT）、盐酸安非他酮和伐尼克兰，大量研究证实了这几种药物的有效性。行为咨询对任何药物的治疗都可以起到很重要的帮助作用[4]。

作为一个遗传性状，戒烟具有很强的遗传性，估计其遗传力有 50%~60%（见第三章）[5]。近几年研究发现，尼古丁代谢通路上的基因突变能够影响吸烟的数量，而位于尼古丁代谢和受体以及多巴胺通路上的基因突变能够影响戒烟能力。

（1）尼古丁替代疗法：该方法为戒烟者提供尼古丁，以减轻戒断症状和对烟草的渴求，帮助吸烟者逐步改变吸烟相关的行为习惯。我们知道，许多戒烟者都会出现戒断症状，而戒断症状严重影响了戒烟成功率。

在美国获得 FDA 批准的尼古丁替代治疗药物共计有五种，其中的三种也获得了中国 CFDA 的批准。尼古丁咀嚼胶有 2mg 和 4mg 两种规格，是非处方药物。戒烟者必须根据说明书使用它们，如缓慢间断咀嚼尼古丁口香糖、避免影响口腔 pH 的饮食等。这类药物的一个主要优势是便于根据实际需要来调整使用方式和使用量。尼古丁贴片也是非处方药，其优势在于可以使得血液中尼古丁的浓度在一天的时间里维持在一个相对稳定的水平。尼古丁鼻喷剂和尼古丁吸入剂在美国都是经 FDA 批准的处方药，中国尚未批准这两种药物进入临床使用。所有的尼古丁替代疗法都可能产生副作用，通常可以根据患者的实际情况对使用量进行调整来缓解其产生的副作用。一般疗程为 3 个月左右，也有证据显示适度延长疗程可以提高戒烟效果。

（2）盐酸安非他酮缓释片（bupropion hydrochloride sustained-release tablets）：该药物本身是一种具有多巴胺能和去甲肾上腺素能的抗抑郁药。药理活性为抑制伏隔核中多巴胺的重摄取，在腹侧被盖区对尼古丁有拮抗作用。临床上，盐酸安非他酮的推荐最大剂量 300mg/d，一般是一天两次，每次 150mg。在治疗开始的前 3 至 7 天剂量应该是 150mg/d，之后再根据耐受情况逐渐增加到 300mg/d。一般在患者决定完全戒烟前的 1~2 周开始药物治疗，应该至少持续治疗 12 周。

（3）伐尼克兰（varenicline）：该药物是由 FDA 在 2006 年批准上市的戒烟药物，CFDA 也于 2008 年批准了该药物进入临床使用。该药与烟碱乙酰胆碱受体有高度亲和力。药物与受体结合产生激动作用，同时阻断尼古丁与该受体结合，从而发挥戒烟作用。烟碱乙酰胆碱受体被结合后可以激活中脑边缘多巴胺系统。伐尼克兰对尼古丁受体的高度亲和力，加上其半衰期较长，可以持续的减弱尼古丁对受体的刺激，从而减弱患者对尼古丁的摄入欲望，同时又能够提供足够的刺激来缓解戒断症状。在开始服药的第一周，药物使用剂量从 0.5mg/d 逐步递增至 2mg/d。戒烟者应服用该药品治疗 3~6 个月。

五、尼古丁依赖的精准医疗

在过去的几十年间，全球的遗传学家几乎采用了包括基因组连锁分析、候选基因和基因组关联分析等所有的人类遗传学研究手段来寻找尼古丁依赖的遗传易感变异（详见本书其他章节）。尽管由于研究样本量较小、吸烟行为测定标准不一致、种族和环境差异等因素，导致研究结果不尽相同，但以下三个方面的遗传变异仍然受到了普遍重视。

1. 尼古丁代谢基因

CYP2A6 是这类基因中最受关注的基因之一，它编码细胞色素 P450 2A6 酶催化 70%~80% 被吸收的尼古丁在肝脏中代谢为可替宁。CYP2B6 在这一过程中发挥了辅助催化作用。尼古丁也可被其他酶，包括 FMO3 和 UGT2B10，催化代谢为小的化合物。而可替宁主要在 CYP2A6 的单独催化下代谢为 3- 羟基可替宁（3HC）（图 19–1）。尼古丁代谢率（nicotine metabolite ratio，NMR）是指 3- 羟基可替宁与可替宁的比值，该数值代表吸烟者体内 CYP2A6 的酶活性，即 NMR 值越大表示 CYP2A6 酶活性越高[6]。有 33%~40% 的可替宁被 CYP2A6 催化为初级代谢产物 3- 羟基可替宁。

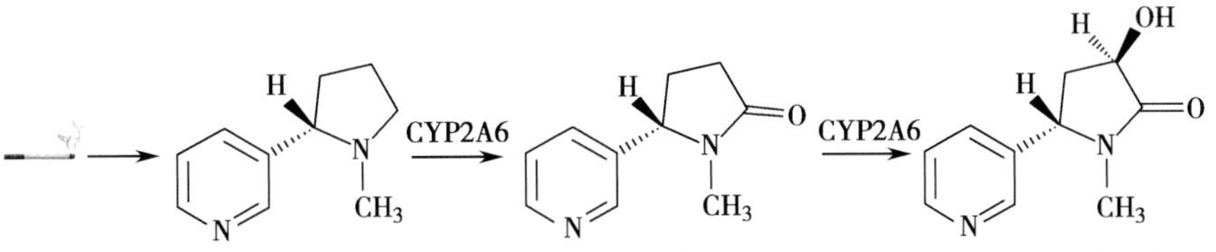

图 19–1　尼古丁代谢为可铁宁并进一步转变为 3- 羟基可替宁

CYP2A6 基因有很多等位基因，其中一些等位基因影响了 CYP2A6 蛋白的功能。*CYP2A6* 基因上有些突变与吸烟相关的表型有关联。由于 *CYP2A6* 基因型影响了尼古丁的清除速率，因此可以根据其基因型来确定戒烟者属于强代谢类型（extensive metabolizers，EM）或弱代谢类型（poor metabolizers，PM）[7]。携带弱活性或无活性等位基因的吸烟者（如 *CYP2A6*9*、*CYP2A6*12*、*CYP2A6*2* 或 *CYP2A6*4*），与正常基因型或携带快代谢基因型（增强酶活性突变基因型）的吸烟者相比，吸烟数量更少，尼古丁成瘾的风险越低，也更容易成功戒烟。多项研究反复证明了尼古丁代谢率可以预测吸烟者能否戒烟成功。

由于 *CYP2A6* 的等位基因非常多，而且尼古丁代谢率也受到环境因素的影响，所以利用 CYP2A6 酶活性生物指标（3- 羟基可替宁与可替宁的比值，NMR）来预测戒烟似乎比基因型预测更加可靠。根据基因型划分酶活性的同一分组中，实际尼古丁代谢率（NMR）高的和低的几乎各占一半。但是目前并没有一个已经确定的 NMR 临界值来划分快代谢和慢代谢者，从而达到优化戒烟方案的目的。不同的研究者根据戒烟结果的敏感性和特异性选择了不同的 NMR 临界值。尼古丁慢代谢者与快代谢者相比，吸烟量更小、尼古丁依赖性更低、烟碱乙酰胆碱受体数量更少以及脑部反应更弱。在没有药物治疗的情况下，慢代谢者戒烟成功率也更高。

戒烟治疗中根据代谢率进行随机分组进行药物试验，快代谢组使用伐尼克兰（varenicline）的戒烟效果优于尼古丁贴片，而慢代谢组中几乎没有差别。这表明，伐尼克兰更适合为快代谢者使用，而慢代谢者更适合使用尼古丁贴片[8]。

与 *CYP2A6* 类似，*CYP2B6* 基因也存在着丰富的多态性。CYP2B6 蛋白主要在肝脏以及包括脑部的其他组织中表达。它可以将安非他酮代谢为有活性的羟基安非他酮[9]。所以，CYP2B6 的蛋白活性可以影响羟基安非他酮的血液浓度，从而影响安非他酮的戒断效果。*CYP2B6*6* 是一个常见的等位基因（在欧裔人群中的基因频率约为 25%），包含两个非同义突变（*CYP2B6*4*，rs2279343；*CYP2B6*9*，rs3745274）。*CYP2B6*6* 与肝脏中 CYP2B6 的低表达和安非他酮代谢率的降低相关。

除了代谢安非他酮的功能之外，CYP2B6 也参与了尼古丁代谢的关键步骤。为了成功模拟 CYP2B6 的慢代谢患者，科研人员在大鼠中进行了选择性地抑制 CYP2B6 在脑部的表达，结果发现脑中的尼古丁浓度降低，并伴随着尼古丁自动摄入的减少。在安慰剂治疗的欧裔重度吸烟者中，携带 1 个或 2 个 *CYP2B6*6* 等位基因的患者比非携带者在治疗结束时的戒烟成功率低[10]。因此，CYP2B6 酶活性的降低可能与接受安慰剂治疗组和接受安非他酮治疗组的高复吸率有关。

2. 尼古丁受体基因

在 nAChR 亚基基因簇中，特别是位于染色体的 15q25 上的 *CHRNA5/A3/B4* 基因簇的基因突变与戒烟药物治疗和非干预治疗的成功率之间的关联已被研究过。尽管众多的研究证实了 *CHRNA5/A3/B4* 基因簇上的突变与吸烟量和尼古丁成瘾的有显著的关联，但这些突变与戒烟结果之间的关联并未形成一致的结论。

在所有位于该基因簇上的 SNP 中，最受研究者关注的是位于 *CHRNA5* 基因上的 rs16969968。在一个包含 24 个研究欧裔人非干预戒烟的荟萃分析中，研究人员发现 rs16969968 为 AA 基因型的戒烟者戒烟年龄中位数比 GG 基因型大约晚 4 年左右[11]。另一个独立社区调研发现，欧裔人群高风险单倍型（rs16969968 的 A 和 rs680244 的 C）携带组比非携带组（低风险组）的自述戒烟时间晚了 2 年（中位数）[12]。而药物戒烟组中，rs16969968 没有表现出明显的相关性。一项关于吸烟者接受 NRT 治疗的荟萃分析发现，rs16969968 和 rs1051730 与治疗结束时和治疗 6 个月时的戒烟成功率没有关联[13]。此外还有多个针对药物（包括尼古丁贴片、安非他酮或伐尼克兰）戒烟的研究也发现 rs16969968 突变与戒烟率或治疗结束时的戒烟率没有关联[14, 15]。另外两个位于 *CHRNA5/A3/B4* 基因簇上的 SNP（rs588765 和 rs578776）与欧裔人群的吸烟量和尼古丁成瘾（微弱差异）有明确的关联。但是这两个位点同样对戒烟率没有影响[14]。综上所述，由于 nAChR 亚基基因簇上的突变影响戒烟率的结果缺乏重复性，我们推测应用此基因簇上的遗传突变辅助精准戒烟医疗的可能性微乎其微。

除了 *CHRNA5/A3/B4* 基因簇之外，也有 nAChR 基因簇的其他突变与戒烟的关联研究。

CHRNB2 基因上的 rs2072661 的 A 等位基因与安非他酮和安慰剂戒烟的低成功率有关 [16]。3 个独立的设有安慰剂对照的临床试验发现其他突变，包括 *CHRNB2* 基因上的 rs3811450 和 rs4292956、*CHRNA4* 基因上的 rs3787138 和 rs2236196、*CHRNA7* 基因上的 rs6494214，影响了伐尼克兰的治疗效果 [17]。但这些发现能否在伐尼克兰（或其他药物）其他实验中重复尚未可知。

3. 多巴胺和其他相关神经递质系统

多巴胺系统上的基因突变已被证明与戒烟结果有关。概括来说就是，导致多巴胺能活性降低的功能突变会降低戒烟成功率 [18]。

尽管 *DRD4* 基因第 3 外显子上的 VNTR 多态性并没有与所有接受安慰剂或安非他酮的欧洲裔人群的戒烟率有关联，但携带长等位基因（7 个及以上的重复）的戒烟者服用安非他酮的戒烟率更高，而携带两个短等位基因（少于 7 个重复）的戒烟者服用安非他酮的戒烟效果与服用安慰剂的对照组无差异 [19]。Bergen 等的独立研究也发现，携带长等位基因的个体比纯合短等位基因个体服用安非他酮的获益时间更长（虽然统计学上并未达到显著水平）[20]。这些研究表明，安非他酮更适合在 *DRD4* 基因第 3 外显子携带长等位基因的戒烟者。

另有研究证明，多巴胺转运蛋白基因（*SLC6A3*）和 *DRD2* 基因的突变可能也会影响戒烟效果。在随机分组的欧裔人群接受安非他酮或安慰剂治疗试验中，*SLC6A3* 基因上的 3'-VNTR 多态和位于 *DRD2* 基因下游约 10 kb 的 *Taq*1A2 RFLP 多态与治疗结束时的戒烟率都没有关联 [21]。但是，*Taq*1A2 多态性与安非他酮辅助治疗后 6 个月时随访的戒烟率有关联。*DRD2* 基因型为 *Taq*1A2/A2 的患者服用安非他酮组的戒烟率高于安慰剂对照组；而携带 *Taq*1A1 的患者服用安非他酮却未能成功提高戒烟率。这些研究结果表明，揭示多基因效应和基因相互作用，而非研究单基因作用，在实现戒烟精准治疗方面具有重要的潜在价值。

六、结束语

到目前为止，关于烟草依赖和戒断的遗传学研究获得了大量关于成瘾机制及治疗的理论知识。深入了解烟草依赖和其他吸烟行为相关的分子机制，可以为药物治疗提供了新的生物靶点。尽管现阶段没有一个易感突变可以单独作为尼古丁依赖的诊断筛查位点，但筛查多个易感突变却可以为临床诊断提供一定的参考意义。例如，尼古丁快代谢者使用伐尼克兰比尼古丁贴片的戒断率更高，而对于慢代谢者来说，伐尼克兰并不比尼古丁贴片的治疗效果好。因此，检测影响 CYP2A6 酶活性的基因突变可以为戒烟的精准用药提供重要参考。nAChRs 和多巴胺能系统的基因突变虽然也表现出与戒烟率有一定的关联，但不同研究之间的结果缺乏一致性，应对其进行进一步研究以推动戒烟精准医疗的发展。另外，综合遗传和环境等多种因素而制定出的治疗方案也将有助于烟草依赖的防治和群体筛查。药物遗传学研究的发展最终将实现烟草依赖的易感人群筛查以及戒烟精准医疗的目标。

参 考 文 献

1. APA. American Psychiatric Association. Diagnostic and Statistical Manual of Mental Disorders. 5th Ed：American Psychiatric Association：Washington DC，2013.

2. Heatherton TF，Kozlowski LT，Frecker RC，et al. The Fagerstrom Test for Nicotine Dependence：a revision of the Fagerstrom Tolerance Questionnaire. Br J Addict，1991，86（9）：1119-1127.

3. Piper ME，Piasecki TM，Federman EB，et al. A multiple motives approach to tobacco dependence：the Wisconsin Inventory of Smoking Dependence Motives（WISDM-68）. J Consult Clin Psychol，2004，72（2）：139-154.

4. Faessel HM，Obach RS，Rollema H，et al. A review of the clinical pharmacokinetics and pharmacodynamics of varenicline for smoking cessation. Clin Pharmacokinet，2010，49（12）：799-816.

5. Broms U，Silventoinen K，Madden PA，et al. Genetic architecture of smoking behavior：a study of Finnish adult twins. Twin Res Hum Genet，2006，9（1）：64-72.

6. Allenby CE，Boylan KA，Lerman C，et al. Precision Medicine for Tobacco Dependence：Development and Validation of the Nicotine Metabolite Ratio. J Neuroimmune Pharmacol，2016，11（3）：471-483.

7. Benowitz NL，Swan GE，Jacob P 3rd，et al. CYP2A6 genotype and the metabolism and disposition kinetics of nicotine. Clin Pharmacol Ther，2006，80（5）：457-467.

8. Lerman C，Schnoll RA，Hawk LW，Jr，et al. Use of the nicotine metabolite ratio as a genetically informed biomarker of response to nicotine patch or varenicline for smoking cessation：a randomised，double-blind placebo-controlled trial. Lancet Respir Med，2015，3（2）：131-138.

9. Kharasch ED，Mitchell D，Coles R. Stereoselective bupropion hydroxylation as an in vivo phenotypic probe for cytochrome P4502B6（CYP2B6）activity. J Clin Pharmacol，2008，48（4）：464-474.

10. Lee AM，Jepson C，Hoffmann E，et al. CYP2B6 genotype alters abstinence rates in a bupropion smoking cessation trial. Biol Psychiatry，2007，62（6）：635-641.

11. Chen LS，Hung RJ，Baker T，et al. CHRNA5 risk variant predicts delayed smoking cessation and earlier lung cancer diagnosis—a meta-analysis. J Natl Cancer Inst，2015，107（5）：pii：djv100.

12. Chen LS，Baker TB，Piper ME，et al. Interplay of genetic risk factors（CHRNA5-CHRNA3-CHRNB4）and cessation treatments in smoking cessation success. Am J Psychiatry，2012，169（7）：735-742.

13. Leung T，Bergen A，Munafo MR，et al. Effect of the rs1051730-rs16969968 variant and smoking cessation treatment：a meta-analysis. Pharmacogenomics，2015，16（7）：713-720.

14. Tyndale RF，Zhu AZ，George TP，et al. Lack of Associations of CHRNA5-A3-B4 Genetic Variants with Smoking Cessation Treatment Outcomes in Caucasian Smokers despite Associations with Baseline Smoking. PLoS One，2015，10（5）：e0128109.

15. Chen LS，Baker TB，Jorenby D，et al. Genetic variation（CHRNA5），medication（combination nicotine replacement therapy vs. varenicline），and smoking cessation. Drug Alcohol Depend，2015，154：278-282.

16. Conti DV，Lee W，Li D，et al. Nicotinic acetylcholine receptor beta2 subunit gene implicated in a systems-based candidate gene study of smoking cessation. Hum Mol Genet，2008，17（18）：2834-2848.

17. King DP，Paciga S，Pickering E，et al. Smoking cessation pharmacogenetics：analysis of varenicline and bupropion in placebo-controlled clinical trials. Neuropsychopharmacology，2012，37（3）：641-650.

18. David SP，Munafo MR，Murphy MF，et al. Genetic variation in the dopamine D4 receptor（DRD4）gene and smoking cessation：follow-up of a randomised clinical trial of transdermal nicotine patch. Pharmacogenomics J，2008，8（2）：122-128.

19. Simpson J, Vetuz G, Wilson M, et al. The DRD4 receptor Exon 3 VNTR and 5'SNP variants and mRNA expression in human post-mortem brain tissue. Am J Med Genet B Neuropsychiatr Genet, 2010, 153B (6): 1228-1233.

20. Bergen AW, Javitz HS, Su L, et al. The DRD4 exon III VNTR, bupropion, and associations with prospective abstinence. Nicotine Tob Res, 2013, 15 (7): 1190-1200.

21. David SP, Brown RA, Papandonatos GD, et al. Pharmacogenetic clinical trial of sustained-release bupropion for smoking cessation. Nicotine Tob Res, 2007, 9 (8): 821-833.

第二十章

电子烟背景、生物学基础及潜在健康担忧

近年来，随着电子烟（E-cigarettes）使用数量的逐年稳固增长，其带来的社会影响已引起了包括政府部门，科研人员，健康组织，烟草公司，以及吸烟和非吸烟者的广泛关注。尽管有人认为电子烟可作为传统卷烟的安全替代产品，并且帮助减少吸烟次数，但仍然需要考虑其为新的有害产品的可能性。此外，人们还担心年轻的吸烟者甚至非吸烟者使用电子烟同样会引起尼古丁依赖。因此，在目前研究证据不允许我们明确回答电子烟是好与坏的情况下，电子烟的利弊仍是一个激烈辩论的中心议题。

一、电子烟的介绍与背景

在美国，电子烟是唯一可以购买到的无烟烟草产品。与其他一些无烟烟草产品不同的是，电子烟的销售额每年都在显著增加。据统计，使用互联网购买的电子烟约占其销售总额的30%~50%[1]。根据16.6%的年复合增长率来计算，到2022年，全球电子烟的市场将达到280亿美元左右。2015年，一包传统卷烟在美国的费用约为7.26美元，而相当数量的电子烟的售价仅为1.50美元，其价格相差5倍之多。有统计数据显示，电子烟的现有用户达到275万，并且约有12%的高中生尝试过使用电子烟。由于电子烟销量的增加，在2016年，美国食品药物管理局（U.S.Food and Drug Administration，FDA）最终制定了一项新的法规，以扩大其对所有烟草制品的监管权力，包括雾化器，水烟笔，水烟袋，电子仿真烟，电子烟斗和其他所有的电子尼古丁传送系统（electronic nicotine delivery system，ENDS）。根据这项规定，FDA现在有权监控电子烟的制造，进口，包装，标签，广告，促销，销售和传播等方面。而在另外一些国家，如澳大利亚，加拿大，新加坡和巴西，由于缺乏安全性和有效性数据，电子烟则被完全禁止销售和使用[2]。第一代的电子烟或者电子

296

尼古丁传送系统于 2006 年在欧盟市场首先推出，并于 2007 年进入美国。在美国，电子烟是以无烟烟草或香烟尼古丁替代品的形式进行销售，主要用于帮助戒烟，因而通常被称为"危害弱化型"烟草产品。

电子烟区别于传统卷烟的方式在于它们仅加热蒸发液体而不是直接燃烧烟草。电子烟中使用的液体是含有尼古丁、丙二醇、乙二醇、水和各种香料的混合物。该混合物被一个电子装置加热并产生可吸入的气体（图 20-1）。自上市以来，电子烟的设计和性能已经有了很大的发展和改进，包括已开发出的个性化液体混合配方，温度可控装置以及更大剂量的尼古丁传送能力。截止目前，已经有四代电子烟产品陆续上市。

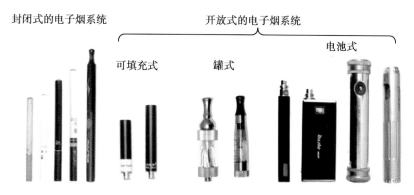

图 20-1 开放和封闭式电子烟系统举例

大部分电子烟由电池、电加热器以及会被雾化供使用者吸入的液体组成。电子烟种类繁多，从看起来像香烟的产品(有时称为"第一代设备"或"类香烟产品")到比香烟大得多的产品，可以使用盒子或储物罐来保存液体，并且通常具有与药箱或罐子分开的电池。大多数类香烟式的产品是封闭的，因此它们不能用液体重新填充，也不能由用户更换电池或雾化器。相反，许多基于药罐或者储物罐的电子烟系统是"开放的"，因此它们能被重新填充，并且允许用户选择和替换一些部件。此图改编自 Breland 等的报道[3]

市面上销售的各式各样的电子烟产品都基本符合以下几个特点（图 20-2）：①含有液体溶剂的烟管，常见溶剂有丙二醇，通常溶解不含烟草的尼古丁、甘油以及烟草香料；②一个能插入烟管中的管子，使用者通过该管子吸入气体；③一个由电池供电的加热元件，该元件加热溶剂使其蒸发并形成雾气。使用者需要用"果汁"反复填充烟管，"果汁"是一种由高浓度尼古丁和其他成分组成的液体，俗称烟油。

市场上有各种各样的电子烟液体填充剂出售。在许多情况下，含有这些液体成分的产品质量并没有明确的书面保障。比如，甘油或丙烯甘油是在室温下为液体的小化学品，它们已被广泛地用于食品和药品添加剂[4]。尽管毒理学研究显示了它们的低毒性，但没有充足的证据证明长期吸入这两种化学物质对健康无害。如本书的其他章节所阐述，尼古丁的各种生物作用已得到了广泛的研究，这些研究均证明该物质具有多种有害特征，包括高度成瘾性和促癌作用。此外，电子烟中还包含有不受任何法规约束的各种香料。虽然这些香料作为食品添加剂已被广泛地接受和使用，但其吸入后对健康的影响在很大程度上还是未知的。另外，使用高电压在高温下加热电子烟可能产生高毒性的甲醛[5]。

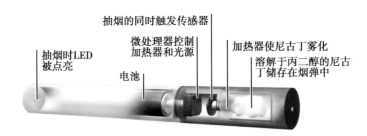

抽烟的同时触发传感器

抽烟时LED
被点亮

微处理器控制
加热器和光源

电池

加热器使尼古丁雾化

溶解于丙二醇的尼古
丁储存在烟弹中

图 20-2 电子烟的工作流程

电子烟系统有三个核心原件。电池通常为锂电子，是电子烟中较长的部分。开放式螺口药盒中有两个原件，"雾化器"和电子液体容器。雾化器看似复杂，但实际上是一个微型加热器，它将含有尼古丁的液体转变成蒸汽。这个过程相对简单，集中式加热为液体提供能量，并将液体中原子键合并转变成烟雾状蒸汽。当用户通过电子烟过滤嘴吸气时，激发电池驱动雾化器。此图来自于：www.buy-cigarettes-marlboro.eu

成年人使用电子烟的动机可谓多种多样，包括帮助他们戒烟，以及使得他们在禁止吸烟的场合可以摄入尼古丁。这些动机成为电子烟产品营销和推广中常见的噱头。之所以戒烟成为使用电子烟的常见理由，可能是因为在美国，英国和中国的电子烟广告中出现了其具有帮助戒烟功效的说法，但是这些说法并未得到监管机构的认可。电子烟也可作为一种逃避无烟政策的产品进行销售，并可能被尼古丁成瘾者所使用，这些吸烟者的戒烟意向往往不高。电子烟曾作为常规香烟的安全替代品被推向市场，但是如上所述，人们更应担心它们潜在的毒理特性。重要的是，目前还没有对电子烟的排放特征或者其对生物系统的影响进行监管。这将会是一个重要的议题，特别是对长期使用者安全的担忧。

二、电子烟使用所面临的问题和关注点

1. 安全

电子烟流行带来的首要关注点是其对普通大众是否安全，该安全考虑不仅仅是对使用者而言，也包括那些经常暴露在电子烟雾中的其他人。目前，还没有关于电子烟的成分，质量，制造和标签的产品标准出台[6]。这意味着美国市场上大约460个电子烟品牌之间存在明显的产品差异。评估电子烟对生理健康影响的研究发现，电子烟中含有比传统卷烟更少的复杂化学混合物和毒素，因而其对身体的危害更小。传统卷烟使用者转向使用电子烟后，一些常见的积极生理变化体现在他们身上，比如咳嗽减少、咽喉痛减轻、口臭减轻、慢性阻塞性肺疾病（chronic obstructive pulmonary disease，COPD）改善、哮喘缓解以及支气管炎消退。然而，一些负面的生理变化也同样出现，比如血压升高、心率增加、口腔和咽喉刺激、肺部收紧和呼吸困难等。

随机试验表明，短期使用电子烟与健康风险无直接关联[7]。基于人群的试验数据表明，单独使用尼古丁对健康的长期损害很小，因此，电子烟用户报告的任何不利的健康影响很可能来自于除尼古丁之外的其他蒸汽成分。然而，只有获得长期研究的数据，才能将电子烟补充溶液，烟管和气溶胶中的有毒物质对健康影响的认识作为长期健康风险的最实用的指标。目前在一系列电子烟液体和蒸汽中检测到的毒性物质包括烟草中特有的亚硝酸，醛类，金属元素，挥发性有机化合物，酚类化合物，多环芳烃，香料，溶剂载体和烟草生物碱等[8]。以上多种成分的发现也反映出了用于分析电子烟气溶胶的方法统一的标准。因此，一些研究结果可能低估或高估毒物量和烟雾暴露量。此外，这些结果也揭示了大部分电子烟厂家生产标准的缺乏。

另一个维度的健康风险来自于人群层面。例如，人们对于电子烟作为儿童和青少年吸烟的入门诱惑作用已经提出了担忧，尽管迄今为止这种风险的证据还较弱。也有人担心越来越多的传统烟草企业涉入电子烟领域，大的烟草企业可能将不成熟的电子烟市场玩弄于股掌之中以维持其产品的市场。

电子烟市场的监管需要明确的法律法规，这不仅是为了保证电子烟使用者的安全，也为了保护儿童远离电子烟，禁止向未成年人销售。还需建立一种市场机制，使相对安全的产品比最有害的产品更具价格竞争力。在美国，不同的监管措施已经在各个辖区开始广泛实施，以应对目前电子烟产品带来的复杂挑战。

2. 尼古丁浓度

电子烟溶剂中尼古丁的浓度不尽相同，标签上标示的尼古丁浓度与补充烟管中实际填充浓度的差值在 0~24mg 之间或者更高。尽管烟管中尼古丁的浓度很高且尼古丁是一种高度成瘾的物质，但使用电子烟上瘾的可能性却不高。自电子烟系统吸入后，尼古丁往往需要几分钟才能进入中枢神经系统，这一点类似于尼古丁替代产品，如贴剂、口香糖、喷雾剂和吸入器。相反地，当从传统烟草吸入时，尼古丁能在几秒钟内迅速到达中枢神经系统。此外，电子烟使用者血清中的尼古丁浓度低于传统烟草使用者。

三、电子烟对健康的影响

相比于传统烟草，人体通过电子烟吸入某些潜在有害物质的量显著减少。实验室研究发现，在吸入电子烟后，尼古丁生物标志物只有适度增加。吸电子烟对其他生理指标（如呼出的一氧化碳量、全血细胞计数、体重）没有影响或者影响很小，传统吸烟者转向使用电子烟后，健康状况还会有所改善，例如血压降低、肺功能提升、减轻疾病症状等。研究电子烟对认知功能的影响的实验展现出一些积极的生理变化，包括记忆力增强和睡眠改善，该结果与一个研究尼古丁对健康积极效益的荟萃分析一致。

1. 二手电子烟暴露

科学家已经研究了二手电子烟蒸汽对非吸烟者或电子烟使用者健康的影响。一些研究发现，接触电子烟蒸汽或卷烟烟雾暴露的人，体内可铁宁的浓度没有变化，而另一些研究发现，尽管都有尼古丁存在，暴露于电子烟蒸汽中的人唾液中尼古丁浓度低于暴露于传统卷烟烟雾中的人。目前的研究表明，非吸烟者也会接触到尼古丁以及其他电子烟中填充的化学成分，但相较于二手烟烟雾暴露来说，这种计量是微小的，有时能检测到，有时检测不到。目前尚不清楚什么样的浓度足以引起生物学上的关注。在得出二手烟雾暴露对非吸烟者是否有伤害的结论之前，需要进行更明确的研究。

2. 电子烟诱导成瘾的可能性

电子烟诱导成瘾的可能性取决于其是否具有快速输送足够计量的尼古丁到使用者的大脑中的能力，但就目前而言，吸烟仍然是最快速的尼古丁输送方式[9]。电子烟输送尼古丁的速度和程度与其装置组成结构和其中填充的液体密切相关，例如电池尺寸，装置类型，丙二醇/植物甘油比例和尼古丁液体浓度，也与使用者的个体差异有关。从大多数临床实验室对电子烟长期使用者的研究显示，吸入10口含有尼古丁的电子烟可以在5~10分钟内显著地增加血浆中的尼古丁浓度，但其浓度以及达到峰值的速度仍然显著地低于传统卷烟[10]。最近对第二代电子烟装置的评估结果表明，在使用者呼出气泡形貌或液体尼古丁浓度等条件合适的情况下，电子烟使用者血液中可以检测到与吸入传统卷烟相似的尼古丁浓度[11]。但目前尚不清楚是否大多数电子烟系统均能稳定地实现这样的浓度。

到目前为止，仅有一个用来度量电子烟成瘾的量表被报道[12]。但还是有很多研究使用了多种不同方法评估电子烟的成瘾性并比较不同产品的依赖程度，包括采用现行的吸烟成瘾量表，或者尼古丁成瘾量表，或者自我评估的成瘾度。在每天使用电子烟的戒烟者中，大约三分之一的人认为他们对电子烟的依赖程度与以前对香烟的依赖程度一样或者更大[13]。以上证据表明，虽然诱导成瘾的能力低于传统卷烟，但电子烟类产品，尤其是第二代电子烟装置，依然能给使用者一定程度的满足和依赖。

3. 电子烟对戒烟的价值及影响

关于电子烟的一个关键问题是其是否有能力帮助克制吸烟或有目的地减少吸烟。一些没有严格定义比较组的前瞻性研究显示，电子烟的使用可能会改变烟草摄入，或者与戒烟呈负相关。但是，这个结论与那些使用更加精确地度量电子烟使用方式（例如，使用的连续性，设备类型，是否专门为戒烟而使用）的研究相反，哪些实验表明定期或者更密集地使用电子烟能够消除吸烟欲望，帮助戒烟[14]。在评估戒烟效率的研究中，电子烟组的戒烟成功率与尼古丁替换治疗临床志愿组的成功率相似甚至更高。也有研究表明，电子烟能够有效地帮助一些成年吸烟者戒烟或者减少卷烟消费[7, 15]。

　　尽管对实验设计还存在一些忧虑，但是许多没有比较组的纵向研究和横断面研究表明电子烟可以帮助成年人停止或者减少吸烟[16]。而那些得出尝试使用电子烟和戒烟之间呈负相关结论的研究则具有严重的局限性，包括选择偏好（例如，那些通过电子烟戒烟的人被排除于研究样本之外），使用不完整的量度（例如，是否曾经使用过）去测试戒烟指标和混淆因素（比如多次无法戒烟的吸烟者更有可能尝试电子烟）等。因此，需要具有合适度量和独立分组的高质量研究去确定电子烟能否以及如何成为一个有效的戒烟工具或者帮助降低使用烟草的工具。

四、在细胞和动物模型中对电子烟的生物学和机制研究

1. 电子烟对培养细胞的影响

　　为了深入了解电子烟的生物学和毒理学作用，人们使用多种方法来研究电子烟液体，以及吸入其产生的蒸汽对生理的影响。这些研究采用了多种不同类型的靶细胞，如成纤维细胞，内皮细胞，血管平滑肌细胞和胚胎干细胞[17]。使用肿瘤细胞系、永生化细胞系和原代细胞的不同研究得到的结论存在显著差异。当研究高度分化的并由各种细胞类型，包括基底细胞，产生黏液的杯状细胞，纤毛细胞和球细胞，组成的气道上皮细胞的烟雾暴露时，这种差异尤其显著。例如，当在空气–液体交界面培养时，气道上皮原始细胞显示出差异，而大多数转化后的永生和肿瘤细胞则没有。

　　以上研究揭示了电子烟蒸汽和液体对原发性呼吸道上皮细胞，肿瘤细胞和其他上皮细胞系的不良影响，其危害包括从降低生物活性和增加炎性介质生成以及降低氧化应激到削弱抗微生物防御并促进前列腺素致癌等。有趣的是，在得出电子烟对细胞具有不良影响结论的研究中，尼古丁的具体贡献不是由尼古丁单独介导的，有些效应在很大程度上与尼古丁浓度无关[18,19]。该结论与电子烟液体对人牙龈成纤维细胞影响的研究结果一致[20]。

　　另一方面，关于上皮细胞和其他类型细胞的研究表明，电子烟蒸汽和液体的毒性可能比香烟烟雾更小。然而，正如由各种测量方法所判断的那样，其仍可在许多细胞类型中引起不良反应。但由于细胞类型，暴露系统和调查的电子烟品牌的差异，这些研究的结果有时难以比较。此外，由于缺乏产生统一的电子烟气溶胶的标准，使调查结果的解读性受到了影响。因此，需要进一步的研究将方法一致化，以便更好地研究电子烟对培养细胞的潜在有害影响。

2. 电子烟对动物模型的影响

　　动物模型已被广泛用于研究接触香烟烟雾对慢性阻塞性肺病（COPD）或癌症等肺部疾病进展的影响。虽然这些模式已经增进了我们对疾病发生机制的了解，但也有人质疑这些结果是否可以转化为临床实践。另外，比较来自使用不同物种或实验设计的研究系统的

结果也是一个挑战。虽是如此，动物模型仍是了解长期暴露于电子烟对生物体潜在危害的有用工具之一。到目前为止的研究表明，暴露于电子烟可能影响一些动物的生理指标，例如体重减轻，氧化应激增加和神经生理学变化[16]。

五、结束语

电子烟正在对公共卫生产生影响。毋庸置疑，政府部门需要对其成分，质量，标签和制造进行严格的监管和质量控制。此外，也需要长期严谨的研究，以获得关于电子烟对人类的安全和健康影响的更多认识。在获得更多的信息之前，我们很难给出关于电子烟存在何种危害或对生理健康产生何种影响的明确结论。

参 考 文 献

1. Rom O, Pecorelli A, Valacchi G, et al. Are E-cigarettes a safe and good alternative to cigarette smoking？ Ann N Y Acad Sci, 2015, 1340 : 65-74.

2. Henningfield JE, Zaatari GS. Electronic nicotine delivery systems: emerging science foundation for policy. Tob Control, 2010, 19 (2): 89-90.

3. Breland A, Soule E, Lopez A, et al. Electronic cigarettes: what are they and what do they do？ Ann N Y Acad Sci, 2017, 1394 (1): 5-30.

4. Grana R, Benowitz N, Glantz SA. E-cigarettes: a scientific review. Circulation, 2014, 129 (19): 1972-1986.

5. Jensen RP, Luo W, Pankow JF, et al. Hidden formaldehyde in e-cigarette aerosols. N Engl J Med, 2015, 372 (4): 392-394.

6. Callahan-Lyon P. Electronic cigarettes: human health effects. Tob Control, 2014, 23 Suppl 2 : ii36-40.

7. Bullen C, Howe C, Laugesen M, et al. Electronic cigarettes for smoking cessation: a randomised controlled trial. Lancet, 2013, 382 (9905): 1629-1637.

8. Farsalinos KE, Polosa R. Safety evaluation and risk assessment of electronic cigarettes as tobacco cigarette substitutes: a systematic review. Ther Adv Drug Saf, 2014, 5 (2): 67-86.

9. Benowitz NL. Nicotine addiction. N Engl J Med, 2010, 362 (24): 2295-2303.

10. Spindle TR, Breland AB, Karaoghlanian NV, et al. Preliminary results of an examination of electronic cigarette user puff topography: the effect of a mouthpiece-based topography measurement device on plasma nicotine and subjective effects. Nicotine Tob Res, 2015, 17 (2): 142-149.

11. Lopez AA, Hiler MM, Soule EK, et al. Effects of Electronic Cigarette Liquid Nicotine Concentration on Plasma Nicotine and Puff Topography in Tobacco Cigarette Smokers: A Preliminary Report. Nicotine Tob Res, 2016, 18 (5): 720-723.

12. Foulds J, Veldheer S, Yingst J, et al. Development of a questionnaire for assessing dependence on electronic cigarettes among a large sample of ex-smoking E-cigarette users. Nicotine Tob Res, 2015, 17 (2): 186-192.

13. Etter JF, Eissenberg T. Dependence levels in users of electronic cigarettes, nicotine gums and tobacco cigarettes. Drug Alcohol Depend, 2015, 147 : 68-75.

14. Brose LS, Hitchman SC, Brown J, et al. Is the use of electronic cigarettes while smoking associated with smoking cessation attempts, cessation and reduced cigarette consumption？ A survey with a 1-year follow-up. Addiction, 2015, 110 (7): 1160-1168.

15. Tseng TY, Ostroff JS, Campo A, et al. A Randomized Trial Comparing the Effect of Nicotine Versus Placebo

Electronic Cigarettes on Smoking Reduction Among Young Adult Smokers. Nicotine Tob Res,2016,18(10):1937–1943.

16. Glasser AM,Collins L,Pearson JL,et al. Overview of Electronic Nicotine Delivery Systems:A Systematic Review. Am J Prev Med,2017,52(2):e33–e66.

17. Hiemstra PS,Bals R. Basic science of electronic cigarettes:assessment in cell culture and in vivo models. Respir Res,2016,17(1):127.

18. Scheffler S,Dieken H,Krischenowski O,et al. Evaluation of E-cigarette liquid vapor and mainstream cigarette smoke after direct exposure of primary human bronchial epithelial cells. Int J Environ Res Public Health,2015,12(4):3915–3925.

19. Yu V,Rahimy M,Korrapati A,et al. Electronic cigarettes induce DNA strand breaks and cell death independently of nicotine in cell lines. Oral Oncol,2016,52:58–65.

20. Sancilio S,Gallorini M,Cataldi A,et al. Cytotoxicity and apoptosis induction by e-cigarette fluids in human gingival fibroblasts. Clin Oral Investig,2016,20(3):477–483.

第二十一章
成瘾及其他精神病学研究面临的机遇与挑战

近年来，高通量测序和生物信息学等革命性工具和技术的快速发展，极大地促进了我们对大多数精神疾病发生发展过程的认识和理解，这远远超过了我们几年前的预期。尽管如此，对这些疾病（包括尼古丁成瘾）的起因我们仍所知有限。其中涉及的很多问题不仅具有重大的科学价值，而且具有深远的社会影响，因而受到社会各界的极大关注。据世界卫生组织（WHO）统计[1]，神经系统疾病已影响了全球数亿人的生活。例如，全世界约有抑郁症患者1.54亿人，精神分裂症患者2500万人，酒精成瘾者9100万人，药物滥用者1500万人，癫痫症患者5000万人，阿尔茨海默病或其他痴呆症患者2400万人。这些疾病的治疗费用已造成严重的家庭和社会负担，进而影响世界经济的发展和人们生活水平的提高。

精神疾病的遗传学研究是一个崭新而具有广阔前景的领域，旨在揭示疾病发生与发展过程中的潜在分子机制，并为实现有效预防和治疗寻找出路。正如本书之前章节中所阐述的，在过去的时间里，吸烟成瘾的相关研究均取得了重大进展。此外，我们还通过综合分子生物学、遗传学、信息科学与技术、数学、生物信息学以及神经影像学等这些革命性的新工具／技术，深入了解大脑结构及其在精神活动和多种神经系统疾病中的作用机制。由此诞生了一个全新的学科——分子精神病学，它不是一门单一的学科，而是一个涉及不同领域的多学科综合体，包括分子生物学、遗传学、心理学和精神病学、神经学、药理学、化学、生物统计学和生物信息学、以及工程学和计算机科学等。

几十年来，哲学家和科学家们就环境因素（个体在生命早期的外界干预）和遗传因素对疾病的影响展开了激烈地争论。毫无疑问，深入理解遗传学作用极大地推动了精神病学领域和其他神经系统疾病的研究进程。值得注意的是，基因并非能决定一切，我们在探讨遗传对上述复杂精神疾病的作用时，也应考虑环境因素的影响。相关研究结果显示，几乎所有常见的精神疾病都同时受到遗传和环境因素以及它们之间相互作用的影响，如尼古丁成瘾。随着对大脑结构和功能的不断深入研究，如参与不同神经调控网络/回路的形成、加强和消失等，我们开始理解其在整个生命过程中是如何变化的，进而更加清楚地认识到遗传和环境之间的相互作用才是精神疾病发生的关键。因此，目前的当务之急就是明确在大脑发育或者分子精神疾病发生的特定阶段所涉及的基因/位点及其表达水平、和环境因素的相互作用情况等。为了完成这一艰巨而又重要的任务，我们将面临以下诸多挑战。

第一，确定疾病发生与发展过程中的易感基因/变异位点。多年来，我们通过对候选基因关联研究和全基因组关联分析均发现了与相应精神疾病有关的大量基因和突变。但是，这些结果很少在后续的独立样本中得到验证。究其原因，可能是研究样本量小（尤其是早期研究）以及表型定义和度量或者说在对疾病的诊断上存在异质性。针对上述问题，我们通常有两种解决方案：①通过合并或荟萃分析来扩大样本量；②利用中间表型（如内表型）、可遗传的生化或神经生理学指标（由基因决定）和客观的度量方法（受行为因素或调查者主观意识的影响较小）来减少样本之间的异质性。同时，另一个值得注意的问题是，样本量仅能改变遗传关联分析结果的最终 P 值，而对被研究的遗传突变的效应值大小无任何影响。因此，我们不能为了追求 P 值去一味地增加样本量，而是应该适当平衡样本量大小（决定效能）与受试者招募、基因分型和统计分析成本之间的关系。此外，尽管 GWAS 被认为在寻找影响精神疾病的遗传变异位点方面取得了一些成果，例如证实了 15 号染色体上的尼古丁受体亚基基因突变对吸烟成瘾和肺癌的影响（详见第五章和第十章），但这一方法的使用仍然存在着多种限制。比如，由于高通量筛选方法可能导致假阳性结果的产生，因而我们必须采用更为严格的全基因组显著阈值，这就使得在多重校正后还能保持显著水平的 SNP 寥寥无几。而数量遗传学理论认为复杂性状是由多个微小作用因子共同决定的，恰与上述结果相悖。与此同时，GWAS 发现的遗传突变仅能解释相关表型差异的一小部分（通常小于 5%）[2]，该发现也否认了复杂疾病可归因于相对较少的常见变异这一假说[3]。

第二，明确疾病相关的功能突变及其作用机制。目前，候选基因关联研究和全基因组关联分析找到的遗传突变大多不是致病性的，而是与真正的功能突变存在连锁不平衡，这也是相关报道之间无法验证的主要原因之一。因此，对先前确定的疾病候选基因（尤其是那些显著富集于某特定精神疾病家系的基因）进行深度测序势在必行，它能够从中找到一些稀有变异。例如，对 I 型糖尿病的一个候选基因进行重测序发现了 4 个稀有突变（频率约为 1%），其合并效应值比之前 GWAS 找到的相同基因上的一个常见突变更大[4]。虽然研究样本有限，但是千人基因组计划（www.1000genomes.org）确定的所有遗传突变信息（包

305

括稀有 SNP、拷贝数变异、插入和缺失）是一个开放且宝贵的资源，均可以被我们所利用。除了鉴别功能突变和稀有突变之外，我们还需要明确它们在精神疾病发生与发展过程中的作用方式，即分子机制。这可以通过使用一些传统的分子技术来实现，如等位基因的特异性表达、荧光酶报告实验、CRISPR/Cas9 基因编辑以及成像分析等。我们容易理解非同义突变对蛋白质功能的影响，同时也应关注位于基因 5′ 和 3′ 末端调控区的突变，因为它们更常见，并且能够改变转录因子或 microRNA 的结合亲和力，进而影响相应基因的表达调控。调查发现，microRNA 是一类相对较新的小非编码 RNA，通过与目标 RNA 的 3′ 末端相互作用来调控基因的表达（详见第十四章）。例如，最近一项研究表明，位于 DRD1 基因 3′ 非翻译区（UTR）的功能 SNP（rs686）会导致不同的等位基因表达水平，而该差异是由 miR-504 所介导的[5]。

第三，探索疾病背后的表观遗传学机制。通常 CpG 甲基化和组蛋白修饰等过程会贯穿个体的一生，且与多种精神疾病显著相关，如抑郁症、药物成瘾和精神分裂症。研究表明，涉及上述疾病的基因和其启动子区均有组蛋白修饰和 DNA 甲基化的改变（详见第十七章），该过程并不影响遗传密码子却能调控基因的活性。虽然全基因组表观遗传学研究已在发育和肿瘤生物学领域取得了重要的成果，但它在精神病学领域的应用目前还很少。

第四，将遗传 / 基因组学研究获得的知识和信息转化为临床实践。这一挑战至少可以分为两个方面：一是基于已有的分子靶点进行相关药物的开发；二是疾病的遗传检测和个性化（精准）治疗。鉴于遗传突变、药效评估模型和人体试验的复杂性以及个体之间的高度差异性，我们迫切需要开发一个系统性工具来促进基础研究发现向可靠药物靶点的转化[6]。此外，伦理方面的担忧和已发现的致病位点的缺失均限制了目前遗传检测在精神疾病预防中的应用，但是利用遗传信息为精神疾病患者提供精准治疗的前景还是令人期待的（详见第十九章）。

最后，有效应对各类方法获得的海量数据集和其他信息。随着基因组学技术的发展，GWAS、RNA 表达分析、全基因组甲基化和组蛋白修饰研究以及全基因组或神经疾病候选基因的深度测序均能快速产生大量数据。遗憾的是，目前只有少数的科研团队和实验室配备了生物信息学专家以及先进的计算机硬件和软件来面对这些挑战。因此，我们需要同分子生物学家、生物统计学家和计算机科学家密切合作，以期找到有效的方式 / 工具来管理这些数据，并对其进行分析和解释。

综上所述，虽然我们已在分子精神病学领域迈进了很大的一步，但仍然还有很长的路要走，机遇与挑战并存。在今后的科研中，我们不仅要明确影响疾病发生与发展的遗传突变及其作用机制，还要及时将这些基础研究进展转化为预防和治疗成瘾及其他精神疾病的新策略。

致谢

本章改编自笔者团队在 *Frontiers in Psychiatry* 上发表的一则评论（Li，2010，1：2）。

.... 参 考 文 献 ....

1. WHO. Intergrating mental health into primary care：A global perspective. Geneva，Switzerland，2008.

2. Visscher PM，Montgomery GW. Genome-wide association studies and human disease：from trickle to flood. JAMA，2009，302（18）：2028-2029.

3. Manolio TA，Collins FS，Cox NJ，et al. Finding the missing heritability of complex diseases. Nature，2009，461（7265）：747-753.

4. Nejentsev S，Walker N，Riches D，et al. Rare variants of IFIH1，a gene implicated in antiviral responses，protect against type 1 diabetes. Science，2009，324（5925）：387-389.

5. Huang W，Li MD. Differential allelic expression of dopamine D1 receptor gene（DRD1）is modulated by microRNA miR-504. Biol Psychiatry，2009，65（8）：702-705.

6. Conn PJ，Roth BL. Opportunities and challenges of psychiatric drug discovery：roles for scientists in academic，industry，and government settings. Neuropsychopharmacology，2008，33（9）：2048-2060.

附 录

中英文对照

I 型干扰素	type I interferon，IFN-1
α - 黑色素细胞刺激荷尔蒙	alpha-melanocyte-stimulating hormone，α -MSH
α - 芋螺毒素	α -conotoxin MII，α CtxMII
α - 珠蛋白基因座	alpha-globin gene locus
β - 肾上腺素受体激酶 2 型	β -adrenergic receptor kinase
β - 抑制蛋白 1 型	β -arrestin 1
β - 抑制蛋白 2 型	β -arrestin 2
γ - 氨基丁酸	γ -aminobutyric acid，GABA
γ - 氨基丁酸 A 受体 α -2 亚基	GABRA2
γ - 氨基丁酸 A 受体 α -4 亚基	GABRA4
γ - 氨基丁酸 A 受体关联蛋白	GABARAP
γ - 氨基丁酸 B 型受体亚基 2 型	γ -aminobutyric acid type B receptor subunit 2，BABAB2
μ - 阿片类受体	MOR，μ opioid receptor
3′- 非翻译区	3′-untranslated region，3′-UTR
4- 甲基亚硝胺基 -1-3- 吡啶基 -1- 丁酮	4-（methyl-N-nitrosamino）-1-（3-pyridyl）-1-butanone，NNK
5- 羟色胺	5-hydroxytryptamine，5-HT
5- 羟色胺转运蛋白	5-HTT
5- 羟色胺转运体	SLC6A4
5- 羟色胺转运体基因连锁多态性区域	5-HTTLPR
12 型小脑萎缩症	spinocerebellar ataxia type 12，SCA12
24 小时内最多吸烟量	MaxCigs24
cAMP 调控相关的 32kD 磷蛋白	dopamine-and cAMP-regulated phosphoprotein 32-Kd，DARPP32

DNA 甲基转移酶	DNA methyltransferase，DNMT
Fagerström 耐受性问卷	Fagerström tolerance questionnaire，FTQ
Framingham 心脏研究	Framingham Heart Study，FHS
GABA$_A$ 受体相关蛋白	GABA$_A$ receptor-associated protein，GABARAP
GABA$_B$ 受体亚基 1	GABA$_B$ receptor subunit 1，GABBR1
GABA$_B$ 受体亚基 2	GABA$_B$ receptor subunit 2，GABBR2
GABA$_B$ 受体直系同源物	GABA$_B$ receptor ortholog
GABA 受体 α2	GABA receptor alpha 2，GABRA2
GABA 受体 α4	GABA receptor alpha 4，GABRA4
GABA 受体 ε	GABA receptor epsilon，GABRE
G 蛋白 α 亚基 O1	alpha subunit of Go，GNAO1
G 蛋白偶联型 5- 羟色胺受体 2A	HTR2A
G 蛋白偶联型 5- 羟色胺受体 5A	HTR5A
NADH 辅酶 Q	NADH ubiquinone，MTND1
N- 甲基 D- 天冬氨酸谷氨酸亲离子受体	ionotropic N-methyl D-aspartate glutamate receptor，NMDA
N- 亚硝基去甲烟碱	N-nitrosonornicotine，NNN
N- 乙基顺丁烯二酰亚胺敏感融合蛋白	N-ethylmaleimide-sensitive fusion protein
Src 同源性 2 结构域转化蛋白 C3	Src homology 2 domain-containing transforming protein C3，SHC3

A

阿尔茨海默病	Alzheimer's disease，AD
阿片样受体	opioid receptors

B

巴氯芬	Baclofen
胞嘧啶	cytosine
贝叶斯信息标准	bayesian information criteria，BIC
表观遗传学	Epigenetics
丙酮酸激酶 M1 或 M2	pyruvate kinase M1 or M2
丙戊酸	valproic acid

C

层粘连蛋白受体	laminin receptors
插入和缺失	insertions and deletions，indels
长时程突触易化	long-term facilitation，LTF
长时程抑制	long-term depression，LTD
串联孔域型氟烷抑制钾离子通道 2	tandem pore domain halothane-inhibited potassium channel 2，THIK2
次要等位基因频率	minor allele frequency，MAF
刺鼠相关蛋白	agouti related protein，AgRP
促肾上腺皮质激素	adrenocorticotropic hormone，ACTH
促肾上腺皮质激素释放激素	corticotropin releasing hormone，CRH

D

大电导钾离子通道	big potassium channel
单核苷酸多态性	single nucleotide polymorphisms，SNPs
胆囊收缩素	cholecystokinin，CCK
蛋白磷酸酶调控亚基 B1 型	protein phosphatase regulatory subunit B1
第二信使	secondary messenger
点突变	point mutation
电压依赖性阴离子通道蛋白	voltage-dependent anion channel proteins
电子尼古丁传送系统	electronic nicotine delivery system，ENDS
电子烟	E-cigarettes
多巴胺转运体	dopamine transporters，DATs
多环芳烃	polycyclic aromatic hydrocarbon，PAHs
多因素降维	multifactor dimensionality reduction，MDR

F

发动蛋白	dynamin
翻译后修饰	post-translation modifications，PTMs
芳烃受体	aryl hydrocarbon receptor，AhR
非编码 RNA	noncoding RNA，ncRNA

非裔美国人   African-American，AA

分子伴侣蛋白 8   chaperonin-containing protein 8，cct8

伏隔核   nucleus accumbens，NA

腹侧被盖区   ventral tegmental area，VTA

G

钙调素依赖性蛋白激酶   calmodulin-dependent protein kinase，CAMK1

关联分析   association analysis

广义 MDR   generalized MDR，GMDR

过氧化物酶   peroxiredoxin

H

环核苷酸磷酸二酯酶   cyclic nucleotide phosphodiesterase

环磷腺苷效应元件结合蛋白   cAMP response element-binding proteins，CREBs

J

肌酸激酶 B   creatine kinase chain B，CKB

基因分类   gene ontology，GO

家系研究   family studies

甲氨蝶呤   methotrexate

甲基化 CpG 结合域蛋白   methyl-CpG-binding domain proteins，MBDs

甲基牛扁亭   methyllycaconitine

简单重复序列   simple sequence repeats，SSR

碱基对   basepairs，bp

建议性连锁   suggestive linkage

交叉验证一致性   cross-validation consistency

解偶联蛋白   uncoupling protein，UCP

精神细胞黏附分子 1   neural cell adhesion molecule 1，NCAM1

精神障碍诊断与统计手册   *Diagnostic and Statistical Manual of Mental Disorders*，DSM

肼屈嗪   hydralazine

静脉自身给药   intravenous drug self-administration，IVSA

聚合酶链式反应   polymerase chain reaction，PCR

K

抗氧化蛋白 2	antioxidant protein 2
拷贝数变异	copy number variation，CNV
可变数目串联重复序列	variable numbers of tandem repeats，VNTRs
可卡因和安非他明调节转录	cocaine and amphetamine regulated transcript，CART
可替宁	cotinine

L

离子通道型 5- 羟色胺受体 3A	HTR3A
离子通道型 NMDA3A 受体基因	*GRIN3A*
连锁不平衡	linkage disequilibrium，LD
连锁分析	linkage analysis
磷酸肌醇 -3- 激酶	phosphoinositide-3-kinase，catalytic，α polypeptide

M

吗啡处理试验	apomorphine administration，APD
慢性阻塞性肺疾病	chronic obstructive pulmonary disease，COPD
锚蛋白重复和激酶域 1	ankyrin repeat and kinase domain containing 1，ANKK1
美国国家生物技术信息中心	National Center for Biotechnology Information，NCBI
美国食品药物管理局	U.S.Food and Drug Administration，FDA
美国中南部吸烟家系	Mid-South Tobacco Family，MSTF
美加明	mecamylamine

N

脑特异性透明质酸结合蛋白	brain-specific hyaluronan-binding protein
脑源性神经营养因子	brain-derived neurotrophic factor，BDNF
内表型	endophenotype
尼古丁代谢率	nicotine metabolite ratio，NMR
尼古丁代谢物比例	NMR，nicotine metabolite ratio

尼古丁替代疗法	nicotine replacement treatment，NRT
尼古丁依赖	nicotine dependence，ND
尼古丁依赖性综合征多维量表	nicotine dependence syndrome scale，NDSS
尼古丁乙酰胆碱受体	nAChR，nicotinic acetylcholine receptor
鸟苷酸结合蛋白 α–激活活性多肽 O	guanine nucleotide–binding protein， α –activat ing activity polypeptide O
鸟苷酸结合蛋白 β	guanine nucleotide–binding protein β ，GNB

O

欧裔美国人	European–American，EA

P

帕金森病	Parkinson's disease，PD
哌甲酯	methylphenidate
普鲁卡因胺	procainamide
谱系广义 GMDR 法	pedigree–based GMDR，PGMDR

Q

前额皮质	prefrontal cortex，PFC
敲除	knockout，KO
敲入	knockin，KI
全基因组关联	genome–wide association，GWA
全基因组连锁分析	genome–wide linkage analysis
醛缩酶 A	aldolase A
醛缩酶 C	aldolase C

R

热休克蛋白 70	heat–shock protein
日吸烟量	smoking quantity，SQ

S

三角形四肽重复域	tetratricopeptide repeat domain
神经肽 Y	neuropeptide Y，NPY
神经营养蛋白 3 型	neurotrophin
神经营养蛋白酪氨酸激酶受体 2 型	neurotrophic tyrosine kinase receptor 2，NTRK2
生长激素促分泌素受体 1a	growth hormone secretagogue receptor 1a，GHS-R1A
世界卫生组织	World Health Organization，WHO
收养研究	adoption studies
受限分割方法	restricted partition method，RPM
瘦素	leptin
瘦素受体	leptin receptor，LEPR
数量性状	quantitative traits
双胞胎研究	twin studies
水溶性 N- 马来酰亚胺敏感因素附着蛋白受体	soluble N-ethylmaleimide-sensitive factor attachment rotein receptors，SNAREs
丝裂原活化蛋白激酶	mitogen-activated protein kinase，MAPK
死亡效应结构域蛋白	death effector domain-containing protein，DEDD
髓磷脂	myelin

T

条件分析	conditional analysis
条件性位置偏好实验	conditioned place preference，CPP
同卵	monozygotic，MZ
突触 LTP	long-term potentiation
突触相关蛋白	SNAP-β
脱氧核糖核酸酶 1L3	deoxyribonuclease 1-like 3

W

外周神经系统	peripheral nervous system，PNS
微型渗透泵	osmotic pump
位点特异性扩增	locus-specific amplification，LSA

315

位置候选基因的关联研究	positional candidate gene-based association study
纹状体	striatum

X

吸烟成瘾	nicotine dependence，ND
吸烟强度指数	heaviness of smoking index，HSI
稀有突变	rare variants
细胞视黄酸结合蛋白 1	cellular retinoic acid-binding protein 1，CRABP1
显著性连锁	significant linkage
限制分割法	restricted partition method，RPM
限制性片段长度多态性	restriction fragment length polymorphisms，RFLP
腺苷酸环化酶	adenylate cyclase，AC
小泛素样修饰蛋白	a small ubiquitin-like modifier
锌指结合蛋白 -89	zinc-finger binding protein-89，ZBP-89
杏仁核	amygdala

Y

烟草特异性亚硝胺	tobacco-specific nitrosamine，TN
烟碱型乙酰胆碱	nicotinic acetylcholine，nACh
烟碱型乙酰胆碱受体	nicotinic acetylcholine receptor，nAChR
盐酸安非他酮缓释片	bupropion hydrochloride sustained-release tablets
遗传力	heritability
遗失的遗传力	missing heritability
异卵	dizygotic，DZ
隐马尔科夫模型	Hidden Makov Model，HMM

Z

掌跖脓疱病	palmoplantar pustulosis
正电子发射计算机断层显像技术	positron emission computed tomography，PET
质量性状	qualitative traits
中脑腹侧背盖区	ventral tegmental area，VTA
中枢神经系统	central nervous system，CNS

轴突蛋白 1	NRXN1
轴突蛋白 3	NRXN3
注意力缺陷多动障碍	attention deficit hyperactivity disorder，ADHD
转运 ATP 酶催化结构域 A 亚单位	Subunit A of the catalytic domain of H^+-transporting ATPase，ATP6V1A1
自我给药	self-administration，SA
自主免疫性自主神经结病	autoimmune autonomic gangliopathy
组合分割法	combinatorial partitioning method，CPM

名 | 词 | 索 | 引

Ⅰ型干扰素 ······· 243

α – 黑色素细胞刺激激素 ······· 225

α – 芋螺毒素 ······· 64

α – 珠蛋白基因座 ······· 13

β – 肾上腺素受体激酶 2 型 ······· 31

β – 抑制蛋白 1 型 ······· 33

β – 抑制蛋白 2 型 ······· 34

γ – 氨基丁酸 ······· 75,117,151

γ – 氨基丁酸 A 受体 α –4 亚基 ······· 132

γ – 氨基丁酸 A 受体 α –2 亚基 ······· 132

γ – 氨基丁酸 A 受体关联蛋白 ······· 132

γ – 氨基丁酸 B 型受体亚基 2 型 ······· 33

μ – 阿片类受体 ······· 193

3′ – 非翻译区 ······· 79

4– 甲基亚硝胺基 –1–3– 吡啶基 –1– 丁酮 ······· 4

5A 戒烟法 ······· 289

5–HTTLPR ······· 117,156

5– 羟色胺 ······· 116,117

5– 羟色胺受体信号通路 ······· 166

5– 羟色胺转运蛋白 ······· 155

5– 羟色胺转运体 ······· 132

5– 羟色胺转运体基因连锁多态性区域 ······· 117

12 型小脑萎缩症 ······· 173

24 小时内最多吸烟量 ······· 30

ANKK1 ······· 85

BDNF/TrkB 信号通路 ······· 153

cAMP 介导的受体信号通路 ······· 166，168

cAMP 调控相关的 32kD 磷蛋白 ······· 34

cAMP 介导信号 ······· 172

CHRNB3/AC ······· 154

CHRNA5/A3/B4 ······· 154

CHRNA5/A3/B4 基因簇 ······· 153,254,292

CHRNA6 ······· 56

CHRNB3 ······· 57

CHRNA4 ······· 150

CHRNB2 ······· 150

CYP2A6 ······· 291

CLUSTAL W ······· 274

CRISPR/Cas9 基因编辑 ······· 306

D3968N ······· 57

DAVID ······· 166

DNA 甲基化 ······· 5,13,253

DNA 甲基化修饰 ······· 264

DNA 甲基转移酶 ······· 254

DRD1 ······· 210

DRD2 ······· 85

Fagerström 耐受性问卷 ······· 164

Framingham 心脏研究 ······· 76

GABA_A 受体 ······· 151

GABA_A 受体相关蛋白 ······· 78

GABA_B 受体 ······· 151

GABA_B 受体直系同源物 ······· 78

GABA 受体 α 2 ······· 80

GABA 受体 α 4 ······· 80

GABA 受体 ε ································ 80
GeneTrail ································ 166
GWAS ································ 126,254
G 蛋白 α 亚基 O1 ································ 181
G 蛋白偶联型 5- 羟色胺受体 2A ································ 132
G 蛋白偶联型 5- 羟色胺受体 5A ································ 132
G 蛋白耦合的受体信号通路 ································ 166
HTR3A ································ 156
HTR3B ································ 156
IPA ································ 166
let-7d ································ 208
LOD ································ 33
microRNAs ································ 203
miR-124 ································ 208
miR-181a ································ 208
miR-212 ································ 208
miR-30a-5p ································ 211
miR-328 ································ 211
miR-504 ································ 210
miR-9 ································ 212
miRNA ································ 204
nAChR 基因家族进化 ································ 269
NADH 辅酶 Q ································ 181
N- 甲基 D- 天冬氨酸谷氨酸亲离子受体 ································ 31
N- 亚硝基去甲烟碱 ································ 4
N- 乙基顺丁烯二酰亚胺敏感融合蛋白 ································ 180
Onto Pathway-Express ································ 166
PILEUP ································ 274
rs16969968 ································ 57,292
rs686 ································ 210
SAM-T99 ································ 274
SLC6A4 ································ 117
Src 同源性 2 结构域转化蛋白 C3 ································ 77
TCGA 癌症数据库 ································ 260
TNF-α ································ 239

A

阿尔茨海默病 ································ 204,238

阿片样受体 ································ 181
癌症 ································ 5,253
安非他明 ································ 177
安慰剂 ································ 293

B

巴氯芬 ································ 152
靶向测序 ································ 126
胞嘧啶 ································ 221
贝叶斯信息标准 ································ 135
表观遗传学 ································ 13,264
丙酮酸激酶 M1 或 M2 ································ 181
丙戊酸 ································ 14
丙烯甘油 ································ 298
布托啡诺 ································ 177

C

层粘连蛋白受体 ································ 180
插入和缺失 ································ 12
长时程突触易化 ································ 204
长时程抑制 ································ 174
成瘾遗传学 ································ 10
串联孔域型氟烷抑制钾离子通道 2 ································ 180
磁共振成像 ································ 100
次要等位基因频率 ································ 156
刺鼠相关蛋白 ································ 220
促肾上腺皮质激素 ································ 225
促肾上腺皮质激素释放激素 ································ 227
萃取分析 ································ 28

D

大电导钾离子通道 ································ 212
单倍型 ································ 123
单核苷酸多态性 ································ 13
胆囊收缩素 ································ 227

蛋白磷酸酶调控亚基 B1 型 ·································· 34

蛋白质微阵列芯片 ·· 178

第二信使 ·· 75

点突变 ·· 12

电压依赖性阴离子通道蛋白 ································ 181

电子尼古丁传送系统 ·· 297

电子烟 ·· 296

电子烟产品 ·· 297

多巴胺受体信号 ·· 172

多巴胺受体信号通路 ································· 166,168

多巴胺转运体 ··· 86

多环芳烃 ·· 4,258

多因素降维 ·· 77

E

二代测序技术 ······································· 137,254

二手电子烟 ··· 300

二手烟 ·· 1

二维凝胶电泳 ·· 178

F

发动蛋白 ·· 180,193

伐尼克兰 ·· 290

翻译后修饰 ··· 178

芳烃受体 ··· 257

芳香胺 ·· 4

非编码 DNA ·· 204

非编码 RNA ·· 204

非裔美国人 ·· 30

肥胖 ··· 220

肺癌 ··· 253

分子伴侣蛋白 8 ··· 78

伏隔核 ··· 180

氟西汀 ··· 192

复杂性疾病 ·· 10

复杂性状 ··· 149

腹侧被盖区 ··· 180

G

钙调素依赖性蛋白激酶 ···································· 181

钙信号 ··· 172

钙信号通路 ··· 166

甘油 ··· 298

高通量分子技术 ·· 178

共享环境效应 ··· 18

谷氨酸受体信号通路 ······································· 168

关联分析 ·· 16,29

广义 MDR ··· 77

过氧化物酶 2 ·· 181

H

黑皮质素系统 ·· 222

亨廷顿病 ··· 204

候选基因关联分析 ···································· 57,126

环核苷酸磷酸二酯酶 ······································· 180

环磷腺苷效应元件结合蛋白 ································ 172

荟萃分析 ·· 18

J

肌酸激酶 B ··· 181

"基因 – 环境" 相互作用 ··································· 149

"基因 – 基因" 相互作用 ··································· 149

基因分类 ··· 180

基因扩增 ··· 269

基因芯片 ··· 254

脊椎动物 ··· 267

家系研究 ·· 11

甲氨蝶呤 ··· 14

甲基化 CpG 结合域蛋白 ···································· 14

甲基牛扁亭 ··· 221

简单重复序列 ··· 12

碱基对 ··· 12

建议性连锁 ·· 76

交叉验证一致性 ······································ 121,155

解偶联蛋白 ··· 221

戒烟 ································· 168,174,286
戒烟热线 ······························· 289
戒烟咨询 ······························· 288
进化 ································· 267
进化遗迹 ······························· 204
精神分裂症 ··························· 6,204
精神疾病 ······························· 6
精神细胞黏附分子 1 ····················· 87
精神障碍诊断与统计手册 ················· 30
精准医疗 ······························· 291
肼屈嗪 ································· 14
静脉自身给药 ··························· 50
酒精 ································· 177
酒精成瘾 ····························· 85,94
聚合酶链式反应 ························· 14

K

抗氧化蛋白 2 ··························· 181
拷贝数变异 ··························· 13,137
可变数目串联重复序列 ··············· 13,117
可卡因 ································· 177
可替宁 ································· 135
溃疡性结肠炎 ··························· 238

L

雷特综合征 ····························· 204
离子通道型 5- 羟色胺受体 3A ············· 132
离子通道型 NMDA3A 受体基因 ············· 132
利培酮 ································· 192
连锁不平衡 ··························· 16,152
连锁分析 ····························· 15,75
磷酸肌醇 -3- 激酶 ······················· 193
流行病学 ······························· 1
氯氮平 ································· 192

M

吗啡 ································· 177,181

吗啡处理试验 ··························· 101
慢性阻塞性肺疾病 ··················· 239，298
美国国家生物技术信息中心 ··············· 15
美国食品药物管理局 ····················· 296
美国中南部吸烟家系 ····················· 76
美加明 ································· 96
免疫系统 ······························· 240

N

脑特异性透明质酸结合蛋白 ··············· 180
脑源性神经营养因子 ················· 153,180
内表型 ································· 103
尼古丁 ································· 177
尼古丁代谢率 ··························· 136
尼古丁代谢物比例 ······················· 137
尼古丁咀嚼胶 ··························· 290
尼古丁替代疗法 ··················· 44,173,290
尼古丁依赖 ··················· 2,10,165,174
尼古丁依赖性综合征多维量表 ··········· 60,61
尼古丁乙酰胆碱受体 ····················· 193
鸟苷酸结合蛋白 α - 激活活性多肽 O ······· 193
鸟苷酸结合蛋白 β ······················· 193

O

欧裔美国人 ····························· 30

P

帕金森病 ····························· 204,238
哌甲酯 ································· 14
普鲁卡因胺 ····························· 14
谱系广义 GMDR 法 ······················ 150

Q

起始吸烟 ······························· 18
千人基因组计划 ························· 306
前额皮质 ······························· 180

敲除 ……………………………… 41

敲入 ……………………………… 46

全基因组关联 …………………… 16

全基因组连锁分析 …………… 29,126

醛缩酶 A ………………………… 180

醛缩酶 C ………………………… 181

R

热休克蛋白 ……………………… 181

日吸烟量 ………………………… 30

S

三角形四肽重复域 ……………… 87

上位性 ………………………… 123,149

神经蛋白质组学 ………………… 177

神经可塑性 ……………………… 203

神经肽 Y ………………………… 220

神经营养蛋白 3 型 ……………… 31

神经营养蛋白酪氨酸激酶受体 2 型 … 33

生长激素促分泌素受体 1a ……… 226

生物信息学 ……………………… 177

世界卫生组织 …………………… 85

收养研究 ………………………… 12

受限分割方法 …………………… 150

瘦素 ……………………………… 220

瘦素受体 ………………………… 227

数量性状 ………………………… 78

双胞胎研究 ……………………… 11

双生子研究 ……………………… 19

水溶性 N– 马来酰亚胺敏感因素附着蛋白受体 … 193

丝裂原活化蛋白激酶 …………… 193

死亡效应结构域蛋白 …………… 180

髓磷脂 …………………………… 238

T

特异性表达 ……………………… 306

特有环境效应 …………………… 18

条件分析 ………………………… 134

条件性位置偏好实验 …………… 48

通路富集分析 …………………… 253

同卵 ……………………………… 11

同源寡聚体 …………………… 267,280

突触 LTP ………………………… 168

突触相关蛋白 …………………… 180

图雷特综合征 …………………… 204

脱氧核糖核酸酶 1L3 …………… 180

W

外显率 …………………………… 16

外周神经系统 …………………… 238

威斯康星吸烟依赖动机清单 …… 287

微型渗透泵 ……………………… 180

微阵列芯片 ……………………… 178

位点特异性扩增 ………………… 15

位置候选基因的关联研究 ……… 76

纹状体 …………………………… 180

无脊椎动物 ……………………… 267

X

吸烟成瘾 …………………… 2,18,58

吸烟的起始 ……………………… 172

吸烟率 …………………………… 6

吸烟强度指数 …………………… 30

吸烟行为 ………………………… 1

稀有变异 ……………………… 63,123

系统发育树 ……………………… 274

细胞视黄醛结合蛋白 1 ………… 181

显著性连锁 ……………………… 76

限制分割法 ……………………… 77

限制性片段长度多态性 ………… 12

腺苷酸环化酶 …………………… 76

小泛素样修饰蛋白 ……………… 179

锌指结合蛋白 …………………… 89

杏仁核 …………………………… 180

Y

亚基 ································· 267
烟草特异性亚硝胺 ··················· 4
烟碱型乙酰胆碱 ···················· 117
烟碱型乙酰胆碱受体 ················· 117
盐酸安非他酮缓释片 ················· 290
药物成瘾 ························· 204
遗传力 ·························· 11,18
遗传连锁 ························· 29
遗失的遗传力 ····················· 127
乙酰胆碱受体家族 ··················· 150
异卵 ···························· 11
抑郁症 ··························· 6
易感基因 ························· 126
隐马尔科夫模型 ···················· 274

荧光酶报告实验 ···················· 306

Z

掌跖脓疱病 ······················· 239
正电子发射计算机断层显像技术 ········· 100
质量性状 ························· 77
中脑腹侧背盖区 ···················· 47
中枢神经系统 ···················· 75,153
轴突蛋白 1 ························ 133
轴突蛋白 3 ························ 133
注意力缺陷多动障碍 ················· 13
转运 ATP 酶催化结构域 A 亚单位 ········ 181
自我给药 ························· 64
自主免疫性自主神经结病 ·············· 239
组合分割法 ······················· 77